U0337387

肿瘤防治，医患同行

认 识 肿 瘤

刘宗文 刘剑波 李 楠 总主编
刘宗文 孙 晨 张 岚 分册主编

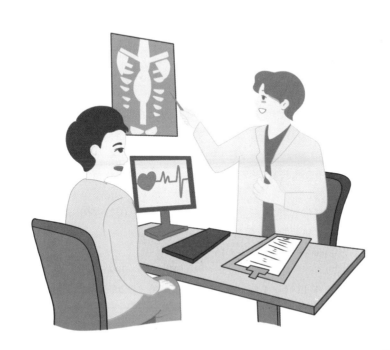

郑州大学出版社

图书在版编目(CIP)数据

认识肿瘤 / 刘宗文，孙晨，张岚主编. -- 郑州：郑州大学出版社，
2023.12

（肿瘤防治,医患同行 / 刘宗文，刘剑波，李楠总主编）

ISBN 978-7-5645-9936-2

Ⅰ．①认⋯　Ⅱ．①刘⋯②孙⋯③张⋯　Ⅲ．①肿瘤－防治

Ⅳ．①R73

中国国家版本馆 CIP 数据核字(2023)第 185385 号

认识肿瘤

RENSHI ZHONGLIU

策划编辑	陈文静	封面设计	陈　青
责任编辑	吕笑娟	版式设计	陈　青
责任校对	陈　思	责任监制	李瑞卿

出版发行	郑州大学出版社	地　　址	郑州市大学路40号(450052)
出版人	孙保营	网　　址	http://www.zzup.cn
经　销	全国新华书店	发行电话	0371-66966070
印　刷	辉县市伟业印务有限公司		
开　本	710 mm×1 010 mm　1 / 16		
本册印张	6.75	本册字数	109 千字
版　次	2023 年 12 月第 1 版	印　次	2023 年 12 月第 1 次印刷

| 书　号 | ISBN 978-7-5645-9936-2 | 总定价 | 380.00 元(全六册) |

主编简介

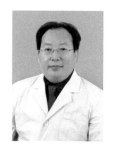

刘宗文,医学博士,教授、主任医师,硕士研究生导师。郑州大学第二附属医院大内科副主任,肿瘤放疗科科主任。中国医疗器械行业协会放射治疗专业委员会常委、中国康复技术转化及发展促进会精准医学与肿瘤康复专业委员会委员、河南省抗癌协会近距离放射治疗专业委员会第一届副主任委员、河南省医学会放射肿瘤治疗学分会第六届委员会委员。主编、副主编学术专著4部,发表SCI和核心期刊论文30多篇。承担国家级、省部级等项目13项。

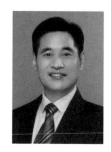

刘剑波,医学博士,二级教授、主任医师,博士研究生导师。郑州大学第二附属医院院长。河南省医学会呼吸病学分会副主任委员、河南省抗癌协会理事及肿瘤精准医学专业委员会名誉主任委员、中国毒理学会中毒与救治专业委员会副主任委员、欧洲呼吸学会(ESR)会员、河南省政府特殊津贴专家。被评为河南省抗击新冠肺炎疫情先进个人、2019年度全国医院信息化杰出领导力人物、河南省教育厅学术技术带头人等,荣获河南优秀医师奖等。《中华结核与呼吸杂志》编委、《郑州大学学报(医学版)》审稿专家。

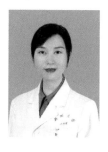

李楠,医学博士,主任医师,硕士研究生导师。郑州大学第二附属医院院长助理,医疗管理中心主任。河南省医学重点学科临床营养科学科带头人、河南省临床营养质量控制中心副主任委员、河南卒中学会卒中重症分会副主任委员、河南省卫生健康委员会等级医院评审专家、中国医师协会神经内科医师分会青年委员会委员、中国毒理学会中毒与救治专业委员会青年委员。主持并完成国家自然科学基金青年科学基金项目1项、省厅级项目4项。获河南省教育厅科技成果奖二等奖1项、河南省医学科技奖二等奖3项。

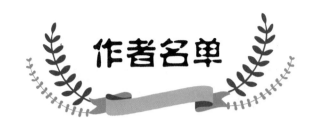

作者名单

总主编　刘宗文　刘剑波　李　楠

主　编　刘宗文　孙　晨　张　岚

副主编　翟清华　贾润萍　汪丹丹

　　　　　　王爱华　王青雅

编　委　邢　伟（郑州大学第二附属医院 妇科）

　　　　　　郭梦雅（郑州大学第二附属医院 口腔科门诊）

　　　　　　宋亚楠（郑州大学第二附属医院 肿瘤内科）

　　　　　　朱艺伟（郑州大学第二附属医院 营养科）

　　　　　　史园园（郑州大学第二附属医院 营养科）

　　　　　　郭　幸（阜外华中心血管病医院 放射科）

　　　　　　陈　灿（郑州大学 护理与健康学院）

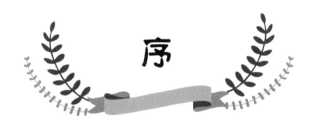

序

当下,肿瘤已经成为了无论是肿瘤专业人员还是大众群体最为敏感和担忧的话题之一。在过去,民众普遍认为恶性肿瘤大多是不治之症,得了癌症,就好像是"被判了死刑"。近年来,随着医疗技术水平的不断提高,肿瘤专业人员对肿瘤的认识较过去有了很大改变,肿瘤的治疗手段和方式也有了很大进步。一些恶性肿瘤能够通过先进的医疗技术和设备得到较好的治疗,肿瘤的治愈率也大幅度提高。

对于广大公众而言,网络信息化时代看似获得信息的途径越来越多,越来越快捷,但面对庞大数据应如何鉴别、筛选从而获得真实、可靠的信息又成为了一大难题。尤其是患者通过网络寻医问药,对于肿瘤的认识有时是片面的、狭隘的,只能通过网络上支离破碎的知识来了解,很难获得系统的、全面的认识和了解,常常容易被虚假信息误导。《肿瘤防治,医患同行》丛书可让公众更加全面、系统地认识肿瘤和了解肿瘤,正确客观地看待疾病,不要被肿瘤所吓倒,使患者既对肿瘤产生敬重之心,又不惧怕肿瘤,能够有信心和希望战胜肿瘤。

本丛书共6个分册,分别是《认识肿瘤》《头颈部肿瘤》《胸部肿瘤》《上腹部肿瘤》《下腹部肿瘤》和《淋巴瘤、骨肿瘤及白血病》,全面、系统地讲述肿瘤的流行病学、危险因素、主要症状及诊断等。同时,为了便于读者直观体验和深入了解肿瘤的相关知识,我们还特别引入了大量丰富的病例和图片,以及专业的概念讲解和科普解析,使得读者

1

对于复杂的医学知识一目了然。在书中我们特别强调了肿瘤的综合治疗方式,提倡患者要积极、全面地接受肿瘤治疗,包括手术治疗、放射治疗、化学治疗等多种方式。希望借此为广大读者提供一个全方位、深度剖析肿瘤的平台。

本丛书的目标读者是广大热爱生命、关注健康的群体,尤其是肿瘤科研人员、临床医生、护士、患者及其家属。同时,我们也希望本书的推广,让更多人关注肿瘤防治的话题,掌握更多的专业知识,提高健康素养,为推动我国医疗卫生事业发展作出有益贡献。最后,再次感谢各位专家、作者、编辑对本书付出的辛勤劳动,在这里致以诚挚的敬意! 由于编者水平有限,书中不足之处在所难免,殷切期望各位广大读者给予批评指正。

刘宗文　刘剑波　李　楠
2023 年 11 月

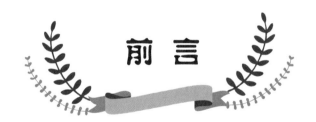

前言

　　肿瘤是人类健康的大敌,其在医学领域一直以来都是一个备受关注的热点话题。肿瘤的研究与治疗已成为医学领域的重中之重,同时也是一个充满着挑战与机遇的领域。随着科技的不断进步,肿瘤的认识和治疗手段也在不断地更新和完善,对于广大病患和关心健康的人们来说,掌握科学的肿瘤知识和预防方法愈显重要。

　　肿瘤发生率之所以高,很大程度上与环境、生活方式以及个人遗传、心理等多种因素的相互作用有关。本书以"认识肿瘤"为主题,旨在通过严谨的讲述、图文并茂的案例、科学的解析方法以及温馨的支持与建议,为读者提供肿瘤基础知识的解读,让读者从不同角度对肿瘤有更多的认识。本书主要涵盖肿瘤患者及家属的心理指导、肿瘤与营养、肿瘤与运动、肿瘤与环境、肿瘤患者及家属的相关经济性问题以及肿瘤与生活习惯等方面的内容,从预防的角度出发,为广大读者提供完整、科学且实用的预防措施。同时,鼓励大家在了解肿瘤知识的同时,增强个人的自我保护意识,时刻保持警惕,避免肿瘤疾病的发生。我们相信,通过对肿瘤的全面认识和科学预防,每个人都能够拥有一个更健康、更美好的生活。

　　最后,我们要感谢所有参与本书创作和出版的人员,感谢大家的辛勤工作和付出！同时，也希望本书能够为广大读者提供丰富实用的肿瘤相关知识，并真正帮助到那些正在与肿瘤斗争的患者和家属，为他们送去关心和支持！

由于编者水平有限，书中难免存在疏漏和不足，请读者多提宝贵意见，以便不断修改完善。

编者

2023 年 11 月

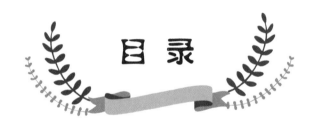

目　录

二、肿瘤与营养

三、肿瘤与运动

四、肿瘤与环境

五、肿瘤患者及家属的相关经济性问题

六、肿瘤与生活习惯

一、肿瘤患者及家属的心理指导

1. 心理因素会诱发肿瘤吗？

肿瘤本身是一种心身疾病,心理因素在肿瘤的发生发展中的作用不容忽视。不良的心理因素是一种强烈的"促癌剂",如明显的心理障碍、性格缺陷、过于敏感、多愁善感、过于内向、长期抑郁、心胸狭窄、脾气暴躁、悲观等。大量临床实践证明,相当数量的肿瘤患者在患病前都受到过较长时期的负性情绪刺激或突如其来的、重大的情绪打击。如在食管肿瘤患者中有 6.5% 的人在病前有忧虑和急躁等消极情绪。

个体在生活中不可避免地要受到来自社会、心理、躯体和文化等的不良因素的刺激,如各种考核、家庭不幸事件、面临抉择而产生的心理冲突、各种理化和生物刺激以及环境的改变等。这些因素使机体处于一种紧张状态,产生心理应激。心理应激是由于个体在生活适应过程中,关于环境要求与自己应对能力不平衡的认识引起的一种心身紧张状态。心理应激一旦产生,就会通过一系列心理和生理反应的形式表现出来。心理反应可表现为焦虑、抑郁、悲伤、失望等。生理

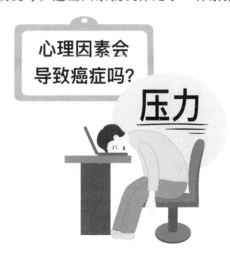

反应主要表现为交感神兴奋性增强和糖皮质激素分泌增加。人体是由许多不同的细胞、组织、器官和系统组成，整个机体的生命活动是靠它们协调一致的功能来完成的。而这种协调一致的活动又靠神经内分泌来调节。强烈而持久的应激状态使神经内分泌系统功能紊乱，引起糖皮质激素分泌增多，而糖皮质激素可使机体的免疫功能降低，对癌细胞的免疫监视、抑制和杀伤作用减弱，使某些细胞生长失控、突变，最终导致肿瘤的发生。

此外，在心理因素影响肿瘤发展的机制中，还有两个重要的间接机制，即饮食与睡眠。良好的心理状态可提高食欲，有利于各种营养物质的摄取，同时睡眠也可得以保证。足够的营养和高质量的睡眠可提高机体的免疫功能。相反，不良的情绪可严重地影响食欲及睡眠，削弱机体的免疫功能。

2. 生活中如何减少心理因素对健康的危害?

在工作生活中，建议大家要学会调节情绪，减少心理因素对健康的危害。第一，保持良好的心态。它是做一切事情的起点，如果在做事情之前就带有很重的得失情绪，那么往往会被情绪所掌控。第二，学会自我疏导。当情绪来临时，要正视它，不以任何理由来掩饰它的存在。同时转移注意力，顺其自然，你会发现不良情绪会很快消失。第三，进行自我放松。当你感觉心理状态不稳定时，可以使用自我意识放松的方法进行调节。比如，运用意识的力量使全身放松，在平和的状态中缓解情绪。第四，多运动。运

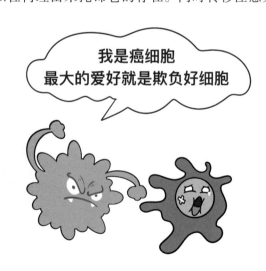

动是一个很好的调节情绪的方式,在情绪不稳时可以通过跑步、做操、做瑜伽等舒缓负面情绪。第五,学会宽容,懂得忍耐。宽容不仅仅是给予别人机会,也是给予自己机会。生活中多一些宽容,就能够更容易地化解负面情绪,从而做情绪的主人。另外,寻求适当的心理社会干预对个体也是有益的,它可以减少情绪上的烦恼和感情上的孤独,从而改善个体心理功能。相信强大的心理可以战胜一切,让肿瘤不敢来"敲门"!

3. 肿瘤患者及家属病情告知方法与技巧有哪些?

(1)病情告知方法

肿瘤尤其是癌症的治疗是一个长期过程,需要患者的积极配合。如果隐瞒病情,患者因为不了解真实病情而不愿意配合治疗,反而会事与愿违。其实,许多癌症患者心理承受能力很强,当他们知晓病情后,会有比常人更强烈的求生欲,会更主动地寻求医学信息,有更高的治疗依从性,也能够更好地安排以后的生活,不留遗憾地度过余生,所以将病情告知患者很有必要。

那么,如何将患癌的"坏消息"告诉患者及家属,是目前医护人员需要关注的重点问题。美国临床肿瘤学会(ASCO)推荐采用六步癌症告知模型,具体如下。

1)设定沟通场景:营造隐私、安静的谈话环境,与患者面对面交谈,保持目光交流,允许1~2名家属参与谈话,耐心倾听患者诉说并总结,采用点头、微笑的沟通技巧,或通过"是的""我明白"等肯定性词语,使患者感受到护理人员的认真态度。

2)评估患者感知:采用通俗易懂的语言与患者交流,避免使用医学术语,提问开放性问题,如"您知道目前正在接受什么治疗吗?"等,了解患者对病情的了解情况。

3）确认患者对信息的需求度：护理人员通过向患者进行引导提问，以了解其是否做好接受信息的准备，以及患者想知道哪方面的信息，如"您想详细了解您的患病情况吗？""您想咨询我哪些问题？"等，并在告知患者患癌消息前给予一些暗示，使其做好心理建设。

4）病情告知：护理人员依据患者对信息的需求度，准确、简洁地告知患者病情及治疗信息，确保患者充分了解自己的病情和所需的治疗，纠正理解错误的信息，避免使用"病情严重""不及时治疗将会死亡""无能为力"等语句。针对心理承受能力较差者，避免告知患者大量信息，防止增加患者心理负担。

5）以共情应对患者情绪：告知病情后，护理人员可安慰患者"我知道这对于您来说非常艰难""这确实是个令人难过的消息"，给予患者充分时间去释放内心情感，待患者情绪较为稳定后进行下一步交谈。

6）总结病情，制订诊疗计划：详细向患者解释治疗方案的内容、步骤、预后，并给予建议，询问患者是否做好充分的准备，在患者对各种治疗方案大致了解后，让其做出选择与决定。

（2）病情告知技巧

①寻找恰当的时机告知，可选择在患者主动询问时。②对于不同病程的患者，告知病情的方式也不同。③根据不同性格采用不同方法。性格外向、情绪稳定的患者可以直接告知；性格内向、情绪不稳定的患者，不宜直接告知。④允许患者及家属强烈情绪的表达，密切关注患者的反应，能够分辨哪些是正常的，哪些是非正常的反应，并知道怎样处理。⑤要明白很多时候不是要告知患者多少病情信息，而是需要让患者压抑许久的情绪释放出来，需要我们倾听和分担。⑥留心观察会谈后患者及家属的行为及反应，及时安排下一次谈话，必要时向专业人员寻求帮助。

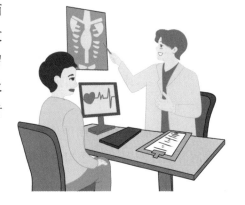

4.肿瘤确诊患者的心理反应分期特点是什么?

肿瘤分为良性肿瘤和恶性肿瘤。

(1)良性肿瘤患者心理反应

当确诊为良性肿瘤时,患者开始听到"肿瘤"二字可能会比较恐慌。当得知良性肿瘤经过积极治疗,一般预后较好,甚至有些不需治疗,定期复查就可以了,患者的心理负担就会减轻。

(2)恶性肿瘤患者心理反应

1)诊断期心理反应:恶性肿瘤患者的心理过程则比较复杂。恶性肿瘤又称癌症,美国医学博士布勒·罗斯于1969年提出,把癌症患者确诊后的心理过程分为五个阶段,分别是否认期、愤怒期、协议期、忧郁期、接受期。

⊙ 否认期:在刚开始得知患有癌症时,绝大多数患者根本无法接受这个事实,会否认患癌的事实,甚至认为医生诊断错误。他们常说的话是"这不是真的! 一定是搞错了!"有的患者会到处求医,想推翻之前的诊断。

⊙ 愤怒期:患者在否认事实时,心中多少还会存有一些希望。当看到诊断结果确定不疑后,所有的心思都会集中在与疾病有关的事情上,情绪就会由否认转为愤怒,发出"为什么会是我?"的自我质问,可能把一切不满发泄到亲人、医生或护士的身上。有宗教信仰的人,也可能对自己的信仰对象感到愤怒。

⊙ 协议期:愤怒的心理消失后,患者开始接受自己已患癌的事实。在接受规范的治疗和了解疾病的相关知识后,会采取乐观平和的心态面对疾病及治疗,心情会慢慢平静下来。他们常常会表示:"假如你给我一年时间,我会……"患者希望能发生奇迹,为了尽量延长生命,希望有好的治疗方法,并会做出许多承诺作为延长生命的交换条件。处于此阶段的患者对生存还抱有希望,也肯努力配合治疗。

💧 忧郁期:在患者接受治疗的过程中,当治疗的不良反应难以忍受、治疗的效果不佳、癌症复发时,患者会表现出悲伤、沉默、忧郁、无助感及绝望感等,会发出"好吧,那就是我!"的感慨,有的甚至不吃不喝,严重失眠。

💧 接受期:"好吧,既然是我,那就去面对吧!""我准备好了。"患者会感到自己已经竭尽全力,没有什么悲哀和痛苦了,于是开始接受即将面临死亡的事实。此阶段患者相当平静,表现得非常坦然,他们不再抱怨命运,喜欢独处,睡眠时间增加,情感减退。

2) 治疗期的心理反应

💧 心存幻想:通过幻想的方式来逃避现实,减轻痛苦。如希望能出现奇迹,希望能发明一种特效药来根除自己的肿瘤,祈求生命的延长。

💧 焦虑抑郁:治疗阶段患者往往担心治疗是否有效、治疗的不良反应等问题。当治疗效果不理想时,患者心理会被一种巨大的失落感所取代,常会认为肿瘤是一种不治之症,逐渐对治疗失去信心,表现为情绪低落、沉默寡言、悲伤抑郁、反应迟钝、对任何东西均不感兴趣,甚至有自杀倾向。

💧 预感性悲哀:肿瘤患者随着对自身病情信息的逐步明了,从不断获得的知识中预感到肿瘤的不可治疗或疗效不佳,因此对病情预后不乐观,并由此感到失望、悲观、焦虑、恐惧。随着治疗的程度不断深入以及时间的不断延长,严重的不良反应会使部分患者丧失治疗的信心,因此预感性悲哀及焦虑的心理反应就会越来越重。

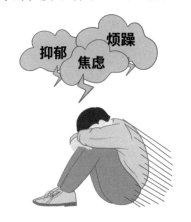

💧 退化依赖:患者出于对疾病的担心,在行为能力上会产生退化。自己能做的也要家属做,过分地依赖其家属。

3）衰亡期的心理反应

💧 孤独无助：常认为自己已成为家庭与社会的累赘，不愿与他人、社会接触，自我封闭、冷漠、少语。

💧 绝望接受：此阶段患者经过激烈的内心挣扎，接受事实，心境逐渐变得平和、无奈。

切记：癌症≠死亡，世界卫生组织（WHO）提出了癌症的三个"1/3"的论断：即1/3的癌症完全可以预防，1/3的癌症通过早期发现可以得到根治，1/3的癌症患者可以通过医疗手段提高生活质量并延长生存期。当确诊癌症后，首先要做的就是调整好心态。改变不了事实，那就改变自己的内心，积极配合治疗，以免耽误最佳治疗时机。

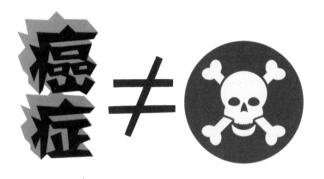

5. 肿瘤患者家属的心理状况和 支持性需求有什么特点？

在肿瘤患者的长期治疗及康复过程中，家庭照顾者不仅面临沉重的照顾任务，同时还承受着严重的心理负担。从得知亲人患病到目睹亲人承受治疗的痛苦及生命的消亡这一过程，家属内心也一直承受着复杂多变的压

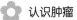

力。有研究表明,肿瘤患者与家属间的生存质量相互影响。因此,探讨肿瘤患者家庭照顾者的心理状况及相关需求不仅有利于照顾者自身的身心健康,同时也与肿瘤患者家庭功能的良性运转息息相关。

(1)确诊时

在患者刚被确诊时,家属会觉得惊讶、不敢相信和悲伤。在照顾初期,家属通常会由于缺乏相应医学知识以及护理经验,从而产生焦虑、担忧情绪。一旦缺乏相关照护技巧,会导致患者家属在照顾过程中力不从心,担心自己不规范的操作会让癌症患者的病情进一步加重。这种慌张和无助的感觉往往会在不经意间影响家属的情绪,增大他们的心理压力。因此,此阶段需重视肿瘤患者家属的技能性需求的满足,加强疾病知识宣教,可采取发放健康宣教手册、观看课程教育视频等方式以增强主要照顾者对肿瘤的认识。

(2)治疗时

在治疗过程中,患者和家属需要共同面对疾病随时可能出现复发、转移、恶化的情况,经常会出现担忧、悲伤、焦虑等情绪。在患者化疗和放疗阶段,除了悲伤,家属会对治疗结果抱以厚望,希望能根治疾病,有时还会因经济困难陷入"治"与"不治"的纠结之中。癌症治疗是个长期且缓慢的过程,治疗费用无疑成为大家要面对的共同难题,一旦治疗费用与家庭收入失衡,无形之中会让整个家庭雪上加霜,家属心理压力之大可想而知。对于此种经济类需求,可从宏观层面入手,政府部门、社会团体可通过完善各项医疗保障体系、社会捐款等方式切实维护癌症患者家庭的利益,从政策支持的角度缓解他们的经济压力。

(3)治疗终末期时

在治疗终末期时,家属又会感到挫折、内疚、震惊和不知所措,会因为害怕面对亲人的离去而感到不安,也会时常反思自己是否可以为患者做得更多一些。在长期的照护过程中,家属既要承受日夜照顾患者的任务,长期奔波于家、医院与工作地这三点一线之间,又要处理因疾病而带来的各种事情,同时还需要努力克服悲观情绪。家属只希望患者情绪能够积极乐观,给患者精神支持,而自身的负性情绪却无处宣泄。为满足肿瘤患者家属情感类需求,我们应力争支持方式多样化,如组建正规的癌症家属支持中心,照顾者根据自身的需求,自主地参与社会团体互助;也可以建立家属-患者-医护人员的交流平台,及时发现照顾者在社会支持方面的需求,为主要照顾者提供相应的情感支持,以减轻、缓解其照顾压力。

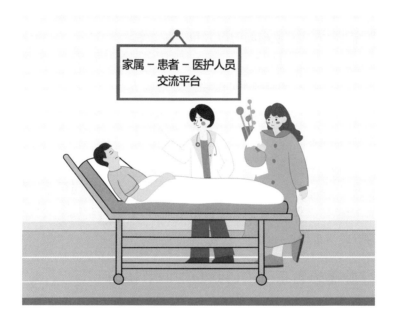

6. 肿瘤患者及家属的自我心理调节技巧有哪些?

肿瘤患者及家属在得知相关病情后,其心理状态难免会产生波动从而引发一系列心理问题。这种情绪变化并无对错,面对不同阶段的情绪是患者及家属尝试适应病症过程的重要部分。肿瘤患者及家属也需要掌握合理的自我心理调节技巧,度过情绪关卡,为治疗以及预后打下良好的基础。

（1）肿瘤患者的自我心理调节技巧

1）正确认识肿瘤，积极配合治疗：肿瘤并非不治之症，患者在得知自身相关病情之后要正确面对，多与医护人员沟通，了解并学习肿瘤相关知识，积极配合医生，采取科学正规的治疗。

2）正确处理情绪变化：患者无须刻意压抑负面的心情，要学会接纳自己的情绪。也可以有意识地转移话题或做点其他事情，以分散注意力。可以选择一些特别的方式宣泄内心的压力和不良情绪。

3）积极寻求支持帮助：在治疗的过程中，患者需要明白自己并非独自一人，不必独自承受内心的痛苦，可以积极寻求亲人、医护人员、病友的帮助，选择向信任的人倾诉，把内心的忧愁与担心说出来，不要对最亲的人隐瞒自己的担忧。

4）坚定信念，坦然面对：积极向上、乐观豁达的生活态度是每个患者对抗病魔的有力"武器"。人的一生总是会被大大小小的病痛折磨，但我们不能被打倒，无论什么疾病，我们都应该坦然面对，生命每延续一天，就可能会获得新的机遇和希望。

（2）肿瘤患者家属的自我心理调节技巧

1）了解知识是前提：对于疾病未知的恐惧，要有一个正确的认知，癌症≠绝症≠死亡。在刚确诊后，家属通常会由于缺乏疾病相关知识而产生心理问题。因此需多与医护人员沟通，学习与疾病相关的治疗、康复知识，缓解因肿瘤引起的焦虑、恐惧等负性情绪。需要注意的是，获取相关的肿瘤知识一定要到正规的医院或阅读由专业人士撰写的资料，以免被误导。

2）积极面对是基础：家属首先要保持积极良好的心态，一方面增强自己应对的信心，另一方面也能给患者带来更多的正能量，让他们能更加勇敢地与疾病斗争。同时家属还需要给予患者情感上的支持和生活上的关心，使之更有安全感。要始终相信只要双方齐心协力、鼓足勇气就一定能够攻克抗癌路上可能遇到的困难。

3）合理宣泄是重点：照顾好患者的同时，也要保护好自己。照顾者自身也要重视情绪的合理释放。不要一味地压抑自己，可以和患者一起选择特殊的方式宣泄自己的不良情绪，如高歌一曲、进行适度体育运动、听听音乐、到公园散步等。

4）有效沟通是关键：家属在给予患者关爱和陪伴的同时，也需要与患者诚实相待，倾诉自己的真实想法，坦然流露真情。

5）寻求帮助是保障：照顾者自身也可以主动寻求社会支持，多与家人、朋友、同事沟通交流，必要时可以寻求专业的帮助。用过好每一天的心态来应对疾病，这样可以有效缓解过多不必要的焦虑，更好地专注于眼前，更好地利用每一天。

▪——7.如何对癌痛患者进行心理指导?——▪

国际疼痛研究协会（IASP）指出疼痛是一种与伤害相关的不愉快的感觉和体验，是一种主观的感受，正常生理条件下，它提供身体受到威胁的警报信号，起到躲避伤害或提醒身体存在病变的作用，是生命自我保护的一种不可缺少的功能。

而癌痛却是一种长期存在，过度强烈且逐渐加重的疼痛，90%的癌症患者会在患癌的某一时期内经历疼痛。癌痛主要是由肿瘤直接导致及疾病治疗等因素所引起的疼痛，对患者躯体和精神造成巨

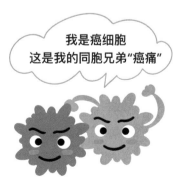

大伤害,甚至使患者丧失生存意愿。专家指出,癌痛治疗与肿瘤治疗同等重要,疼痛的缓解不仅可以增强肿瘤的治疗效果、提高患者的生存质量,还能帮助肿瘤患者以轻松的状态走完人生的旅程。因此,癌痛治疗一定不要拖延,患者不要想着靠自己去强忍就能缓解。

(1)癌痛带来的心理危害

癌痛常伴随不良的心理变化,是造成肿瘤患者恐惧的主要原因之一,肿瘤疼痛的存在时刻提醒着患者死亡的威胁,往往会导致患者出现严重的心理障碍。同时,当恐惧、焦虑、抑郁、愤怒、孤独等负性情绪长期存在时,又会在极大程度上加重癌痛,影响抗癌信心,两者形成恶性循环,将加速癌症进程,严重影响患者的生活质量。

(2)心理护理方法

1)正确面对癌痛:许多肿瘤患者认为一旦疼痛加重,就说明自己的病情恶化,出现悲观消极的情绪,刻意隐瞒疼痛,逃避检查治疗。但是在临床实践中,很多患者的癌痛程度也不完全与肿瘤的严重程度绝对相关。患者应以平和的心态正确面对癌痛,当出现疼痛加重时不要过度惊慌,应该主动向肿瘤科医生寻求帮助,真实报告癌痛的性质、程度,进一步分析疼痛加重原因,及时调整镇痛治疗方案,避免影响对癌痛的正确处理,延误最佳治疗时机。

2)转移注意力:运用语言和非语言的交流方式,引导患者摆脱疼痛或淡化疼痛的意念,分散患者的注意力,多陪伴患者,主动与其沟通交流。患者可根据自己喜好,进行力所能及的娱乐活动,如读书报、绘画、描摹字帖、听轻松舒缓的音乐、看喜剧电影等。

3)情感支持:争取家属配合,当患者发生疼痛时,家属看到亲人备受病痛折磨而焦虑不安,这种负性情绪会反过来影响患者,加重患者的疼痛。需引导患者家属意识到良好情绪对患者疾病康复的重要性,并指导患者家属要经常鼓励、安慰患者,主动了解患者最基本的需要,缓解肿瘤患者因长期疼痛而造成的消极心理。同时医护人员、社会工作者等也要注重加强患者和其照顾者的心理卫生健康和疏导。

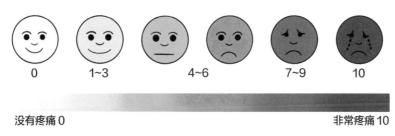

没有疼痛0　　　　　　　　　　　　　　　　非常疼痛10

疼痛评估

8. 对肿瘤患者及家属进行心理治疗的意义和策略有哪些？

（1）心理治疗的意义

有关医学调查表明,肿瘤患者中约有 66% 患抑郁症,10% 患精神衰弱症,8% 患有强迫症。

目前通过现代化医疗手段的治疗,肿瘤患者中有一大部分完全可以痊愈,有一些患者可以长期带瘤生存,有一部分患者生命预期缩短。过去人们一般谈"癌"色变,认为得了癌症就注定了生命即将终结,所以肿瘤患者往往心理压力特别大,而当心理负担长期存在的时候会严重影响患者食欲、睡眠、精神状况等,使自身免疫监视功能受损,导致癌细胞突发性增殖。心理因素对癌症的发生、发展及转移起着"活化剂"作用。倘若肿瘤患者能持一种乐观、积极向上的心态,患者自我良好的心境将会有效地调节机体神经内分泌系统的功能,从而抑制或延缓肿瘤的发展,有利于各种综合性的医疗康复治疗措施更好地发挥治疗作用,取得良好的治疗效果。

临床实践也进一步证明,心理治疗在肿瘤临床中非常重要,现阶段已作为临床肿瘤治疗的一部分,是药物治疗之外的辅助手段。肿瘤患者经心理辅导后,放疗和化疗的效果也会明显提高。适当的心理社会干预对患者的恢复是有益的,它可以改善个体的应对能力,减少情绪上的烦恼和感情上的孤独,从而改善患者的心理功能,提高生命质量,延长存活周期。尤其开展以家庭为中心的肿瘤患者心理疏导,可以改变患者和家属对肿瘤的态度,营造良好的家庭氛围,使患者和家属相互鼓舞,共同积极面对疾病。

(2)常见心理治疗策略

迄今为止,针对肿瘤患者已有多种形式的心理治疗方案,但仍是各有利弊。接下来将为肿瘤患者及家属推荐两种科学可行、可自主操作的心理训练方案,患者应长期坚持,如若自觉出现心理问题,经常烦躁、易怒、情绪低落,有必要积极寻求心理医生的帮助。

1)有氧运动:有氧运动是指个体在氧气供应充分的情况下进行运动锻炼的一种状态,可有效缓解肿瘤患者焦虑与抑郁等负性情绪。例如,情绪功能操以有氧运动为基础,是一种结合穴位分布,以活动身体各关节和锻炼肢体功能相结合的主动运动,分为拍手称快、七敲八打、开弓射雕、大鹏展翅、莺飞燕舞、海底捞月、太空漫步、云中飞燕8个趣味动作小节。该功能操广泛适用于各类癌痛患者,患者仅需每天活动30分钟,动作简单易学,运动强度适宜,活动幅度由患者根据自身情况而定,以患者主观感觉舒服或轻松为主,适宜患者居家锻炼。

2)正念心理疗法:正念心理疗法包括正念减压、正念认知、接纳承诺以及辨证行为疗法,其中,正念减压疗法更适用于患者自主训练。正念减压疗法作为一种压力管理方法,目前已被广泛应用于辅助治疗各类癌症患者。该疗法以冥想训练方法为基础,要求肿瘤患者每天自我训练20～30分钟。结合正式和非正式的正念练习,可以加强情绪管理,有效减轻身心压力,促进患者的身心康复。

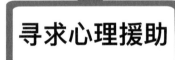

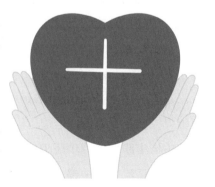

9. 儿童期肿瘤患者的心理特点及应对方法是什么？

(1)心理特点

儿童一旦诊断出肿瘤对于自身以及家庭都会产生较大影响。患儿的心理状态主要包括愤怒、行为退化、惊恐、发脾气、抗拒和不信任等。患儿此时不理解死亡的真实意义，有时会对肿瘤既不恐惧也不焦虑，但会因住院或治疗而产生愤怒和悲伤情绪，甚至会因与父母的分离而产生严重的分离焦虑。

(2)应对方法

1）提供支持和理解：给予孩子情感上的支持和理解，让他们知道他们并不孤单。尊重他们的感受和情绪，鼓励他们表达自己的感受，并告诉孩子他们的感受是正常的。

2）教育和信息：教育孩子关于他们的疾病和治疗的基本知识。使用简单明了的语言解释诊断、治疗过程和可能的副作用。提供准确的信息可以减轻孩子的焦虑和恐惧感。

3）建立支持网络：帮助孩子建立支持网络，包括家人、朋友和其他儿童肿瘤患者。参加支持小组或社区组织活动，让孩子有机会与其他患者分享经验，获得情感支持。

4）保持积极的态度：鼓励孩子保持积极的态度和乐观的心态。帮助他们寻找乐趣和喜好的活动，以分散注意力并提高情绪状态。

5）提供疼痛和不适的管理：肿瘤治疗可能会导致疼痛和不适。确保孩子得到适当的疼痛管理，及时缓解不适，以提高他们的舒适度和生活质量。

6）提供心理支持：儿童肿瘤患者经常面临心理和情绪上的挑战。提供心理支持服务，如心理咨询、认知行为疗法或艺术治疗，以帮助他们应对焦虑、抑郁和其他情绪问题。

7)应对副作用和并发症:帮助孩子应对治疗的副作用和并发症。与医疗团队密切合作,了解如何管理副作用并提供相应的支持。

8)提供继续教育和学校支持:帮助儿童肿瘤患者继续接受教育。与学校合作,制订个性化的学习计划,提供必要的支持和适应措施。

9)保持良好的生活习惯:鼓励孩子保持良好的生活习惯,如均衡饮食、适度的运动和良好的睡眠,以促进身体康复。

10)定期复查和随访:确保孩子接受定期的复查和随访,以监测疾病的进展和治疗效果,并提供必要的支持和调整治疗计划。

10. 青年期肿瘤患者的心理特点及应对方法是什么?

(1)心理特点

青年期肿瘤患者一般是在校学生,由于治疗而离开校园环境,导致课程被耽误,故而会产生担心学习落后等情况,以致心态不稳,表现为哭泣和要脾气。而且青年期患者身心各方面不成熟,存在较强的依赖性和适应能力的缺失,常存在烦躁、愤怒、不合作的情况。青年期肿瘤患者由于年龄的关系颇为注重外在形象,但治疗过程中不可避免地出现脱发、皮肤和黏膜受损的情况,常表现为焦虑、抑郁、自卑。

(2)应对方法

1)建立支持系统:青年期肿瘤患者需要建立一个强大的支持系统,包括家人、朋友和其他患者。与他们分享经验,获得情感支持和信息,可以帮助他们感到不孤单,并从他人的经历中获得鼓舞和启发。

2)寻求专业心理支持:肿瘤诊断和治疗可能对青年患者的心理健康产生深远影响。寻求专业心理支持,如心理咨询、心理治疗或支持小组,可以帮助他们应对焦虑、抑郁和其他情绪问题,并提供有效的应对策略。

3）参与决策过程：鼓励青年患者参与自己的治疗决策过程。给予他们权力和信息，让他们参与制订治疗计划和选择治疗选项，这有助于提高他们的治疗依从性和积极性。

4）维护社交联系：肿瘤治疗可能使青年患者与同龄人的社交联系减少。鼓励他们维持社交活动和交往，可以帮助减轻孤独感和焦虑，并提供情感支持。

5）关注身体健康：鼓励青年患者关注身体健康和整体福祉。建议他们采取健康的生活方式，包括均衡饮食、适度的运动和充足的休息，以增强身体抵抗力和促进康复。

6）应对副作用和并发症：青年患者可能面临治疗的副作用和并发症。与医疗团队密切合作，了解如何管理副作用，并向其提供相应的支持和照顾。

7）继续教育和职业规划：对于正在接受治疗的青年患者，帮助他们继续接受教育或职业规划是至关重要的。与学校、大学或职业指导机构合作，制订个性化的学习计划和职业规划，以适应他们的特殊需求。

8）寻找兴趣爱好和支持团体：鼓励青年患者寻找兴趣爱好和参加支持团体。这些活动可以分散注意力、提高情绪和增加社交互动。

9）定期复查和随访：确保青年患者接受定期的复查和随访，以监测疾病的进展和治疗效果，并提供必要的支持和调整治疗计划。

10）积极面对未来：鼓励青年患者积极面对未来，并帮助他们制订目标和计划。提供支持和鼓励，帮助他们恢复信心，并找到新的意义和目标。

11. 中年期肿瘤患者的心理特点及应对方法是什么？

（1）心理特点

中年期患者多为家庭支柱，在确诊后，首先由于对疾病的片面认识，往往感觉对自己、对家庭尚有很多未完成的任务,常表现出对家庭的内疚感;其次还会出现恐惧、焦虑、猜忌、抑郁等不良情绪,大多是由于对疾病的不了解、治疗产生的经济压力以及对与亲人分离的恐惧。

(2)应对方法

1)寻求综合医疗团队的支持:与专业医疗团队密切合作,包括肿瘤专家、护理人员、心理咨询师和康复专家等,以获得全面的支持和治疗建议。

2)接受信息和教育:了解关于自己疾病的信息,包括诊断、治疗选项和预后。与医疗团队合作,确保获取准确的、易于理解的信息,以便做出明智的决策。

3)建立支持系统:寻求家人、朋友和其他患者的支持,与他们分享经验、情感支持和信息。参加支持小组或在线社区,与其他中年肿瘤患者建立联系,分享经验和获取支持。

4)管理情绪和心理健康:肿瘤诊断和治疗可能引起焦虑、抑郁和情绪波动。寻求专业心理咨询或心理治疗,以帮助应对情绪问题,并学习有效的应对策略。

5)维持积极的生活态度:积极的心态对于中年肿瘤患者的康复和应对全关重要。鼓励积极思考、寻找喜欢的活动和兴趣爱好,以及参与支持性的社交互动。

6)关注身体健康:中年肿瘤患者需要关注身体健康和整体福祉。遵循医疗团队的建议,采取健康的生活方式,包括均衡饮食、适度的运动和足够的休息,以增强身体抵抗力和促进康复。

7)应对治疗副作用和并发症:与医疗团队合作,了解如何管理治疗副作用和并发症。接受适当的疼痛管理,及时缓解不适,以提高生活质量。

8)继续工作和职业规划:对于想要继续工作的中年肿瘤患者,与雇主和人力资源部门沟通,了解灵活的工作安排和支持措施。如果需要,寻求职业咨询和支持,以重新评估职业目标和制订适应性的职业规划。

9)寻求财务和法律建议:肿瘤治疗可能对财务和法律权益方面产生影响。寻求专业的财务和法律咨询,了解保险覆盖、医疗费用和法律权益等方面的信息。

10）继续定期随访和检查：定期随访和检查是确保中年肿瘤患者健康状况的关键。遵循医疗团队的建议，定期进行检查，监测疾病的进展和治疗效果，并接受必要的支持和治疗调整。

12. 老年期肿瘤患者的心理特点及应对方法是什么？

（1）心理特点

老年期肿瘤患者由于疾病和年龄的影响，其生活能力进一步下降，因此变得不愿和人交流，性格孤僻敏感；有的患者甚至会盲目消极和拒绝治疗，担心自己的病情会拖累子女和家庭，觉得没必要治疗。

（2）应对方法

1）寻求综合医疗团队的支持：与专业医疗团队合作，包括肿瘤专家、护理人员、康复专家和社会工作者等，以获得全面的支持和治疗建议。确保医疗团队了解老年患者的特殊需求和考虑因素。

2）接受信息和教育：了解关于自己疾病的信息，包括诊断、治疗选项和预后。与医疗团队合作，确保获取准确的、易于理解的信息，以便做出明智的决策。

3）建立支持系统：寻求家人、朋友和其他患者的支持，与他们分享经验，获得情感支持和信息。参加支持小组或社交活动，与其他老年肿瘤患者建立联系，分享经验和获取支持。

4）管理情绪和心理健康：肿瘤诊断和治疗可能引起焦虑、抑郁和情绪波动。寻求专业心理咨询或心理治疗，以帮助应对情绪问题，并学习有效的应对策略。参与放松活动和艺术疗法，有助于提高心理健康。

5）关注身体健康：老年肿瘤患者需要关注身体健康和整体福祉。遵循医疗团队的建议,采取健康的生活方式,包括均衡饮食、适度的运动和足够的休息,以增强身体抵抗力和促进康复。

6)应对治疗副作用和并发症:与医疗团队合作,了解如何管理治疗副作用和并发症。接受适当的疼痛管理,及时缓解不适,以提高生活质量。

7)调整日常活动:老年患者可能需要调整日常活动和生活方式,以适应治疗和康复的需要。根据个人情况,制订合理的日程安排和活动计划,平衡治疗需求和个人兴趣。

8)维持社交联系:保持与亲朋好友的社交联系,参加社区活动和兴趣小组,有助于减轻孤独感和提供情感支持。

9)定期复查和随访:确保老年患者接受定期的复查和随访,以监测疾病的进展和治疗效果,并提供必要的支持和调整治疗计划。

10)计划未来和临终关怀:与家人和医疗团队讨论未来的治疗决策、临终关怀和生活意愿。制订医疗指示、遗嘱和授权代理人,确保个人意愿得到尊重。

13."有时去治愈,常常去帮助,总是去安慰"

"有时去治愈,常常去帮助,总是去安慰",这是美国特鲁多医生的墓志铭。特鲁多医生曾说过,"医学关注的是在病痛中挣扎、最需要精神关怀和治疗的人,医疗技术自身的功能是有限的,需要沟通中体现的人文关怀去弥补"。这句话或许是对他的墓志铭的最好的阐释。在特鲁多看来,医学的目的不是单纯地与疾病对抗,也不是对生老病死的阻断,而是对于人类疾苦的深切安抚。医学是人学,技术只是工具,医学的真谛是人文立场、人道情怀,是人性的张扬。因此,医学不应是技术的产物,而是情感的产物。

《病患的意义》的作者图姆斯曾有一句名言:"大夫,你只是在观察,而我在体验。"

> To Cure Sometimes, To Relieve Often, To Comfort Always.
>
> ——— E.L. Trudeau

> 有时去治愈，常常去帮助，总是去安慰。
>
> ——— 特鲁多

治疗并不意味着治愈某种疾病，"去治愈"需要丰富的科学知识和实践积累，"治愈"是有时的，不是无限的，医学不能治愈一切疾病，不能治愈每一名患者。疾病始终在改变，以前能治愈的，现在又耐药了，不同的时代对于治愈的要求、范畴都在不断变化，但始终有一点不变的，那就是对患者的关心以及换位思考。只有关心、体谅患者，才能获得患者的理解和信任。有位教授在年轻时曾接诊过一名乳腺癌晚期的女性患者。有一天，这位患者找到他，希望能单独和他谈谈，教授很奇怪，便把她带到休息室。这位患者说，知道自己将不久于人世，想和他讲一个无法告知家人的秘密。她说："我只信任你一个人，如果我不把这句话讲出来，带着这个秘密我闭不了眼。"教授说这位患者的秘密他一直坚守到今天。这是一位患者对一位医生最大的信任，也是医患间最值得珍惜的东西。

一位事业有成的已婚女士在回忆她过往经历时，谈及她高中时期，正值豆蔻年华，却罹患重病，曾多次求医，仍毫无进展，无从得知病因。她同家人本想着放弃治疗，而贾医生的出现点燃了她生命中的希望之光。她说："其实，贾医生的魅力不仅在于医术精湛，治愈了我身体上的疾病，她还经常在其他方面帮助我。高三时，我父母均下岗，家里的经济条件不是特别好。她得知后，免除了我部分检查费用，还联系神经外科专家查看我的磁共振片子，寻求较好的治疗方案。最令我感动的是，垂体瘤手术前夜，刚从新疆出差回来的贾医生拎着两袋水果来探望我，并安慰我说，这个手术技术已经很成熟,不要怕。"这是至今令她最难忘的一段时光,也终将从身体和心灵上温暖慰藉她的一生。

当然,在这个医患关系比较紧张的时代,对患者"常常去帮助、总是去安慰"的同时,也不要忽略对于医护群体的理解和支持。作为一个助人的群体,医护人员也需要得到来自患者、家属的理解,来自社会的支持和信任。让我们联合起来共同营造和谐美好的医患氛围。

14.实例漫谈心理因素与肿瘤发展

每一个人都有心理活动,心理活动有很多种,有些对人的身体是有利的,有些是有害的,有些心理活动和肿瘤的关系是非常密切的。在我们平常的生活当中,或多或少都有一些经历,有关一些心理因素可能会引起肿瘤发生。下面我跟大家讲一讲发生在我身边的真实案例。

我有一位非常熟悉的邻居,我们关系很好。他是一个实在的人,虽然不爱说话,但他有着高中学历和独到的见解。邻居在一家大企业工作,他的妻子是一位手艺精湛的主妇,擅长制作粉浆面条。他家的面条味道好又实惠,受到了很多人的喜爱。由于企业效益不佳,他们进行了改制,将所有工人的身份从正式员工变为合同制工人。邻居与单位签订了一年的劳动合同。

在工作之余,邻居帮助妻子在路边摆摊卖面条。一年后,邻居的合同到期了,由于粉浆面条的生意不好,他想要继续在单位工作。他上访了很多次,最终争取到了工作的机会,但被安排到了一个与之前工作岗位相差很大的保洁岗位。

随着创建文明卫生城市进程的推进,邻居在家门口搭建的车棚成了问题。单位拆除了车棚,但为了安抚邻居的情绪,在单位公共车棚区给他划出了一片专用区域。然而,由于企业的更换和土地用途的调整,公共车棚最终被全部拆除。邻居认为自己的合法权益受到了侵害,但由于主管单位和负责人的更替,无法解决问题。他四处上访,最终问题没有得到解决。他感到自己被背弃,情绪无法平复,企图跳楼自杀,虽被公安及时解救,但被判劳教一年。他劳教期间精神状态急剧恶化,在他出劳教所后不久,被诊断患有胃癌,最终去世。

在这十多年里,这位邻居的身体和生活逐渐转向困境,最终导致了不幸的结局。他的妻子无法稳定经营面条店,生活也变得艰难。

回顾整个过程,邻居的悲剧仅仅因为社会的发展、企业的改革甚至一个小小的车棚。如果他能把上访的精力用于专心经营面条店,或许结局会有所不同。

虽然邻居经历的种种不能完全证明这些是引起他胃癌的诱因,但是不良的精神心理状态可能从三个方面加速癌症的发生发展。一是降低身体免疫能力。免疫功能除了抵抗病毒、微生物入侵,还包括清除发生癌变的细胞。焦虑、抑郁等不良情绪,以及致癌性格会使人体免疫相关细胞功能减退、部分神经系统功能失调。例如,神经系统功能失调使细胞生长更容易失控、突变,进而演变为不受控制的癌细胞;负责杀伤癌细胞的免疫 NK 细胞能力减弱,导致癌细胞存活概率上升等。二是造成神经、内分泌功能失调。内分泌系统在维持人体内环境平衡方面起重要作用。不良情绪会使体内一些激素如肾上腺素、前列环素的生成和释放增加,对器官产生损伤,长期作用会造成机体损伤、修复功能紊乱,促进一些特定肿瘤(前列腺癌、乳腺癌等)的发生。三是负面的心理容易使人养成一些不良的生活习惯,增加患癌风险。例如,比较焦虑抑郁或性格急躁的人,往往会借助酒精、烟草或者暴饮暴食来缓解情绪,而这些都是癌症的风险因素。

癌症是多因素共同作用发生的,精神心理因素虽然看不见摸不着,却会加重各因素的致癌作用。因此,防治癌症,必须重视心理调节。有不良情绪时应做到以下几点。①学会求助:如果面对重大负面事件自己已经无力调节心态,就要积极寻求帮助,求助于专业人士是最为有效的。工作压力比较大的时候,也建议找心理医生纾解。②学习乐观:通过多拓宽人际关系、培养兴趣爱好、加强文学艺术修养、保持良好作息习惯等,来塑造乐观心态。③正确认识和对待致癌性格:有些人确实天生容易苦恼、哀伤,要及时认识到自己的特点,对抗致癌性格最好的办法就是发展社会支持系统,从亲朋好友那里获得温暖和支持。④有失眠、焦虑、压力大等问题要重视:很多心理问题,不是熬一熬就能解决的,要有意识地去调节、求助。

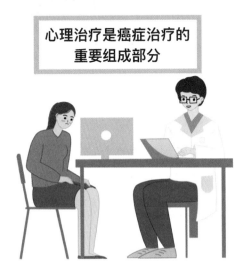

二、肿瘤与营养

1. 肿瘤患者的营养不良需要治疗吗？

恶性肿瘤患者营养不良发生率相当高,部分患者常有恶病质征象,表现为厌食、进行性体重下降、贫血或低蛋白血症等,晚期还会出现疼痛、呼吸困难或器官衰竭。营养不良及机体消耗是恶性肿瘤患者常见的致死因素,直接影响肿瘤治疗效果,增加并发症的发生率、放化疗副作用,降低患者抗肿瘤治疗耐受性、生活质量,使住院时间延长,增加短期内再入院率,甚至缩短生存期。总之,营养不良对肿瘤患者生活质量和生存时间都有极大不良影响,因此肿瘤患者发生营养不良应该及时进行治疗。

目前,恶性肿瘤患者的营养治疗已成为恶性肿瘤多学科综合治疗的重要组成部分。国际上许多营养学会基于循证医学证据,提出了肿瘤患者的围手术期、放化疗期间及姑息治疗时期营养治疗指南和指导原则。

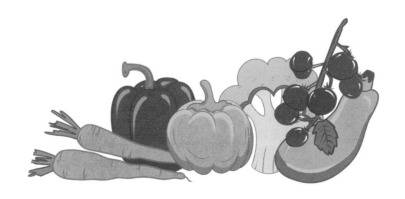

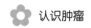

2. 怎样分析和判定肿瘤患者属于营养不良？

肿瘤相关性营养不良简称肿瘤营养不良,是一种慢性疾病相关性营养不良,特指肿瘤本身或肿瘤各相关原因如抗肿瘤治疗、肿瘤心理应激导致的营养不足,是一种伴有炎症的营养不良。

营养不良的诊断方法有多种,最为简便的是以体重及体重指数(BMI)来诊断营养不良,具体如下。①理想体重:实际体重为理想体重的90%~109%为适宜,80%~89%为轻度营养不良,70%~79%为中度营养不良,60%~69%为重度营养不良。②BMI[体重(kg)/身高^2(m^2)]:不同种族、不同地区、不同国家的BMI诊断标准不尽一致,中国标准为BMI<18.5为低体重(营养不良),18.5~23.9为正常,24~27.9为超重,≥28为肥胖。

全球领导人发起的营养不良诊断标准共识(GLIM)提出了一个新的营养不良诊断方法,新标准包括3个表型标准(非自主体重丢失、低BMI及肌肉减少)和2个病因标准(摄食减少或消化吸收障碍、炎症或疾病负担)。诊断营养不良应该至少具备1个表型标准和1个病因标准,具体标准如下。

GLIM 营养不良诊断标准

表型标准			病因标准	
非自主体重丢失	低 BMI	肌肉减少	摄食减少或消化吸收障碍	炎症或疾病负担
6 个月内丢失>5%,或6 个月以上丢失>10%	欧美:70 岁以下<20,或70 岁以上<22。亚洲:70 岁以下<18.5,或70 岁以上<20	人体成分分析提示肌肉减少,目前缺乏统一的切点值	摄入量≤50%的能量需求超过1周,或任何摄入减少超过2周,或存在任何影响消化吸收的慢性胃肠状况	急性疾病/创伤,或慢性疾病如恶性肿瘤、慢性阻塞性肺疾病、充血性心力衰竭、慢性肾功能衰竭,或任何伴随慢性/复发性炎症的慢性疾病

此外,该共识还根据表型标准提出了营养不良分期:1 期,中度营养不良;2 期,重度营养不良。

GLIM 营养不良分期

项目	1 期,中度营养不良(至少符合 1 个表型标准)	2 期,重度营养不良(至少符合 1 个表型标准)
体重丢失	6 个月内丢失 5%~10%,或 6 个月以上丢失 10%~20%	6 个月内丢失>10%,或 6 个月以上丢失>20%
低 BMI	70 岁以下<20,或 70 岁及以上<22	70 岁以下<18.5,或 70 岁及以上<20
肌肉减少	轻至中度减少	重度减少

3. 食管癌术后或者晚期患者常不能饮食,应该怎么办?

食管癌术后或者晚期食管癌患者常无法经口摄食时首选应寻求营养支持,寻求医疗专业人士的指导,确保患者获得适当的营养支持。这可以包括通过静脉输液或胃管等方式提供营养,以满足患者的营养需求。管饲分为两大类,一类是经鼻安置导管,导管远端可放置在胃、十二指肠或空肠中;二是经皮造瘘安置导管,包括微创(内镜协助)和外科手术下各类造瘘技术。经鼻置管是最常用的管饲途径,具有无创、简便、经济等优点。对于存在高危因素的中晚期食管癌放疗患者使用鼻空肠营养管行营养治疗,有助于维持体重稳定,减轻不良反应,减少治疗的中断。

由于进食困难,我们也可以通过不同的手段来帮助患者补充足够营养。

(1)提供液体饮食

如果患者无法进食固体食物,可以考虑提供液体饮食选项,如汤、奶昔、蔬果汁或营养补充剂。这样可以确保患者获得一定的营养和水分摄入。

（2）选择食物纤维和能量密集食物

对于不能摄入大量食物的患者,选择食物时应优先考虑高纤维和高能量密度的选项。这包括坚果、花生酱、牛油果、橄榄油、奶油、酱汁和浓缩汤等。

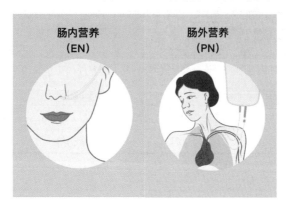

（3）制作碎食和液体化食物

将食物研磨成细小的颗粒或将其液体化,以便患者更容易吞咽和消化。这可以通过使用搅拌机或食物加工器来实现。确保食物质地适合患者的消化能力。

（4）调整进食姿势

患者在进食时可以尝试不同的姿势,如坐直、倾斜身体或使用特定的枕头位置,以帮助食物顺利通过食管。医疗专业人士可以提供更具体的建议。

（5）与营养师合作

与营养师合作制订个性化的饮食计划,根据患者的具体情况和需求,确保他们获得足够的营养。营养师可以提供专业的建议,并监测患者的营养状况。

（6）提供心理支持

针对食管癌患者术后或晚期不能饮食的挑战可能带来心理和情绪上的

困扰,提供心理支持,包括心理咨询、支持小组或心理治疗,以帮助患者应对情绪问题,并给予情感上的支持。

4. 新名词"肿瘤特医食品"怎样理解?

作为慢性病的肿瘤造成的营养不良,就是疾病恶化、恢复缓慢、患者痛苦的根源。为满足肿瘤患者进食受限、代谢紊乱、消化吸收障碍对营养素或膳食的特殊需求,配制加工而成的配方食品,称作肿瘤特殊医学用途配方食品(简称肿瘤特医食品)。肿瘤特殊医学用途配方食品所提供的"营养支持与治疗",可用于纠正癌性营养不良带来的后继不良反应。

肿瘤特医食品的配方设计应针对肿瘤患者的不同病理生理学特点与代谢需求,在产品的能量密度、渗透压以及碳水化合物、蛋白质、脂肪、维生素和矿物质等营养素的含量构成比例方面均有所不同。即使同一种肿瘤也会因临床分期、分子遗传性特征等的差异,发生各异临床表现和代谢异常状况。肿瘤特医食品需要系列品种,以满足临床的多种需求。肿瘤特殊医学用途配方食品的设计需要满足以下 7 个方面的要求。

(1)提供充足能量

肿瘤患者能量消耗巨大,且热量摄入吸收障碍经常发生。务必保证患者获得充足的能量供给,防止营养不良发生发展。碳水化合物有葡萄糖、果糖、麦芽糊精等,依据中国膳食营养素的参考摄入量(DRIs)标准以及国标要求设计全营养配方食品,以及符合肿瘤患者代谢特点的碳水化合物供能比,并添加膳食纤维维护肠道功能。提供膳食纤维的原料主要有菊粉、魔芋粉、大豆纤维、低聚果糖、大豆低聚糖。

(2)提供足量优质蛋白质

肿瘤是"氮"的陷阱,平均需氮量增幅 50%~100%。补充足量且优质的蛋白质的供给,帮助肿瘤患者补充机体消耗,维持机体健康。选择大豆蛋白等植物蛋白优于动物蛋白。对于肿瘤全营养配方食品,蛋白质的含量需要进行相应调整。针对疾病处于不同阶段时患者所需要的蛋白质含量有显著差别,所以对产品进行配方设计时就需要区别对待。处于积极接受各种抗肿瘤治疗时期的患者,需要增加蛋白质的摄入量。而对于康复期的患者,则需要适量相对减少肿瘤特医食品中蛋白质的含量,防止代谢负荷加重。不推荐氨基酸配方的肿瘤特医食品,因腹泻副反应过于强烈,患者难以接受。对于创伤、感染、手术及处于其他应激状态下的患者,增加以短肽方式的氮摄入量有利于组织恢复与伤口愈合。

(3)肿瘤特医食品中脂肪成分

主要为长链甘油三酯(LCT)、中链甘油三酯(MCT)或其他法律法规批准的脂肪。常用原料包括玉米油、葵花籽油。MCT因吸收快、不以脂肪形式贮存于体内、可快速供能等特点,在改善肿瘤营养不良代谢紊乱方面可发挥重要作用。

(4)适当提高脂肪供能比,补充不饱和脂肪酸

肿瘤细胞主要以有氧酵解的方式依靠葡萄糖来获取能量,对脂肪酸利用率很低。适当提高脂肪供能比,有效改善患者营养不良。补充脂肪酸应选择单不饱和脂肪酸,可以选择添加少量的饱和脂肪酸,避免反式脂肪酸。肿瘤特医食品当中注意补充多不饱和脂肪酸,包括ω-3脂肪酸和薏仁油脂,能够抑制肿瘤患者的炎性状态,缓解癌性恶病质进程。

(5)补充足量的抗氧化剂,添加免疫营养素

选择维生素C、维生素E或硒等维生素和矿物质。补充具有免疫调节作用的营养素,如每日摄入谷氨酰胺20~30克,持续5天及以上即可有助改善患者免疫功能。谷氨酰胺可被研发为一种非全营养配方食品,作为氨基酸组件。由于肿瘤和肝是谷氨酰胺的主要消耗者,在肿瘤生长过程中,谷氨酰胺含量会下降,添加谷氨酰胺可助力免疫力维护。精氨酸、亮氨酸等也是可

添加的免疫营养素。

(6)补充添加支链氨基酸

包括三种分子结构带支链的氨基酸,亮氨酸、缬氨酸、异亮氨酸。它们作为能量底物,在外周被氧化作为能源,不增加肝脏负担,增加能量摄入;是糖异生底物,体内氧化与丙氨酸合成间有一个循环代谢机制,为机体提供大量能量;又是肌蛋白调节剂,可减少肌肉蛋白和肝脏等内脏蛋白分解,促蛋白合成,纠正负氮平衡。

(7)微量营养素的补充

维生素 A、维生素 D、维生素 E、维生素 K 等脂溶性维生素与维生素 C 和 B 族维生素等水溶性维生素,及矿物质对机体有不同的功能。在肿瘤全营养配方食品中应按照中国 DRIs 标准以及国标要求进行合理配比。除了前已述及的抗氧化补充剂外,肿瘤全营养配方食品中,一般不对其他微量营养素的含量做特殊设计。

5. 加强营养治疗能节省医疗费用吗?

在肿瘤患者中营养不良不仅发病率高,还会增加并发症发生率和病死率,降低患者生活质量,延长住院时间,增加医疗费用,削弱治疗效果及缩短生存时间等。

据研究显示,有20%恶性肿瘤患者的直接死亡原因是营养不良而非肿瘤本身。一项荷兰的疾病相关性营养不良患者实施口服营养补充(oral nutritional supplements, ONS) 的研究发现, ONS 可将全国医疗费用降低 18.9%;美国的类似研究则发现 ONS 可将住院时间缩短21%、医疗费用减少 21.6% 。存在营养风险者和没有营养风险者,总医疗费用分别为 3.39 万元和 3.00 万元。

肿瘤患者的营养评估应在患者初诊和每一次复诊进行营养干预前进行,根据评估结果对患者实施营养治疗,达到预防和治疗营养不良、增强抗肿瘤治疗效果、减少不良反应、提高患者生活质量的目的。

6. 怎样理解医院-社区-家庭的分级管理对肿瘤患者的重要性?

我国多中心、横断面研究显示,35.3%~41.3%的肿瘤住院患者有营养风险或营养不良。出院后,由于缺乏专业的营养管理,肿瘤患者的营养状态会恶化。66.1%的社区老年肿瘤患者有营养不良。营养不良可预测恶性肿瘤患者的预后,影响治疗敏感性,增加并发症发生率,甚至危及患者生命。此外,营养不良会延长住院天数,增加医疗费用。可见,住院、院外肿瘤患者营养现状堪忧,影响巨大。医院或家庭营养治疗可使肿瘤患者获益,规范的营养管理对于住院、院外肿瘤患者效果明确。

医院-社区-家庭(hospital-community-home,HCH)营养管理模式是中国抗癌协会肿瘤营养与支持治疗专业委员会首次提出的一种分级管理、三级联动、无缝衔接、双向流通的营养管理模式。三者在营养管理中发挥的作用大小依次为社区(卫生服务机构)、医院、家庭,以促进肿瘤家庭营养防治服务均等化、规范化,提高患者营养状况,保障健康。

7. 人们常说肿瘤患者体质弱,给补一补,怎样补?

肿瘤患者体质衰弱表现为生命活动力和行动能力差,防止感染和肿瘤疾病进展的能力低下。由于肿瘤患者机体实际上在一定时期内都处于中低度的应激状态,而且肿瘤组织还会释放大量的炎性因子等分解组织的物质,再加之肿瘤疾病本身和抗肿瘤治疗不良反应产生的不良症状体征,阻碍患者机体的热量营养素摄入、吸收和利用,导致机体热量营养素长期补充不足、消耗营养的物质超量。

那体质弱应该怎么补呢?主要有 4 条途径:科学膳食、充足睡眠、适当锻炼、心情愉悦。

膳食营养是维持生命的先决条件,是肿瘤患者身体康复的重要的物质基础。由于罹患肿瘤使患者机体处于一种中低度长期应激状态,此时的免疫系统实际上就是需要合成多种蛋白质及其他产物的高耗能系统,若发生营养不良,则可导致免疫调节失衡。合理膳食营养,适当补充营养素十分有利于肿瘤患者身体的复原。建议每天食谱里都要有牛奶、鸡蛋,添加杂粮和蔬菜,多喝酸奶。每周至少吃一次鱼。重视早餐。吃水果最好在两餐之间,上午 9—10 点、下午 3—4 点,或者晚上睡觉前 2 小时进食。即使不感到饥渴,每天也要至少饮用 4 杯水,不喝碳酸饮料。控制盐的用量。不喝久煮的火锅汤。远离烟酒。

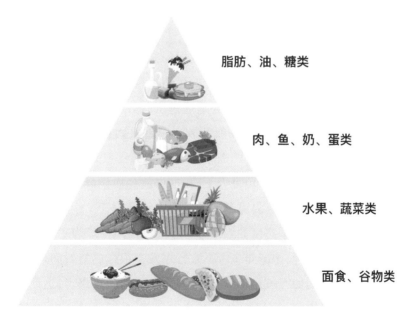

脂肪、油、糖类

肉、鱼、奶、蛋类

水果、蔬菜类

面食、谷物类

保证每日充足睡眠的同样重要。睡眠是消除身体疲劳的主要方式。睡眠期间,胃肠道及其有关脏器合成人体能量物质,以供活动时用。睡眠不足者,表现为烦躁、激动、精神萎靡、注意力涣散、记忆力减退等,长期缺少睡眠则会导致幻觉。而睡眠充足者,精力充沛,思维敏捷,办事效率高。人体在正常情况下,能对侵入的各种抗原物质产生抗体,并通过免疫反应将其清除,保护人体健康。充足的睡眠有利于肿瘤患者的身体复原,并能够延缓衰老。对于60岁以上的老年人,建议每天晚上在12点之前睡觉。另外,晚上的睡眠时间控制在5.5~7.0小时就足够了。而30~60岁成年人,需要每天睡7小时左右,并保证晚上10点到早晨5点的"优质睡眠时间"。因为人在此时易达到深睡眠状态,有助于缓解疲劳。13~29岁青年人则保证每天睡8小时左右,而且要遵循早睡早起的原则。肿瘤康复患者需要保证每天不超过40分钟的午休。肿瘤患者在罹患疾病期间多会出现失眠,体质较弱是主要因素,且肿瘤治疗很多常用药物都会有不良反应。住院期间病房外在的不适环境因素造成了内环境的紊乱,进而扰乱了睡眠的正常规律。牛奶是最佳的改善睡眠质量的食物,因为牛奶中含有色氨酸,有抑制大脑兴奋的作用,还能使人产生疲倦感。小米除含有丰富的营养成分外,与牛奶一样富含色氨酸,其色氨酸含量为谷类之首,具有健脾、和胃、安眠等功效。其他助眠食物还有桂圆、莲子、核桃、大枣等。

同样重要的还有适量运动。适量运动是指运动者根据个人的身体状况、场地、器材和气候条件,选择适合的运动项目,使运动负荷不超过人体的承受能力,在运动后感觉舒服,不会造成过度疲劳或者气喘。适量运动是保持脑力和体力协调、预防和消除疲劳的一个重要因素。如果运动后感到疲劳、腰酸腿疼,什么也不想干了,那就是运动过量了。运动过量最大的问题就是容易造成内源氧缺乏,免疫力下降,这样就会损伤身体。运动不足也达不到锻炼的目的。肿瘤康复患者运动量应以每天少于1小时,每周3~5次为宜。对待运动的科学态度是"贵在坚持,贵在适度"。为了不引起骨关节的损伤和高能量消耗,中老年患者不宜行爆发力很强的短时间运动,而应选择低强度的长时间的有氧运动。对于不足60岁的康复患者,运动时心率以180-年龄(±10)为宜。而对于60岁以上者,则在运动时心率以170-年龄(±10)为宜。若运动后感觉不适、疲倦或运动后15分钟心率仍未恢复到安静状态,即为运动量偏大,应及时加以调整。多享受早晨8、9点的阳光,以慢跑、快走的方式运动,每天运动半小时,而非周末一次性运动3小时,并坚持经常散步。住房 7 层以下,尽量少乘坐电梯,还可尝试站立着看电视。

愉悦情绪是人们对客观事物的主观态度、体验或评价。由于客观事物是十分复杂多样的,每个人情绪相应地也会多样。人生中顺心和不顺心的事交替更换,产生愉快或不愉快的不同情绪反应。肿瘤患者应当尽力争取持久地保持一种积极的、愉快的、舒畅的情绪。因为只有这样,才可以更好地适应现实,进而改造现实。肿瘤患者的情绪非一成不变的,会随着疾病状况、时间地点等条件的改变而改变。肿瘤患者不仅有"渴思饮、饥食餐"的低级本能式的情绪,更有高质量生活、人前有尊严等的高级别情绪需求的存在。在生理上的体验不愉快的时候,保持心理上的愉快也是十分必要的。

8.肿瘤患者出院,医生常嘱咐要饮食均衡,怎样理解饮食均衡?

肿瘤的发生发展是一个涉及多基因改变、多阶段渐进性积累的复杂过程,饮食习惯、生活方式、生活环境等因素都会影响这个过程,其中饮食因素占有重要地位。肿瘤患者出院后更要重视饮食营养,要注意均衡饮食。具体如下。

(1)食物多样,适当增加粗杂粮的摄入

肿瘤患者每日食物种类至少保证在 12 种以上,荤素搭配,从而保证丰富的营养素来源。

在胃肠功能允许的条件下,应粗细搭配,适量选择粗粮面食和谷类。全天主食保证 300 ~ 400 克,其中粗杂粮占 1/3 以上。

与精致谷物相比,全谷物(如燕麦、大麦、小麦全谷)保留了更多的膳食纤维、蛋白质、维生素和无机盐,能量密度也相对低,对控制体重、调节胃肠道功能、稳定血糖、增加免疫力等均有所帮助。

(2)减少高脂肪食物,增加优质蛋白质的摄入

推荐肿瘤患者多选择鱼类、禽肉及蛋类,减少红肉摄入,少吃加工肉,多

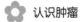

吃白肉,不主张全素食。每周推荐食用白肉 2 ~ 4 次,每次 50 ~ 100 克。

鱼肉含有丰富的多不饱和脂肪酸、维生素和矿物质,特别是深海鱼,脂肪中长链多不饱和脂肪酸含量较高,这种长链多不饱和脂肪酸在抗炎、降低血液黏稠度、增加高密度脂蛋白胆固醇方面颇具优势,其中的二十碳五烯酸和二十二碳六烯酸具有调节血脂、防治动脉粥样硬化、辅助抗肿瘤等作用。

豆类蛋白也属于优质蛋白质,应适量选择,每日可食用干豆腐 30 ~ 50 克或豆腐 200 克。

对于放化疗胃肠道损伤的患者,可制作软烂细碎的动物性食品。

(3)增加新鲜蔬菜、水果的摄入

蔬菜、水果不仅含有大量维生素、矿物质,同时富含植物化学物,是较好的抗氧化剂,能对抗自由基,稳定激素水平,还有助于新陈代谢和消化。

大量荟萃分析结果显示,摄入丰富的蔬菜、水果等平衡膳食可以降低恶性肿瘤患者心血管疾病风险及全因死亡率。

因此,推荐每天食用 500 克以上的蔬菜,尤其是十字花科蔬菜,如白菜类、甘蓝类、芥菜类、萝卜类,以及蘑菇、香菇等菌类。

同时,推荐每日食用 300 克以上的水果,如苹果、梨、猕猴桃、橙子、无花果等。

(4)限制精制糖的摄入

过量摄入精制糖容易引起肥胖、动脉硬化、高血压、糖尿病以及龋齿等疾病,而且葡萄糖进入肿瘤细胞后,不但会作为底物提供能量,而且会加速肿瘤细胞增殖,有利于肿瘤细胞的生长。

所以,肿瘤患者要限制精制糖的摄入,减少饮料、甜食等的摄入,以预防肿瘤复发。

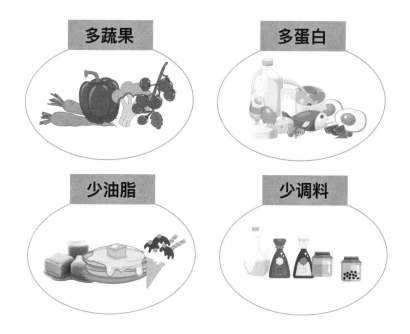

（5）减少腌渍、烟熏、烘烤及陈腐类食物的摄入

腌渍、烟熏、烘烤等加工方式常常会产生苯并芘、杂环胺、亚硝胺等致癌物，长期大量食用这类加工食品可能会造成健康风险。

《中国居民膳食指南（2016）》中指出，摄入过多烟熏食品可增加胃癌、食管癌、乳腺癌的发病风险。咸鱼、咸蛋、腌菜等食品在腌制过程中都可能产生二甲基亚硝酸盐，在体内转化为致癌物质二甲基亚硝酸胺。熏肉、熏鱼、熏豆腐干等含苯并芘致癌物。

因此，建议肿瘤患者少吃或不吃这些加工食品。

（6）避免酒精的摄入

流行病学研究表明，饮酒可增加口腔癌、咽癌、喉癌、食管癌、原发性肝癌、结直肠癌及乳腺癌的危险性。如果饮酒合并抽烟，则患癌症的危险性会进一步增加。长期过量饮酒还会引起血脂代谢紊乱，增加心血管疾病的风险。肿瘤患者如果想要饮酒，请咨询主管医生或临床营养师。

(7)学会科学的烹调方式

推荐用微波炉及气蒸的方法烹调,不推荐水煮、烧烤和高温煎炒。因为水煮方式会破坏大量水溶性维生素,高温煎炒会产生大量有害或致癌化学物质。烹调时应多选用花生油、豆油、橄榄油、芝麻油等含不饱和脂肪酸丰富的植物油,而少用或禁用猪油、黄油、棕榈油等含饱和脂肪酸丰富的动植物油。

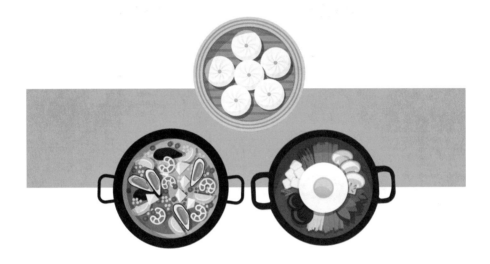

三、肿瘤与运动

■———— 1.肿瘤患者要静养还是多运动？————■

很多人说，运动有助于抗癌与癌症恢复。的确，有研究证实运动对于乳腺癌、结肠癌、子宫内膜癌等多种癌症有保护作用，运动可以提高肿瘤患者生存率。有研究指出，与久坐的人相比，在治疗前后身体活跃的癌症患者的生存率能够高出40%。运动能改善癌症患者的疲劳，提高下肢力量，降低肿瘤症状负荷，甚至能改善与高复发风险相关的代谢综合征和记忆障碍等。

相关研究表明，恶性肿瘤患者的疲乏发病率高达76%，这种疲乏从体力、精神、心理、情绪等方面影响患者，临床上表现为无精力、虚弱、懒散、冷漠、思想不集中、记忆力减退、沮丧等，这种疲乏感被称为"癌因性疲乏"。由于人们对其认识不足，无法正确判断，导致一些患者长期卧床，认为"静止""静养"能减轻疲劳感。恰恰相反，休息过量会导致体能下降，形成"累—休息—更累"的恶性循环。适度运动可改善肿瘤患者癌因性疲乏，缓解抑郁、焦虑情绪，增加心肺功能，调节免疫系统，提高抗病能力。肿瘤患者的运动不是以增肌、减脂为目的，而是协助改善身心状态，获得更好的生活质量。

癌症患者确诊后，首先应该及时接受治疗，病情得到控制后，就应逐步开展力所能及的体育锻炼，以提高身体的免疫能力。

如果长期卧床，身体处于废用状态，就会引发关节僵直、肌肉萎缩的不良后果。并且卧床时间越长，恢复体力所需的时间也越长。在此情况下，可以让患者在床上做些适合自己体力和耐力的运动。当病情好转并可以下床活动时，则可进行活动量稍大的锻炼。这样可使肌肉不至于萎缩，关节不至

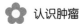

于僵硬,还可减轻骨脱钙,防止压疮和血栓形成,并增进患者食欲,促进患者健康。

运动能改善癌症患者的心血管功能、肌肉力量、身体状况、疲劳焦虑、抑郁和许多其他与生活质量有关的症状(体格、功能和情绪方面的症状)。适当的运动能够预防和缓解疲劳、肌肉无力等多种不良反应,提高患者的生活质量。

例如在癌因性疲乏的非药物性干预措施中,运动的效果最为显著。虽然目前没有足够的证据针对运动量和运动强度给出推荐,但相关研究结果鼓励患者在治疗中及治疗后进行中等强度的运动。一般建议一周中大部分天数内进行每天30分钟的中等强度活动。一些干预性或观察性研究显示肿瘤患者每周至少进行3个小时的中等强度的活动,可以获得更好的体验和更少的治疗不良反应,包括疲乏。但对于存在伴发疾病(如心血管疾病、慢性阻塞性肺疾病)、近期做过大手术、特定功能或解剖缺陷(如头颈部肿瘤患者的颈部活动受限)、适应功能显著下降的患者,应该转诊进行物理治疗;而有骨转移、血小板减少症、贫血、发热或急性感染期、由于转移或其他伴发疾病使活动受限,以及存在跌倒风险的患者慎用运动疗法。

运动的好处非常多,这里就不再一一列举。应当注意的是,癌症患者体能锻炼的原则是量力而为,循序渐进。

(1)运动会消耗体能,这样会不会导致免疫功能降低?

不会! 只要控制好运动强度和时间,运动不但不会消耗体能,而且有利于体能的恢复,同时可以提高机体免疫功能。

(2)如果开始运动,就必须练够规定的时间吗?

不是的! 运动的强度以休息后疲劳可缓解为度。运动应该根据身体的情况循序渐进,逐渐增加运动量与时间,灵活调整。

(3)手术后身体虚弱,是否静养不运动更好?

不是的! 术后适当运动可以降低血栓的发生风险(术后久卧不动容易

发生血栓);可以促进胃肠功能,改善食欲;可将手术造成的损伤降到最小;有利于排痰;可改善睡眠,恢复体力等。

(4)放化疗期间身体虚弱,是不是完全不能运动?

不是的!即使在放化疗期间,适当的运动仍具有重要的意义。运动可以改善胃肠蠕动,缓解消化道症状;进行适量的户外运动,不仅不会增加感染的风险,还有助于增强身体抵抗能力;运动可提高化疗的完成率;运动还可以转移患者的注意力,调节情绪,缓解躯体不适。澳大利亚有研究表明,接受化疗的患者如能坚持运动,则治疗效果更好,药物杀伤癌细胞更加精准,患者的各项指标都得到改善,生存期更长,生活质量更好。反之,不运动的患者因癌症死亡的风险更高。在澳大利亚,患者一般在化疗前20分钟做运动,效果明显提高。放疗患者常出现骨质疏松,力量训练对其非常重要。打太极拳、练气功、站桩等都是不错的运动方式,能提高人的平衡能力和力量。

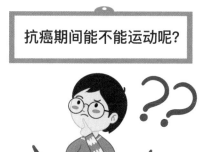

抗癌期间能不能运动呢?

2. 肿瘤患者为什么要运动?

在多项世界级的癌症预防与康复建议中,运动都被强烈推荐,运动到底能为肿瘤患者带来什么样的益处?下面我们从不同的角度来分析运动对肿瘤患者的好处。

(1)现代医学角度

第一,运动可以提升身体功能,增强肌肉力量、灵活性和心肺功能,改善身体的整体功能。对于肿瘤患者,这有助于提高身体的抗病能力,增强免疫

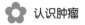

系统功能,减轻疲劳和提高生活质量。

第二,运动有助于改善心理健康。运动被证明对心理健康有益,可以减轻焦虑、抑郁和压力。对于肿瘤患者来说,面对疾病和治疗过程可能带来的心理压力,运动可以帮助他们缓解情绪,增强自信心,提高心理抗压能力。

第三,运动可以控制体重和代谢健康。适度的运动有助于控制体重,减少肥胖的风险。肿瘤患者中的肥胖与某些癌症的发生和复发有关。此外,运动还有助于调节血糖水平、改善胰岛素敏感性和代谢健康,预防和管理与肿瘤相关的代谢疾病。

第四,运动能够改善治疗效果和预后。研究表明,适度的运动可以改善肿瘤患者的治疗反应和预后。运动可以提高药物的有效性,减少治疗副作用,并降低肿瘤复发和死亡的风险。此外,运动还可以减少淋巴水肿的风险,促进康复过程。

第五,运动还可以增强社交支持。参加适度的运动活动,如运动小组或康复项目,可以提供肿瘤患者一个社交支持网络,与其他患者分享经验,可以减轻孤独感,增强归属感,并获得情感上的支持。

(2)传统中医角度

中医认为肿瘤发生与"体虚、气滞、血瘀、痰凝、浊毒"等因素有关。比如气滞血瘀、肾虚血瘀、湿热瘀阻等,总结成一句话就是它的发生与血液的瘀滞关系密切,而瘀血的发生则和全身的气血状态有很大的关系。也就是说,如果平时饮食规律、作息合理,还经常运动,那么气血调和,不容易产生瘀滞,患肿瘤的风险将可能下降。相反,如果平时饮食、作息不规律,经常生闷气,不运动,人体的气血便会瘀阻,久而久之结聚成块也就形成了肿瘤。

如果已经得了肿瘤,说明体内有气血周行不畅的状态,适当的运动,可以帮助行气活血,改善体质状态,这就为肿瘤的治疗打下了一个良好的基础,起到积极的作用。

3. 运动为什么会让人感到愉悦？

运动可以通过化学物质的释放、大脑神经递质的调节、应激反应和压力缓解、自我成就感和社交互动等多种方式带来愉悦感。这些因素共同作用，使运动成为一种令人愉悦和积极的体验。

(1)内源性化学物质释放

运动会促使身体释放内源性化学物质，如内啡肽(内部的镇痛剂)和多巴胺(一种神经递质)，这些物质可以提升情绪和产生快感。内啡肽的释放可以减轻疼痛感，而多巴胺的释放则与奖赏系统和愉悦感有关。

(2)大脑神经递质调节

运动对大脑神经递质的调节起到重要作用。例如，运动可以增加血清素的产生，这是一种与情绪稳定和愉悦感相关的神经递质。此外，运动还可以增加脑中的去甲肾上腺素和多巴胺水平，这些物质与提高注意力、增强动力和情绪提升有关。

(3)应激反应和压力缓解

运动是一种身体应激刺激，可以帮助人们释放累积的压力和紧张情绪。运动可以促进血液循环，增加氧气供应，减轻身体紧张感，并通过促进深呼吸和放松技巧来缓解压力。

(4)自我成就感和自信心

通过参与运动活动并取得进步，人们可以获得自我成就感和自信心的提升。达到个人目标、克服困难和提高身体能力的过程可以增强个人的自我价值感和自尊心，从而产生愉悦感。

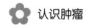

（5）社交互动和团队合作

许多运动活动涉及社交互动和团队合作。通过与他人一起参与运动，分享经验和目标，建立联系和友谊，人们可以感受到社交联系的愉悦和归属感。

4. 运动为什么可以抗肿瘤？

第一，运动能增强人体免疫功能。运动能提高人体制造白细胞的能力。科学研究表明，运动会刺激体内某些激素的分泌，加快骨髓生成白细胞的速度，使白细胞数量增多，存活时间延长，增加吞噬细胞的吞噬能力。这样，即使体内出现少量的癌细胞，很快就会被众多的白细胞围攻歼灭。另外，人体内的免疫细胞数量和活性也随运动量的增大而上升，同时呼吸道黏膜和消化道黏膜所分泌的抗体数量也明显增加。这样不但抑制了细菌和病毒的感染，还使人体内特异性和非特异性免疫对肿瘤细胞的杀伤能力都大大提高。要知道免疫系统是人体抗击肿瘤的主要武器，只有拥有了这一强大的武器，我们才能取得抗癌战役的最后胜利。

第二，运动能调节内分泌水平，尤其是性激素水平。人体内雌激素水平与许多妇科肿瘤（例如卵巢癌、乳腺癌、子宫内膜癌）有显著的相关性。雌激素在体内新陈代谢中所生成的某些活性产物有利于这些肿瘤进展。而这些活性产物的生成与体内的脂肪量相关。脂肪越多，这些活性产物生成越多。通过有规律的运动可以大大减少体内多余的脂肪，而且能使体内的雌激素的分泌减少，有利于控制肿瘤进展。

第三，运动能使人体温升高、大量出汗、血液循环加速，可以阻止癌细胞的生成，并能将癌细胞处以"死刑"。据测定，运动时肌肉产热高，剧烈运动时甚至上升至 40 摄氏度以上。科学家发现，癌细胞对热的承受力远不如正常细胞，较容易被升高的体温杀伤。伴随着体温升高，运动还引起机体大量出汗，汗水也可以把体内的一些致癌物质如锶、铅及时排出体外。另外，运动还使血液循环加速,在这种情况下,体内出现的或是转移的癌细胞就向急流中的小沙粒一样,无法在某个内脏器官站稳脚跟、生长发育和转移扩散。

第四,运动使人体吸入更多的氧气。一般人安静时每分钟吸氧量为4~7升,而运动时可达到100升以上。吸氧量的增加,气体的频繁交换,可使体内的一些致癌物质排出体外。低氧环境非常有利于肿瘤的生长和转移,而运动中,尤其是有氧运动过程中人体吸入的氧气是安静状态下的8倍左右,机体内的低氧状态被纠正,有助于抑制癌症细胞的生长。经常进行有氧运动还可以有效提高抗氧化酶活性,从而不断清除体内过多的自由基,减少癌症发生的概率。

第五,运动能改善人的情绪,消除忧愁烦恼。有报道认为患癌症的人有30%是由于情绪过于压抑,精神受到创伤而发病的。而运动可使人心情舒畅,忘却烦恼。运动时,大脑会产生能引起人体身心愉快的物质"内啡肽",它可以消除忧愁和烦恼,同时也能解除消极情绪对免疫系统的抑制。另外,参加集体运动,在运动中互相交流运动技巧和感受,使运动者获得明显的团队归属感,减少孤独感,从而取得明显的心理治疗作用。

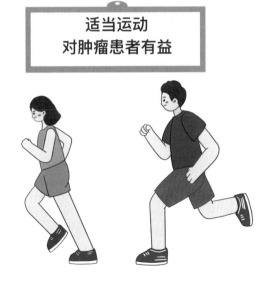

适当运动
对肿瘤患者有益

5. 肿瘤患者如何运动？

每天进行适当的体育运动,对人体的好处多多。运动可以通过调节机体的免疫和代谢,影响癌症的发生发展。运动能改善患者虚弱体质和心肺功能,增强肌肉的力量,防止出现静脉血栓,同时能增加食欲、缓解焦虑情绪。所以运动是非常有必要的。《国际防癌守则十五条》也建议人们要"经常性适度运动"。

运动是一件好事,但患者要结合自己的身体状况选择适合自己的运动,不可盲目运动,以免造成负担。那么对于癌症患者而言,应该如何正确运动呢?

(1)环境选择

化疗时患者白细胞水平可能会下降,免疫力低下,很容易被感染,所以在运动时不要去人群聚集的地方,空旷一点的地方空气更新鲜。

(2)运动时机

在运动时机上,术后早期下床进行适量活动有助于康复。放化疗期间也可以进行运动。一天中比较适合患者运动的时间是早晨或者下午,不宜在饱餐或者饥饿时运动,以免身体不适。

(3)运动量

运动量一开始要小,时间也不宜过长,每次 15 ~ 20 分钟,适应后可增至 30 ~ 40 分钟,每周至少 3 次。体质强的患者可每天坚持运动。患者不宜参加剧烈运动,原则上应选择低强度,持续时间较长,运动后稍微出汗、心率稍微加快的运动。

（4）运动方式的选择

运动健身固然重要,但合理的方式也是决定运动效果的关键。没有运动基础的人群,在偶尔高强度运动后,免疫力会在短时间内下降,这时候易被病原体感染。

因此,身体虚弱且伴随基础性疾病的肿瘤患者需要以适当的、中低强度的运动为主,可以试试以下几种运动。

1）深呼吸法:深呼吸带来充足氧气,对人体机能具有调节作用。具体方法:缓慢地通过鼻孔呼吸,感觉吸入气体有点凉凉的,呼出的气息有点暖。吸气和呼气的同时,感觉腹部的起伏。

2）太极拳:太极拳动作柔和缓慢,加上呼吸的配合,可以达到强健体魄、修养身心的功效。推荐每日 1 次,每次 20～30 分钟为宜。

3）八段锦:八段锦练习可预防骨质疏松,增强平衡性和柔韧性,提高睡眠和生活质量。练习时间 10～15 分钟,建议每天 1 次,按照个人体质状况,以能承受为宜。

4）五禽戏:五禽戏通过模仿虎、鹿、熊、猿、鹤五种动物的动作而创设,是适合肿瘤患者的一项有氧运动,有助于调养生息、增强抵抗力。在锻炼前,患者要做好热身,然后以运动 20 秒、休整 10 秒的节奏练习五禽戏。

6. 不同阶段的肿瘤患者如何选择运动?

（1）治疗和恢复期

运动可增加血液中红细胞、血红蛋白数量,提高机体的携氧能力,使身体的营养水平、代谢能力得到改善,对患者在治疗期间的生活质量有改善作用。

接受放、化疗的患者,身体比较虚弱,这个时期只能进行低强度或短时间的运动。运动从治疗第 1 天开始,至化疗进程结束。

运动强度为中等强度,即运动时心率达到最大心率的 55% ~ 65%(最大心率=220-年龄)。

运动形式包括快步走、慢跑、上下楼梯、健身操等。运动频率为 3 ~ 4 次/周,运动时间为每次 20 ~ 30 分钟。

恢复期患者,经过一段时间的休养之后,身体机能可能稍有好转,可以根据自己的身体状况增加运动的强度,适当延长运动时间。

(2)康复后的无疾病或疾病稳定期

适当、合理的运动不仅能在一定程度上减轻身体不适症状,提高肿瘤患者的免疫力,改善疲乏、失眠,还能疏导患者的心理问题和负性情绪,如焦虑、抑郁,有利于提高生活质量。

对于康复后的无疾病或疾病稳定期的人群来说,适当的运动配合健康的饮食,能够帮助恢复身体机能、保持健康的体重、提高生活质量、降低复发风险、延长寿命。

这个时期的患者身体状况良好,可选择的运动方式很多,如游泳、打羽毛球、跑步、骑车等。

运动时间以餐后 30 分钟到 1 小时为宜,以免影响胃肠消化、吸收或出现低血糖反应。可 1 次或分次完成,但有效运动的持续时间应保持在 15 分钟以上,每周不少于 3 次。

体力较好的患者或肥胖患者可根据自身情况适当增加运动量及运动频率,并坚持 6 个月以上,形成良好的生活习惯。

(3)肿瘤晚期

患者往往身体较为虚弱,卧床时间较长,不建议进行体力活动,但可在医生的指导下进行床上活动。

如定时翻身拍背,或家属对卧床患者的肢体肌肉进行环形加压式按摩,由远心端至近心端、由下向上按压,同时协助患者做足趾背屈运动,一般 2 小时 1 次,每次 15 ~ 20 分钟。

虽然运动好处多多,但也不一定适合所有肿瘤患者。比如晚期肿瘤患者,在运动前,需要由医生评估,看是否存在以下几种情况:①骨转移,尤其是发生于承重骨(脊柱)的转移;②血小板减少;③严重贫血;④发热或活动性感染;⑤继发于转移或其他合并症的限制;⑥跌倒风险等安全问题。

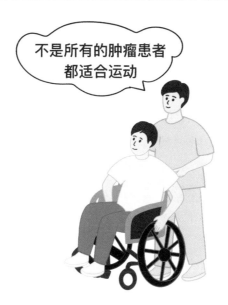

7. 肿瘤患者在放化疗期间可以运动吗?

对一般人而言,适度运动有助于预防特定癌症发生。癌症患者适度运动,有助于提升生活品质以及减缓治疗带来的不适、促进睡眠品质、减轻疲劳及忧郁,尤其在有专业人士指导下训练,常常能带来更好的效果。此外,因为癌症患者普遍较高龄,常也同时伴有心血管疾病,因此规律运动就变得更重要。

这时候许多患者会想,我正在接受治疗,体力比较差,是不是等疗程结束后运动比较好?其实根据美国运动医学学会(ACSM)指出,大多数患者可进行低强度走路、渐进的肌力运动、柔软度课程,不需要过度复杂的评估才能开始运动,以免造成运动上的阻碍。但在开始运动之前,要先掌握病史、目前的健康问题以及运动禁忌。例如必须知道是何种癌症、目前正在接受何种治疗、目前肿瘤是否仍然存在,以及有无相关副作用及并发症等。密切监测是否有新的症状产生,例如出现眩晕、恶心、胸痛,应暂停运动。

严重贫血、病情恶化或严重感染的患者在癌症手术后不宜立刻运动。正在化疗或接受任何的癌症治疗并非绝对运动禁忌,若是在治疗期间较为疲惫,可以以每日多次短时间运动的方式取代长时间大量运动,在不引起症状恶化下留意症状缓慢渐进运动,并随症状调整运动强度。有氧运动对治疗期间的疲劳有改善效果,因此太过保守反而忽略运动本身带来的好处。如果化疗期间有免疫力不足的情形,应避免到公共场馆运动。

其他运动考量上,若有神经病变必须注意负重训练的安全性,小心跌倒,若风险较高,固定式脚踏车比自由重量训练更安全;有较高骨折风险就需要调整阻力训练的冲击力度。乳腺癌患者的训练必须以不引起进一步水肿为目标调整训练强度,并建议已有淋巴水肿的患者在穿戴压力袖套下训练。若是有肠造口,建议需要小心运动,避免运动引起腹内压升高。

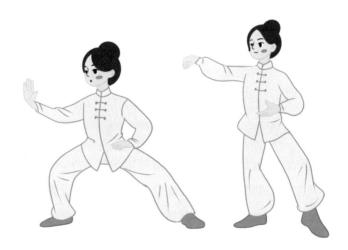

8. 不同肿瘤患者采用的运动方式有哪些？

运动的好处是不言而喻的。不少肿瘤患者在确诊后，青睐于运动健身来提高免疫力。然而肿瘤患者应全面检查身体之后，根据个人生活方式、身高、体重、年龄、日常消耗、个人体质等，在专业医生指导下，选择适合自身的运动项目和强度。

许多癌症患者会有数月甚至长年挥之不去的疲乏感，如果进行快走或骑车等有氧锻炼，能够帮助消除这种疲乏感。但是，锻炼身体时必须掌握好运动量，既要使身体各部分都得到最充分的活动，又不能使身体出现缺氧。如果出现体温过高、病情复发或某些部位有出血倾向时，应停止锻炼，以免发生意外。以肺癌患者为例，锻炼到自我感觉舒服时就可以结束，不可因感觉良好而贪多，导致身体疲倦。

如何判断超负荷运动呢？首先，是自我感觉。如果运动时出现轻度呼吸急促，感到有些心跳加快、周身微热，运动过后全身有轻松愉快的感觉，这表明运动适量；如果运动时呼吸困难、头晕目眩、大汗淋漓、心跳急促，运动过后全身沉重得不想再挪步，那一定是运动过度了。其次，是心率。运动使心率增快才能达到锻炼效果，但运动过程中一般要保持心率在 150 次/分钟以内。超过这个心率就属于运动过度，反而变得有害无益。

不同类型的肿瘤患者应当选择不同的运动方式。

（1）呼吸系统肿瘤患者

呼吸系统肿瘤（主要是肺癌）患者可通过吹气球或做腹式呼吸，来恢复或增强肺功能。经过手术切除或放化疗之后，患者大多有不同程度的肺功能障碍，运动项目的选择应以恢复或增强肺功能为目的。运动项目主要有吹气

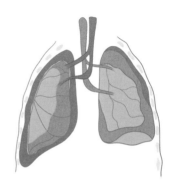

51

球和腹式呼吸。吹气球用普通气球即可,要求连续吹,尽量一次吹鼓。腹式呼吸时可将手放在腹部,要求吸气时腹部鼓起,呼气时腹部落下,在整个呼吸过程中胸廓变化不大。腹式缩唇训练时胸部不动,吸气时闭嘴鼻吸气,吸气末屏气数秒,吸气时腹部隆起,呼气时腹部凹陷,呼气时嘴唇成吹口哨状。训练时选择站式或坐式皆可。

(2)消化系统肿瘤患者

消化系统肿瘤(如胃癌、肠癌、肝癌)患者的锻炼则应以适应新的生活习惯为目的,可通过适量运动改善消化功能。大肠癌手术后有部分患者要做肠造瘘术,粪便从腹部瘘口排出;另有少数人做了胃或空肠造瘘,作为补充饮食营养的途径。此类患者应学会必要的处理技术,以便自己在家中有能力处理。

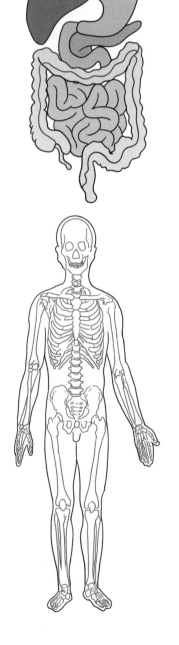

(3)运动系统肿瘤患者

运动系统肿瘤(如骨癌)患者往往因病情做过截肢手术,术后锻炼应以恢复运动功能为目的。早期关节活动度训练要以被动锻炼为主,训练中注意维持关节当时最大的活动度,不宜过快过急。锻炼方式以健侧肢体弥补患侧功能,如练习用单手料理生活,以假肢、拐杖代替患侧肢体,学会使用拐杖或轮椅,学会正确应用假肢等。

（4）乳腺肿瘤患者

乳腺癌患者在术后更应早期进行肢体功能锻炼，尽快恢复患侧肢体的关节、肌肉功能。乳腺癌手术后，部分患者患侧上肢运动受限，术后早期进行肢体功能锻炼可使患侧肢体的关节活动度、肌肉力量尽快恢复。锻炼方法：术后 1 ~ 3 日，每日可练习伸指、屈腕、握拳等动作；术后 3 ~ 4 日，可每日练习坐位屈肘运动；术后 5 ~ 8 日，可练习用手摸对侧肩及对侧手；术后 9 ~ 13 日，可练习患侧上肢伸直、抬高、内收、屈曲。动作要

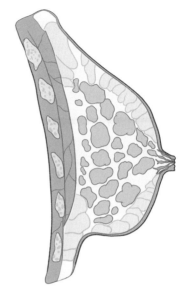

求：使肩关节前屈90°。上肢平伸用健侧手托扶患侧的肘部练习肘关节屈曲活动，每屈肘90°，握拳，再伸肘90°，伸指，为一个回合。

（5）神经系统肿瘤患者

神经系统肿瘤（如脑肿瘤）患者具体的运动强度和运动时机应根据目前接受的治疗和身体状况决定。

脑肿瘤患者术后容易出现偏瘫、失语、吞咽障碍等后遗症，术后及时进行康复训练及护理，能最大程度地促进功能恢复，早期训练还可以明显改善脑肿瘤患者术后的凝血功能，预防静脉血栓的发生。

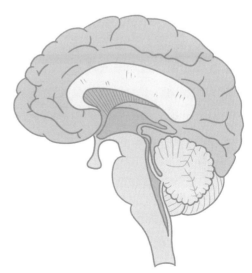

脑肿瘤患者康复期（治疗结束的 3 个月内），患者可根据自身耐受情况逐渐加强主动运动。

初始阶段的运动可以先进行性站立练习,借助墙、拐杖等辅助设备来帮助支撑和掌握平衡。进而可以逐渐开始坐站练习、登台阶练习,以改善下肢肌力。待肌力改善后,可以根据自身情况循序渐进开始慢走、打太极拳、做操、慢跑等运动。

必须注意的是,运动时一定不要勉强,一旦觉得不舒服,一定要停下来休息。

部分脑肿瘤患者术后会发生癫痫,如果发作频繁,应暂时避免主动运动,可待发作控制后再运动。如果是间断发作,可在药物控制下进行低强度运动,例如散步、做普通家务等,但运动时必须有家属陪同,以免发生意外。

对于肿瘤手术后患者来说,运动还能避免其长期卧床造成的肌肉萎缩、关节僵直或组织器官功能退化。如恢复良好,无禁忌证,散步、练气功、打太极拳,或是做操、慢跑等都是非常不错的选择。而放化疗之后的患者,锻炼也没有太多的限制,如身体情况允许,应尽早开始锻炼,强度可逐步加大。但白细胞降低时,应当暂停运动。

9. 运动可以防癌吗？

运动,可以防癌。对于这个命题,相信大部分人都是认可的。

首先,运动时,全身的肌肉都会产生热量,能够在一定程度上起到杀死癌细胞的作用。运动时人体的呼吸、出汗有助于排出体内的有害物质和致癌因子。运动对于增强人体免疫力的作用也是公认的。有研究认为,运动产生的肾上腺素可以唤醒体内的自然杀伤免疫细胞,让他们迁徙到肿瘤组织里,控制肿瘤的生长。简单来说,运动能够唤醒身体中的免疫细胞去对抗肿瘤细胞。

其次,运动可以促使人体分泌多巴胺,这种神经递质能够让人产生欣悦感,可以有效改善情绪,帮助人们消除一些消极情绪。大家都知道,长期的消极情绪和抑郁状态是某些癌症的诱因。

再次,运动可以预防和改善肥胖,而肥胖是诱发癌症的独立危险因素。

有研究数据表明,体重指数>25 的乳腺癌患者如果积极运动,比不运动的患者死亡率要低。

从次,运动能够增强体质和肌张力,从而减少摔跤、改善平衡能力、增加骨密度。

最后,运动对于胃肠道癌症的预防效果格外明显。适当的运动有助于人体排便。粪便在大肠内停留时间越长,含有的一些致癌物质接触肠壁的机会、时间也就会越多,人体患肠癌和其他胃肠道癌症的可能性就会越大。

■——— 10. 运动能否预防癌细胞转移? ———■

有实验发现运动能够抑制肿瘤细胞的转移,提高癌症患者存活率。

一般情况下肿瘤周围会有丰富的血管,肿瘤需要从血管中获得养分和氧气,但是由于肿瘤生长太快了,对于氧气的需求也很大,因此肿瘤周围环境的氧气比较少。

在肿瘤中,低氧是一种很普遍的现象。缺氧程度越严重,癌细胞越容易转移、扩散。其原因在于,癌细胞喜欢乏氧环境,能够在缺氧的环境下更好地生长,加剧癌细胞的扩散、转移。运动能使人体吸入大量氧气,体内氧气充足自然不适合癌细胞生长,打破了癌细胞生长的舒适圈,进而抑制癌细胞的扩散、转移,患者生存期自然就得到了延长。运动过程也是一个产热的过程,而癌细胞对热的承受能力不如正常细胞,较容易被杀伤。因此,运动有利于癌细胞的清除。

另外,运动使人体血液循环加快,癌细胞就好似湍流中的沙粒一样,不易停留,也不容易转移,更易被人体免疫系统清除。

以色列特拉维夫大学一项新研究发现,高强度有氧运动增加了内脏器官的葡萄糖消耗,从而减少了肿瘤的能量供应,可将癌症转移的风险降低72%。

肺、肝和淋巴结是癌症转移的高发部位。在对这些器官的细胞进行分析时,研究人员发现高强度有氧运动时,细胞内的葡萄糖受体数量会增加,

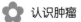

这意味着增加葡萄糖摄入量使这些器官转变成了有效的"能量消耗机器",这就像是运动过程中肌肉会消耗大量葡萄糖一样。

研究人员说,这可能是因为当高强度有氧运动时,内脏器官需要和肌肉去"竞争"葡萄糖资源。如果癌症进一步发展,内脏器官对葡萄糖的激烈竞争就会使得能量紧缺,那么对癌症转移至关重要的能量也会减少。因此,当一个人经常进行高强度有氧运动,其癌症转移的风险也会显著降低。

研究人员强调,运动具有独特的代谢和生理作用,比迄今为止的任何医疗干预都具有更高的癌症预防水平。健康的人应该将高强度运动纳入生活中,并重视整体身体活动在预防癌症方面的重要性。

总之,在综合治疗的基础上,运动可进一步降低肿瘤的转移及死亡率,延长患者的生存期及提高生存质量。

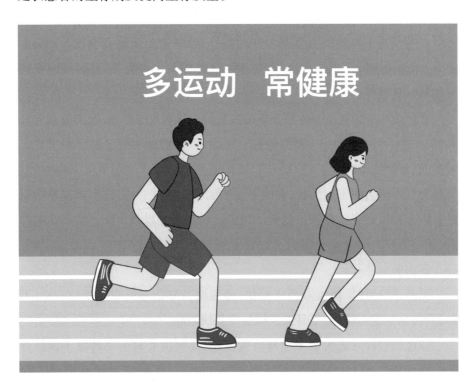

四、肿瘤与环境

■———1.肿瘤的形成为什么与环境有关？———■

世界卫生组织曾经估计当前人类的肿瘤中 85%~90% 与环境有关。这是为什么呢？癌症与环境密切相关的原因有以下几个方面。

（1）癌症具有明显的地域特征

不同地区的土壤、饮水、作物、食物中的微量元素各异，通过食物链进入人体的各种元素的数量便也不同，而某些元素的缺乏或过多，会导致不同部位的肿瘤。胃癌的发病率与土壤中镁的含量呈负相关；某些金属矿区地下水及饮水受到砷污染后，当地人群多有皮肤癌发生；在瑞典，由于饮用水中含碘量低，就导致甲状腺癌的发病率升高。在我国的山西、河南、河北等食管癌高发区，土壤中的钼、铜、铁等元素含量较低发区低，而氮氧化物又高于癌症低发区。

（2）癌症具有明显的职业特征

长期与除锈剂接触的铁路工人，各部位肿瘤发病率都有升高趋势；合成染料厂工人中患膀胱癌的较一般群体多；大量接触放射性物质的工人中，患白血病的多；铀矿工人的肺癌死亡率很高；石棉可以引起肺癌早已为人所知。

（3）癌症发病最明显的原因是环境污染

比如大型火力发电厂的废气、城市大量汽车排出的尾烟、家用燃料燃烧所释放的物质等,含有大量煤烟、硫氟化物、一氧化碳、氮氧化物、焦油、粉尘等,其中焦油、粉尘、二氧化硫被认为具有较强的人体致癌作用。氮氧化物通过呼吸进入人体,与肺癌也有密切关系。水体污染中,铬、镍、镉均有致癌作用,皮肤长期接触含砷废水可引起皮肤癌。但是,环境中同时存在着抗癌物质。如斐济岛上生长的一种植物含甙,有抗癌作用,使该岛成为著名的"无癌岛"。植物中所含的长春新碱、秋水仙酰胺、喜树碱等,也具有很强的抗癌作用。进入人体的微量元素,在适当浓度和条件下,有的有抑制肿瘤作用,如饲料中硒的含量为 0.005‰~0.01‰时致癌,在 0.001‰时对癌有抑制作用。

我国现有癌症患者 700 万人,每年新增癌症患者约 200 万。我国 80% 以上的患者被诊断时,病情已经发展到中晚期。全国每 6 分钟就有一人被确诊为癌症,每天有 8 550 人成为癌症患者,每 7~8 人中就有一人死于癌症。未来 10 年,中国的癌症发病率与死亡率仍将继续攀升,而且年轻化趋势日益严峻……

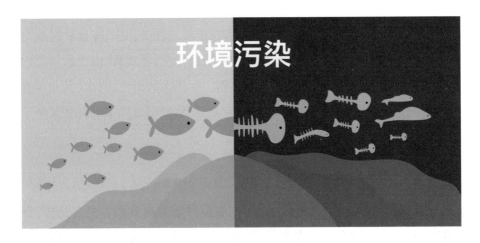

根据研究表明,主要的环境因素占的权重:①吸烟占 30%;②饮食因素平均占 35%,其变化幅度为 10%~70%;③生育和性行为占 7%;④职业因素占 4%;⑤酒精滥用占 3%;⑥地理因素占 3%;⑦环境和水污染占 2%;⑧药物和医疗因素占 1%。

总体说来,癌症发生是遗传、基因、环境共同作用的结果。遗传、基因因素我们无法改变,但是环境因素是可控的。

■────2. 生活环境中的致癌因素有哪些? ────■

肿瘤的发生与患者生活的环境有着密切的关系。环境致癌学说认为,在人类恶性肿瘤病因中,有80%~90%是由环境因素引起的,这一学说已由一些地理流行病学和移民流行病学的研究所支持。目前发现的与肿瘤发生有关的环境因素很多,按其性质分不外乎有化学性、物理性和生物性因素三大类,而其中化学性因素则占主要地位。

关于环境致癌物的来源主要有以下几方面。

(1)空气、水等环境污染因素

水和空气乃是人类生存必需的环境要素,随着工农业的发展,环境污染日趋严重。而环境污染物中有许多是属于致癌物或促癌物,如煤的燃烧、机动车辆排放的尾气及工业废气都含有致癌物,主要是多环芳烃类。所以许多资料证明工业城市中肺癌死亡率高于非工业城市及农村。污染的空气微粒被认为对健康是有毒害作用的,尤其是人类吸入特定的物质(颗粒物)。据统计,居住在严重空气污染环境下的人们患肺癌的危险率至少是居住在低污染环境下人群的1.3倍。在欧洲,由空气污染引起的肺癌占肺癌总数的5%~7%。污染的空气里包含二氧化氮(NO_2)、稠环芳烃(PAHs)、甲醛、1,3-丁二烯、苯等,其中的一些物质,已经被国际癌症研究机构列为工作环境中的1类致癌物质。

二手烟含有大量的致癌物质。汇总分析结果显示,暴露在配偶吸烟环境下,会增加10%~20%的肺癌发生率,在工作环境中被动吸二手烟,肺癌的发生率同样也会增加。有迹象显示,父母吸烟会导致孩子在儿童时期患多种癌症,如白血病、脑瘤,目前这些病因在深入研究中。

在欧洲很多地区,无机砷污染地下水的浓度已经超过世界卫生组织所规定的最大值 10 微克/升。在这些地区,地下水中的无机砷的浓度一般在 10～200 微克/升,但是在匈牙利东部地下水中的无机砷的浓度已超过500 微克/升。

饮用水中含有无机砷已经被证实可以引起皮肤癌、肺癌,以及膀胱癌,而且可能与烟草有着协同作用。一些实验研究发现,饮用水中无机砷的浓度>10 微克/升,患膀胱癌的危险性会升高。

(2) 食物因素

食物与肿瘤的关系极为密切,现已知食物中的霉菌毒素、食品添加剂、亚硝胺类化合物,某些植物的有毒成分等都有致癌和促癌作用。黄曲霉毒素已被证实为人体致癌物,在霉变花生中含量较高,致癌的靶器官主要是肝脏,导致肝细胞癌。根据我国广西等地肝癌流行病学调查显示,黄曲霉毒素与当地肝癌的发生有密切关系。重要的预防措施是防止食物霉变。在食品加工过程中,为了增加食品的色泽保存和防腐等需要,常在食品中添加某种物质,例如在人造奶油中加入奶油黄等,奶油黄就是一种化学致癌物。所以食品必须经过有关部门严格检验,如证实有致癌物质应予以取缔。

(3) 职业因素

在生产环境中,工人可以接触许多种化学物质,其中有些是致癌的,由于工人长期接触,可导致职业性癌。例如多环芳烃是被确认的化学致癌物,当年不少清扫烟囱工人患阴囊癌就是这类致癌物长期刺激阴囊皮肤所致;又如长期接触石棉的工人可导致胸膜间皮瘤;染料生产工人由于接触芳香胺类化学物而致膀胱癌。由于职业性癌病因比较明确,预防措施也就容易落实,如改变生产某些致癌物质的生产过程,避免接触致癌物质,加强生产工人的个人防护以及加强卫生监督等。一般来讲,由于职业性癌来源明确,故可通过积极的预防措施而达到有效的预防目的。

(4)物理因素

避免过度的日光紫外线和热辐射。人类皮肤长期暴露在日光和紫外线下可以诱发皮肤癌和黑色素瘤。所以,长期在室外的工作人员都应戴遮阳帽和穿长衣、长裤,尽量减少皮肤过度的暴晒。我国西北地区人民有睡火炕的习惯,背部皮肤长期受热辐射刺激,可诱发背部皮肤癌。目前已证实接触电离辐射能增加肿瘤发病率,辐射所致的肿瘤有白血病、乳腺癌、甲状腺肿瘤、肺癌和皮肤癌等。早年一些放射工作者未注意手部的防护,手指发生多发性皮肤癌。所以,放射工作者必须加强这方面的防护措施。

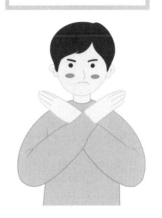

避免生活致癌物

3. 肿瘤与地域的关系是什么?

一方水土养育一方人,不同的地理环境,地形、气候、河流水文、生物、土壤、自然资源不同,人的生产生活方式不同,出产的农作物不同,因而导致了不同的地域文化。每种疾病都有其地区分布的特点。有些疾病遍及全球,但各地区分布不均匀,有些只在一定地区流行。由于疾病的发生往往受地区的自然环境和社会生活条件的影响,所以研究疾病的地区分布,阐明影响分布的因素,有助于制订防治对策和措施。肿瘤这类疾病的发生发展与环境密切相关,因此研究环境以及地域与肿瘤的关系,对布置肿瘤的防治措施具有重要的指导意义。

信息化大数据时代,各地信息交流日益频繁,这就为整合数据提供了素材。中国肿瘤登记平台通过统计各地肿瘤相关情况,发现恶性肿瘤分布具有地域性,这一发现为研究肿瘤的病因提供了极具价值的线索。

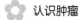

在中国最为高发的癌症就是肺癌,其次则是大肠癌、乳腺癌、肝癌等。而且,我国不同地区患各种癌症的病发率存在差异。那么主流癌症有哪些地域性特征?

(1)肺癌

如上文中提到的,肺癌在我国的病发率最高,每年新确诊的肺癌患者达到 82 万左右,每年因肺癌离世的患者达到 71 万左右。

而相关的数据调查显示,我国"黑吉辽"(黑龙江、吉林、辽宁)一带,就是肺癌的高发区域。之所以会如此,与吸烟有直接关系。同时,东北一带也是我国曾经重工业发展基地,当地居民的生活水平虽然因此提高了,但环境污染、职业暴露问题,也增加了肺癌出现的概率。

(2)胃癌

我国胃癌高发,新发病例数和死亡病例数分别为全球的 44.1% 和 49.9%。目前,我国胃癌 5 年生存率仅为 35.1%,远低于邻国韩国和日本。胃癌的发生发展与饮食习惯密不可分。暴饮暴食,饮酒过度,爱吃高盐、腌制的食品,这些因素都增加了致癌的可能性。

整体来说,胃癌发病率跟当地的经济水平、幽门螺杆菌感染的比例有一定的关系,跟饮食习惯有一定的相关性。我国胃癌高发集中在西北地区,这与当地居民爱吃腌肉、腌菜不无关系。腌肉、腌菜中,含有大量的亚硝酸盐,这种物质是已知的致癌物。因此想要降低癌症,一定要严格控制食用量。

(3)肝癌

我国的肝癌发病率在全世界排第一,全球范围内一半以上的肝癌都发生在中国。

而在中国,相关研究调查显示,肝癌的发病率排在了癌症榜单的第四位,但是它的死亡人数仅次于肺癌,排在了第二的位置。

同时,肝癌的发病率在我国不同地域之间出现了明显的差异,国内沿海地区发病率高于内地,东南和东北地区高于西北、华南和西南。这其中以江苏启东、福建同安、广东顺德、广西扶绥为高发区。

（4）肠癌

据统计资料显示,我国每年约有新发肠癌病例15万,城市发病率高于农村。国内很多大城市,肠癌年发病率甚至超过西方发达国家的平均水平,成为仅次于肺癌的第二大高发恶性肿瘤。

但是其在我国地理分布差异明显,沿海地区高于内陆,长江下游与东南沿海的江苏、浙江、上海、福建、广东等地区是肠癌高发区,其中以广州所占比例最高。大肠癌的病发不单单受到遗传基因影响,它与生活习惯、饮食方式(三餐不规律、暴饮暴食、高脂肪低纤维的饮食模式、喜欢吃加工肉类和腌制食物)有直接关系。

（5）乳腺癌

乳腺癌是我国女性最常见的恶性肿瘤,发病率持续上升,死亡率尚未改善。

中国乳腺癌的发病城乡之间存在明显差别,在30～60岁年龄组城市地区女性乳腺癌发病率约为农村地区的1.5倍,65岁以上年龄组达2倍以上。

之所以会如此,与很多因素都有关系,这包括了遗传基因、婚育(虽婚不孕、第一胎在30岁之后、没有哺乳史)、接触电离辐射、不健康的饮食习惯、不健康的生活方式等。

作为女性肿瘤第一杀手的乳腺癌正逐渐获得控制。成功的经验主要在两方面:一是通过筛查等措施早期发现乳腺癌,早诊、早治;二是乳腺癌综合治疗的进步与规范化应用。

（6）食管癌

世界每年约有40万人死于食管癌,而我国是世界上食管癌的高发地区之一,平均每年因该疾病死亡的人数大于15万。食管癌的发病具有地域性,与日常的饮食习惯有关,其地域性分布为潮汕地区及河南、河北、山西,上述地区发病率高于别的地区。

食管癌是怎么来的？与胃癌相似,常吃咸鱼、咸菜等腌制食品,可能增加食管癌患病风险。除此之外,长期吃得过粗、过烫(高于 65 ℃),都可能反复损伤或灼伤食管黏膜,从而诱发癌变。

虽然某些癌症具有地域性差异,但并不是代表某些癌症只有在这些地区才会高发。癌症本身是不分区域的,它与生活方式密切相关。所以最后还是要提醒大家,纠正不良生活方式,减少患癌的风险因素,才是预防癌症的最佳手段。

4. 什么是肿瘤的外环境与内环境？

人体癌症的发生是一个复杂而漫长的过程,在这个过程中既有遗传的因素也有环境的因素,可以说癌症是遗传因素和环境因素相互作用的结果。几乎所有的癌症发病都与环境有关。这里所指的环境包括外环境和内环境,外环境是我们生活的自然环境,外环境因素包括化学性(如某些烷化剂、亚硝基化合物等)、物理性(如电离辐射等)与生物性(如某些病毒)致癌因素;内环境就是指人类个体的内部素质,包括情绪、自身免疫力、患慢性病情况、遗传因素等。

不过,癌症发生的根本原因是外环境的致癌因素长期作用于机体,从而诱发和促进了机体内环境发生分子水平的变化,尤其是"癌基因"和"抑癌基因"的不平衡。人体内都有"癌基因"和"抑癌基因","抑癌基因"如果不能把"癌基因"很好地管住,导致"癌基因"的过分和无限表达,就会引发机体正常细胞的分化受阻和异常的分裂增殖,直至最后产生恶性肿瘤。

(1)外环境致癌因素,多是人为

PM2.5、吸烟、食品问题、水源污染、装修污染等问题都已经成为导致癌症日趋高发的重要因素。

随着经济的高速发展,在大家享受到经济高增长便利的同时,日益严峻的环境污染问题也随之而来。烟雾、燃烧木材或垃圾、汽车尾气、家装材料等都会向大自然散发致癌物质。某些不达标的汽车内饰品,不符合车内空气的释放指标,也可能会导致癌症的发生。另外,水源污染、食品问题也是饮食致癌的重要原因。

外环境致癌因素,看似非个人可控制,却多是人为造成。如果每个人都提高环境保护意识,人人都参与到保护自然生态环境、使用环保用品、减少尾气排放、禁烟等这些看似微小的行动中来,对提高整体环境质量、减轻环境污染有着积极而重大的意义,从而最大限度地减少癌症的发生。

(2)关注内环境,我们可以对癌症说"不"

在我们日常生活的环境中,外环境我们无法依靠某个人的力量立刻改变,但内环境方面我们可以做到"我的健康我做主"。

人体内环境中长期的慢性良性疾病、不良的生活习惯、情绪以及一些遗传因素等,都可能是癌变的导火索。

很多人携带肿瘤基因,但不是一生下来就得肿瘤,致病基因在肿瘤发病过程中的作用只占20%,那么,剩下的80%是机体内环境紊乱使我们的肿瘤基因启动。

这种失衡紊乱的内环境就是所谓肿瘤的土壤。再比如,很多人长期便秘或者腹泻,这不仅仅是消化功能紊乱,长此以往作为我们机体最大的免疫系统,其已经出现了失衡,为肿瘤的发生提供了内环境。肿瘤的发病是基因与环境共同作用的结果。干预癌症要抑制癌症基因的表达,增强癌症抑制基因和稳定基因的功能。而基因的功能改变受细胞内环境影响,细胞内营养与毒素、细胞内激素水平、细胞内氧化应激、细胞内炎性因子等多种因素共同作用,影响基因的表达。

打个比方:就像湖水受到污染,水里大量蚊虫滋生。这些蚊虫就像肿瘤细胞,手术、放疗、化疗等治疗方案是将这些蚊虫清除。而改变患者内环境的目的就是把污染的湖水变成清澈的湖水,净化蚊虫生长的环境,预防肿瘤复发。

80%以上的癌症都是由良性疾病发展而来,正确及时地治疗这些良性疾病可以阻断其发展成为癌症。比如肠道息肉和大肠癌、胆囊炎与胆囊癌、宫颈糜烂与宫颈癌、乳腺增生与乳腺癌、前列腺炎与前列腺癌、黑痣与黑色素瘤、慢性肝炎与肝癌、萎缩性胃炎与胃癌等都存在疾病发展的关系。前期良性病变的发生与人体的免疫力也就是自身素质、生活习惯、遗传基因等内环境有着密切关系。所以积极治疗良性病变、提高自身免疫力、提高防癌意识可以将大部分的肿瘤遏制在萌芽阶段。

5. 什么是肿瘤微环境?

肿瘤微环境,即肿瘤细胞产生和生活的环境。肿瘤的发生、生长及转移与肿瘤细胞所处的内外环境有着密切关系。肿瘤微环境不仅包括肿瘤所在组织的结构、功能和代谢,而且包含肿瘤细胞自身的(核和胞

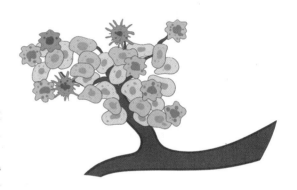

质)内在环境。其中不仅包括了肿瘤细胞本身,还有其周围的成纤维细胞、免疫和炎性细胞、胶质细胞等各种细胞,同时也包括附近区域内的细胞间质、微血管以及浸润在其中的生物分子。所以,肿瘤组织中并不是100%的细胞都是肿瘤细胞,不同肿瘤组织的微环境都有着各自的特点。

肿瘤微环境的特征,主要有三大类:缺氧、慢性炎症及免疫抑制。三者相辅相成,形成一个复杂的机制网络,对肿瘤的发展产生重要作用。

(1)缺氧

缺氧是所有实体瘤的共性,通常以肿瘤的中心向外,缺氧的程度逐渐减弱。

（2）慢性炎症

通过促进癌细胞增殖、基质降解和重塑、血管生成及免疫抑制，促使肿瘤的发生、侵袭和转移。

（3）免疫抑制

机体免疫系统的异常，使得微环境成为机体抗肿瘤免疫反应及免疫干预的"黑洞区"，难以有效杀伤肿瘤细胞。

肿瘤转移是一个低效能的过程。一般来说，只有一小部分肿瘤细胞能够成功扩散、迁移，并且在远端种植。肿瘤转移依赖于转移微环境——一种特殊的微环境，能够促进转移事件的发生及远端转移灶微环境的形成。

五、肿瘤患者及家属的相关经济性问题

1. 肿瘤治疗造成的社会经济负担和医保负担现状如何？

癌症的高发，不仅给无数人带来了健康负担，还给无数的家庭造成了沉重的经济负担。

世界卫生组织下属的国际癌症研究机构发布了《IARC Biennial Report 2020—2021》，报告显示，2020年全球新发癌症1 900万，死亡癌症人数996万。预计到2040年，全球新发癌症人数将达到3 020万。癌症已经成为最致命的疾病之一，严重威胁人类的生命健康与安全。

（1）肿瘤治疗费用快速上升

从我国医院肿瘤类疾病的住院费用来看，无论是肿瘤总计，还是恶性肿瘤、原位癌、良性肿瘤，出院者平均医药费用均快速上升，尤其是在2013年出现了大幅上升。从肿瘤总计来看，2005年我国出院者平均医药费用为10 777元，到2011年上升至13 322元，到2013年增至15 672元，到2016年达到17 567元。考虑到癌症尤其是恶性癌症患者的住院次数较多，如果按照2016年的住院费用平均5次计算，一个癌症患者的住院费用将达到8.8万元，无论是对家庭还是对医疗保险基金，这都将是巨大的压力。

肿瘤医院是癌症治疗的主要医疗机构，虽然其业务收入情况不应视为癌症治疗的所有费用，但其增长趋势是反映我国癌症治疗费用变化的重要指标。我国肿瘤医院的总收入自2005—2017年以来保持了快速增长，年增长率的均值达到了 19%,收入额从 84 亿增至 656 亿元。这种增长主要得益于业务收入的增长,同期肿瘤医院业务收入的增长率均值为 19%。其中,2007—2012 年间,肿瘤医院业务收入增速超过了 20%,最高时达 31%。虽然近年受到药品零差价等医疗改革的影响,增速保持下降态势,2017 年仍保持了 8% 的增速,总额从 80 亿元增至 603 亿元。

(2)肿瘤治疗的社会经济负担

当然,人们之所以谈癌色变,除了癌症的高发病率和死亡率,还有癌症治疗带来的高额费用。我国治疗癌症需要多少钱呢? 先来看总体花费,2019 年发表在《中华肿瘤杂志》上的一篇文章指出,我国每年在恶性肿瘤上的医疗支出在 2 200 亿元以上。再来看人均花费,根据 2016 年《柳叶刀》发布的一项研究,肺癌、胃癌等常见癌症人均治疗费用为 6.8 万元/年。另外,《2020 中国卫生健康统计年鉴》显示,2019 年我国公立医院肺癌、胃癌、急性白血病等病种住院患者的平均医药费都在 2 万元以上。癌症治疗的经济负担之重,可见一斑。

2012—2014 年开展的中国城市癌症早诊早治项目(CanSPUC),在全国 13 个省、37 家三级医院进行现场调查,旨在研究城市地区常见恶性肿瘤(肺癌、乳腺癌、大肠癌、食管癌、肝癌、胃癌)患者的医疗费用及其经济负担。研究结果显示,中国恶性肿瘤患者医疗费用超过家庭收入,自付部分占家庭总收入的 58%。《2018 年中国统计年鉴》统计出我国人均卫生费用为 3 783.83 元。以上数据足以说明恶性肿瘤的医疗费用支出远远高于人均卫生费用,对于患者家庭及社会都造成了很大负担。

肝癌是全球第六大常见的恶性肿瘤,而我国是肝癌大国。全球每年近一半新发病例来自中国,造成沉重的疾病经济负担,但是我国尚缺乏系统评价证据。国家癌症中心整合了我国肝癌经济负担证据,对我国 1996—2015 年间肝癌经济负担做了系统评价研究。研究数据得出,1996—2013 年例均费用总体呈逐步上升趋势,年度中位数为 11 663 元(3 500 ~ 70 567 元);间接经济负担采用的是人力资本法结合肝癌患者的误工和早死时间及陪护者误工时间,得出例均间接经济负担中位数为 73 440 元,分布在 35 815 ~

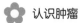

16 6967 元。可见罹患肝癌不仅花费家庭大量的收入,而且造成的间接成本不容小觑。

在发达国家恶性肿瘤是导致人群死亡的主要原因,在发展中国家也是导致死亡的第二大原因。由于世界人口的增长和老龄化,预计全球的恶性肿瘤疾病负担将继续增加,特别是在发展中国家,因为全世界约有 82% 的人口居住在发展中国家。但鉴于发展中国家的国情,政府在医疗上的投入比例低于发达国家,昂贵的医疗费用负担最终都会转移给个人、社会和医疗机构。因此,在发展中国家恶性肿瘤医疗费用问题需要得到更多的关注和探索。

(3)肿瘤治疗的医保经济负担

近年来,我国全国医疗卫生总费用逐年增长,全国医疗卫生总费用包括政府卫生支出、社会卫生支出和个人现金卫生支出三个部分。从 2010—2020 年这十多年间的数据看,政府卫生支出比重小幅增加,社会卫生支出比重明显增加,个人卫生支出比重有所下降。

不过,虽然个人卫生支出比例逐年降低,但面对重特大疾病所需的大额医药费支出时,基本医疗保障仍然存在一定缺口。

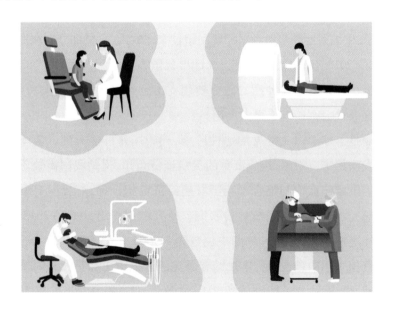

2. 肿瘤治疗的进步伴随着患者负担的加重,患者应怎样选择?

随着医疗水平的提高,现在肿瘤患者的治疗手段也日益丰富,但是伴随着治疗方案的多样性,患者的经济负担也在逐步加重。目前经济因素的制约与治疗方式的选择,是摆在患者及家属面前的一道难题。

在面临治疗选择时,患者可以考虑以下几个方面。

(1)与医生进行充分沟通

与医生进行深入的讨论,了解治疗方案的具体内容、预期效果、可能的副作用和风险。理解治疗的目的和可能带来的影响,可以帮助患者做出更明智的选择。

(2)评估治疗效益

了解治疗的预期效果和可能的风险,评估治疗对生存期、生活质量和疾病控制的影响。患者可以与医生一起权衡治疗的效益与负担,根据个人情况和价值观做出决策。

(3)寻求第二意见

如果患者对治疗方案感到犹豫或不确定,可以考虑寻求其他医生的第二意见。不同的医生可能有不同的观点和建议,这可以帮助患者更全面地了解治疗选择,并做出更为明智的决策。

(4)考虑个人价值观和目标

患者应考虑自己的个人价值观和目标。治疗的决策应与个人的价值观和目标相一致。有些患者可能更注重生存期延长,而有些患者可能更注重生活质量和症状缓解。理解自己的价值观和目标,可以帮助患者更好地选

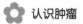

择合适的治疗方案。

（5）考虑生活质量

患者需要考虑治疗对生活质量的影响。一些治疗可能会带来较大的身体负担和副作用,对日常生活产生影响。患者可以与医生讨论如何管理和缓解副作用,以及如何提高生活质量。

（6）获得支持

患者可以寻求社会支持和心理支持,与家人、朋友或专业的支持团队交流。他们可以提供情感上的支持和实用的建议,帮助患者应对治疗的负担和挑战。

最重要的是,治疗的选择应根据患者的个人情况、病情和价值观进行决策。患者需要与医生密切合作,共同制订个性化的治疗计划,并在整个治疗过程中进行定期沟通和评估,以确保最佳的治疗结果和生活质量。

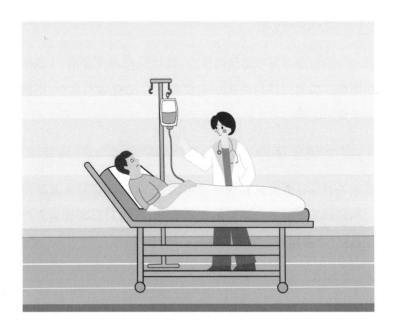

3. 经济重压之下·如何转向中医 治疗?

对于癌症的治疗,目前临床上比较常见的西医手段有手术治疗、化学治疗、放射治疗、靶向治疗、免疫治疗等,但其治疗费用普遍偏高,尤其是目前更先进的靶向治疗、免疫治疗等,对肿瘤患者造成巨大的经济压力。而中医主要有中医药、针灸、脊椎按摩疗法等,并且价格相对低廉,受到一些经济负担较重的患者青睐。

(1)中医治疗的适用人群

有人认为,现代西医的治疗手段都比较激进,往往"杀敌一千,自损五百",对患者的伤害很大,在消灭癌细胞的同时,也把正常细胞给"治死了",还不如不治。其实,这种观点是很片面的。

以化疗为例,它主要是通过化学药物来击杀癌细胞,但因缺乏分辨"敌我"的能力,所以可能伤及正常细胞,从而引发一些不良反应。的确,我们不能否认化疗不良反应的客观存在,但化疗对癌症患者是利是弊,主要取决于使用是否合理,如果是子宫内膜癌、白血病、恶性淋巴瘤等对化疗有着高敏感的癌症,经过规范化疗,利显然是大于弊的。所以,西医既然作为现代癌症治疗的主要手段,必然有其合理性与有效性,我们不能以偏概全,完全否认其作用。另外,还有人认为,中医可以从根本上治疗癌症,完全依靠中医就能达到治愈效果,这也是一种很片面的观点。

我们常说"中医治本",但是要注意的是,这里的"本",是指找出导致病症发生的原因,然后对症治疗,而不是"治愈""看好"的意思,所以大家要正确认识中医治癌的作用。

中医治癌,不要将其"神化",也不要将其"边缘化",合理利用才可以起到更好的抗癌效果。如手术前后、放化疗期间,可配合中医药,有助于减轻不良反应,提高治愈率,延长生存周期;或对于错过手术、放化疗的中晚期患

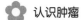

者,此时也可以通过中医治疗,达到缓解症状、提升免疫力、延长生存周期的目的。

一般来说,以下 5 类患者更适合中医治疗。

💧 年龄太大,身体虚弱者。

💧 错过手术的中晚期患者。

💧 无法接受放化疗者。

💧 经放化疗等常规治疗无效者。

💧 已完成规范的放化疗,瘤灶依然明显存在者。

所以,到底适合哪种治疗方法,需要根据个人具体情况而定。如果适合中医治疗,应当遵循"尽早、全程、适度"的治疗原则,从而争取更好的治疗结果。

因此,综合来看,中西医在治癌方面各有长短,但目前临床上还是主要以西医为主要治癌手段,并不建议单独通过中医进行常规抗癌治疗,更不能完全取代手术、放化疗等规范治疗。而如果将中医治疗与常规治疗联合使用,则可能起到协同作用,1+1>2,不过治疗前要听从专业医生的建议与方案,充分评估不良反应,以及增效的可及性和意义,避免不必要的过度治疗。治疗过程中也要时刻监测,及时应对不适。

(2)中医治癌有五大特点

💧 具有较强的整体观念。肿瘤虽然是生长在身体的某一局部,但实际上是一种全身性疾病。对多数的肿瘤患者来说,局部治疗是不能解决根本问题的,而中医从整体观念出发,实施辨证论治,既考虑了局部的治疗,又采取扶正培本的方法,对于改善患者的局部症状和全身状况都具有重要的作用。

💧 可以弥补手术治疗、放射治疗、化学治疗的不足。手术固然能切除癌肿,但还有残癌,或区域淋巴结转移,或血管中癌栓存在等,运用中医进行术后长期治疗,可以防止复发和转移。放化疗对消化道和造血系统有相当大的副作用,运用中医治疗既能减轻放化疗的副作用,又能加强放化疗的效果,对于晚期癌症患者或不能手术和放化疗者可以采用中医治疗。因此我国治疗癌症比外国多了一条中医的途径。

💧 不影响劳动力。癌症患者在局部状况好转的同时,全身状况也得到改善,甚至能胜任日常的工作。

💧 副作用小。没有骨髓抑制方面的副作用,对消化道也不会有严重的影响。

💧 经济上比较便宜,服用方便。

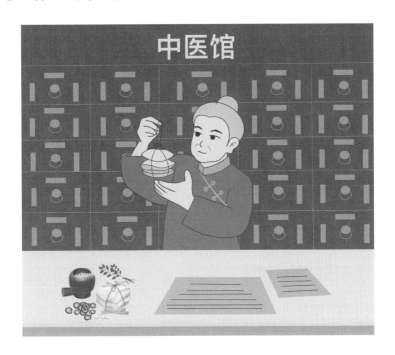

4.经济问题下医患关系紧张的 原因有哪些?

随着社会发展,医疗改革的不断推进,医患之间矛盾日益突出。社会、患方、医方等多方面因素导致了医患矛盾的产生。在肿瘤患者中,由于肿瘤

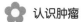

患者普遍病情重、花费高,医患关系问题也较为突出。当前中国式医患关系步入了一个新的阶段,呈现出医患关系模式转型、医患紧张关系的扩大化与医患关系影响因素多样化等新特点。日趋加剧的医患矛盾不仅妨碍医院的健康发展,也影响社会的和谐稳定。

经济问题下医患关系紧张的原因主要包括以下几个方面。

(1)治疗选择受限

经济负担可能限制患者的治疗选择。某些治疗昂贵,患者可能无法负担高昂的医疗费用或获得最新的治疗技术。这可能导致患者感到失望或担忧,担心自己无法获得最佳的治疗。患者可能需要与医生讨论经济因素,并寻找可行的替代方案或支持机构。

(2)治疗依从性问题

经济问题可能导致患者在治疗过程中出现依从性问题。患者可能无法负担药物费用或完成所有推荐的治疗。这可能影响治疗的效果和预后,并对医患关系产生压力。在这种情况下,医生可以与患者合作,寻找经济上可行的解决方案,例如寻求药物援助计划或推荐经济实惠的治疗选项。

(3)沟通和理解问题

经济困难可能导致患者在治疗过程中感到沮丧、焦虑或愤怒。这可能影响与医生的沟通。患者可能担心因经济问题被忽视或不被重视,而医生可能无法完全了解患者的经济困境。在这种情况下,建立开放、诚实和理解的沟通是至关重要的。患者可以与医生分享经济困难的情况,并共同寻找适合的解决方案。

(4)心理压力和焦虑

经济问题可能给患者带来心理压力和焦虑。患者可能担心如何支付医疗费用、家庭经济负担和未来的财务问题。心理压力和焦虑可能对患者的心理健康产生负面影响,并对医患关系造成困扰。在这种情况下,患者可以寻求心理支持和咨询,以帮助应对焦虑和压力。

总之,经济问题下的医患关系是一个复杂的问题,需要医生和患者之间的合作和理解。医生应该尽力提供支持和帮助,帮助患者应对经济困难,并共同制订适合患者的治疗方案。

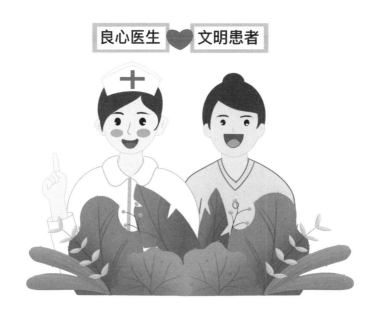

5. 如何改善医患关系?

(1)合理规划医疗费用问题

首先,对弱势群体分级,根据弱势群体的分级高低对医疗费采取不同的优惠率。其次,根据医疗费花费的程度划定不同的标准。再次,根据病种治疗的难易程度适当优惠医疗费用。最后,根据家庭收入的多少,适当减免医疗费。从这四个维度对弱势群体进行医疗费优惠,能很大程度地减轻民众的医疗负担。另外还要尽快完善现行的医保制度,最大限度地解决患者看病难、看病贵的难题。

（2）规范肿瘤诊疗

随着科技和医疗水平的发展,肿瘤治疗方式日新月异,各种新型治疗方案层出不穷。技术创新与技术滥用容易混淆,还会导致医患之间出现猜疑。患者对新技术和新疗法容易持怀疑态度,而医生则可能认为自己大胆为患者做决定,反而遭到误解。这些都需要通过规范肿瘤诊疗等措施来化解。

（3）加强医患沟通

现今随着医学科技的发展,大量的医疗仪器设备介入到医务人员的医疗卫生保健活动中,使医患关系出现了物化趋势,因而医患之间的沟通减少,情感淡漠,致使医患互不理解,容易发生纠纷。为此,医患之间加强沟通,是创建和谐医患关系的基础。在医患沟通时,要注意克服彼此的心理障碍、文化差异,同时注意沟通的技巧,达到相互了解、理解,争取做到发生矛盾时彼此宽容、谅解。

在与肿瘤患者沟通过程中,首先,应注重患者情绪。在与患者对话开始时,临床医生应探索患者及家属对其疾病的了解程度。绝大多数的患者及家属只知道癌症是很严重的疾病,但对不同肿瘤的不同预后并不了解,不同的文化程度和接受能力也会影响他们对疾病的了解。如果患者病情严重,需要给患者和家属时间,慢慢去接受这个结果。其次,需要取得患者和家属的信任。信任这东西很微妙,但也相当重要。试想,当你信任一个人的时候你会对他的话深信不疑,并且很容易被他劝服。医生如果获得了患者及家属的信任,沟通起来一定事半功倍。最后,需要让患者和家属充分了解病情,明白整个治疗过程,治疗过程中可能出现的情况,以及可能出现的解决方案,以避免出现患者和家属对治疗过程过于理想化,对预后期望过高等现象。

通过以上措施就可以防范和减少医患纠纷或将医患纠纷消灭在萌芽状态。

6. 实例漫谈肿瘤与经济

当我开始着手准备撰写肿瘤与经济这部分内容时,曾很犹豫不知从何说起,但是思来想去,最终还是想通过我 30 多年的行医过程中身边的实际例子,来谈一谈我对肿瘤与经济的看法。

案例一

第一个案例是我关系很好的朋友,他父亲患肺癌,得病的时候 78 岁。他父亲很有个性,比较执拗,平时很少说话,有问题、有想法也不愿意说出来。他们家属于城市中的普通家庭,子女都是工人,老人都有退休金和医保。但是,确诊肺癌后,他父亲拒绝肺癌的所有相关治疗,包括手术、放疗和化疗,而且态度十分坚决。我和他的家属多次劝说,让他父亲进行治疗,老人都拒绝。有一次我跟他父亲聊了这些问题,老人说的原话是:"我这么大年龄了,不想再给这个家庭增加负担,小孩儿们的收入也不是很高,不能因为我这个病,让家里面有这么大的负担。"我劝他说:"你有职工医保,家里花不了多少钱。"但他摇摇头说:"我这个病是晚期了,又治不好,就这样吧。"确实,目前来说,在晚期肺癌治疗上,有时候花了很多钱,但是也很难达到临床治愈的效果。肺癌预后本来就比较差,再加上老人分期较晚,我也没有再坚持劝说老人接受治疗。

老人在确诊的 8 个月后去世了,其间在医院断断续续住了 3 个月,最后 1 个月是在医院度过。我的朋友请了 8 个月的假,前后一直在照顾老人,和老人吃住都在一起。有时候他俩说说笑笑,挺融洽的。只是最后 1 个月,老人病情已到癌症终末期,疼痛比较严重,当时应用了大量止痛药对症治疗,因此老人也没有经受过多的痛苦。最后老人走得比较安详,也没有遗憾。

回头想想,老人家确实是因为经济问题放弃了治疗,但在这个家庭中,这样的处理也算是一个不错的结局。

案例二

第二个案例是我的一位好友的父亲,67 岁查出患有肺癌,由于发现时已是晚期,已经失去手术机会,但仍可以选择放化疗。朋友的父母都有职工医保,都有退休金,我的朋友有 3 个姐姐 1 个哥哥,家里总体经济条件比较好。

朋友父亲确诊肺癌后,家里治疗比较积极,而且家里子女多,照顾得也很周到。患者先进行了放疗,后续又实施了化疗,症状减轻,治疗效果明显。但患者毕竟是肺癌晚期,整个病程有 2 年 8 个月时间。老人的最后 8 个月时间由于病情进展,没有意识,都是在医院里度过。由于家中子女较多,儿子、姑娘、儿媳、女婿一共有 10 人,其中有 5、6 位固定在医院照顾,直到老人去世。治疗期间的总费用为三十七八万元,扣除医保报销部分,患者自己花费十几万元。对于这个结局,朋友的家人比较满意。首先朋友父亲确诊后通过积极治疗,生存期得以延长,符合家里人的预期;其次在朋友父亲生病期间,子女们都非常孝顺,经常跟老爷子在一起,度过了很长一段时间,一个大家庭其乐融融,都很团结,老先生、老太太也很满意。

案例三

第三个案例是我老家的一个亲戚,40 多岁,是一位肝癌患者,他在南方打工,在建筑工地上做木工,手艺很不错。在外打工 20 余年,攒下了四五十万元。在外边儿打工挺累,有时候和几位工友们一块儿喝喝酒。他喜欢喝酒,但是他有乙型肝炎病史,这也就给他的疾病埋下了一个祸根,最后得了肝癌。他有 3 个孩子,2 子 1 女,老大上高中,老二、老三上初中。他爱人在老家农村,照顾家庭。

他在南方确诊肝癌后,为了报销方便,便回到老家治疗。确诊时他的病情较重,肝癌肿块较大,并且也发生了远处转移,即使积极治疗预后也不会很理想。最后家里人商量决定,仅予以简单的对症治疗,减轻患者的痛苦,不再进行更系统的治疗。毕竟朋友家中只有他的那些积蓄,还有 3 个上学的孩子,若为了治病把积蓄全部花完,之后家里的生活会非常艰难。最终,朋友由于病情进展去世了,治疗期间先后做了 2 次介入治疗,总共花费 6 ~ 7 万元,报销之后自己支出 2 万余元。

这个患者最主要的问题是,他的病情严重,即使积极治疗,并不一定会有理想的结果。并且家中经济条件差,还有 3 个上学的孩子需要照顾。最终只能为了家庭的生活和下一代的成长选择了这样的结果。

案例四

第四个案例是我关系非常好的朋友,曾给予我非常多的帮助。朋友查出胃癌,而他的父亲也患胃癌,有家族史是胃癌的高风险因素。朋友确诊胃癌前,总觉得浑身没劲,感觉腹胀,就来找我寻求帮助。我对他进行体格检查发现腹部叩诊浊音,我感觉情况不是很好,就让他做彩超检查,彩超发现腹水,考虑到他有胃癌家族史,立即让他检查胃镜,结果镜检发现胃癌。朋友家庭经济条件非常好,确诊胃癌后立刻到北京寻找更好的治疗方案。我陪同朋友和其家属一起先到中国医学科学院肿瘤医院,专家讨论后认为病情比较重,已经丧失手术机会,只能进行化疗。随后我们又到解放军总医院,专家认同了医科院肿瘤医院专家的意见。最终患者在中国人民解放军总医院接受了治疗。整个疗程为 8 个月,先后在医院住院治疗 5 个多月的时间。治疗期间由于应用了很多特殊的治疗,花费较大,共 130 余万元,且大部分为自费。但经过昂贵的治疗过后,病情并没有得到较好的控制,也没有更好的解决办法,最终朋友还是去世了。

通过这个案例我们可以看到,面对有些疾病,特别是肿瘤方面的疾病,钱并不能解决所有问题。虽然良好的经济条件能够为患者带来更多的治疗选择和可能性,但对于肿瘤的治疗,最有效的原则还是早发现、早治疗。我这位朋友的父亲也是胃癌,但由于发现时尚为早期,及时手术后,无病生存 7 年余,最终去世也是其他原因所致而不是胃癌。

通过上面的几个真实案例我们发现,面对疾病难题,尽孝心、竭尽全力一直是东方文化的主旋律。在面临生死别离的抉择时,每一个中国家庭都会尽全力来救治自己的家人。这突如其来的疾病让很多本不富裕的家庭雪上加霜,甚至家破人亡。

单纯从医学角度看,癌症患者不放弃治疗才会有生机。但是疾病的治疗不仅仅是个医学问题,还有其他方面的问题。无论是承受不了经济压力还是治疗过程中的痛苦,都会成为患者放弃的原因。尤其是对于晚期癌症患者来说,继续治疗,很多时候就是在"花钱买罪受"。"好死不如赖活着"的道理,在晚期癌症患者身上并不适用。世界卫生组织在控制癌症纲要中提出,确保抗癌治疗只用于可获益阶段,让人们坦然正视晚期癌症治疗疗效有限的现实,同时警示晚期癌症治疗决策需谨慎权衡利弊,避免资源浪费。现阶段科学界对于癌症的认识还很初级,面对癌症,不但要讲科学,也要从全社会的人文关怀角度去提高对癌症的认知水平。

六、肿瘤与生活习惯

1. 吸烟与肿瘤有什么样的联系？

吸烟是危害人类健康的劲敌。烟草中含有许多物质危害人们的身体健康，其中包括尼古丁、烟焦油、一氧化碳等，对人身安全造成极大的危害。70%～80%肺癌与长期吸烟有关。此外，其他类型肿瘤，比如喉癌、鼻咽癌、结直肠癌、膀胱癌和前列腺癌等都与吸烟有密切关系。

研究表明，吸烟者各类肿瘤的发生概率大幅上升。此外，肿瘤死亡率与抽烟量成正比，吸烟20支/天以上者肿瘤死亡率为不吸烟者的2.9倍。幸运的是，也有研究表明，随着戒烟时间延长，肿瘤死亡率也相应下降。但戒烟20年后，肿瘤死亡率仍高于不吸烟者25%。同样，戒烟者既往吸烟量与肿瘤死亡率亦呈正比关系，之前大量吸烟者，肿瘤死亡率高，戒烟后肿瘤死亡率低于继续吸烟者。

（1）吸烟与肺癌

在各种肿瘤类型中，与吸烟关系最大的是肺癌。大量流行病学调查报告显示，吸烟与肺癌的发生呈正相关。在各种肺癌致病因素中，吸烟的致癌作用最为显著。

另外，肺癌死亡率随吸烟量增加而递增，吸烟开始早、时间长、吸入深度大者肺癌死亡率高。此外，抽雪茄与烟斗也是肺癌的发病因素。

（2）吸烟与食管癌

食管癌是死亡率较高的疾病，5年生存率为20%～30%。流行病学调查显示,吸烟可增加食管癌的发生率。并且,随着吸烟数量的增加,食管癌的发生率也随之增加,戒烟能降低诱发食管癌的危险度。此外戒烟时间越长,食管癌死亡率越低。研究显示,戒烟4年后食管癌死亡率与不吸烟者相似。吸烟和饮酒联合作用可增高食管癌的发病率,但有研究显示,吸烟比饮酒更易导致食管癌的发生。

(3)吸烟与膀胱癌

吸烟与膀胱癌的发病率也有密切关系。吸烟者膀胱癌发生率高。吸烟量、吸烟时间、过滤嘴的使用与否和膀胱癌之间存在剂量反应关系,但是关系密切程度不如肺癌和食管癌。研究显示,戒烟7年后发生膀胱癌的概率与不吸烟者相似。吸烟是引起膀胱癌的一个诱发因素,其他不良生活方式与吸烟联合作用可增加膀胱癌的发生概率。

(4)吸烟与喉癌

喉癌的发生与吸烟关系也非常密切。研究表明,84%喉癌患者由吸烟引起。流行病学调查发现,吸烟与喉癌发生存在正相关。吸烟者喉癌发生率高。长期使用过滤嘴吸烟者,喉癌死亡率显著低于不使用过滤嘴者。戒烟可以显著降低发病率。戒烟15年后,喉癌发病率接近于不吸烟者。戒烟后喉癌发生率比继续吸烟者低40%,但是仍为非吸烟者的5倍。吸烟与饮酒联合作用可明显增加喉癌发病率,吸烟和饮酒联合引起喉癌相对危险较吸烟单独作用增加50%。

(5)吸烟与胃癌

流行病学调查研究显示,吸烟者胃癌发生率高,并且随着吸烟量的增加而有升高的趋势。吸烟超过40年,发生胃癌的危险性将增加3.15倍。美国第三次全国肿瘤调查认为吸烟与胃癌有显著关系。前瞻性调查研究也显示吸烟者胃癌死亡率略有增加。

（6）吸烟与口腔癌

与喉癌相似,吸烟也会增加口腔癌的发生。研究表明,吸烟者较非吸烟者口腔癌发生率高。流行病学调查结果显示,口腔癌与吸烟呈剂量正相关。戒烟者发生口腔癌危险度比继续吸烟者降低 40%。并且,随戒烟时间的延长而口腔癌发病率逐渐降低,戒烟 16 年后接近于不吸烟者。此外,吸烟与饮酒对口腔癌的发生亦有联合作用,两者会增加口腔癌发生的危险。

（7）吸烟与结直肠癌

临床研究发现,吸烟者患结直肠癌的概率明显高于非吸烟者,长期吸烟会导致结直肠癌的发生发展。吸烟的时间越长,结直肠癌的死亡率越高。研究报告显示,有 20 年烟龄的吸烟者面临较高的结直肠癌死亡率,但如果女性 10 年不吸烟或男性 20 年不吸烟可使死亡率降至正常水平。研究还发现,抽雪茄和用烟斗吸烟可使结肠癌死亡率升高 34%。

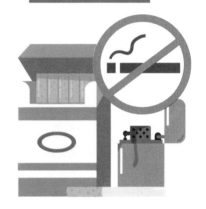

此外,有研究显示被动吸烟也可导致多种肿瘤的发生,包括肺癌、口腔癌、咽喉癌、食管癌等。因此,戒烟不仅有助于自身健康,更关系到他人生命健康。

吸烟有害无益,给人类健康及国民经济造成的损失巨大。控制吸烟可减少多种肿瘤的发生,降低其死亡率。吸烟者在戒烟 15 年后,肺癌的发病危险与不吸烟者已没有差别。大家应在大范围内开展禁烟运动,减少环境中纸烟烟雾的污染程度,以保障人民的健康。

2. 饮酒与肿瘤有什么样的联系？

酒精饮料被世界卫生组织所属国际癌症研究机构（IARC）列为 1 类致癌物。IARC 将摄取酒精饮料归类为乳腺癌、大肠癌、喉癌、肝癌、食管癌、口腔癌和头颈癌的病因，并将其也列为胰腺癌的可能致病原因。

全世界 3.6% 的癌症病例和 3.5% 的癌症死亡归因于饮酒。而根据一篇发表在 2020 年《柳叶刀》的报道，全球增加的癌症病例中，可归因为饮酒的已占 4.1%。

研究表明，不只是重度酗酒，即使是轻度和中度饮酒也会增加罹患癌症的风险。

（1）饮酒造成癌症发生的原因

肝脏在分解乙醇后产生乙醛。肝脏通常可把 99% 的乙醛排除。肝脏平均每小时可处理 7 克乙醇。例如需要 12 小时把一瓶葡萄酒中的乙醇排除，则饮酒者有 12 小时或更长时间接触到乙醛。一项针对 818 名重度饮酒者的研究发现，那些因乙醇脱氢酶基因缺陷，而比正常人接触到更多乙醛的人，他们罹患消化道癌症和肝癌的风险更大。饮酒与不同类型的癌症之间存在许多关联。

（2）饮酒与癌症的关系

一项对中国饮酒与总体肿瘤发病率及特定类型肿瘤发病关系的前瞻性研究显示，在中国男性中，饮酒与总患癌风险及多数部位患癌风险增加相关。除了总量之外，某些饮酒方式（例如每天饮

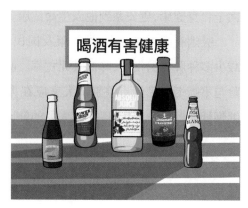

酒、酗酒等)和降低的酒精耐受性可能会进一步加剧罹患某些癌症(尤其是食管癌)的风险。降低中国人群的酒精摄入水平是一项预防癌症的重要策略。

酒精是 IARC 定义的 1 类致癌物。摄入酒精是全球癌症的主要原因,并且随着酒精消费量的增加,癌症数量将进一步上升。饮酒可通过多种方式导致癌症,最主要的是破坏 DNA。虽然 DNA 需要发生关键数量的突变才可能导致癌症,但是随着时间的推移,DNA 的损害会逐渐累积。

3. 熬夜与肿瘤有什么样的联系?

诸多研究表明,熬夜会打乱人体的生物钟,而生物钟的紊乱则可能增加患癌风险。早在 2007 年,IARC 就将熬夜归为 2A 类致癌因素。

(1)熬夜可能加快肿瘤成长

睡眠作为重要的健康指标,高品质睡眠对机体健康非常有益。然而想要有个高品质的睡眠并非易事,越来越多的人白天睡不醒,晚上睡不着。近期,有研究在分子层面揭示了昼夜节律紊乱,会加剧肿瘤的发生发展。

而且熬夜还可影响褪黑素的分泌,褪黑素可以参与 DNA 修复,一旦褪黑素不足,DNA 无法修复,健康也很难得到保证。

(2)五大指标检测健康睡眠

研究人员将检测健康睡眠的指标具体分为:①早起早睡;②睡眠时长在 7~8 小时;③很少或有时失眠;④很少或有时打鼾;⑤很少白天嗜睡。如果符合健康标准,则加 1 分,若不符合,分值则为 0 分。健康睡眠评分总分为 0~5 分,分数越高,说明睡眠模式越健康。

结果显示,在随访的 10.1 年中,健康睡眠得分越高,心力衰竭发生率越低。健康睡眠每增加 1 分,心力衰竭风险就降低 15%。与健康睡眠评分只有 0~1 分的参与者相比,评分为 5 分的参与者发生心力衰竭的风险降

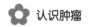

低 42%。

研究人员进一步分析各睡眠因素与心力衰竭发生率的关系发现,早睡早起、每天睡 7～8 小时、不经常失眠、不经常白天嗜睡分别可将心力衰竭发生风险降低 8%、12%、17% 和 34%。

睡眠质量同样与癌症息息相关。研究表明,与 7.0～7.5 小时睡眠者相比,女性每天睡眠小于 5 小时结肠癌风险增加 36%;男性睡眠小于 6.5 小时肺癌风险增加 112%。专家表示,当我们失眠时,免疫系统得不到正常的休息和恢复,久而久之,免疫力就会越来越差,让癌细胞有机可乘。

(3)六大原则维持睡眠品质

当然,工作生活中毕竟会受各种原因所迫,那我们偶尔熬夜行不行?据相关研究显示,偶尔熬夜是可以的,长期就不行。目前,针对睡眠时间不固定还没有确切的改善方法,只能尽量做到规律,早睡早起,或晚睡晚起。

那么,如何改善睡眠品质?睡眠好不好,跟外界环境以及生活方式也有极大的相关性。

1)早睡早起:建议最佳的睡眠时间为 22:00—23:00 入睡,如果因工作无法保证,也要尽量做到规律,早睡早起,或者晚睡晚起。每天都坚持相同的睡眠时间表,即使在周末也应如此。

2)理想的外界环境:创造理想的睡眠环境同样非常重要,比如室内温度是否舒适且凉爽,环境是否安静且光线适宜。可考虑使用耳塞、眼罩、加湿器等最大程度地减少光线和声音的潜在干扰。

3)选择优质的床上用品:为了更好地睡眠,选用舒适的床垫,并配备优质的床上用品。

4)减少咖啡因摄入:咖啡、茶是世界上最受欢迎的饮料,很多人想利用咖啡来克服白天的嗜睡,但是这种方法是不可持续的,会导致长期睡眠不足。为避免这种情况,请注意咖啡因的摄入量,并避免晚上饮用。

5)不要吃太晚:食物对睡眠也有一定的干扰,晚餐应该在睡前 3 小时吃完,并尽量减少进食脂肪或辛辣食物。

6)注意酒精的摄取:酒精会引起嗜睡,因此人们热衷于睡前来一杯。但是,酒精会降低睡眠品质。因此,最好在入睡前避免饮酒。

(4)癌症患者应保证睡眠质量

睡眠障碍是癌症患者极为常见的症状。

保证癌症患者睡眠质量的大原则和健康人是一致的,例如:保持稳定的生活节律,白天活动,夜间入睡前避免运动或看手机、电视等刺激神经兴奋的行为,营造良好的睡眠环境(适宜的温湿度、柔和光线、没有噪声),睡前喝热牛奶、按摩、泡澡等帮助身体放松。

但面对癌症患者还有一项重要的工作就是心理疏导,很多时候心理压力大,也会反映在睡眠上。

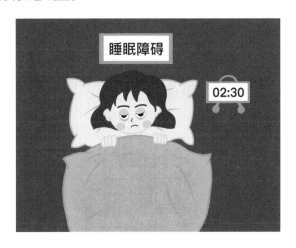

肿瘤患者常心理有负担,患病的同时失去工作,缺乏稳定而健康的生活节律。家属可以在病情许可的前提下,尽量帮助患者维持患病前的生活状态,这对患者是有好处的。千万不要因为他是患者就过度照顾,剥夺他做家务、处理日常事务的权利。他生活得越"正常",包括睡眠在内的节律才会越健康。

如果实在无法改善,患者的睡眠质量严重影响正常的生活质量,可以并应该使用安眠药物。对癌症患者来说,生存期有限,很多长期用药的不良反应根本不会累积到出大问题,反而生活质量尤为重要。

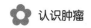

4. 饮食与肿瘤有什么样的联系？

保持健康的饮食对预防癌症起着至关重要的作用。虽然每个人都应该养成降低以后生命中患癌风险的饮食习惯，但这对癌症患者来说尤其重要。健康的饮食习惯可以帮助降低肥胖的风险，并可降低某些类型的成人癌症的风险。

有关饮食、体重和体育活动的建议包括：①多吃植物性食物，如谷物、蔬菜、水果和豆类。②少吃红色肉类，避免加工肉。③避免高热量食物和含糖饮料。④避免防腐剂，减少食盐摄入量。⑤限制饮酒。⑥保持体重在健康范围内。⑦定期进行体育活动。

营养专家建议健康饮食，特别强调水果、蔬菜和全谷物的摄入。另外，控制热量的摄入可有助于保持健康的体重。

（1）肿瘤患者应多吃

1）水果和蔬菜：①每天至少食用 500 克蔬菜和水果。②每餐和零食都包括蔬菜和水果。③尽量减少摄入调味汁、调味料和蘸酱，以免产生额外的热量。④吃完整的水果和蔬菜。⑤喝 100% 的蔬菜汁或果汁。

2）全谷类：包括全麦面包、面食、用大麦和燕麦制成的谷类食物以及糙米饭。

3）蛋白质：吃各种蛋白质食物，包括瘦肉和家禽、海鲜、鸡蛋、豆类和坚果。

（2）肿瘤患者应少吃

1）精制碳水化合物：糕点、糖果、加糖早餐谷物、饼干和其他甜食可能含有大量糖。

2）膳食脂肪：几种类型的成人癌症与大量摄入饱和脂肪和反式脂肪有关，这些脂肪存在于牛肉、猪肉、黄油、起酥油和人造黄油中。高脂饮食可增加结肠癌、乳腺癌和前列腺癌的风险,并与肥胖、心脏疾病和其他健康问题相关。饱和脂肪应限制为不超过每日总热量的 10%。

3)加工肉和红色肉类:限制培根、香肠、午餐肉和热狗等食物。吃红色肉类时,选择瘦肉。用烘焙、烧炙或水煮代替煎炸或炭烤。考虑食用更健康的替代品,例如鱼、家禽或豆类。

4)防腐剂:有些食物,例如腌制的食物以及午餐肉,都含有诸如亚硝酸盐的防腐剂,它们是用于保存食物的化学物质。大量食用这些食物会增加胃癌和食管癌的风险。

5)阅读食品标签上有关份量和热量的信息。

6)选择低热量食物,如蔬菜和水果。

7)少吃高热量食物,例如炸薯条、冰激淋、甜甜圈和其他甜食。

(3)可预防癌症的食物

研究人员已经研究了某些类型的食物和食物的某些部分对癌症发展有何影响。有证据表明,食物中的某些物质可能会减缓癌细胞的生长并预防癌症。

1)植物性食品:含有天然存在的化学物质,可能具有抗癌作用。

💧 植物化学物质,存在于红色、橙色、黄色和一些深绿色的蔬菜中。

💧 多酚,存在于草药、香料、蔬菜、绿茶、苹果和浆果中。

💧 蒜葱素,存在于葱、大蒜、韭菜和洋葱中。

💧 芥子油苷,存在于十字花科蔬菜中,例如卷心菜、抱子甘蓝、西兰花和花椰菜。

2)抗氧化剂:如 β-胡萝卜素、番茄红素、维生素 A、维生素 C 和维生素 E 可降低细胞受损风险。

3)膳食纤维:有助于食物更快地通过消化系统。

💧 全谷物和种子,例如大麦、燕麦、碾碎干小麦、玉米和黑麦。

💧 全麦面包和面食。

💧 豆类,例如黑豆、鹰嘴豆、扁豆和豌豆。

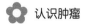

蔬菜和水果。

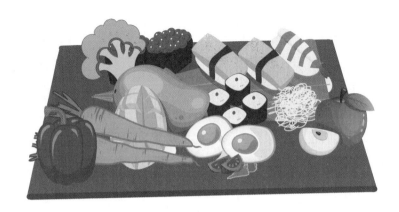

5. 喝茶与肿瘤有什么样的联系？

中国饮茶文化源远流长，喝茶能抗癌，好像也并不无道理。早在民间就广为流传"茶为万病之药"的说法。那喝茶到底能不能抗癌？肿瘤患者该如何正确喝茶？

（1）喝茶与抗癌

首先，喝茶不会影响抗癌，除非医生有特别交代，吃某些抗癌药的同时不能喝茶，比如吃中药的同时一般不能喝茶。其他情况，喝茶不会对抗癌带来不利影响。

其次，喝茶不仅不妨碍抗癌，而且对抗癌还有帮助。茶叶里有一种重要的成分，叫做茶多酚，在干茶叶中的占比可达到 $18\% \sim 36\%$ 。多种研究发现，茶多酚对预防和治疗肺癌有帮助。茶多酚是一种特异性肿瘤新生血管抑制剂，对正常脏器组织微血管无明显影响，但是能抑制肿瘤新生血管的形成。肿瘤的发展需要新生血管源源不断提供营养，茶多酚抑制肿瘤新生血管的形成，就能抑制肿瘤的生长。

早在2018年刊发在《中国茶叶》杂志的研究指出，在动物实验中，确实能看到茶叶中的茶多酚等有效物质能够较好地抑制许多器官部位的肿瘤的形成和发展。

同时,在一项绿茶与乳腺癌发生风险的荟萃分析当中,分析结果得出,有饮用绿茶习惯的患者与没有饮用绿茶习惯的患者相比,乳腺癌的发生风险降低17%。

因为饮茶的抗癌机制十分复杂,其多数研究证明茶具有显著性抗癌作用的实验都是基于动物实验或者是细胞体外实验产生的结论。对于人是否能够起到有效的抗癌效果,还没有一个强有力、准确的定论。但是适量、合理地喝茶,对于人体健康是有好处的。喝茶具有消食、减脂、降压的作用。

(2)肿瘤患者喝茶,有五大注意事项

凡事都有一个讲究,喝茶也不意外。如果你喝茶的方式不正确,反而给自己带来不必要的麻烦。

1)不喝头道茶:所谓头道茶,就是指第一次泡过茶的水。为什么不建议喝头道茶呢？有学者表示,中国茶叶的质量安全问题,80%主要出现在农药残留上。而现代的茶叶在种植、加工以及包装的流程方面,难免会受到农药、尘土等物质的污染。所以如果无法确保茶没有受到任何污染,建议不要喝头道茶。

2)不喝冷茶/热茶:喝茶的温度也是要注意的。

对于饮品类,不建议肿瘤患者喝过烫或者是过冰的。一般来说,饮茶宜温热而饮,这样的温度那够让人神思爽畅,耳聪目明。而喝温度低的茶水,人体容易出现滞寒、聚痰的不良现象。太烫的茶水容易刺激咽喉、食管黏膜,产生损伤,长期还会导致器官病变。

3)不喝浓茶:浓茶中含有大量的鞣酸,会阻碍铁的吸收。对于患有缺铁性贫血的患者,要注意不要和补铁剂一起喝,避免影响补铁剂的效果。同时,与淡茶相比,浓茶对胃有很强的刺激性,且容易导致神经过度兴奋,使患者出现失眠的症状。所以建议肿瘤患者每次泡茶在2克左右即可。

4)不空腹喝茶:有研究表明,茶叶中含有茶多酚、咖啡碱等成分。如果

空腹饮用的话,部分活性物质会和胃中蛋白结合,对胃产生刺激,造成一定的损害,也会一定程度上影响消化。

5)饭后不要马上喝茶:有学者发现,茶叶中含有大量的鞣酸。而这种物质如果和胃中未来得及消化的蛋白质结合就容易产生一种不易消化的凝固物质,影响蛋白质的消化和吸收。

所以建议最好是在饭后 1 小时后,等食物的营养物质被身体吸收得差不多,再喝茶比较好。

肿瘤防治，医患同行

头颈部肿瘤

刘宗文 刘剑波 李 楠 总主编
宋 锐 柴 婷 分册主编

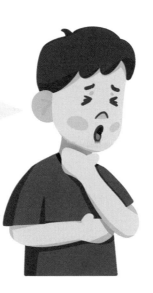

空气污染

吸烟

病毒感染（HPV）

饮酒

放射线、有毒有害物质

郑州大学出版社

图书在版编目（CIP）数据

头颈部肿瘤／宋锐，柴婷主编． -- 郑州：郑州大学出版社，2023．12
（肿瘤防治，医患同行／刘宗文，刘剑波，李楠总主编）
ISBN 978-7-5645-9936-2

Ⅰ．①头…　Ⅱ．①宋…②柴…　Ⅲ．①头颈部肿瘤-防治
Ⅳ．①R739.91

中国国家版本馆 CIP 数据核字（2023）第 185383 号

头颈部肿瘤
TOUJINGBU ZHONGLIU

策划编辑	陈文静	封面设计	陈　青
责任编辑	吕笑娟	版式设计	陈　青
责任校对	陈　思	责任监制	李瑞卿

出版发行	郑州大学出版社	地　　址	郑州市大学路 40 号（450052）
出版人	孙保营	网　　址	http://www.zzup.cn
经　销	全国新华书店	发行电话	0371-66966070
印　刷	辉县市伟业印务有限公司		
开　本	710 mm×1 010 mm　1／16		
本册印张	8.25	本册字数	132 千字
版　次	2023 年 12 月第 1 版	印　次	2023 年 12 月第 1 次印刷

书　　号	ISBN 978-7-5645-9936-2	总 定 价	380.00 元（全六册）

本书如有印装质量问题，请与本社联系调换。

主编简介

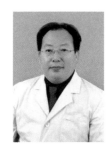

刘宗文,医学博士,教授、主任医师,硕士研究生导师。郑州大学第二附属医院大内科副主任,肿瘤放疗科科主任。中国医疗器械行业协会放射治疗专业委员会常委、中国康复技术转化及发展促进会精准医学与肿瘤康复专业委员会委员、河南省抗癌协会近距离放射治疗专业委员会第一届副主任委员、河南省医学会放射肿瘤治疗学分会第六届委员会委员。主编、副主编学术专著4部,发表SCI和核心期刊论文30多篇。承担国家级、省部级等项目13项。

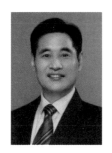

刘剑波,医学博士,二级教授、主任医师,博士研究生导师。郑州大学第二附属医院院长。河南省医学会呼吸病学分会副主任委员、河南省抗癌协会理事及肿瘤精准医学专业委员会名誉主任委员、中国毒理学会中毒与救治专业委员会副主任委员、欧洲呼吸学会(ESR)会员、河南省政府特殊津贴专家。被评为河南省抗击新冠肺炎疫情先进个人、2019年度全国医院信息化杰出领导力人物、河南省教育厅学术技术带头人等,荣获河南优秀医师奖等。《中华结核与呼吸杂志》编委、《郑州大学学报(医学版)》审稿专家。

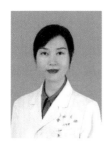

李楠,医学博士,主任医师,硕士研究生导师。郑州大学第二附属医院院长助理,医疗管理中心主任。河南省医学重点学科临床营养科学科带头人、河南省临床营养质量控制中心副主任委员、河南卒中学会卒中重症分会副主任委员、河南省卫生健康委员会等级医院评审专家、中国医师协会神经内科医师分会青年委员会委员、中国毒理学会中毒与救治专业委员会青年委员。主持并完成国家自然科学基金青年科学基金项目1项、省厅级项目4项。获河南省教育厅科技成果奖二等奖1项、河南省医学科技奖二等奖3项。

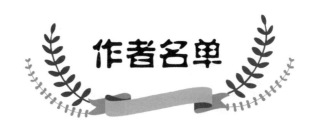

作者名单

总主编 刘宗文　刘剑波　李　楠

主　编 宋　锐　柴　婷

副主编 冯子龙　陈晓娟　胡　勇

　　　　　刘俊启　黄艳玲

编　委 罗俊波(河南省武警总队医院 放疗科)

　　　　　王丽君(巩义市人民医院 放疗科)

　　　　　李晓婷(巩义市人民医院 放疗科)

　　　　　张晶晶(汉中市中心医院 肿瘤内科)

　　　　　袁　亮(汉中市中心医院 肿瘤内科)

　　　　　童雅兰(汉中市中心医院 放疗科)

　　　　　杨　超(汉中市中心医院 介入血管外科)

　　　　　端木艳丽(郑州大学第二附属医院 肿瘤放疗科)

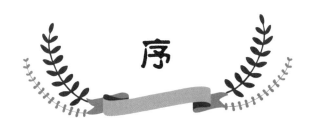

序

当下,肿瘤已经成为了无论是肿瘤专业人员还是大众群体最为敏感和担忧的话题之一。在过去,民众普遍认为恶性肿瘤大多是不治之症,得了癌症,就好像是"被判了死刑"。近年来,随着医疗技术水平的不断提高,肿瘤专业人员对肿瘤的认识较过去有了很大改变,肿瘤的治疗手段和方式也有了很大进步。一些恶性肿瘤能够通过先进的医疗技术和设备得到较好的治疗,肿瘤的治愈率也大幅度提高。

对于广大公众而言,网络信息化时代看似获得信息的途径越来越多,越来越快捷,但面对庞大数据应如何鉴别、筛选从而获得真实、可靠的信息又成为了一大难题。尤其是患者通过网络寻医问药,对于肿瘤的认识有时是片面的、狭隘的,只能通过网络上支离破碎的知识来了解,很难获得系统的、全面的认识和了解,常常容易被虚假信息误导。《肿瘤防治,医患同行》丛书可让公众更加全面、系统地认识肿瘤和了解肿瘤,正确客观地看待疾病,不要被肿瘤所吓倒,使患者既对肿瘤产生敬重之心,又不惧怕肿瘤,能够有信心和希望战胜肿瘤。

本丛书共6个分册,分别是《认识肿瘤》《头颈部肿瘤》《胸部肿瘤》《上腹部肿瘤》《下腹部肿瘤》和《淋巴瘤、骨肿瘤及白血病》,全面、系统地讲述肿瘤的流行病学、危险因素、主要症状及诊断等。同时,为了便于读者直观体验和深入了解肿瘤的相关知识,我们还特别引入了大量丰富的病例和图片,以及专业的概念讲解和科普解析,使得读者

对于复杂的医学知识一目了然。在书中我们特别强调了肿瘤的综合治疗方式,提倡患者要积极、全面地接受肿瘤治疗,包括手术治疗、放射治疗、化学治疗等多种方式。希望借此为广大读者提供一个全方位、深度剖析肿瘤的平台。

本丛书的目标读者是广大热爱生命、关注健康的群体,尤其是肿瘤科研人员、临床医生、护士、患者及其家属。同时,我们也希望本书的推广,让更多人关注肿瘤防治的话题,掌握更多的专业知识,提高健康素养,为推动我国医疗卫生事业发展作出有益贡献。最后,再次感谢各位专家、作者、编辑对本书付出的辛勤劳动,在这里致以诚挚的敬意! 由于编者水平有限,书中不足之处在所难免,殷切期望各位广大读者给予批评指正。

刘宗文　刘剑波　李　楠

2023 年 11 月

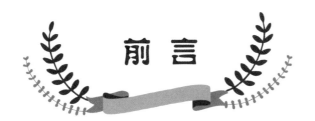

前言

　　说起肿瘤这一疾病，人们常常是"谈瘤色变"。"医生的责任，不仅是治疗疾病、诊断疾病，还要对患者、对大众进行健康科普。医生要帮助大众充分认识肿瘤，告诉大家如何才能做到健康生活，做科普就是重要的途径之一。"中国抗癌协会理事长樊代明院士点明了肿瘤防治的核心要义：在全社会推广"早防、早筛、早诊、早治、早康"的"五早"控癌理念，不仅强调肿瘤的诊治，还要将控制肿瘤的关口向"防、筛、评、扶"前移，将控制肿瘤的重心向"康、护、生"后延。肿瘤防治，赢在整合。

　　本书着眼于头颈部常见的肿瘤，以通俗易懂的语言和生动形象的图片向大家介绍了包括鼻咽癌、口腔癌、胶质瘤、甲状腺癌等常见头颈部肿瘤，从流行病学、危险因素、主要症状、诊断和治疗、相关不良反应及处理等方面全面讲解了头颈部肿瘤相关知识，让大众和广大患者对头颈部肿瘤有更深入的认识，知己知彼，百战不殆。本书将进一步为患者及家属树立战胜病魔的勇气和信心，以提高大众对肿瘤的认识，降低对肿瘤的恐慌。

　　本书主要分为四个部分，分别为总论、颅内肿瘤、鼻口咽喉部肿瘤、甲状腺与颈段食管肿瘤，每个部分有14～23个话题，话题主要以问题的形式展示,然后针对问题进行科普解答,以期更好地指导社会大众做好癌症早预防、早筛查、早诊治。

头颈部肿瘤是一类非常危险的肿瘤,但如果能够早期发现并早期治疗,治愈率也是很高的。此外,通过保持健康的生活方式,避免吸烟和饮酒,以及定期进行头颈部检查,也可以在一定程度上预防头颈部肿瘤的发生。本书与临床实践相结合,力争做到内容全面而系统、新颖又实用,重点突出。因肿瘤的研究发展迅速,限于我们学识和时间的限制,本书的内容难免有不足之处,敬请各位读者批评指正。

编者

2023 年 11 月

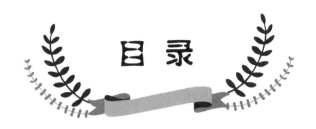

目 录

一、总论

1

二、颅内肿瘤

三、鼻口咽喉部肿瘤

四、甲状腺与颈段食管肿瘤

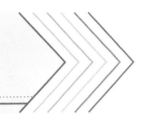

一、总 论

1. 什么是头颈部肿瘤？

看到头颈部肿瘤，大家应该首先会很好奇什么是头颈部肿瘤？是不是就是长在脖子上、脑袋上的肿瘤？如果从医学专业性角度来说，像大众认为的脑胶质瘤、脑膜瘤、脑转移瘤这些，它们都不算头颈部肿瘤。按解剖结构来说，头颈部肿瘤是指位于锁骨以上区域的肿瘤，上界为颅底、后界为颈椎。国际上通用分类标准系按肿瘤原发部位将头颈部肿瘤分为唇、口腔，咽，喉，唾液腺，鼻腔、鼻窦，甲状腺六大区域肿瘤。从综合医院参与诊治的临床科室来讲，主要包括了耳鼻咽喉科、口腔颌面科的肿瘤和普外科颈部的肿瘤。此外还包含皮肤和软组织来源的肿瘤如恶性黑色素瘤、恶性淋巴瘤和软组织肉瘤等。其中最常见的有鼻咽癌，喉癌，下咽癌，口咽癌，口腔癌，鼻腔、鼻窦肿瘤以及甲状腺癌。但为便于大众理解，本书从解剖学角度出发，把头颈部肿瘤分为颅内肿瘤、鼻口咽喉部肿瘤、甲状腺与颈段食管肿瘤三部分。

头颈部肿瘤不像肺癌、胃癌、肠癌那样为大众所知，但它并不罕见，随着社会快速发展，受环境污染、工作生活压力增大、不良的生活习惯等一系列因素影响，头颈部肿瘤发病率逐年升高。头颈部结构复杂，重要器官密集，包含视觉、味觉、听觉、语言、吞咽、呼吸等诸多功能，任何一个功能的缺失都会让生活质量大打折扣，因此，头颈部肿瘤的早期诊断和治疗尤为重要。

以下我们分别简单地讲下几种常见的头部肿瘤。

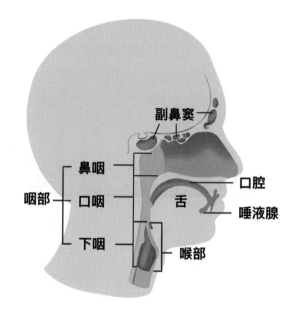

（1）鼻咽癌

鼻咽癌是指发生于鼻咽腔顶部和侧壁的恶性肿瘤。鼻咽的部位可能这样描述比较晦涩，其实它就隐藏在你鼻子后面一个很深的部位。其好发于我国广东省，赣南毗邻广东，也属丁高发地区，男性多见，40～60岁为高发年龄。预后主要和临床分期有关，分期越晚，生存率越差。

鼻咽癌常见临床症状包括鼻塞、鼻涕中带血、分泌性中耳炎导致的耳闷堵感和听力下降、复视、头痛等。所以出现上面这些症状时我们应该警惕。

（2）喉癌

原发性喉癌指原发部位在喉部的肿瘤，以鳞状细胞癌最为常见。继发性喉癌指来自其他部位的恶性肿瘤转移至喉部，较为少见。多发于50～70岁男性，需要注意，长期吸烟以及二手烟暴露、饮酒、空气污染使喉癌发病率明显上升。

喉癌主要的症状就是声音嘶哑，晚期可出现呼吸困难及颈部肿块，故凡是40岁以上、声音嘶哑超过2周并伴有吸烟或饮酒史，建议进行电子喉镜检查。

（3）甲状腺癌

甲状腺癌是头颈部最为常见的恶性肿瘤，发病尤以女性居多，且发病率有逐年上升的趋势。甲状腺癌分四种类型，其中以乳头状癌最多见，占70%，常见于中青年女性，其次为滤泡状癌，占15%，多见于50岁左右妇女，其他较少见的类型有未分化癌及髓样癌。

甲状腺癌的高危人群：女性；具有甲状腺癌家族史者；有童年期头颈部放射线照射史或放射线尘埃接触史者；由于其他疾病，头颈部接受过放疗者。

（4）口咽癌

口咽部位上连鼻咽，下通喉咽，包括舌根、软腭、扁桃体和咽后壁。口咽血供丰富，此处肿瘤易出现淋巴结及远处转移。

口咽癌以扁桃体癌多见，多有咽痛、咽部异物感，晚期可出现吞咽、呼吸困难。

（5）下咽癌

下咽癌早期由于缺乏特异的临床表现，易被误诊为咽炎或咽喉神经官能症。因此，年龄凡在40岁以上，长期咽部异物感，尤其伴有颈部肿块的，需常规行电子喉镜检查喉咽部。

（6）口腔癌

口腔癌是发生在口腔的恶性肿瘤之总称，大部分属于鳞状上皮细胞癌，即所谓的黏膜发生变异。在临床实践中口腔癌包括牙龈癌、舌癌、软硬腭癌、颌骨癌、口底癌、口咽癌、涎腺癌、唇癌和上颌窦癌以及发生于颜面部皮肤黏膜的癌症等。它具有较强的侵袭性及转移性，但是属于相对容易被早期发现、早期治疗且效果好的恶性肿瘤。当前，口腔癌的发病率在一些发达国家呈现缓慢下降的趋势，但在世界范围内，口腔癌的发病率却逐渐升高。

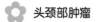

在我国,口腔癌居头颈部恶性肿瘤发病第 2 位,仅次于鼻咽癌。多见于中老年人,男性多于女性。

2. 头颈部肿瘤的发病地域差异是什么？

头颈部肿瘤发病无论在国内范围内还是国外范围内,它的发病率、病理类型及亚型,都是有着明显差异性的。

中国是头颈部肿瘤的发病大国,发病率为 19.9% ~ 30.2%,远远超过欧美国家。

像我国的湖南、海南、台湾地区的人们有咀嚼槟榔的习惯,这些地区口腔癌的发病率相对比较高。

而对于鼻咽癌在世界范围内总体发病率较低,但全球有 80% 的鼻咽癌患者在中国。鼻咽癌的发病率以中国的南方较高,北方地区(2 ~ 3)/10 万,而南方高发地区能到 30/10 万,可以说是"南方特色病",如广东、广西、湖南、福建和江西五省区高发,与遗传因素有明显关系,其中广东的中部和西部的肇庆、佛山、广州地区更高,占全国的 60%,所以也被称"广东癌"。

甲状腺癌则在沿海和内陆缺碘地区发病率较高。

喉癌的发病呈现有规律的地域性,我国东北和华北地区,尤其在山东省,是喉癌的高发区域。

3. 为什么有人会得头颈部肿瘤？

全球每年约有 60 万头颈部肿瘤新发病例。头颈部癌以鳞状细胞癌最为多见,其起病隐匿,患者常因颈部无痛性包块就诊,超过 60% 的患者首诊时已处于晚期,而晚期头颈部鳞癌的 5 年生存率仅有 40% ~ 50%,局部复发及远处转移是影响其预后的关键因素。中国是头颈部肿瘤的发病大国,发病率远远超过欧美国家。据流行病学统计分析,2015 年我国唇、口腔、咽部癌症年新发病例数约 4.81 万,年死亡病例数为 2.21 万;喉癌年新发病例数约 2.64 万,年死亡病例数为 1.45 万;鼻咽癌年新发病例数约为 6.06 万,年死亡病例数为 3.41 万。由此可见我国头颈部肿瘤发病率与死亡率都较高。有研究发现云南省位于前 5 位的头颈部肿瘤分别为甲状腺癌、鼻咽癌、口腔癌、涎腺癌和口咽癌。由于我国幅员辽阔,地理环境等因素导致南北发病率的差异,南方地区头颈部肿瘤的发病率显著高于北方。

而头颈部肿瘤在全世界范围的发病率也仅仅为 0.1%。这么低的发病率为什么偏偏有些人就得了头颈部肿瘤呢? 对于个体来说,那是与很多因素有关的。其实对于确诊的患者而言,这个问题就是"全"和"无"的概念。我们简单介绍下常见的与发病相关的因素。

(1)生活习惯

嗜烟酒、不良的口腔卫生、经常进食过烫及过度刺激的食物与头颈部肿瘤,尤其是口腔癌、口咽、喉癌的发生有明显关系。

(2)遗传因素

大量的资料证明,遗传因素与诱变因素在肿瘤的发生中起协同作用,并增加致癌因子的易感性和倾向性。头颈部肿瘤也在所难免,比如鼻咽癌。

(3)生物学因素

病毒感染,如 EB 病毒与鼻咽癌、单纯疱疹病毒与口腔癌、人乳头瘤病毒与口腔癌和喉癌等的发病有一定关系。

(4)理化因素

头颈部肿瘤的发生与物理、化学刺激存在密切的关系,慢性损伤和刺激是口腔癌发生的重要促进因素,紫外线和电离辐射与头颈部皮肤癌、甲状腺癌有关,化学致癌物如食物中的亚硝胺、芳香烃类化合物,高镍环境,营养元素的缺乏也与头颈部肿瘤的发生存在一定关系。

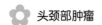

（5）免疫因素

机体的免疫监视体系在防止肿瘤发生方面起重要作用。国内外不少学者报道头颈部恶性肿瘤患者的免疫力低下，并随病情的进展而进一步加剧。

4. 远离头颈部肿瘤，你需要做到哪些？

头颈部是人体至关重要的部位，不但影响人的头部组织功能，还影响五官容貌。并且头颈部的多个器官共同构成人体呼吸道和消化道的门户，承担着身体抵御入侵的第一道防线的重任，同时维持着机体多项特殊而重要的功能，比如咀嚼、吞咽、消化、发音、呼吸等。一旦这些器官因为癌症或手术而引起功能丧失，给患者带来的不仅是肿瘤本身及治疗的病痛，还严重影响患者的生活质量。所以在防治肿瘤这方面，我们提倡防大于治。那远离头颈部肿瘤，我们需要做什么呢？

（1）养成良好的生活习惯

在预防头颈部肿瘤方面，要多摄入富含维生素、脂肪、蛋白质和碳水化合物等的抗氧化的功能性食物，以减少氧化剂对人体细胞 DNA 的损伤；吃饭多咀嚼，不吃特别烫的食物；避免熬夜、适当锻炼身体，这些良好的生活习惯需要时刻保持。平时养成健康、均衡、合理的饮食习惯和健康的生活习惯，定期开展体检和肿瘤筛查，做到防患于未然。

（2）保持口腔卫生，少吃槟榔

虽然人们每天坚持刷牙，但也许一些人刷牙方法不一定正确。牙刷不干净，或平时不注意漱口及保持口腔卫生，久而久之，口腔内易形成细菌、霉菌等繁殖"窝点"，从而导致肿瘤的发生。早在 2003 年，国际癌症研究中心已把槟榔列入"黑名单"，与烟酒、砒霜等同列为一级致癌物，明确提示它与口腔癌息息相关。

（3）预防病毒感染

在头颈部肿瘤致病病毒中,最常见的是人乳头瘤病毒(HPV)和EB病毒。HPV感染已经被证实为头颈部恶性肿瘤的重要危险因素,发病率在逐年提升。头颈部肿瘤中最常见有HPV16、18两种亚型,约占与HPV相关头颈部恶性肿瘤病例的90%。建议强化卫生安全教育,增强风险意识,正确认识HPV的危害和传播方式,加强安全防护措施。

（4）戒烟限酒,拒绝二手烟

有抽烟、饮酒嗜好者,喉癌、下咽癌、口腔癌等头颈部恶性肿瘤的发病率,是不抽烟、饮酒者的15.5倍。吸烟包括吸二手烟是头颈部肿瘤重要的致病因素之一,吸烟不仅是致病因素,还会严重影响肿瘤治疗效果,增加治疗过程中并发症及降低术后生活质量。饮酒是导致头颈部肿瘤的另一重要危险因素,它能够破坏口腔、口咽和喉咽部黏膜,增加细胞对致癌物的摄取量。据调查表明,吸烟与饮酒的联合作用使头颈部恶性肿瘤患病风险增加40倍。所以珍爱生命,远离香烟,适量饮酒。

（5）避免辐射

甲状腺癌的发生与甲状腺接受射线照射有一定关系。

（6）合理饮食

合理搭配食物,保持饮食平衡。应注意食物的种类变化,清淡适宜而富有营养,此外还需减少腌制、烧烤、熏制和煎炸类食物的摄取量,杜绝霉变食物的摄取。

头颈部肿瘤的体征和症状

鼻子或口腔部位出血
或咳血

咀嚼或吞咽时疼痛

鼻、口腔或颈部区域出现
任何疼痛或有肿块

持续鼻塞

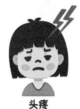

头疼

持续的鼻窦感染

感官丧失，如味觉丧失、复视
或听觉障碍

口腔区域出现白色或红色斑块
（如舌头、口腔内膜、牙龈）

5. 头颈部肿瘤哪些与 HPV 有相关性？

　　头颈部肿瘤通常发生于口腔、鼻咽、口咽、下咽、喉，是一组起源于上呼吸道、上消化道的肿瘤，约90%以上头颈部肿瘤的病理类型是鳞状细胞癌。

（1）HPV 相关头颈部肿瘤致病因素

　　烟草、酒精和 HPV 是头颈部肿瘤特别是鳞状细胞癌的主要危险因素。

由 HPV 引起的头颈部肿瘤有特定的分子生物学、流行病学、临床特点及预后,特别是口咽癌发生率与 HPV 感染明确相关。因此 HPV 相关的头颈部肿瘤成了头颈部肿瘤的一个独特分组。

2020 年 6 月 12 日,美国食品药品监督管理局(FDA)扩大已批准的九价 HPV 疫苗的适应证,批准其用于预防 7 种高危型 HPV(16、18、31、33、45、52、58 型)引起的口咽癌和其他头颈部肿瘤。

(2)HPV 相关头颈部肿瘤发病趋势

根据全球 2018 年恶性肿瘤流行病学数据预估,每年约有 88.5 万新发头颈部肿瘤病例,死亡病例约 45 万人。而我国 2015 年恶性肿瘤流行病学数据提示,每年头颈部肿瘤(除鼻咽癌外)新发病例约为 74 500 例,死亡病例为 36 600 例,远高于其他国家。

口咽癌在头颈部鳞癌中约占 16%,而 73% 口咽癌为 HPV 阳性,1983—2002 年全球口咽癌发病率显著升高,并以经济发达国家为主。此外不同国家男女发病率升高程度不同。美国口咽癌发生率与 HPV 感染相关,1988—2004 年,HPV 阳性口咽癌的人群发病率升高了 225%,HPV 阴性口咽癌的发病率则下降了 50%(从每 2.0/100 000 到 1.0/100 000)。

在我国的一项研究中表明,HPV16 型在我国头颈部恶性肿瘤中有较高的检出率(24.7%),而口咽癌中 HPV16 型阳性率高达 31.6%。

(3)HPV 在头颈部肿瘤中检测的临床意义

在 HPV 相关头颈部肿瘤发病率升高的全球背景下,临床检测 HPV 的意义重大。与 HPV 阴性肿瘤患者相比,HPV 阳性头颈部肿瘤患者在危险因素、遗传学、组织学、临床特点与预后方面均有自己的特点。HPV 阳性头颈部肿瘤的发生与 HPV 感染密切相关;而 HPV 阴性头颈部肿瘤则与吸烟、饮酒等传统的病因相关。HPV 阳性头颈部肿瘤发病患者更年轻,而 HPV 阴性肿瘤患者发病年龄较大。国外多个临床试验结果证明,对于头颈部鳞癌(主要是口咽癌中),HPV 阳性患者相比阴性患者在诱导化疗、同期放化疗和单纯放疗中都表现出更好的治疗反应。因此 HPV 相关口咽癌整体具有较良好的预后。

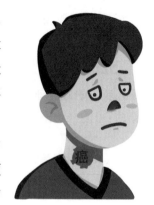

HPV 阳性口咽癌在局部晚期对比 HPV 阴性患者,更年轻且相关并发症更少,具有更好的体能状态,总生存率更高并具有更好的预后。因此 HPV 状态的检测对于指导临床预后及相应治疗具有重要的作用。

综上,HPV 的状态在头颈部肿瘤诊断及分期中非常重要,并且可用作生物标志物来判断患者预后,指导临床治疗。诊断和分期方面,最新的肿瘤分期明确了 HPV 在口咽癌分期中的意义,细分了 HPV 相关口咽癌及 HPV 不相关口咽癌,对于口咽癌患者将进行更准确及合理的预后判断。

6. EB 病毒与头颈部肿瘤的那些事!

可能大家在就诊的时候听到过 EB 病毒,但什么是 EB 病毒? EB 病毒和头颈部肿瘤有什么关系呢? 那么首先让我们来介绍下 EB 病毒。

EB 病毒(Epstein-Barr virus,EBV)是一类人疱疹病毒,属于疱疹病毒属。最早于 1964 年由 Epstein 和 Bar 等人,利用改良组织培养技术,从非洲儿童恶性淋巴瘤细胞培养物中发现的。EB 病毒在电子显微镜下的形态结构与其他疱疹病毒相似,为直径 180~200 纳米的圆形病毒颗粒,外层有十二面体对称的核衣壳,以及带有糖蛋白刺突。其 DNA 基因组可以编码超过 100 种病毒蛋白,在病毒增殖和潜伏的各个阶段发挥作用。与其他疱疹病毒不同的是,EB 病毒能够在体内外感染人类以及某些灵长类的 B 淋巴细胞。那么,EB 病毒究竟是如何感染人体的呢? EB 病毒主要经由唾液传播,也可以通过性接触传播,进入人体后可以在上皮细胞内增殖,以口咽部的上皮细胞为主。上皮细胞释放病毒,感染局部 B 淋巴细胞,随后,B 淋巴细胞进入血液循环,造成全身感染,并引发一系列的病理、生理学改变。

流行病学调查发现，鼻咽癌患者 EB 病毒感染率高达 90%，故认为 EB 病毒可能与鼻咽癌发生相关，EB 病毒抗体检测是早期发现鼻咽癌的指标之一。EB 病毒感染也与淋巴瘤有关。虽然，EB 病毒感染与这些肿瘤的发生相关，但无必然联系。EB 病毒多经口腔、唾液或呼吸道传播，急性感染者应予积极抗病毒治疗，以免转成慢性。

鼻咽癌是目前最为明确与 EB 病毒感染相关的人类上皮肿瘤。但有研究表明与涎腺、口腔等头颈部鳞状细胞癌有相关性。其实也有很多研究证实，EB 病毒与胃癌、乳腺癌、肺癌、淋巴瘤等肿瘤关系密切，当然这是本篇的一个题外话。

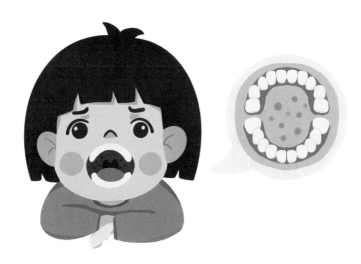

但是 EB 病毒阳性并不等于就得上了鼻咽癌或口腔癌等。随着体检的普及，有一部分人对于体检项目中 EB 病毒两项或者其中一项阳性感到无比恐慌，就觉得自己是不是患鼻咽癌了。其实大家无须慌张，因为感染 EB 病毒并不等于患了鼻咽癌，类比一个每个人都可以见到的现象，抽烟的人不一定患肺癌，但是不抽烟的人也可能患肺癌，这并不是一个等号关系，所以在发现 EB 病毒阳性以后应该尽快找专业的医生做一些相关检查。除此之外，在平时的生活中我们也应该注意预防，避免感染 EB 病毒，因为病毒是通过唾液、飞沫传播，那么在生活中我们应该养成良好的饮食习惯，饭前要洗手，还应该强身健体，提高身体素质，增强自身免疫力等。

7. 头颈部肿瘤最容易转移到哪里?

绝大部分的癌症患者不会死于原发肿瘤,除非肿瘤过大,压迫到重要脏器,例如脑瘤,不管是恶性还是良性都是那么凶险。否则也就是身体里多了个"难看的家伙",活得不舒服。

然而,癌细胞的转移则让事情变得不简单,它会让肿瘤出现在一些重要组织器官,比如脑、肝、肺、骨等,这个时候就不是活得不舒服的事了。如果患者有腹痛或肝功能异常,需要考虑是否有肝转移;如果患者有胸闷、咳嗽要考虑肺转移可能;如果患者有骨痛、骨折等,还需考虑骨转移的可能。

常见的癌症转移主要有骨转移、肝转移、脑转移、肺转移、淋巴结转移、恶性胸水、恶性腹水等,不少癌症患者是因为转移症状才发现原发灶的,还有一部分患者经检查也无法确认原发灶。

而对于头颈部肿瘤,颈部淋巴结是最常见的转移部位。我们依据颈部肌肉、骨骼形成的凹凸可将颈部淋巴结分为1～6区,不同原发部位的肿瘤在淋巴结转移时会有所区分。颈部肿瘤尤其是头颈部鳞癌治疗后容易出现局部诸如原发灶、颈部淋巴结的复发,但远处转移的发生率相对较低。在远处转移中,肺部通常是鳞癌最容易转移到的器官。除此之外,唾液腺癌,特别是腺样囊腺癌也较为容易转移至肺部。如果患者在肺部以外的部位查出转移,往往预示着愈后不佳。

8. 头颈部肿瘤患者的心理分期及护理方法有哪些?

头颈部肿瘤患者和普通患者不一样,他们大多存在幻想、恐惧、悲观、绝望、愤怒等,很多人认为自己倾家荡产配合治疗,中晚期还要忍受疼痛的折磨,到头来却人财两空,会产生极端行为。所以这就需要我们医务人员及主要照顾者应掌握患者的心理变化,对异常行为进行及时干预。

头颈部肿瘤患者的心理发展一般分为5个阶段:否认期、愤怒期、协议期、抑郁期和接受期。

(1)头颈部肿瘤患者心理分期

1)否认期:这一阶段较为短暂,是一个应对时期,是一种暂时的心理防卫反应。怀疑医生诊断错了,对诊断表示否认,多数患者要求复查。当诊断再次被确认,患者出现孤独心理,开始封闭自己。

2)愤怒期:这一阶段的患者往往怨天尤人。当患者不得不承认自己患癌后,随之表现出恐慌、哭泣、愤怒、悲哀、烦躁、不满的情绪。部分患者为了发泄内心的痛苦而拒绝治疗或迁怒于家人和医护人员,甚至出现冲动行为。此虽属适应性心理反应,但若长期存在,将导致心理障碍。

3)协议期:又称讨价还价阶段。心理反应是一种延缓死亡的企图,是人的生命本能和生存欲望的体现。此时期的患者求生欲最强,会祈求奇迹出现。患者易接受他人的劝慰,有良好的遵医行为。

4)抑郁期:此阶段患者虽对周围的人、事、物不再关心,但对自己的病仍很注意。

5)接受期:在这个阶段,患者表现出惊人的坦然,通常表现为虚弱和疲倦,喜欢休息和睡眠,并希望一个人悄悄地离开这个世界。这种"接纳"和"无可奈何"的无助心理,具有本质的区别,因为它代表了人的心理发展过程最后一次对自我的超越,是生命阶段的升华。有些患者经过激烈的内心挣扎,正确认识到生命终点的到来,心境变得平和,通常不愿多说话。

头颈部肿瘤患者的心理发展个体差异很大,并不是每个患者都会经历这5个阶段,当面对各种不同的情况,护理时应予以充分关注。

(2)头颈部肿瘤患者心理护理

对头颈部肿瘤患者的心理护理,可以从不同的心理考虑。

1)否认期:要做好患者基础护理,给予非语言陪伴,协助满足其生理需要,给予患者安全感,以增进医护人员与患者之间的感情。允许其有一定时间接受现实。不阻止其发泄情绪,但要小心预防意外事件发生。医护人员的态度要保持一致性,肯定回答患者的疑问,减少患者怀疑及逃避现实的机会。

2)愤怒期:应在患者面前表现出严肃且关心的态度,切忌谈笑风生。做任何检查和治疗前,应详细解说。同时向家属说明患者愤怒的原因,让家属理解患者的行为。请其他病友介绍成功治疗的经验,教育和引导患者正视现实。

3)协议期:应加强对患者及其陪护的健康教育,维护患者的自尊,尊重患者的隐私,增强患者对治疗的信心,从而减少患者病急乱投医的不良后果。

4)抑郁期:家人应利用恰当的非语言沟通技巧对患者表示关心,定时探望,加强交流,鼓励患者发泄情绪,减轻心理压力。鼓励其家人陪伴,预防意外事故发生。在此期间,由于患者病情加重,心情抑郁,常会疏忽个人卫生的处理,应鼓励并帮助患者维持身体的清洁与舒适。

5)接受期:应尊重其意愿,替患者限制访客,主动发现患者的需要并尽量满足。

9. 一组漫画带您了解放疗流程!

放疗的实施是一个多环节、多步骤的复杂过程,这个过程涉及众多的设备及不同专业背景的人员。相关设备如定位 CT、直线加速器、放射治疗计划系统(简称 TPS)、放疗信息管理系统、定位架以及定位膜等;涉及的专业人员众多,如肿瘤放疗医生、放疗物理师、放疗技师、放疗护士等,各专业人员需要各司其职,通力合作,才能共同保障患者准确、安全地完成放疗。今天带着大家了解一下放疗的流程,希望大家能够认识到放疗团队的工作内容和价值,明白决定放疗质量的关键性因素,从而帮助广大肿瘤患者更好地理解和配合放疗,使放疗顺利完成。

放疗的流程大概分为 5 个步骤。

(1)确定方案,信息登记

肿瘤医生接诊患者,根据病情结合临床指南制订放疗方案,与患者沟通,交代病情、治疗方案和注意事项,签署知情同情书,在放疗信息系统中登记患者信息。

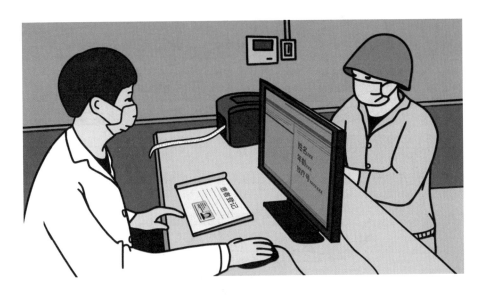

(2)做膜及定位

明确治疗方案后进行模拟定位,根据治疗部位选择不同的膜具,进行体位固定,在定位 CT 下进行模拟定位扫描,将扫描图像传送至 TPS 中。在患者定位之后,需要等待 1~2 天,放疗医生及物理师在这段时间里将进行复杂的幕后工作。

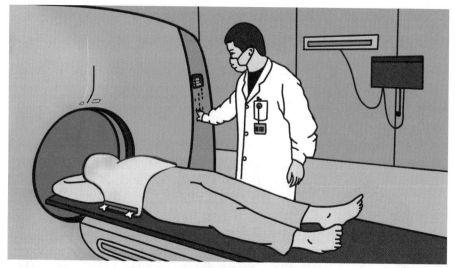

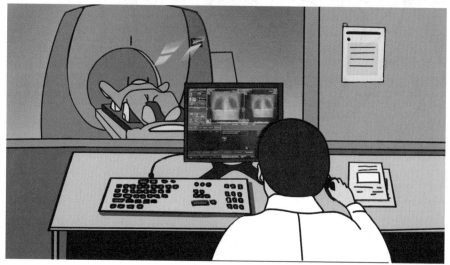

（3）靶区勾画和计划制订

完成 CT 定位后，放疗医生使用 TPS 软件在定位 CT 图像上勾画出肿瘤靶区（要照射的肿瘤部分）和危及器官（要保护的正常组织），设定放疗剂量处方。处方剂量是指肿瘤照射多少剂量，照射多少次，正常组织最大能接受多少剂量等。放疗物理师根据放疗医生的处方制订放疗计划，放疗计划既要保证肿瘤靶区受到处方剂量的照射，又要保证正常组织受到尽量少且安全的照射剂量,通过 TPS 计划系统的计算与优化,制订一个符合临床治疗目标的计划。计划制订完成后,放疗医生会进行严格审核,符合标准的放疗计划就会送到加速器机房,等待验证和执行。

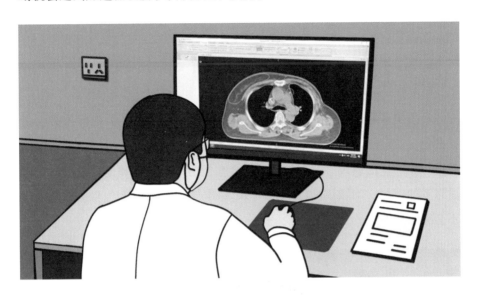

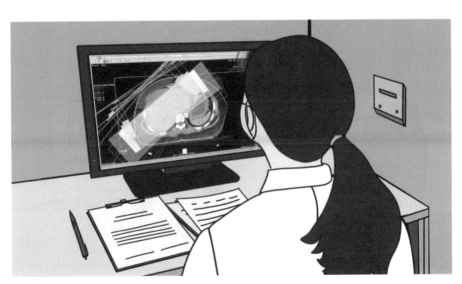

（4）计划验证

在正式对患者实施放疗前，还须完成计划验证，分为位置验证和剂量验证，位置的验证是为了保证照射的肿瘤没有脱靶，剂量的验证是为了保证给予肿瘤的放疗剂量足够。

（5）治疗实施

计划验证通过后，患者就能到加速器机房接受放疗了。放疗技师会进行摆位，即按照 CT 模拟定位时的体位进行固定（用加速器机房内的激光线对准体表的标记线）。治疗时，技术员会在机房外通过视频监视系统时刻关注患者的情况，并能通过语音互相联系，每次放疗 5 ~ 10 分钟，照射过程一般不会有明显不适。

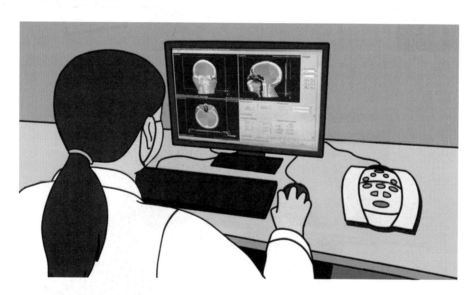

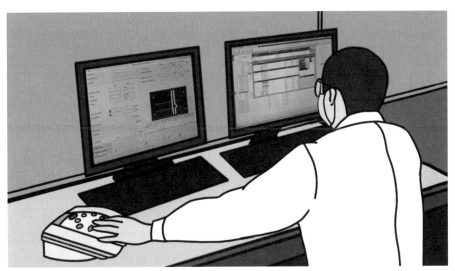

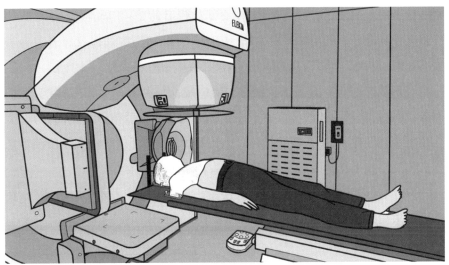

　　一个完整的放疗流程一般需要 5 ~ 6 周的时间,基本上是周一至周五每天放疗 1 次,周六周日休息,共计放疗 25 ~ 30 次,放疗结束后,需要继续随访观察疗效和副作用。医生会交代注意事项及复查时间,患者需要按照医生安排返院继续完成后续治疗或定期复查。

10. 放疗会掉头发吗？

这是一个经常被患者和家属问到的问题，在回答这个问题之前，首先我们要简单了解一下什么是放疗。放疗就是老百姓所说的"烤电"，是用射线照射肿瘤来杀伤肿瘤细胞，使肿瘤缩小、消失。放疗在肿瘤治疗中有非常重要的地位，据统计 70% 的肿瘤患者在治疗过程中需要接受放疗。

和手术相似，放疗也是一种局部治疗手段。它仅仅照射局部肿瘤组织，只对具体放疗部位有影响。如果放疗部位在脑部，那么就可能会出现脱发，如果照射其他部位，如颈部、胸部、腹部等则不会出现脱发现象。大部分头部放疗会引起脱发，脱发一般发生在头部放疗后的 2～3 周，放疗结束 2～3 个月头发会重新生长。如果患者即将进行头部放疗，我们建议患者剪短头发，因为头发太长会影响头部固定的效果，影响放疗精确性。

头部放疗期间头皮会比较敏感、易痛，梳头时尽量轻柔，在清洗头发的时候，应选择比较温和的洗发水（如婴儿款），在洗头后擦干头发的时候，也应用毛巾轻轻擦干，不要使劲揉搓。外出晒太阳时，可以戴帽子或用围巾来保护头皮。如果选择戴假发，要确保假发内层不会刺激头皮。

放疗引起的脱发大多是暂时的，接受头部放疗的患者不必过分紧张，在放疗结束后的半年时间头发会恢复到治疗前的水平。

11. 头颈部肿瘤放疗前需要做哪些准备？

（1）患者一般情况的评估

了解患者的性别、年龄、身高、体重、有无合并症及严重程度和药物控制情况，并进行行为评分、营养评价、评估是否为贫血状态等。了解患者的意愿以及心理状况。在此基础上准确评估患者的情况,为进一步决定患者的治疗方案提供证据。如果患者的合并症控制不佳,应及时调整使用药物,使其保持稳定状态;伴有贫血或近期体重下降明显的患者,应对患者的饮食结构进行指导及积极的营养支持(必要时可采用肠内营养剂支持治疗)。

全面检查及明确分期包括体格检查、血液学检查、影像学检查、病理确诊及多学科联合会诊,明确病理学类型和分期。

(2)口腔处理

口腔科医师需要在放疗前对患者的口腔尤其是牙齿进行全面细致的检查,并采用拔除或修补等方式对患牙进行处理,以保证放疗顺利实施,并减少放疗后下颌骨并发症的发生。据报道,放疗前做过口腔处理的患者放射性龋齿的发生率(17.2% ~47%)明显低于未做口腔处理者(88%)。由此可见放疗前口腔处理的重要性。口腔疾病的处理,包括清除牙垢、修补龋齿、去除金属牙套、拔除残根或无法保留的患齿,同时治疗根尖炎、牙龈炎等。金属牙套除干扰 CT、MRI 的成像,影响对肿瘤范围的判断外,也可增加放射线的散射,从而影响放疗剂量的准确性和增加周围正常组织特别是颌骨的剂量,增加出现放射性骨髓炎和骨坏死的风险。一般性的口腔处理完成后,间隔 2 ~3 天即可开始放疗。但对于拔牙数量多、创伤大者,老年患者,糖尿病、高血压患者及口腔卫生差的患者,应根据具体情况,给予相应处理。而且拔牙后最好休息 1 ~3 周,甚至更长时间,以便创面有足够的时间完全修复,降低颌骨放射性骨髓炎、骨坏死的发生率。此外,还应对患者进行放疗中和放疗后口腔护理的指导,指导患者加强口腔卫生,养成早晚刷牙和饮食后漱口的好习惯,以软毛牙刷进行刷牙,保持口腔清洁,并学会使用牙线进行牙齿的清洁等。嘱患者戒除烟酒,忌食过热、油炸等刺激口腔黏膜的食物,鼓励患者多饮水,保持口腔黏膜的湿润等。出现口腔黏膜反应后应根据放疗科医师的医嘱进行对症治疗。

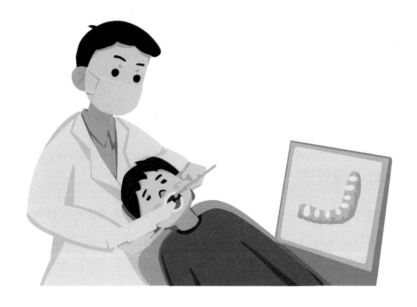

（3）营养评估

患者入院后常规请营养科会诊。放化疗会出现唾液腺的损伤,味觉改变,以及恶心、呕吐等胃肠道反应症状;照射部位的黏膜损伤(放射性口腔、口咽、喉的黏膜炎等)引起的局部疼痛等都会导致患者进水、进食困难,加上患者饮食结构不合理等,从而导致患者营养不足出现体重下降、贫血、低蛋白血症等。几乎所有的鼻咽癌患者治疗期间或多或少都存在营养问题。有研究显示治疗中体重下降明显可能导致治疗效果的降低,放疗技术的治疗精度下降,而使其技术优势大打折扣;贫血可使肿瘤乏氧而使其对放射线的敏感性下降从而影响疗效。合理的饮食能增强机体免疫力和对放疗的耐受力,足够的营养摄入是保证患者能顺利按计划高质量完成治疗的基本保证。对肿瘤患者的饮食结构建议为高蛋白、高纤维素、高维生素及一定量的脂肪饮食,必要时可加用肠内营养剂。对于病变范围较大,预计治疗中急性并发症可能比较严重的患者,比如咽后淋巴结较大,压迫口咽侧壁者,应预防性予以鼻饲管置入,以保证患者的营养摄入等。放疗期间患者应忌烟、忌酒。

12. 头颈部肿瘤放疗期间常见不良反应有什么？

由于头颈部肿瘤解剖位置的特殊性,放疗中的不良反应常影响患者的形象、进食、语言及整体舒适感。对于放疗过程中常见的不良反应,不必过度担心,大部分通过预防和治疗都是可以恢复的。常见的不良反应包括以下几个方面。

(1)口腔黏膜炎

绝大多数的头颈部肿瘤患者在放化疗期间会出现口腔黏膜炎,在开始放疗前,肿瘤放疗科医师必须与口腔科医师进行紧密合作,仔细评估患者的牙齿情况并进行相应处理,减少尖锐牙齿对口腔黏膜的刺激。

注意保持口腔、口咽卫生,多漱口、多饮水保持黏膜湿润,饮食以流食、软食为主,使用金喉健喷喉液喷喉,或康复新液等含服减轻黏膜反应,也可于放疗期间使用阿米福汀静脉滴注减少治疗反应。

若患者疼痛明显,可适当联合止痛药包括利多卡因漱口水、加巴喷丁和阿片类镇痛药等,并注意营养摄入。因疼痛明显常提示合并感染,建议根据咽拭子结果使用抗生素联合激素治疗,并加强营养支持等。

(2)放射性皮炎

将近95%的患者放疗期间会出现放射性皮炎,常表现为皮肤红斑、皮肤疼痛或烧灼感,以及干燥或潮湿的皮肤引起的脱屑。一般放射性皮炎在放疗后3~4周开始出现,并可能逐渐加重,但在放疗结束后恢复较快,大部分的患者在放疗后2~3周可逐渐好转。

目前的处理措施:男性患者避免剃须,避免使用任何面霜、古龙水或者乳液;穿着宽松舒适的棉质衣服,并且颈部周围需要尽量敞开;可以使用温和无味的肥皂洗脸;可以使用柔软的洗脸巾轻轻地洗脸和颈部。研究发现,吸烟是皮肤反应加剧的危险因素,因此应要求患者戒烟。

(3)口干

口干在头颈部肿瘤放疗患者中非常普遍,是影响头颈部肿瘤患者放疗中以及放疗后生命质量的主要因素。患者往往主诉口干、难以吞咽或唾液变黏稠。口干一般开始于放疗的第2周,并以亚急性状态持续存在,大部分患者在放疗后1年内可有一定程度的恢复,但很少能恢复至放疗前正常水平。更先进的放疗技术可以有效预防头颈部肿瘤患者的口干。总之,对于头颈部肿瘤患者制订放疗计划时应该尽可能降低唾液腺的照射剂量和范围。

(4)味觉障碍

味觉障碍是指头颈部肿瘤患者在放疗中和放疗后出现的味觉改变。味觉障碍可在口腔黏膜炎发生前就出现,而且往往早于口干的发生。患者通常在放疗10～16戈瑞(Gy)时就开始出现味觉障碍,在24～30戈瑞时则几乎完全丧失正常味觉。口干、味觉障碍以及由黏膜炎引起的疼痛等综合作用可导致患者进食减少、体重减轻和生命质量下降。而且接受同期顺铂化疗的患者,上述不良反应可能加重。一般在放疗结束后8～12周味觉可以开始恢复。不同的味觉(甜、咸、苦、酸和鲜味)的恢复速度不同。

(5)皮下组织纤维化

皮下组织纤维化是颈部放疗的严重并发症,特别是在颈部淋巴结清扫过的患者中皮下组织纤维化会更为明显。颈部肌肉运动可以减少皮下组织纤维化的形成。

(6)喉水肿

下咽癌和喉癌患者放疗后容易出现喉水肿。目前通常使用保守治疗的方式,包括减少发音、使用抗生素治疗放疗引起的溃疡以及使用类固醇激素来减轻水肿。

(7)颞叶坏死

颞叶坏死是头颈部肿瘤放疗后严重的晚期并发症,在局部进展期鼻咽癌患者中发生率较高,对于肿瘤靠近颅底的其他头颈部肿瘤患者亦可能出现。常见的症状包括头痛、头晕、性格改变、近期记忆受损、精神错乱、癫痫发作和颅内压升高。对于出现颞叶坏死的患者,需要注意区分是肿瘤复发还是放射损伤。类固醇激素、手术干预、高压氧、神经生长因子和贝伐珠单抗等,可用于治疗颞叶坏死。

13. 头颈部肿瘤患者放化疗期间的饮食小诀窍有哪些?

发生在颌面、口腔、舌、腭部、涎腺、鼻咽部及颈段食管的癌症均会影响患者的咀嚼和吞咽功能。此外,由于癌症本身的原因以及放射治疗的不良反应,患者唾液分泌会随之减少,从而出现恶心、食欲下降、口腔及食管黏膜炎症等。这些都会影响患者的进食,造成不同程度的营养不良,因此促进患者进食功能的康复尤为重要。

(1)保护口咽黏膜

口咽黏膜反应是头颈肿瘤放射治疗常见的不良反应之一,主要表现为局部充血、水肿、斑点或片状白膜、溃疡、脓性分泌物等,患者常会因为口腔溃疡疼痛及咽痛直接影响进食。此时应特别注意口腔的清洁卫生,预防口腔感染,勤用生理盐水或漱口水漱口,饭后必须漱口,用软毛牙刷刷牙。对于已出现口咽炎症反应者,应加强口腔护理,口咽疼痛明显、影响进食时,可由医生配制漱口水漱口或局部喷洒金因肽以缓解疼痛不适,同时配制2.5%碳酸氢钠溶液交替漱口,以避免真菌感染。放射治疗期间每日坚持服用"口炎清",对于预防放射治疗引起的口咽黏膜反应有良好的效果。

（2）清淡易消化的饮食

嘱患者要遵循健康饮食原则,多吃豆制品类食物,细粮、粗粮搭配食用,多吃新鲜的蔬菜和水果。少吃肥腻食物以促进消化,减少便秘发生。适量摄入含硒元素的食物对疾病恢复有利,这些食物能够显著缓解化疗所产生的不良反应。因为患者食欲不佳,因此在为患者准备食物的过程中要注意色、香、味俱佳,这样可以激发患者的食欲,增强营养。烹调食物的方法要严加管理,煮、炖、蒸等烹调方式最佳。治疗期间嘱患者要多喝水,以确保水、电解质平衡,促进患者体内的毒物排出体外。密切观察患者整体情况,及时对症治疗,增强患者舒适度。

（3）高蛋白、高热量饮食

恶性肿瘤疾病属于消耗类疾病,而采取化学治疗措施之后患者的消化功能会受损,产生恶心、呕吐症状,有些患者甚至不能正常进食,造成营养不良。对此要根据患者实际所需嘱患者多吃些高蛋白、高热量食物,以补充患者体力,如牛奶、猪肉、豆制品等均是良好选择,还要嘱患者多吃一些热量高的水果,不断增加身体能量,使患者较好地耐受化学治疗。

（4）恢复造血功能、提高免疫力的饮食

为了提升患者的身体抵抗力,要在饮食中增加含高分值多糖的食物,这些食物不但能够起到增强患者身体免疫力的作用,而且其中的某些成分还能够对癌细胞起到杀灭作用,如香菇、冬菇等。嘱患者多吃有助于升高白细胞的食物,如甲鱼汤、薏苡仁粥等均是很好的选择。中药薏苡仁中能够对癌细胞起到阻止作用的成分是镁,应用后降低癌细胞的活力,对减轻疾病严重程度有利,并且能够缓解一些药物所带来的不良反应,提升治疗安全性。红枣也建议多吃,红枣中含有较多的维生素,在摄入后有助于增强患者的造血功能。此外,枸杞、牛奶、胡萝卜等具有护肝作用,减少药物对肝功能的损害。芦笋具有助眠、镇定作用,做成芦笋粥让患者食用对改善患者烦躁、失眠症状有很好的效果,并能延缓疾病进程。

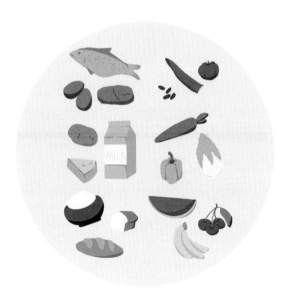

14. 头颈部肿瘤放疗后口干怎么办？

口干不仅直接影响口腔正常功能，并可改变口腔正常菌群，诱发口腔溃疡。

对于日前广泛应用的调强适形放疗，医生在制订放疗计划时，会尽可能保护腮腺等腺体，控制这些腺体的照射剂量。同时注意饮食、口腔清洁卫生及日常生活细节也是预防与护理的重点。口干预防及护理措施如下。

（1）饮食方面

日常饮食建议食用含水量高、易消化的软质食物，可以把干的、硬的食物换成湿的、较软的食物。多喝汤水，少吃辛辣刺激食物。可以在进食馒头、面包、饼干等较干食物时，以汤汁、牛奶等先浸润，待食物软化后再食用。若吞咽困难，可在进餐时不间断饮用少许汤或水来代替唾液。多吃含水丰富的新鲜蔬菜水果，可规律小口喝水，水不一定要吞下去，可以漱口后吐出，或饮用无糖液体来保持口腔的湿润度。

（2）口腔清洁

患者由于唾液分泌减少,口腔自洁能力下降,容易发生龋齿及口腔感染。每日餐前、餐后及睡前使用含氟牙膏及软毛牙刷进行刷牙,清除食物残渣,防止细菌繁殖,保持口腔清洁,定期更换牙刷。正确漱口方法:每次漱口持续3～5分钟。将漱口水含在口内,闭口,鼓动两颊部及唇部,使漱口水在口腔内上下、左右不停地翻动,利用翻动的水反复冲洗口腔内各部位,及时清除藏在牙齿之间、牙齿与口腔黏膜之间的食物残渣和牙垢。

（3）日常生活

随身携带饮用水,方便口干时随时饮用;少量多次饮水,可冲泡一些生津、止渴的凉茶服用,如金银花、菊花、麦冬等;尽量避免饮用太甜或酸性的饮料,如可乐、雪碧等;避免口腔刺激物,如咖啡、酒精和尼古丁;吸烟、喝酒会加重口干的症状,因此应戒烟、戒酒。

遵医嘱适当使用漱口液含漱,可保持口腔的湿润,一定程度缓解口干症状;平时可咀嚼无糖口香糖,可刺激唾液流量同时刺激味觉和触觉;保持鼻道通畅,以避免张口呼吸;避免长时间待在湿度较低的环境,如开空调的场所。天气干燥时使用空气加湿器,保持室内相对湿度在70%左右,特别是在晚上。

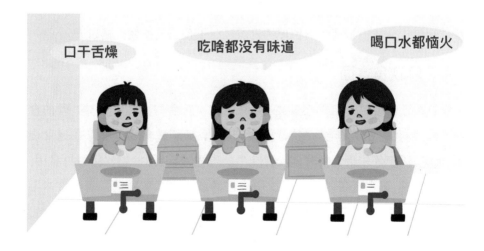

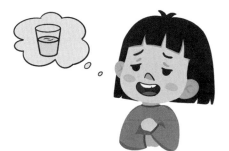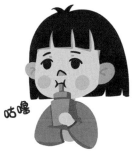

咕噜

15. 头颈部肿瘤放疗期间皮肤怎么护理？

放疗会对患者照射部位皮肤造成一定的损伤,从而成为影响患者继续治疗及康复的重要因素。据统计,有90%以上患者存在不同程度的放射性皮炎。根据国际抗癌联盟急性放射性皮炎(RTOG)分级标准,放疗过程中出现的急性皮肤损害程度分为5级。

0级:皮肤没有发生变化。

1级:局部皮肤出现滤泡样暗红色红斑,干性脱皮或脱发,出汗较少。

2级:出现触痛或鲜红色红斑,皮肤皱褶处有片状湿性脱皮,或者中度水肿。

3级:皮肤皱褶以外部位融合的湿性脱皮,凹陷性水肿。

4级:溃疡,溃疡深达肌腱、骨骼,疼痛感剧烈,皮肤出现出血、坏死。

在临床上,0级、1级放射性皮炎一般不影响患者放射治疗的进行,而发生3级或以上放射性皮炎则需要暂停放疗。

放疗皮肤反应通常分为干性和湿性两种。干性皮肤反应表现为皮肤瘙痒、红斑、色素沉着、脱屑,无渗出物,一般不会感染。湿性皮肤反应表现为照射区皮肤有湿疹、水疱,严重时可造成糜烂、破溃,多发生在颈部、腋下、腹股沟、腋窝等,容易发生感染。

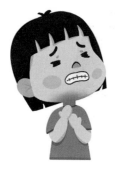

干燥、瘙痒
刺痛、灼热感
脱皮（干性、湿性）
色素沉着

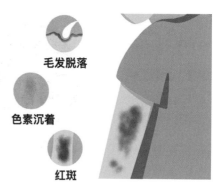

毛发脱落

色素沉着

红斑

（1）放疗前皮肤护理

放疗前，要均衡饮食，提高免疫力；保持放疗区皮肤的清洁干燥，不要用手抓挠、摩擦，防止皮肤破损；照射区的皮肤应避免受到强热和强冷的刺激，不沾水，外出时要避免阳光直接照射；禁用有刺激性的化学物品，如肥皂、沐浴液和酒精等，女性患者不要外涂化妆品；合理的运动，如练八段锦、头颈放疗健康操、舌操等可降低放疗皮肤及口腔黏膜的损伤风险。

（2）放疗后皮肤护理

1）放疗全程结束后半年内，洗澡时不要用力搓皮肤，不要用肥皂、酒精等刺激性液体，可用软毛巾轻轻沾洗，不宜用热水袋，不可用力撕扯皮屑，不可让放疗部位暴露在阳光下，夏季出门要戴好帽子、穿好防晒衣。

2）定期进行门诊复查，观察放疗区皮肤恢复情况。

3）加强营养，指导进食高蛋白食物（如牛奶、鸡蛋、鱼类）、新鲜蔬菜瓜果等，避免辛辣刺激、腌、熏、烤类的食物。

4）保持乐观、愉悦的心态。

保持放疗皮肤干燥、清洁
尽量不要暴露皮肤
每天用温水冲洗

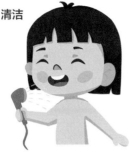

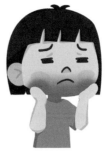

放射性皮炎
（干、湿性皮炎）

约2周逐渐恢复

16. 浅谈头颈部肿瘤的"靶向治疗"

什么是靶向治疗呢？通俗地讲，如果把某癌细胞看作是一个"靶位"，那么在肿瘤分子治疗方面所谓的"靶向治疗"，就是指针对这种癌细胞，或者是针对癌细胞中的某一个蛋白、某一个分子进行"瞄准射击"，再通过干扰癌症生长、发展和传播，使肿瘤细胞特异性死亡，而不会波及肿瘤周围的正常组织细胞，最终实现对不同患者和疾病的精准治疗并取得最佳治疗效果。分子靶向治疗是目前肿瘤治疗的一个"闪光点"，凭着它的特异性和有效性，已取得很大成果。

传统化疗可以理解为"打出头鸟"，主要是针对生长快速的肿瘤细胞。但除了肿瘤细胞外，人体内的某些正常细胞生长繁殖也较快，如血液细胞、毛囊细胞、肝脏细胞、生殖细胞等。这会在化疗使肿瘤细胞灭亡的同时造成体内很多细胞的"陪葬"，长此以往会造成"两败俱伤"的局面。虽然对肿瘤的杀伤决绝而彻底，但化疗的盲目杀伤性并不利于其长期多次重复使用。

分子靶向治疗更像是"导弹定点射击"，它是针对可能导致细胞癌变的环节，针对肿瘤细胞里面的某一个蛋白质，或一个基因产物进行定点攻击，从而抑制肿瘤细胞生长，甚至使其完全消退的一种全新的生物治疗模式。它针对肿瘤细胞与正常细胞之间的差异，只攻击肿瘤细胞，而对正常细胞产生较小的影响,被认为相对"稳、准、狠"。

靶向治疗是刻意选择并设计作用于特定的分子靶点,而大部分化疗标准方案则用于杀死细胞。靶向治疗药物常常是细胞抑制剂,阻断了肿瘤细胞增殖;标准化疗药物具有细胞毒性,直接杀死肿瘤细胞。这两者各有利弊,就目前来说虽然靶向治疗甚是"闪亮",但传统化疗的江湖地位还是无可替代的。

早期的头颈部肿瘤中并不适合首选靶向治疗,毕竟手术或单纯放疗就能够完全胜任攻击肿瘤的工作,没有必要再"画蛇添足"地使用靶向药物,白白增加不良反应和经济负担。

局部晚期和复发转移的头颈部肿瘤治疗才是靶向治疗的"主战场",它常被选作联合放射治疗的二线或复发转移头颈部肿瘤的一线治疗方案。它被认为可以增加放疗敏感性,有针对性地攻击肿瘤细胞。

头颈部肿瘤靶向治疗中常会用到的靶向药物有西妥昔单抗(爱必妥)、尼妥珠单抗(泰欣生)、重组人血管内皮抑制素(恩度)、利妥昔单抗(美罗华)等。虽然靶向药物的不良反应比化疗的不良反应稍小,但靶向治疗确实也有一些局限性:容易产生耐药,价钱较贵,联合放疗时会增加皮肤黏膜反应等。靶向药物目前常与化疗、放疗、免疫治疗联合应用。靶向治疗的使用时机和联合模式还需要更多的探索。

在头颈部肿瘤的治疗中最早出现、最广为认可的治疗方案当属手术治疗;紧接着对于早期、局部晚期的患者又多了放射治疗这个有器官保留优势的选择项目;传统的化学治疗也配合着应运而生。随着对肿瘤从大体标本的认知进入到细胞分子水平,针对局部晚期及复发转移头颈部肿瘤的"靶向治疗"横空而出,紧随其后的便是针对免疫相关靶点而作用的、当下最热的"免疫治疗"。

17. 头颈部肿瘤的"免疫治疗"是什么?

一直以来,肿瘤的治疗方式为手术、放疗、化疗。近年来,免疫治疗作为一种创新的治疗方式,已经成为肿瘤治疗领域的新热点。那么,免疫治疗到底是什么?它在头颈部肿瘤中的疗效中如何呢?接下来就带大家了解一下!

什么是免疫治疗呢?我们机体中存在着大量免疫细胞,它们担当着"警察"的角色,在人体中巡视,及时识别和消灭病原体、死亡细胞和肿瘤细胞。然而,肿瘤细胞往往释放一些信号分子进行伪装,让免疫细胞误认为它们是正常细胞,从而影响免疫细胞的正常工作,逃脱"法网的追捕"。不同于传统治疗手段,免疫治疗通过帮助机体的免疫系统重新识别并清除肿瘤细胞,鼓励身体自己战胜肿瘤,实现"授人以鱼不如授人以渔"。

免疫检查点抑制剂是目前研究最多、临床发展最快的一种免疫疗法。相比靶向药物联合化疗的治疗方案,免疫治疗方案的生存率提高了3~5倍。然而,并非所有患者都能够从免疫治疗受益,只有部分患者对免疫治疗产生反应。随着免疫治疗的逐渐成熟,肿瘤生物标志物在治疗和预后预测中展现出了相当的潜力。

免疫治疗也有不良反应,绝大多数为轻中度,包括皮肤毒性(瘙痒、斑丘疹、白癜风)、胃肠道毒性(腹泻、结肠炎)、肝毒性(药物相关性肝炎、高胆红素血症)、内分泌疾病(甲状腺功能减退、甲状腺炎、糖尿病)等不良反应事件。整体而言,免疫治疗不良反应的发生率及严重程度低于传统化疗。

目前,免疫治疗在头颈部肿瘤中主要用于复发/转移头颈部鳞状细胞癌。然而,在临床实践中发现,有相当一部分患者对免疫疗法(如免疫检查点抑制剂)没有反应。此外,需要更多的研究将免疫治疗应用到不同分期、不同种类的头颈部肿瘤,为更多的患者带来益处。同时,免疫治疗联合其他治疗手段的临床研究也在开展中。

头颈部肿瘤

头颈部肿瘤的诊治是一个复杂的过程,免疫治疗作为新兴且飞速发展的领域,将为头颈肿瘤患者提供更多的治疗机会。

二、颅内肿瘤

1. 莫名其妙头疼，请警惕脑胶质瘤！

面对头痛、呕吐、记忆力差等"小毛病"，很多人并不在意，认为只是压力大、作息不规律导致的不适，殊不知这种忽视在身体中埋下了大隐患，尤其是莫名其妙且难以缓解的头痛。这些小毛病，有可能是脑胶质瘤的征兆，要引起大家足够的警惕和重视，尽早做个详细的检查。

什么是脑胶质瘤？脑胶质瘤是由大脑和脊髓胶质细胞癌变所产生的，是最常见的原发性颅脑肿瘤，占颅内肿瘤的 35.2% ~ 61.0%，具有发病率高、复发率高、死亡率高以及治愈率低的特点，还具有一定的家族遗传性，严重危害人类健康。但病因仍有很多尚不明确的地方，国内外大量研究显示，多种因素可能会造成脑胶质瘤。

(1)影响因素

1)家族遗传：脑胶质瘤患者的亲属比其他人更易患此病。有研究表明，有5%的脑胶质瘤患者出现了家族聚集性，这可能与共同的生活环境因素或遗传基因有关。

2)饮食、吸烟：腌制食品、烟草中存在大量的亚硝基化合物，是一种烈性神经致癌物。因此，过多摄入腌制食品、吸烟等，会增加脑胶质瘤患病的风险。

若母亲在怀孕期间摄入腌制食品，那么其子女罹患脑胶质瘤的概率也会增大。

3）职业因素：某些职业如医生、消防员、农民，工作中长期接触塑料、橡胶制品；暴露于砷、汞及石油产品职业者，都是脑胶质瘤的高发人群。农民脑胶质瘤的发病还可能与大量接触杀虫剂、除草剂有关。

4）电离辐射：电离辐射会增加脑肿瘤的发生概率，而放射治疗与脑胶质瘤的发生有密切关系，有17%的脑胶质瘤患者接受过放疗。

5）疾病因素：脑外伤后常会引起受伤部位明显的胶质增生，从而也相应增加了该部位发生肿瘤的概率，所以颅脑损伤被认为是脑胶质瘤的潜在危险因素。

（2）症状

脑胶质瘤为何会莫名头痛？除此之外，脑胶质瘤还有哪些症状呢？

头痛大多由颅内压增高所致。如果颅内有肿瘤，随着肿瘤增长颅内压逐渐增高，压迫、牵扯颅内疼痛敏感结构如血管、硬膜和某些颅神经而产生头痛。大多为跳痛、胀痛，部位多在额颞部或枕部，一侧大脑半球浅在的肿瘤所致头痛可主要在患侧，头痛开始为间歇性，多发生于清晨，随着肿瘤的进展，头痛逐渐加重，持续时间延长。

脑胶质瘤的典型症状为头痛、呕吐、眼视神经盘水肿和癫痫。精神症状为人格改变和记忆力减退，如反应迟钝、生活懒散、判断能力差。而神经系统受压迫的症状如偏瘫、偏身感觉障碍、视觉听觉障碍、小脑共济失调、行走障碍等，通常在脑胶质瘤晚期逐渐出现。

如果上述症状突然发生，均应及时就医。

2. 得了脑胶质瘤应该怎么办？

得了脑胶质瘤应该怎么办？这是许多患者及其家属非常关心的问题。脑胶质瘤的出现往往会对患者的身心健康造成不必要的损害，也会给患者的家庭带来巨大的经济负担，必须早期发现、早期治疗，以减少不必要的麻烦。脑胶质瘤的治疗方法很多，但需要根据肿瘤的具体大小、部位及数量和恶性程度来确定。因此,患者在诊断为脑胶质瘤后,应及时诊治,以提升治疗效果。下面让我们了解一下脑胶质瘤的主要治疗方法都有哪些。

(1)手术治疗

脑胶质瘤是一种恶性肿瘤,和其他肿瘤一样,最主要是采取手术方式进行治疗。手术的原则是尽可能地、安全地切除肿瘤,能够消除肿瘤的占位征象,减轻颅内压升高,解除或减轻脑胶质瘤引起的相关症状如继发性癫痫等,并获取病理组织的标本,以明确病理诊断,减轻患者的负担,为以后的综合治疗做准备。随着显微手术及激光导航系统的应用以及术中电生理监测手段的不断完善,以往认为不能手术的肿瘤,目前也可以手术切除。特别是术中磁共振导航系统及术中电生理监测的应用,大大提高了手术的全切率,同时降低了手术的风险。目前脑胶质瘤一般可分为Ⅰ~Ⅳ级,Ⅰ、Ⅱ级为低级别脑胶质瘤,Ⅲ、Ⅳ级为高级别脑胶质瘤。Ⅰ级脑胶质瘤倾向于良性,手术效果相对满意,但如果达到Ⅱ、Ⅲ级甚至Ⅳ级,手术效果难以预测,几乎是一种致命的疾病。因此,当发现肿瘤疾病时,必须及时治疗,不要延误治疗的最佳时间。切除肿瘤后根据病理结果决定下一步治疗措施,如果是低级别分化,术后不需要放化疗。对于其他需要放疗或有一定复发及转移风险的肿瘤,需根据分子分类、病理分类不同决定放疗方案、化疗的药物,通常需要联合进行综合救治。

(2)放射治疗

脑胶质瘤的放射治疗,是脑胶质瘤综合治疗的一个重要组成部分。放射治疗的主要目的是预防或控制肿瘤复发。几乎所有脑胶质瘤都在原位复发,对于Ⅱ级及以上的脑胶质瘤,也就是说分级属于Ⅱ~Ⅳ级的脑胶质瘤,都应该考虑进行放射治疗。通常放疗包括常规放射治疗、立体定向的放射治疗、放射性核素内放射治疗等。放射治疗的剂量,需要根据患者的情况而定,一般来说,低级别脑胶质瘤建议剂量为50~54戈瑞,高级别脑胶质瘤建议剂量为60~64戈瑞。特别是Ⅲ级和Ⅳ级的脑胶质瘤,在放射治疗期间,我们一般推荐配合替莫唑胺进行化疗,即进行同步的放化疗。在放疗结束之

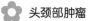

后,还可以进行 6~8 周的替莫唑胺辅助化疗,这样能使肿瘤得到有效的控制。

(3)化学治疗

化疗作为脑胶质瘤综合治疗的一部分,在临床有着重要的应用。手术和(或)放疗使部分脑胶质瘤取得了较好的疗效,然而,大多数肿瘤还是难免复发。化疗具有手术及放疗所不具备的优势。手术与放疗是局部治疗,而化疗是全脑治疗,可以消灭手术和放疗后残存的肿瘤细胞。同时,不适合再次手术和放疗的病例也可以选择化疗。一般Ⅲ级和Ⅳ级高级别的恶性脑胶质瘤术后应尽早进行化疗,Ⅱ级脑胶质瘤需要根据分子病理、患者年龄及其他评估手段结果等来选择是否化疗。

(4)电磁场治疗

电磁场疗法是一种便携式、无创伤的医疗设备实施性疗法,即通过低强度的中频交流电磁场,对细胞的增殖起到一定的干扰作用,从而干扰癌细胞的分化,抑制癌细胞的生长。这一疗法多用于与替莫唑胺联用治疗新诊断的脑胶质母细胞瘤患者,以及作为单一疗法用于复发脑胶质母细胞瘤患者。

总之,除了选择适当的治疗方式以外,脑胶质瘤患者平时要多吃有营养的食物,不宜吃辛辣、过热、粗糙的食物,且要做到少食多餐,尽量少吃油腻食品,多吃一些瘦肉、大豆等食物。此外,患者还需保持乐观稳定的心理状态,避免精神紧张,以及出现抑郁、悲观等不良情绪。

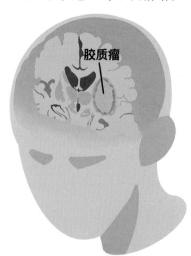

胶质瘤

3. 脑胶质瘤化疗有哪些药物及原则？

化疗是脑胶质瘤患者的重要治疗方法之一。尤其对于高级别的脑胶质瘤患者,术后化疗是减少复发、明显延长生存期、提高生活质量的重要手段。

(1)化疗药物

美国 NCCN 脑胶质瘤治疗指南中推荐以下这些化疗药物用于治疗脑胶质瘤:卡铂、卡莫司汀、卡莫司汀植入膜剂、顺铂、环磷酰胺、依托泊苷、磷酸依托泊苷、盐酸伊立替康、洛莫司汀、盐酸丙卡巴肼、替莫唑胺、长春新碱,其中因替莫唑胺不良反应较轻微、耐受性较好,因此已成为目前治疗恶性脑胶质瘤、复发神经胶质瘤的标准化疗方案。

(2)化疗原则

1)大多数化疗药物作用于分裂活跃的肿瘤细胞,且遵循药代动力学原则,即每次化疗药物只能杀灭一定数量的肿瘤细胞。当肿瘤体积较小时,分裂细胞的比例较大,化疗效果发挥较好。因此,在化疗前,应在保留脑功能的前提下尽量切除肿瘤,以减轻肿瘤负荷。

2)术后尽早开始化疗,并可与放疗同步进行,以取得较好的肿瘤控制结果。

3)联合化疗。因为胶质瘤的瘤内异质性,使得实体病灶中含有药物敏感性不同的亚克隆。通常选择作用机制不同及毒性不重叠的药物进行联合化疗,是杀灭肿瘤细胞的主要化疗方法。

4)充分化疗。采用极限耐受化疗剂量和尽可能短的间隔期,以获得理想的效果。

5)制订合理的化疗疗程,并注意保护患者的免疫力。

6)根据病理诊断和分子标记检查结果选择化疗药物。

7）某些抗肿瘤药物,如烷化剂、顺铂可能会导致抗癫痫药物的血药浓度降低而诱发癫痫发作。因此,要注意化疗药物与抗癫痫药物的相互影响。

8）由于抗癫痫药物诱导肝酶活性增强,降低了某些抗肿瘤药物的血药浓度,如伊立替康、洛莫司汀、长春新碱、他莫昔芬、紫杉醇、依托泊苷,因此在应用抗癫痫药物时,应酌情调整化疗药物的剂量。

除了目前的化疗药物,仍然有很多针对脑胶质瘤的新型抗癌药在临床研究阶段。美国一直走在医学前沿,有非常多的临床试验亟待寻找合适的患者,但是由于信息不对称,使很多患者不知晓而延误了宝贵的治疗时机。患者可以咨询主管医生是否有最新药物问世,或评估是否适合参加临床试验。

4. 头部手术可怕吗？

很多患者听到医生说给大脑做手术,都会感到很恐慌。医生究竟怎样做头部手术的呢？是一个什么样的流程？

恐慌这种反应是大多数患者都有的。不用担心,尽管大脑手术比阑尾切除、骨折复位之类的手术难得多,但为您大脑做手术的都是经过千锤百炼的专家。每一个神经外科中心每年都进行许多的神经外科手术。手术过程大概是这样的。

手术开始前,麻醉医生会给您建好静脉通路,用于给药和输液,您在整个手术过程不会感受到疼痛,也不会有意识。手术时长取决于肿瘤的位置和大小,手术过程中医生会及时向您的家属告知手术进展。一觉醒来,您就可以见到您的亲人们了。

手术中,神经外科医生会在您的头皮上做一个很小的切口,并取下一小块颅骨。接下来,根据肿瘤的特点,手术中医生会用到不同的设备,以尽可能切除脑中的肿瘤组织。手术结束后,医生会将最初取下的颅骨放回原位,或者用人工骨瓣代替,最后为您精心缝合头皮上的手术切口。

手术之后医生会将您送往监护室或者恢复室。您醒来之后可能会觉得有些昏昏沉沉,也可能会有些隐隐的头痛或者其他部位的疼痛。医生会给您用药控制疼痛、减轻水肿并预防癫痫的发生,同时有机器监测您的心率和颅内压力,也可能有呼吸机帮助您呼吸。在您能够自主排尿之前,一般会插尿管。另外,为了防止血栓出现,会给您穿上特殊的弹力袜。

一般来说,几个小时之后您就可以回到普通病房,特殊情况下可能需要1~2天。回到病房之后,护理人员会帮助您尽早下地活动,通常来说正常饮食也可以恢复了。术后7~10天,主管医生会酌情适时为您的术中缝合的切口进行拆线。而这期间您需要做的,就是严格遵照医师的嘱咐保持手术伤口周围干燥、清洁,同时注意饮食与休息的调养,适时下床活动以避免形成深静脉血栓并诱发肺栓塞,配合我们为您的健康保驾护航。

5. 与脑转移瘤有关的医学常识有哪些?

(1)脑转移瘤的常见原发病灶

脑转移瘤在临床上常见的原发病灶有肺癌、乳腺癌、胃癌、直肠癌、结肠癌等。脑转移瘤是指病变于身体其他部位的恶性肿瘤发展到了晚期,原发病灶的肿瘤细胞可通过动脉或静脉血行转移途径、淋巴循环途径及蛛网膜下腔转移途径,使肿瘤细胞在颅内种植,继而形成脑转移瘤。脑转移瘤的患者会出现头晕、头痛、恶心、呕吐、颅内压增高、视力降低、癫痫等症状。治疗主要是采取对原发灶的治疗,同时联合脑部的放射治疗,可以使肿瘤在一定程度上缩小甚至消失。针对不同的患者,采取合适的治疗措施,可以改善患者的生存质量,延长患者的生存时间。如果脑转移瘤的患者不接受有效的治疗,多数会在数月乃至数周内出现死亡。

(2)脑转移瘤的 CT 表现

脑转移瘤的 CT 表现是一侧或双侧大脑半球内单发或多发的、密度高低不等的、圆形或类圆形的局限性病灶,多数病灶呈高密度影。在转移瘤病灶周围伴有严重而广泛的水肿带,水肿范围要比肿瘤本身大几倍,甚至几十倍。脑转移瘤严重的患者,还会出现脑沟、脑回消失,脑室受压、移位等表现,少数患者还可以出现大脑镰下疝迹象。如果进行 CT 增强扫描,可以见到肿瘤会有明显强化,部分肿瘤中央有局灶性的坏死或者整体坏死,形成囊性改变或者多囊状改变。

(3)伽玛刀治疗脑转移瘤

小的脑转移瘤用伽玛刀治疗有效,可以达到缓解患者临床症状、改善患者生存质量、延长患者生存时间的目的。伽玛刀是一种精细聚焦、集中高剂量辐射的大型医用设备,其剂量精度高,对病灶处的周围正常组织造成损坏很小,临床上通常可以用于治疗病灶直径小于 3 厘米的颅内、头面部肿瘤或其他病变。伽玛刀治疗脑转移瘤可以起到辅助性治疗的作用,可以延缓肿瘤的生长速度,减小肿瘤的体积,但不能起到根治性的治疗作用。如果脑转移瘤患者的肿瘤数目较多,呈散在性播散转移,无法通过开颅手术,可以进行伽玛刀的治疗。伽玛刀治疗并不适用于所有病灶,医生需要根据患者的病灶大小、位置、类型等因素进行综合性考虑。

(4)脑转移瘤的复发

脑转移瘤治疗后可能会复发,也可能不会复发。

1)会复发:脑转移瘤治疗后可能会复发。转移的过程中,脑部可能会有潜在的癌细胞,做影像学检查时,未发现小的转移灶,转移灶在日后的治疗中继续增大,使肿瘤复发;也可能是脑转移瘤在手术治疗的过程中,周边组织可能存在残留的肿瘤细胞,使肿瘤复发。

2)不会复发:脑转移瘤治疗彻底,脑部没有潜在的癌细胞,且脑转移瘤在手术治疗的过程中,周边组织不存在残留的肿瘤细胞,且术后通过放疗或者化疗进行预后,一般是不会复发的。建议脑转移瘤的患者,在治疗肿瘤以后,要对局部进行放疗或者全身辅助治疗,提高脑转移的治疗效果,预防再次复发,达到较好的治疗效果。

（5）脑转移瘤的好发人群

脑转移瘤好发于癌症晚期人群、依从性差的恶性肿瘤人群、免疫力低下的人群。

1）癌症晚期人群：脑转移瘤好发于既往患有其他部位恶性肿瘤的人群，特别在肿瘤诊断之时分级比较高，或是在肿瘤原发灶切除时，已经发生淋巴结转移的人群。

2）依从性差的恶性肿瘤人群：患有恶性肿瘤，但没有遵医嘱对肿瘤进行治疗，或没有定期检查病情进展情况的患者，更容易导致肿瘤转移扩散，出现脑转移瘤。

3）免疫力低下的人群：免疫力低下的人群，更容易诱发恶性肿瘤的扩散，导致脑转移瘤发生。

6. 怎么预防肺癌脑转移？

肺癌是我国发病率和死亡人数位居第一的恶性肿瘤。由于肺内血管丰富，易于癌细胞四处逃窜，肺癌既可通过淋巴结转移，又可以通过血液进行远隔部位转移，转移部位不同，症状也不同，常常给患者带来极大的痛苦，甚至威胁生命。其中，脑部是肺癌最常见的转移部位，据统计，肺癌脑转移的概率最高可达65%。

正常人体中，血液和大脑之间存在一层血脑屏障，能拦住各种细菌、病毒、化学物质，但一般药物往往也难以突破这层屏障。然而，肺作为一个血管网丰富的器官，且肺血管与椎静脉间存在吻合支，脱落的肺癌细胞可以不经肺部毛细血管的滤过而直接入脑。同时也有相关文献报道证实其他癌症发生脑转移也要经过肺部这条"高速公路"，即肿瘤细胞先经过肺循环转移到肺，再经过体循环转移到脑。肺癌脑转移后，由于肿瘤的进展会造成颅内压增高、神经损伤、脑血管破裂等。若不及时治疗，严重时会危及生命。脑转移严重影响患者的认知功能、生存时间及生活质量，预后极差。目前，科

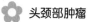

学预防、及早治疗肺癌脑转移是提高患者预后效果的最佳手段。

（1）积极治疗原发肿瘤

预防肺癌脑转移最有效的手段就是对原发肿瘤及早发现、合理治疗。在确诊肺癌后,由包括外科、放疗、化疗、靶向治疗、免疫治疗专家在内的肺癌专家组进行讨论,制订详细的、完整的、系统的、科学的治疗方案,可以在最大程度上实现肺癌的临床治愈,避免肺癌脑转移。

（2）遵医嘱,定期复查

定期复查非常重要,及时、仔细、定期的检查有可能早期发现肺癌脑转移的证据,以便及早采取措施处理,防止病情进一步恶化。因此,一定要谨遵医嘱,定期复查。

（3）戒烟

肺癌患者应严格戒烟。2021年7月,《内科学年鉴》发表了一项最新研究表明,确诊肺癌再戒烟仍可延长生存期。

（4）及早治疗

肺癌脑转移目前治疗方法主要包括手术治疗、化疗、放疗、靶向治疗、免疫治疗等,其治疗涉及多个相关学科及不同治疗手段,需要联合多学科专家共同讨论、制订个性化诊治方案。对肺癌脑转移进行个性化综合治疗已经成为诸多患者最为迫切的诉求。

随着医疗技术的不断提升,肺癌脑转移患者的预后也在逐步改善。但是肺癌脑转移的治疗需要结合个体情况制订不同的诊疗方案,因此选择专业、权威的医生进行诊治,制订合理的治疗方案十分关键。

7. 脑转移瘤立体定向放疗中有哪些"刀"?

治疗脑转移瘤时,有一种较新的放疗技术——立体定向放射治疗(SRS),这种放疗适用于体积较小、数量较少、扩散位置较深的脑转移瘤患者,但SRS到底是什么? 如何为脑转移瘤患者选择最适合的SRS治疗方案呢?

SRS是使用特定的放疗机器,加上特定的先进定位系统,以及复杂的计算机运算系统,将高剂量的射线对准肿瘤直接照射,去完成一个定位极精准的放射治疗。为患者进行SRS可选用不同电机,例如伽玛刀、X光刀、数码导航刀以及托姆刀。

(1)伽玛刀

由192个^{60}钴源发出的伽玛射线精确聚焦,射线从不同位置射向固定的病灶上,射线只集中在局部病灶,周围正常组织所受的放射剂量非常低,照射的精准度达毫米级(约一张纸的厚度)。

(2)X光刀

直线加速器是医院放疗科常用的电机,但并非每部都可进行立体定位治疗,需要较新型号的机种,如配备适形辐射束调整技术、高解度多叶式准直仪,再配合六维移动的治疗床及影像导航系统,才能够进行快速、精准度高的SRS放疗。

(3)数码导航刀

释放射线的机头设在可移动的机械臂上,配合电脑定位系统、3D立体导航等,射线从多角度射向肿瘤,误差仅为1~2毫米。安装在天花板上的定位X光机,可即时追踪目标肿瘤位置,即使患者的身体有所移动也不会改变目

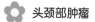

标,而医生替患者治疗脑肿瘤时,亦不需以头钉固定头颅,减低对患者的伤害。

(4)托姆刀

配备内置的强度降低系统(IMRT)、影像导航系统(IGRT)、精确定位系统等,以360度螺旋式放射及同步治疗床移动,使放射线能够转弯,避开正常组织,集中在癌肿位置,将各向异性减低。

伽玛刀相对适合病灶较小及数目不多的脑转移瘤,保证肿瘤治疗的同时,尽可能减少周围正常脑组织的照射剂量。X光刀、数码导航刀和托姆刀,治疗脑转移的效果基本相同,因为三部电机均是使用光子(Photon)作为治疗原理,只是不同生产商先通过不同设备来制造X射线,再运用。不同主诊医生会根据患者需要进行选择,如患者同时要照射多个肿瘤病灶,就可能替换托姆刀。

以往患者或会认为放疗是一种治疗癌症的传统方法,但实际上除了治疗癌症的药物不断推陈出新,放疗技术也通过不同电机的发明和发展得以大大提高,为患者减少并发症和带来更好的疗效。

8.脑肿瘤早期表现有哪些?

大脑是人体的"司令部"。在肿瘤大家族中,脑肿瘤对人体健康的威胁较大,有可能直接引起偏瘫、失语、失聪、失明,甚至昏迷、死亡。那你知道脑肿瘤有哪些预警信号吗? 今天给大家简单解答一下。

脑肿瘤即颅内肿瘤,是发生于颅腔内的神经系统肿瘤。我们的颅腔空间小,容积固定,颅内一个地方长了肿瘤势必会压迫周围脑组织,因此脑肿瘤无论是良性的还是恶性的,长到一定程度,引起颅压升高甚至脑疝,风险都较大。脑肿瘤可发生于任何年龄段,其中以20~50岁人群最为多见。脑肿瘤分两大类,包括原发性颅内肿瘤和脑转移瘤。

如果出现下列十大症状,须警惕脑肿瘤。

（1）头痛

无缘无故的头痛，逐渐加重，严重时伴有呕吐。呕吐呈喷射状，呕吐后头痛有暂时好转。如果头痛伴有一侧肢体麻木无力或语言障碍时，更不能大意。

（2）呕吐

频繁的恶心、呕吐也是脑肿瘤的早期症状之一。由于脑肿瘤的生长，颅内的压力缓慢增高，导致大脑皮质兴奋性降低，延髓呕吐中枢受刺激，从而出现恶心、呕吐症状。

（3）视觉障碍

视觉障碍表现为视敏度明显下降，注视时某个方向"看不清"或"看不见"，两眼外侧余光变窄，行走时容易撞人撞物；还可以表现为视物重影，向某一个方向注视时明显。这些不同于近视和老视。

（4）癫痫

由于肿瘤的压迫或刺激，肿瘤周围的脑组织产生水肿或肿胀，继之缺氧和供血不足，最后脑组织萎缩或硬化，使肿瘤周围的神经细胞处于过敏状态，易受内外因素的影响而致突然的、短暂的放电，并引起癫痫发作。

（5）行走不稳

行走不稳者常伴有眩晕感，闭目加重，行走直线困难，活动后容易出现恶心、呕吐，类似于"晕车""晕船"的感觉。

（6）耳鸣、耳聋

后颅底肿瘤往往压迫面神经，出现耳鸣、耳聋及轻度面瘫等症状，早期常在患者打电话时发觉，即一耳能听到，另一耳则听不到。

(7)精神异常或性格发生变化

思维、情感、智能、意识、人格和记忆力的改变,常有欣快感、淡漠、孤独、定向力和记忆力差。过去办事一向严谨认真的人,突然变得马虎了事,或乱开玩笑,做恶作剧,整天嘻嘻哈哈,无所事事;说话答非所问或颠三倒四,行为放纵或笨拙,情绪不稳或者焦虑、抑郁,无故摸索、强握、乱跑,随地大小便。

(8)内分泌功能紊乱

内分泌功能紊乱常见于垂体瘤,表现为女性的停经、泌乳和不孕不育,男性的性功能减退和不育;成人的肢端肥大症,儿童的巨人症等。

(9)感觉减退

位于大脑半球中部的顶叶专管感觉,该部位的脑肿瘤会导致对侧偏身的各种感觉器官失灵,使得痛觉、温度觉、触觉、振动觉和形体辨别等感觉减退甚至丧失。

(10)生长发育停止

生长发育停止表现为十五六岁身材只有五六岁高,性征亦不发育,肚皮上堆满脂肪,看上去有"少年发福"之势,或儿童年纪轻轻就开始有性早熟的现象。

9. 肿瘤脑转移了还有救吗?

一般来说,肿瘤患者发生脑转移意味着进入疾病晚期,因此很多人认为,脑转移瘤,尤其是多发性脑转移瘤的治疗似乎没有意义了。然而事实真是如此吗?

临床上,有很多脑转移瘤的患者,经过规范的、个体化的治疗,甚至可以达到长期的生存。对于原发肿瘤控制良好或有良好的治疗手段的脑转移瘤患者,应该积极治疗脑转移瘤。

脑转移瘤的治疗方法有手术、放疗和药物治疗,具体要视脑转移瘤的大小、数目、位置、患者身体状态以及原发肿瘤性质而定,进行个体化、规范化治疗,方能取得良好效果。

(1)微创手术

微创手术是脑转移瘤治疗的重要手段。局限性(1~3个)实质性脑转移瘤有明显占位效应需切除减压者、原发灶诊断不明者、病灶性质需与颅内原发肿瘤相鉴别者、原发肿瘤根据治疗经验对放化疗不敏感者以及部分治疗后复发需要挽救手术的患者,应当选择积极手术治疗。对于多发脑转移瘤,手术的作用仅限于获得病理诊断和缓解由大体积脑转移瘤的占位效应所引起的症状。

(2)放射治疗

立体定向放射治疗是脑转移瘤治疗的主要手段,包括 X 光刀、伽玛刀、射波刀、托姆刀等。和手术相比放疗更适合小转移瘤、多发转移瘤和脑深部转移瘤,并可以作为脑转移瘤手术的辅助治疗。

全脑放射治疗是传统放疗方式,目前主要用于广泛性脑转移瘤或立体定向放射治疗后复发病例和术后病例。

(3)药物治疗

药物治疗包括传统化疗、靶向治疗和免疫治疗等。大多数脑转移瘤化疗效果不佳,但对小细胞肺癌、生殖细胞瘤、淋巴瘤等化疗敏感肿瘤脑转移化疗效果较好。

靶向治疗是近年来脑转移瘤治疗的最大亮点,因为超过半数的脑转移瘤原发肿瘤如肺腺癌、乳腺癌、恶性黑色素瘤有基因突变,适用靶向治疗。和化疗相比,靶向治疗效果更好,不良反应更轻,更受患者欢迎。对于能接受靶向治疗、无症状的脑转移瘤者可以首选靶向治疗。因此,脑转移瘤患者应该常规做基因检测,尤其是脑转移瘤本身或脑脊液的基因检测,以寻找靶点进行靶向治疗。

脑转移瘤的免疫治疗也非常值得期待,目前尚处于临床试验阶段,可试用于其他治疗都无效、复发的患者。

10. 脑膜瘤是什么?

脑膜瘤是起源于脑膜及脑膜间隙的衍生物,发生率在脑肿瘤中为第 2 位,女性患者多于男性,发病高峰年龄在 45 岁左右,绝大部分脑膜瘤都是良性的(WHO Ⅰ级),也有介于良性和恶性之间的不典型脑膜瘤(WHO Ⅱ级)和恶性脑膜瘤(WHO Ⅲ级)。检查发现脑膜瘤不用过于担心,尽快找专科医生就诊即可。由于绝大部分脑膜瘤是良性,而且生长缓慢,总体预后还是很不错的,除了个别特殊部位的脑膜瘤容易残留、复发,大部分脑膜瘤术后复发概率还是很低的。

脑膜瘤一经发现,理论上只会越长越大,不会自己消失的,只是生长缓慢,甚至有些很长时间不生长而已。脑膜瘤的治疗首选手术切除,原则上:①对于较大的或明确引起症状的脑膜瘤,尽早手术;②对于较小的或症状不明显的脑膜瘤,也建议早期手术,肿瘤越小,手术风险相对更小,更容易全切;③实在不接受手术的,务必要定期复查,一旦肿瘤有变化或有症状则需尽早手术;④所有手术都有一个前提,患者能耐受手术才行,如果患者高龄或合并多种基础疾病等无法耐受麻醉、手术本身带来的创伤,那手术还是要慎重的。

伽玛刀也是治疗脑膜瘤的常用手段,其原理是将伽玛射线集中起来照射肿瘤的部位,这个射线集中的焦点能量很大,可以破坏肿瘤病灶。伽玛刀是否适合直接治疗脑膜瘤,目前争议还是比较大的。我们的原则是,对于脑膜瘤,不建议直接行伽玛刀治疗,可能会达不到应有的效果或出现放射性的并发症,而对于手术后少量的残留或肿瘤基底则可以考虑行伽玛刀治疗防止复发,但也不是必需的治疗方案。

对于术后的脑膜瘤患者的建议：①预防癫痫发作。所有脑瘤手术，尤其是大脑半球的额叶、颞叶、顶叶等区域，术后要药物预防癫痫发作3~6个月。另外，我们不建议患者从事驾驶车辆或高空作业等工作，很多患者忽略了这一点。癫痫发作虽说是一个小概率事件，但是不代表不会发生，而且癫痫的发作是无法准确预测发作时间的，万一患者在驾驶车辆或高空作业时发作，后果不敢想象。②对于WHO I 级脑膜瘤来说，术后没有其他必需的治疗；而对于WHO II 级和WHO III 级脑膜瘤，术后还要尽早进行足量的普通放射治疗防止复发，甚至也可以考虑化疗等，但是目前化疗的疗效和不良反应仍是需要商榷的问题。

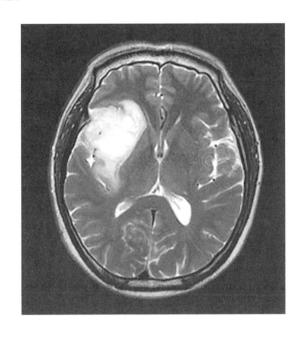

11. 癫痫是脑部肿瘤常见的并发症？

"医生，快过来，27床患者四肢抽搐了！""监护、吸氧，地西泮10毫克静脉注射！"这是我治疗的一个脑转移瘤的患者，经过药物抗癫痫治疗，患者很快就恢复正常了。家属心有余悸地问我这是为什么？下面我就给大家解答一下，为什么脑部肿瘤的患者会出现癫痫？

癫痫即俗称的"羊角风"或"羊癫风"，是由于大脑神经元突发性异常放电，而导致短暂的大脑功能障碍。由于异常放电的起始部位和传递方式的不同，可表现为发作性运动，感觉、自主神经、意识及精神障碍。临床上以突然意识丧失、跌倒、四肢抽搐、口吐白沫或口中怪叫等，醒后如常为主要表现。

大脑是人体"司令部"，但它也会生病，常见的颅内肿瘤有脑胶质瘤、脑膜瘤、神经鞘瘤和脑转移瘤。临床数据表明，有 20% ~ 40% 的癫痫是由脑肿瘤引起的。反过来说，癫痫也是脑肿瘤中重要的临床表现之一。特别是在星形细胞瘤、颅内脂肪瘤和少突胶质细胞瘤等肿瘤中，癫痫是常见的首发症状，也是这些脑肿瘤的早期表现。因此一旦有癫痫表现应当第一时间到医院就诊，确诊是否脑肿瘤在"作怪"，以实现脑肿瘤的早发现、早治疗，取得更好的疗效。

目前认为脑肿瘤细胞本身不具有癫痫样放电的特性，脑肿瘤之所以引发癫痫发作是由于肿瘤的生长压迫，或者影响周围的脑组织及其血管，造成脑水肿、肿胀，继之缺氧和供血不足，而后脑组织萎缩或硬化，导致这些神经细胞的代谢异常及膜电位的改变，使肿瘤周围的神经细胞处于过敏状态，在内源性或外源性因素刺激下，产生异常放电，引发癫痫发作。

如果没有在医院，患者癫痫发作时我们应如何处理呢？

🌢 发现患者癫痫发作，应让患者侧躺，侧躺能让其嘴中白沫流出，不会被误吸堵塞气管，不会影响呼吸。

🌢 不应该往患者口中塞东西，塞东西会影响白沫排出，同时还可能导致塞入物误食。

🌢 需要保护患者不跌伤、撞伤，强行按压患者肢体会引起骨折。

🌢 松开患者衣领，保持患者呼吸顺畅。

🌢 需要记录发作时间和停止时间。

🌢 及时拨打 120 或通知专科医生处理。

癫痫持续发作超过 5 分钟以上就可以认为是癫痫持续状态。癫痫持续状态是癫痫非常严重的一种临床表现形式,若不给予积极治疗,则可能引起呼吸、心搏骤停,大脑严重供血、供氧不足,甚至危害患者生命。脑肿瘤引起的癫痫治疗主要是针对脑肿瘤原发病治疗,如果脑肿瘤可以手术切除治疗,尽量手术切除,如果不能切除,可以考虑放疗或者化疗。如果癫痫反复发作,可以配合用抗癫痫的药物,减少癫痫的发作。

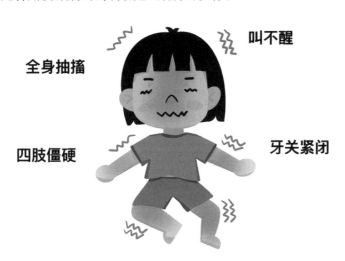

12. 脑胶质瘤导致脑水肿怎么办?

有非常多的脑胶质瘤患者出现脑水肿的情况,这也可以说是脑胶质瘤的一个正常的表现。脑胶质瘤大多数会发生相应的脑水肿,其本身对于正常脑组织会产生压迫,对周边脑组织有影响,引起脑水肿。肿瘤影响静脉的回流途径,也会导致脑水肿。手术的创伤也会产生脑水肿,所以多种因素决定脑胶质瘤术后脑组织会产生一些或轻或重的水肿。具体有以下几点注意事项。

第一,治疗脑胶质瘤本身的疾病,尤其是要通过外科手术的方式进行治疗,只有将脑胶质瘤切除,周围这些水肿情况就会渐渐消失。比如切除肿瘤之后,肿瘤周边的水肿会得到相应的缓解,还有切除肿瘤之后,由于肿瘤压迫静脉回流障碍导致的水肿,也会逐渐地缓解。

第二,如果术后仍然是水肿的状态,可能还会持续一段时间,需要辅助对症的治疗,如用脱水的药物来改善水肿。可以应用甘露醇进行脱水、降颅压治疗,如果肾功能有异常,可以应用甘油果糖配合呋塞米进行脱水,加强降颅压治疗。还有一些药,比如人血白蛋白、一些胶体液,可改善患者的胶体渗透压,也可以达到缓解脑水肿的作用,改善颅内压增高症状,缓解患者的症状、体征。在一般情况下通过综合药物的治疗,就能够控制住脑胶质瘤术后脑水肿,使患者安全度过脑水肿期。

第三,一定要观察具体的情况,明确是否有一些静脉的受损,或者是静脉的堵塞,如果是这样,必要的时候甚至需要通过外科手术的方式进行治疗,减轻脑水肿的情况。

第四,可以采取一系列的激素进行治疗,这样也可以有助于减轻脑水肿的情况。脑水肿的患者如果有脑细胞损伤,可以在专业人士的指导下使用激素类的药物来修复受损的脑细胞,减轻脑水肿的症状,如甲强龙、地塞米松等。临床上需要根据患者症状及水肿范围,调整甘露醇、甘油果糖及地塞米松每天用药的次数。药物起效后需医生根据患者状态来减量、减次。若应用甘露醇、甘油果糖及地塞米松后水肿无减轻、症状无改善、无出血倾向的患者需加用贝伐珠单抗,每3周一次。注意在应用甘露醇、甘油果糖、地塞米松时需定期检测患者肾功能、电解质及血糖变化。应用贝伐珠单抗时需监测血压。另外还可以通过口服尼莫地平来促进大脑的血液循环,改善大脑的新陈代谢,从而达到缓解症状的效果。

总之,脑胶质瘤致脑水肿患者需要注意,首先,脑胶质瘤是一种脑部恶性肿瘤。当这些细胞恶性程度较高时,很容易引起脑水肿。此时,甘露醇和各种利尿剂可用于治疗。其次,以手术治疗为主,尽量保留正常神经,不侵犯重要脑组织,并在最大范围内进行脑胶质瘤切除手术。再次,术后给予重要的辅助治疗,如放疗。最后,一些患者可以静脉滴注地塞米松,这对缓解脑胶质瘤引起的脑水肿有显著效果。

因此对于脑胶质瘤来讲,从治疗脑胶质瘤本身,到后期的一系列的康复功能锻炼,都有助于减轻脑水肿。

13. 脑胶质瘤术后放疗后,还需要做化疗吗?

脑胶质瘤是源自于神经上皮细胞的一种肿瘤,是中枢神经系统中常见的肿瘤。脑胶质瘤根据不同的严重程度,可以分为四个等级,级别越高越严重。针对不同级别的脑胶质瘤,临床上也要选择合适的治疗方案,争取能有一个比较满意的结果。那么脑胶质瘤术后放疗后,还需要做化疗吗?

脑胶质瘤属于恶性肿瘤,与正常脑组织没有明显的边界,一般是呈浸润性生长。脑胶质瘤和正常脑组织是"狗牙状"交错生长状态,手术既要保护正常脑组织又要切除肿瘤,大大增加了手术难度,因此脑胶质瘤手术治疗后总是留下部分残留组织和肿瘤细胞,即胶质瘤复发的根源。如果不进行后续的放化疗,肿瘤可能会短期内复发,影响患者的生存率和生存时间。化疗是脑胶质瘤治疗的重要环节,手术和(或)放疗使部分脑胶质瘤取得了较好的疗效,然而,大多数肿瘤还是难免复发。化疗对进一步杀灭残留肿瘤细胞起到很重要的作用。

脑胶质瘤手术和(或)放疗后是否需要化疗要看它的级别。一般来说高级别的脑胶质瘤,就是世界卫生组织分类Ⅲ~Ⅳ级的脑胶质瘤,手术和(或)放疗后都是需要化疗的。另外对一部分具有高危因素的低级别脑胶质瘤,也是需要手术以后的辅助化疗。高危因素主要包括:肿瘤切除之后的标本检测 Ki-67 增殖指数比较高的,或者肿瘤比较大的,或者病理类型是星形细胞瘤的。这些具有高危复发因素的低级别脑胶质瘤,也需要术后辅助化疗。

脑胶质瘤化疗的效果如何?脑胶质瘤化疗的效果一般是比较好的。目前一线的化疗方案是替莫唑胺,它的有效率是40%~50%。根据手术以后的分子病理学检测,去判断化疗的敏感性。对于有 1p/19q 联合缺失的,然后又存在于 MGMT 甲基化的脑胶质瘤,化疗的疗效是非常好的。

术后放疗后化疗有哪些注意事项呢?在患者身体恢复的情况下,最好尽早开始化疗。在化疗前，一般首先会对肿瘤情况进行一个总体评估，然后还要对患者的身体状况进行评估，评估他（她）能不能接受化疗。在化疗实施以后，每个星期要定期地复查血常规1~2次，在下一个疗程化疗前对身体状况进行一个评估，每2个疗程的化疗后做一个肿瘤情况的评估，以便于调整化疗方案。

总之，单独的手术治疗不可能完全治愈弥漫性生长的低级别脑胶质瘤，几乎所有的低级别脑胶质瘤最终都需要应用放疗、化疗等辅助治疗手段。脑胶质瘤从本质上来讲属于一种侵袭性生长的脑肿瘤，所以难以通过手术的方式获得肿瘤全切。在手术之后，对于Ⅱ级以上的脑胶质瘤，大部分患者是需要考虑接受放疗、化疗的，也唯有通过放疗、化疗的方式才能把肿瘤周围残留的肿瘤细胞彻底消灭掉，使患者获得比较长的生存期。如果没有进行放疗和化疗，手术之后患者脑胶质瘤复发的风险会明显增加，而且复发的时间间隔也会明显缩短。在肿瘤复发之后，还需要考虑再次手术，或者再次放化疗。因此在第一次的胶质瘤切除之后，进行有效的放疗和化疗，对于改善患者的生活质量和延长生存期是十分关键的。

14. 得了脑胶质瘤能活多久？

许多患者来门诊，常问的问题之一是得了脑胶质瘤能活多久，这个问题有时不容易回答。脑胶质瘤患者的生存取决于许多因素，主要是肿瘤的类型、级别、分子病理、手术切除情况、位置，以及患者年龄、术前身体状况等。低等级脑胶质瘤中位生存期为8~10年，间变脑胶质瘤中位生存期为3~4年。对于脑胶质母细胞瘤患者，中位生存期为14.6~17.0个月，少数低等级脑胶质瘤患者可以完全治愈。

脑胶质瘤难以治愈，术后常复发，不同级别的脑胶质瘤预后不同。高级别脑胶质瘤患者病情进展迅速，术后可能在短时间内复发，生存时间相对较短。脑胶质瘤的治疗效果与患者发病年龄、基础疾病、治疗方式的选择、心理状况、营养情况等因素相关，脑胶质瘤级别不同，治疗效果也不同。

（1）低级别脑胶质瘤

一般来说,低级别脑胶质瘤的患者可以活 8 ~ 10 年。然而,由于每个人的身体状况不同,疾病后的具体治疗方法也不同,能活多久因人而异。建议患者积极配合医生进行治疗,只有有效控制病情,才能达到延年益寿的效果。

（2）高级别脑胶质瘤

高级脑胶质瘤患者能活多久与许多因素有关。一般来说,一半的高级别脑胶质瘤患者可以活 15 个月左右,大多数患者可以活 10 ~ 20 个月。然而,存活时间存在个体差异,主要与肿瘤的恶性程度、生长部位和大小,以及是否得到及时有效的治疗有关。

1)肿瘤恶性程度:高级别脑胶质瘤是指分级为 Ⅲ 级以上的脑胶质瘤。一般来说,分级水平越高,肿瘤恶性程度越高。相对而言,Ⅲ 级脑胶质瘤患者的生存预后比 Ⅳ 级脑胶质瘤好,生存周期长。Ⅳ 级脑胶质瘤是恶性程度最高,即使这些患者接受手术治疗和术后系统放疗,也很难取得良好的治疗效果。患者在几个月内容易复发,危及生命。

2)生长部位和大小:一些位置特殊的高级别脑胶质瘤,如脑干胶质瘤,因为肿瘤周围有许多重要血管、神经,很难完全切除肿瘤,在手术过程中不可避免地会损害周围重要的组织结构。因此,这些患者的生存期很短,可能只有几个月。位于非重要功能区的高级别脑胶质瘤可通过手术完全切除,这些患者的预后相对较好,通常可以获得稳定的生存期,有些患者的生存期甚至可以达到几年。

3)是否得到及时有效的治疗:对于高级别脑胶质瘤患者,虽然肿瘤性质为恶性,但如果能及早发现,通常可以获得更好的治疗效果,部分患者甚至可以稳定生存数年。

因此,脑胶质瘤患者的存活时间因人而异,不同的患者发现脑胶质瘤的时期不同、分级不同,患者个人体质不同,对手术以及放化疗等辅助治疗的耐受程度不同,复发概率不同,患者最终的生存期限也不尽相同。确诊脑胶质瘤后,患者应积极接受相关治疗,同时注意进食营养丰富、易消化的清淡饮食,多饮水,多吃新鲜的水果和蔬菜,补充维生素,以提高自身免疫力,延长存活时间。

三、鼻口咽喉部肿瘤

1.这些征兆,可能是鼻咽癌发出的早期信号!

近日,58 岁的陈叔"整个人都不好了",他鼻塞 3 周,鼻涕中还有血,到医院做了一系列检查,医生给出的诊断是"鼻咽癌"。"啥? 医生,鼻炎还能变癌啊?""陈叔,此鼻咽非彼鼻炎哦,而且,鼻咽癌是肿瘤。""那为啥我每年体检也没体检出我得鼻咽癌呢?"有多少人也像这样困惑,对于鼻咽、鼻炎傻傻分不清楚呢? 这个"冷门癌"悄无声息地潜伏在我们身边,真的没有任何信号吗?

那鼻炎与鼻咽到底有没有关系呢? 鼻炎是指鼻腔黏膜的局部炎症,分急性、慢性,或细菌性、非细菌性等,常见的临床表现有打喷嚏、鼻塞、流鼻涕等。而鼻咽是我们人体的一个解剖结构,而非我们常理解的"鼻腔发炎",从发病机制、病情发展和疾病结局来讲,二者完全不相关。鼻咽位置特殊,通俗地讲,鼻咽部位于鼻腔后面、口腔上面,正常情况是个近六边形的空腔,通过颅内的孔道、神经、血管等与耳、鼻、口,甚至颅腔等相通。除高危人群(如有家族史、EB 病毒感染等)外,常规体检一般不会专门针对此处进行检查。鼻咽癌是发生在该部位的恶性肿瘤,由于鼻咽邻近结构复杂,有一定的容纳空间,所以肿瘤容易隐身而早期不被发现。而当肿瘤侵及周围相应结构和神经时会引发复杂多样的临床症状,主要包括以下几种。

(1)回吸性血涕

回吸性血涕占初发症状的 20% ~ 30% 。主要是因为鼻咽癌的癌组织比

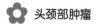

较脆弱,表面丰富的不成熟小血管容易破裂、糜烂、溃疡导致出血,表现为吸鼻子时出现鼻涕中带血,尤其是晨起后回吸性血涕更典型,此时一定不要认为是天气干燥、"上火",要及时就医。

（2）鼻塞

长在鼻咽顶部或侧壁的肿瘤逐渐增大就可能堵塞鼻孔引起鼻塞,出现一侧鼻塞较常见,严重的时候患者还得张口才能呼吸。

（3）耳鸣、听力下降

当肿瘤堵塞传导听力的神经、咽鼓管或内耳淋巴循环时,就会出现耳鸣、耳闷甚至听力下降,并反复出现中耳炎。所以,出现这些症状也需警惕鼻咽癌"找上门"。

（4）头痛

据统计,确诊鼻咽癌时70%左右的患者都会有不同程度的头痛,主要是肿瘤影响颅底骨、神经、血管时,或肿瘤局部坏死感染时就会引起头痛,一般为偏头痛,少数为枕后和颈部疼痛。

（5）面部麻木

面部麻木为肿瘤侵犯脑神经的表现,常表现为颜面部皮肤感觉麻木、蚁爬感,为晚期的表现。

（6）视力问题

肿瘤向颅内蔓延,侵犯司视力的神经及肌肉,可出现视力下降、复视(看东西重影)甚至失明、眼球活动受限制、眼球外展不能、眼睑下垂、斜视等。

（7）其他神经肌肉受损表现

随着肿瘤发展,可侵犯局部肌肉、颅内后组神经,例如舌咽神经、舌下神经等,从而表现为张口困难、咽反射减弱或消失、舌头萎缩或偏移,影响说话、咀嚼食物和吞咽等功能。

（8）颈部包块

鼻咽癌发生颈部淋巴结转移的概率高达70%～80%,患者往往无意中摸到脖子长包,这种"包块"很可能是肿大的淋巴结。尽管患慢性炎症等疾病时也可以触摸到淋巴结,但可能表现为疼痛、肿胀,还可能合并发热等表现,经过消炎治疗后有改善,而当颈部淋巴结无痛性肿大、摸起来质地较硬、活动度差、多个互相融合成团,给予消炎治疗后无明显缩小,甚至持续增大,很可能是肿瘤淋巴结转移,需要及时就诊。

讲到这里,是不是这个"冷肿瘤"并不那么高冷了,它还是会悄悄告诉我们一些消息的,只要我们细心发现,鼻咽癌也可以早期被识别出来,出现这些症状要尽早去医院寻求专业的指导和诊治!

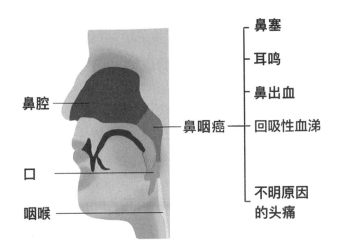

2. 如何预防鼻咽癌?

西方医学研究证实鼻咽癌的发生与以下几个因素有关,生活中应关注。

（1）EB病毒感染

EB病毒是埃普斯坦与巴尔于1964年最先从非洲恶性淋巴瘤组织培养中发现的一种病毒。1970年,在鼻咽癌的组织中检测到EB病毒DNA。EB病毒全球分布广泛,全世界有90%以上的人群感染过EB病毒,几乎所有的未分化和低分化鼻咽癌都与EB病毒潜伏性感染有关。EB病毒主要通过唾液传染,也可经血液传染和性接触传染。首次感染通常发生在幼年,大多数没有临床症状。如果出现临床症状,可导致传染性单核细胞增多症。EB病毒感染人体后,宿主免疫系统对病毒进行免疫监视并起到杀伤病毒作用。这就要求我们生活中在孩子小的时候减少喂饭、嘴对嘴亲吻等导致病毒传染的行为,增强免疫力,出现病毒感染及时到医院抗病毒治疗。

（2）化学致癌物

食物发霉后,其中的亚硝胺含量可增高数十至数百倍,人体受到此类致癌物危害的可能性很大。鼻咽癌患者体内硝基化合物含量明显升高,是导致鼻咽癌的重要原因。因此,防止食品在加工和储存过程中的亚硝基化是预防此类化合物致癌的重要途径。烟草、石油、煤等有机化合物燃烧产生的多环芳烃是最早被发现的环境致癌物,也是迄今数量最多的致癌物。这类致癌物的主要污染源是焦化、炼油、煤气等工厂和汽车、飞机等交通运输工具排放的尾气。在家庭炉灶使用中和熏制食品中也含有大量的苯并芘等多环芳烃。对于多环芳烃致癌物的预防措施主要是控制污染源,降低有关工厂排放气体中多环芳烃的浓度,减少排放量;在汽车等交通运输工具上安装尾气处理装置;不吸烟,少食熏制食品等。

（3）遗传易感性

鼻咽癌是一种典型的、发病因素比较明确的、倾向于"遗传-环境-病毒（EBV）"三大类因素交互作用而形成的恶性肿瘤。中国虽然是鼻咽癌的高发区,但发病率的南北差异非常悬殊。高发区主要集中在南方五省区（广东、广西、湖南、福建、江西）,其中又以广东省最为高发,因此鼻咽癌又有"广东瘤"之称。另外,移民流行病学研究显示,中国高发区居民移居美国、澳大利亚等低发国家数年后,鼻咽癌发病率虽然有所下降,但仍远高于当地居民水平。这提示虽然居住地发生改变,但其自身的遗传素质很可能是鼻咽癌持续高水平发病的重要因素之一。对于家族中有鼻咽癌患者,则在体检项目中应该增加鼻咽癌相关筛查项目。

(4)微量元素

鼻咽癌高发区的大米和水中的微量元素镍含量较低发区高,而硒含量则较低。在鼻咽癌患者的头发中,亦是高镍低硒。动物实验表明,镍能促进亚硝胺诱发鼻咽癌。而低硒则直接影响体内高镍的分解排出,亦是促发因素之一。对血和头发中微量元素与鼻咽癌关系的研究表明,锌、铁、铜等是显著相关元素。研究证明,镍是人体必需的微量元素之一,但镍及其化合物又是强致癌物质。生活中我们经常吃的大米应该选择产地为富含硒而低镍区域,这样也可以有效预防鼻咽癌哟!

3. 鼻咽癌不能开刀怎么办?

鼻咽癌因病灶位置解剖腔隙隐蔽、肿瘤容易沿着周围孔道侵犯蔓延,单纯手术极难切除干净反而造成创伤继而远处转移,所以大多数鼻咽癌不能手术,只针对复发转移鼻咽癌或者淋巴结复发才考虑手术治疗。早期鼻咽癌患者可采用单纯放疗,局部晚期患者采用放化疗综合治疗。放疗以调强放射治疗为基础,也可以采用更高端的质子、重离子放疗。那么下面我们简单介绍一下鼻咽癌的几种治疗方式。

(1)放疗

放疗是肿瘤的一种局部治疗模式,其根本目标是在保护正常组织,尤其是危及器官的前提下,给予癌灶靶区尽可能高的剂量,以便最大限度地杀死癌细胞,治愈肿瘤。从物理技术的角度看,为实现这一目标现在可以使用的技术有调强放疗、图像引导放疗、质子和重离子治疗。目前鼻咽癌公认和有效的根治性治疗手段为放疗,其中使用最广泛的是调强放疗,此项技术无疑是鼻咽癌治疗里程碑式的进展。质子和重离子治疗也是放疗的一种,可以更好地保护正常组织并给予肿瘤更高的剂量,以提高局部控制。

(2)化疗

鼻咽癌对化疗药物敏感,化疗和放疗同步应用,既因放射增敏作用而加强肿瘤局部控制率,又可降低远处转移率而提高总生存率和无瘤生存率,因而放疗结合化疗是治疗鼻咽癌最合理和最有希望的综合治疗模式。新辅助化疗+同期化、放疗晚期鼻咽癌因其具有较好的局部控制率、可控制的不良反应以及患者对其具有良好的耐受性,已引起越来越多学者的关注。

(3)分子靶向和免疫治疗

分子靶向治疗基于抗体/配体与瘤细胞靶分子特异结合后,阻断下游对瘤细胞生长起关键作用的信号通路。主要适用于局部晚期或复发/转移鼻咽癌(NPC),包括表皮生长因子受体(EGFR)单抗和抗血管生成类药物。免疫治疗药物主要指免疫检查点抑制剂,包括程序性死亡受体-1(PD-1)、程序性死亡受体-配体1(PD-L1)和细胞毒性T淋巴细胞相关抗原4(CTLA-4)。目前主要是抗PD-1单抗,包括帕博利珠单抗、纳武利尤单抗、卡瑞利珠单抗、特瑞普利单抗、信迪利单抗、替雷利珠单抗和派安普利单抗。针对CTLA-4,代表性药物为伊匹单抗。

(4)中医治疗

鼻咽癌患者因长期肿瘤消耗导致免疫力等严重受损,另再加上漫长的放疗、化疗及靶向治疗,常有口干、恶心、呕吐、食欲下降等相关不良反应,中医治疗可减轻放、化疗不良反应,提高患者生活质量。对高龄、体质差、病情重而无法耐受西医治疗患者,中医药治疗可作为辅助治疗手段。患者可在治疗中和治疗结束后到中医门诊行长期调理康复。

（5）姑息治疗

姑息治疗目的为缓解症状、减轻痛苦、提高生活质量、处理治疗相关不良反应、提高抗瘤治疗依从性。患者应全程接受姑息治疗的症状筛查、评估和治疗，如疼痛、复视、面麻、听力下降、恶心、呕吐等与疾病及治疗相关的症状，还应包括失眠、焦虑、抑郁等心理问题。此外，应加强康复指导与随访，包括鼻腔冲洗、张口训练、颈部肌肉功能锻炼等。

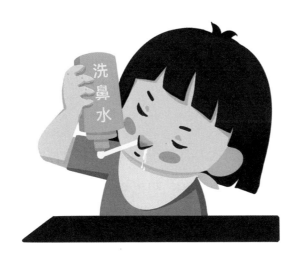

（6）心理治疗

鼻咽癌患者常有恐惧、焦虑、抑郁等负面情绪，会影响生理功能。家属应对患者实施心理疏导，使之树立战胜疾病的信心，保持乐观心态，为康复创造良好心境。

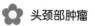

4.鼻咽癌患者营养知识，你知多少？

(1)营养管理

合理的营养膳食,可提高患者对放化疗的耐受能力,加快治疗后康复。患者入院后,应对患者宣教,让其充分认识营养对康复的重要性,根据患者的营养状况,制订适宜的饮食方案。正常人每日所需热量2 000～2 400千卡(1千卡=4.186千焦),头颈部肿瘤患者放射治疗中甚至放疗后一段时间内只能进食半流食甚至流食,而普通流食每日的热量约1 100千卡,无法满足机体的营养需求,所以在正确选择营养途径的情况下,还应注重营养质量,必要情况下联合应用含多种营养成分的营养制剂。

1)肠内营养:患者胃肠功能好,但因解剖或原发病因素不能经口补充者,管饲肠内营养应为首选。短期可经胃管,长期则需经皮内镜下胃造口术(PEG)或空肠造瘘术进行。留置胃管鼻饲法适于短期肠内营养患者,长期置放会引起鼻腔、食管及胃黏膜糜烂,并易引发吸入性肺炎。经皮内镜下胃造口术对需长期肠内营养的患者可避免上述并发症。经皮内镜下胃造口术可用价廉、自行制备的匀浆膳,既可减轻经济负担,又可维持和改善患者的营养状况及生活质量。但经皮内镜下胃造口术为有创性且对生活和形象可能有影响,而不易被接受。

2)肠外营养:在肿瘤治疗开始及过程中,应尽早行肠内营养,但当患者进食困难且不能满足日常需要时可适当给予肠外营养。对有胃肠功能障碍者,应行肠外营养或肠外+肠内营养联合治疗。

(2)营养治疗

正确评估患者营养状况,并对有营养治疗指征者及时给予治疗。并在疗程中不断进行重新评估以及时调整治疗方案。

恶性肿瘤一旦确诊,应行营养风险筛查。目前使用最广泛的筛查工具是营养风险筛查量表(NRS2002)和营养状况的主观评估(PG-SGA)。

NRS<3分虽无营养风险,但住院期间每周应行一次筛查。NRS≥3分有营养风险,需据临床情况制订个性化营养计划并行营养干预。

PG-SGA评分0~1分不需干预,治疗期间应保持随访和评估;2~3分由营养师、护士或医生对患者进行教育,并据存在症状和实验室结果进行药物干预;4~8分由营养师进行干预,并可据症状程度,与医生和护士联合进行干预;9分急需进行症状改善和(或)同时进行营养干预。

此外,询问病史、体格检查和实验室检查有助于帮助医生了解患者营养不良原因和程度,从而进行全面的营养评估。营养风险筛查及综合营养评定应与抗瘤治疗的影像学疗效评价同时进行,以全面评估抗瘤受益情况。

5. 鼻咽癌放疗后,请跟我做这些事儿

鼻咽癌是我国常见的头颈部恶性肿瘤之一,放射治疗是目前最主要的治疗手段。随着诊疗水平的提高,鼻咽癌治疗效果有了很大改善,早期患者放疗后5年生存率达90%以上,意味着更多患者获得长期生存。但放疗也是把"双刃剑",消灭肿瘤的同时也给身体带来不可避免的损害。因鼻咽邻近肌肉、颞颌关节,在放疗过程中受照射导致肌肉纤维化、关节僵硬,患者可能发生不同程度的张口困难、吞咽困难及颈部活动受限。所以,鼻咽癌患者放疗后应积极进行口腔及颈部功能锻炼,防止出现上述不适从而影响生活质量。

(1)张口训练

1)张口运动:口唇缓慢张开至最大,停留5秒再合上(计为一次),早中晚各100次;若张口困难,可使用张口器或软木塞代替,分别放于两侧口角上下齿之间,每次坚持3~5分钟,每天3~5次。逐渐延长时间和(或)增加放

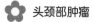

入塞子的厚度。

2）下颌侧移运动：将嘴巴微张，下颌向左缓慢移动到最大程度，回到中线，再向右做同样的动作。每日练 3 次，每次 20 来回。

3）鼓腮：闭上嘴巴，然后鼓气，使腮部扩展至最大，停 5 秒后排出气体。每日 2～3 次，每次 20 下。

4）叩齿：上下齿左右运动及轻轻叩打或咬合，最后用舌尖舔牙周 3～5 圈结束，早晚各 100 次。

5）弹舌：微微张开口，让舌头在口腔里弹动，发出"哒哒"的响声，每日 2 次，每次不少于 20 下，防止舌头、口腔黏膜、咀嚼肌退化。

6）鼓漱：进食后用漱口水或温水（35～40 摄氏度）漱口，鼓腮与吸吮动作交替进行，充分含漱 1～3 分钟，消除食物残渣，达到洁齿和锻炼牙龈肌肉的目的。

7）按摩：在颞颌关节、颈部照射野皮肤处作轻柔按摩，以手指指腹按压，每日 2 次，每次 5～10 分钟。

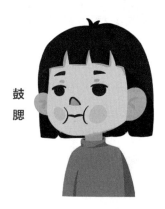

鼓腮

（2）吞咽训练

1）咽唾液：有意识提醒自己咽唾液，每日数次，减轻口舌干燥，运动舌头、牙齿、腮部的肌肉。

2）吸吮训练：患者示指戴上胶套放于口中，模仿吸吮的动作 20 次，每日 3 次以上。

3）舌的运动：将舌头伸出嘴巴，尽力向上、下、左、右方向拉伸，5 秒后回收，反复 10～20 次；舌体尽力后卷 5 秒后放松，反复 10 次；舌头在口中顺时针、逆时针各环绕 10 次，每日训练 3 次；被动活动，用勺子、压舌板给舌头做抗阻运动，有条件可选择舌肌康复器具将舌头向不同方向牵拉；练习发"yi、ge、he、ke"音来活动舌根。

（3）发音训练

发高音"咿"5 秒，然后发低音"啊"，交替重复，每天 20 次。模拟吞咽动作，调节吞咽相关肌群。

（4）颈肩部训练

呈"米"字转动头颈，向左（右）侧弯、低头（仰头）、360°旋转，动作速度宜缓慢，转到极限停留 5 秒左右，然后复原，幅度不宜过大（重度高血压及颈椎病者需谨慎），早晚各 100 次。也可行耸肩、肩部上举伸展运动等，保持每个姿势 5 秒，然后放松，各重复 5 次。

6. 鼻咽癌复发了还有办法治疗吗？

鼻咽癌复发指鼻咽癌足量放疗后，鼻咽原发肿瘤和（或）颈部转移淋巴结曾经完全消失，以后随访过程中鼻咽和（或）颈部又出现肿物者。可分为鼻咽原发肿瘤的复发，颈部淋巴结的复发，或鼻咽、颈部的复发同时存在。鼻咽癌经根治性放疗后仍有 35%～55% 的病例在以后的随访中出现复发，复发时间通常为放疗后 1～3 年，3 年以后，尤其是 5 年以后复发的风险明显降低。

（1）手术治疗

虽然近年放疗技术有了很大的提高，但临床上仍有 8%～13% 的鼻咽癌对放疗不敏感,以致放疗后残灶或短期内出现肿瘤复发。而鼻咽癌患者首程放疗后一旦存在残灶或出现复发,再次放疗效果很不理想,肿瘤的局部控制率不到50%,且放疗所致的不良反应大,严重影响鼻咽癌患者的生存质量。因此,如何提高这部分患者的治疗效果是目前鼻咽癌临床研究的重要课题。目前在临床上治疗鼻咽癌放疗后残灶和复发灶的方法也可选用手术治疗。依据鼻咽癌放疗后残灶和复发灶的部位进行手术分类,颈部转移性淋巴结残灶和复发灶采取颈淋巴清扫的手术方法进行根治性切除;鼻咽部残灶和复发灶切除的手术方法包括传统的鼻外径路手术和近年来开展的内镜下鼻内径路手术。

(2)再程放疗

除了少数病例可以选择手术外,大多数局部复发者需接受再程放疗。严重放疗毒性是再程治疗失败的主要原因。如何选择合适的病例进行再程放疗是需要解决的关键问题。应对策略:对于低危人群,肿瘤可以得到较好控制,获得更好疗效,再程放疗副作用低,建议再程放疗;高危人群,疗效较不理想,再程放疗副作用较严重,需考虑联合化疗、靶向治疗或免疫治疗。没有最好的计划,只有"更合适"的计划!在正常组织"伤得起"的情况下,给肿瘤组织以最有效的打击。

(3)药物治疗

多项研究证实,特瑞普利单抗或卡瑞利珠单抗联合吉西他滨+顺铂方案治疗复发转移性鼻咽癌,显著提高复发转移性鼻咽癌患者的生存时间。贝伐单抗、阿帕替尼、舒尼替尼、安罗替尼联合同步放化疗或化疗/放疗用于局部晚期或复发转移性鼻咽癌具有一定的疗效。关于重组人血管内皮抑制素的多项临床试验表明,其联合放疗/化疗对鼻咽癌的治疗有一定协同作用,但联合标准同步放化疗后客观缓解率仅有轻微提升。

7. 鼻腔、鼻窦癌知多少？

（1）发病情况

鼻腔与鼻窦恶性肿瘤占全身恶性肿瘤的 0.5% ~ 2.0%，占头颈部肿瘤的 9.7% ~ 11.9%，在全球每年发病率约为 1/10 万。鼻腔、鼻窦癌的高发年龄为 50 ~ 60 岁，男性发病率明显高于女性。在国内鼻腔、鼻窦肿瘤发病率无明显地域性差别。国外以日本和南非地区发病率较高，南非班图人鼻腔与鼻窦癌的发病率占全身肿瘤的 6%。

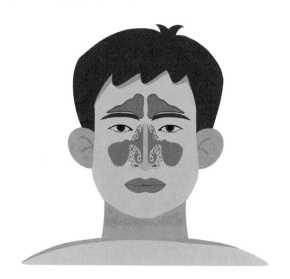

（2）病因

鼻腔与鼻窦癌的发病原因目前还不十分清楚，已知的与本病可能有关的因素较多。

1）木屑、镍、铬等职业接触相关因素：根据流行病学调查发现，从事木器加工的工人，特别是砂纸打磨工人长期处于细木屑粉尘环境中，患病机会增加,其发病率与接触时间成正比。有报道显示从事此类职业人群的鼻腔、鼻窦鳞癌的发病率是普通人群的 20 倍,而腺癌则高达 500~900 倍。国际癌症研究机构(IARC)在 1995 年以及美国国立卫生研究院(NIH)在 2002 年分别公布木屑是致癌因素。除此之外,长期接触化学品,如黏合剂、甲醛、镍、铬、镭、二氧化钍等,皮革、纺织品纤维,芥子气体等也会增加鼻腔、鼻窦癌的发病率,尤其是鳞癌的发病率。

2)人乳头瘤病毒感染:人乳头瘤病毒(HPV)16 型和 18 型感染,可以增加鼻腔、鼻窦鳞癌的发病率,主要是导致内翻性乳头状瘤的恶变。

3)吸烟:吸烟人群鼻窦癌的发生率较不吸烟者高 2~3 倍。

4)慢性炎症:鼻窦慢性炎症可以刺激细胞因子和趋化因子产生,长期的刺激可以诱导基因突变,从而导致肿瘤的发生。

(3)症状

血涕、鼻塞、溢泪、眼球移位,其他症状包括耳鸣、听力下降、硬腭肿块等。

(4)治疗方法

鼻腔、鼻窦癌以手术治疗为主,手术后根据是否具备危险因素行放、化疗。从 2017 年开始鼻腔、鼻窦癌患者生存率的提高得益于手术+放疗的综合治疗的广泛应用。

(5)预后

鼻腔、鼻窦癌患者的 5 年总生存率为 35%~60%,不同治疗模式的选择对生存时间影响较明显。早期病变单纯放疗或综合治疗均可获得较好的 5 年生存率,晚期病变以综合治疗效果最佳。

8. 声音嘶哑，是不是得了喉癌？

说起声音嘶哑，很多人会认为这不算病，至多也就是个小毛病。的确，声音嘶哑可以说是小问题，但若长时间出现不明原因的声音嘶哑，则有可能潜伏着大危机，有时甚至可能是恶性肿瘤的预警信号。

我们应该来认识一下声音是如何形成的。如同人类所有自主活动一样，发声受大脑的控制。当神经系统发布信息，支配发声所涉及的所有器官，包括肺呼出气流、声带振动、咽喉和口腔共鸣，以及在嘴唇、舌头和牙齿等协同作用下，发出声音。其中，尤以声带对声音的形成最为重要。声带位于喉腔内，左右各一，犹如两根细长平滑的薄带。呼吸时，两侧声带分开，发声时，两侧声带合拢，从而发出了美妙动听的声音。而当声带出现病变，哪怕只是极微小的病灶后，就会发生讲话疲劳、声音嘶哑，严重情况下会还出现呼吸困难、吞咽困难。

长期声音嘶哑需要警惕。声带是一个很敏感的器官，一旦有增生性病变，最主要的特征表现就是声音嘶哑。如果患者没有明确原因突然声音嘶哑，持续超过半个月应及时就诊。

声音嘶哑有很多种病因，包括慢性喉炎、急性喉炎、声带息肉、声带小结、喉部乳头状瘤等，凡是可以影响声带闭合振动的疾病，都可以导致声音嘶哑。除了筛查炎症、声带小结、息肉等良性疾病，更需要排除的是恶性疾病——喉癌。声音嘶哑就是喉癌最早期的症状，继而会出现吞咽及发声困难，还可导致失声。喉癌早期还会表现出颈部淋巴结转移，有的患者是先摸到颈部的肿块，经检查后发现喉癌。一般临床上可通过喉镜、纤维支气管镜、分泌物涂片或活组织病理切片检查确诊喉癌。根据目前研究看，喉癌属于治疗效果较好的一类癌症。由于喉癌病变大多在声带上，早期患者就可以因声音变化及时就诊，及早发现，并得到及时治疗。早期手术或放疗，5年生存率很高。当然也有少数长在声门上区、下区的喉部肿瘤，早期较难发现，治疗效果也相对差。

喉癌早期确实会表现为声音嘶哑,但是,并不是所有的声音嘶哑都是由喉癌造成的。喉癌导致的声音嘶哑一般是持续、长期存在的,并且会逐渐加重,严重时可以出现呼吸困难、颈部淋巴结转移。因此,声音嘶哑持续两周以上,尤其是长期吸烟、饮酒的人群,建议最好去医院进行喉镜检查,明确引起声音嘶哑的具体原因,争取做到早发现、早治疗。

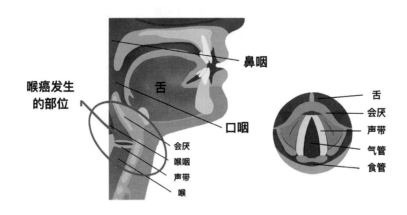

9. 喉癌如何预防?

　　对于喉癌的预防,就是避开喉癌的诱发因素,例如:避开化学致癌物、物理致癌因素和生物致癌因素等,同时还要注意戒除一些不良生活习惯,如抽烟、喝酒等。喉癌的危害极大,人们在日常生活中要注意预防,远离癌症。

(1)不要食用发霉变质食品

　　发霉变质食物会滋生一种具有强烈致癌性的真菌——黄曲霉菌。这种霉菌对所有的癌症都具有诱发作用,危害程度较高,会出现在发霉的粮食作物及其制品上,如米、面粉、花生等。人们不要食用发霉变质食品,防止病从口入。

（2）少食用腌制食品

食物在经过重盐的腌制和烟火的熏制后,表层经过化学反应会产生一种致癌物质,长期食用有较高的致癌风险。如咸肉、熏肉、腌菜等。

（3）不要抽烟

吸烟有害健康,对肺部的伤害较大。抽烟是导致喉癌的重要原因之一。研究表明,吸烟的时间与发生喉癌的概率成正比。烟草中含有焦油、尼古丁等有害物质,其中,焦油中含有苯并芘,这些物质都是致癌的元凶。因此,戒烟是预防喉癌的首要事项,也是最重要的事项。

（4）不要过量饮酒

长期无节制地喝酒会导致喉部充血、营养不良、免疫功能下降,会给肝脏带来很大负担,且浓度高的酒精会刺激口腔、食管壁和胃壁的上皮细胞并引发癌变。

（5）不要接触化学致癌物质

人们在生活中要远离容易致癌的化学物质,比如铬、二氧化硫、砷等。工业生产中产生的粉尘和有害气体会刺激喉部,工厂的烟囱排出的未净化或者净化不干净的黑烟中含有大量的可能致癌的化学物质,因此,人们在日常生活中要尽量远离工业区和工厂,做好防护工作,尽量做到出门戴口罩。

（6）其他

及时诊治声带白斑、鳞状上皮重度不典型增生及成人喉乳头状瘤。若出现不明原因的声音嘶哑、呼吸困难症状时及时就诊。保持情绪稳定,避免或减少愤怒、忧伤、抑郁等不良情绪的产生。有喉癌家族史者,应定期体检。

综上所述,喉癌的危害性较大,人们要了解喉癌的相关知识,在日常生活中做好预防工作,警惕喉癌的发生。出现相关症状时,或者有高危因素及癌前病变时,要及时到医院检查,做到早发现、早治疗。

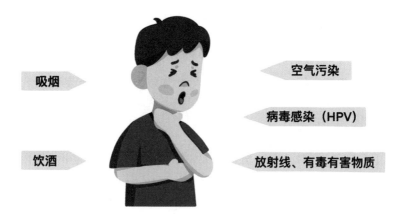

10. 莫把喉癌当咽炎！

喉癌与咽炎是耳鼻喉科常见的两种疾病。它们的某些症状存在相似之处，导致一些患者感到不适之后会产生怀疑心理，从而延误病情。无论是哪种疾病患者都需要及时就医，遵医嘱治疗。因此，掌握区分两种疾病的方法，在日常生活中做好预防是非常必要的。

喉癌的症状：①声音嘶哑。对于声门型的喉癌来说，肿瘤的生长部位为声带，早期就会出现声音嘶哑症状，若是发现嘶哑症状超过半个月且保守治疗效果不好，就应及时去医院检查咽喉部明确是否为喉癌。②血丝痰。若是痰中能够看到少量血丝，就应该警惕是否为喉癌。③吞咽不适、梗阻感与吞咽异物感。尤其是对于年龄较大的人来说，这些症状持续时间超过 1 个月，也应该行喉镜检查排除肿瘤。④咽喉疼痛。恶性肿瘤会导致黏膜溃疡引起疼痛。⑤呼吸困难、吞咽障碍。这是晚期喉癌所表现出来的症状。但是很多喉癌患者在初期症状不明显，就诊时已经发展至晚期。⑥颈部肿块。喉癌颈部淋巴结转移的发生率很高，症状表现为颈部肿块。

咽炎患者常见症状为咽部异物感、瘙痒、干燥、咳嗽，经常想以清嗓子的方式消除上述症状，急性期患者可能还伴随有发热与头痛症状。临床上咽炎有急性咽炎与慢性咽炎之分,急性咽炎起病急,患者发病初期就能够感觉到咽部的灼热、干燥,随着病情的进展出现进食时疼痛、吞咽疼痛等症状,临床检查发现悬雍垂水肿、腭弓水肿、咽部黏膜急性充血和颌下淋巴结肿大等,并伴有一定程度的压痛,病程较短。慢性咽炎患者发病初期能够感觉到咽部有异物感,有轻微干燥、灼热、疼痛症状,随着病情的进展,咽部黏稠分泌物明显增多,但是一般不会对正常饮食产生影响,病程相对较长。大部分人在夜间会感觉到症状加重,咳嗽,且因黏稠分泌物导致恶心、干呕症状。通过临床检查能够发现患者咽部黏膜存在暗红色充血,并有少量分泌物附着,咽喉壁淋巴滤泡增生等。

要远离喉癌、咽炎等疾病的困扰,人们在日常生活中应强化自我护理,注意多喝水,保持健康的饮食与作息习惯,多吃容易消化的食物,少进食过烫、过冷、辛辣等刺激性食物,戒烟、戒酒,多吃富含维生素的食物,保持良好饮食习惯。人们可以结合自身实际情况适当食用甘蔗、白茅根、梨、芝麻、萝卜、海带、青果、柠檬、杨桃、番茄、蜂蜜和苋菜等食物,这些食物能改善咽喉不适的症状,要保持良好的口腔卫生习惯,早晚刷牙、饭后及时漱口,抑制口腔细菌的生长。平时工作生活中,若经常接触化学气体或者是粉尘,应注意佩戴好面罩、口罩,做好自我防护。应注意做到劳逸结合,不要因劳累过度使机体免疫力下降导致疾病的发生,尤其是寒冷季节应做好防寒保暖,一旦发现身体不适及时到正规医院就医,并配合医生做好相应的检查与治疗,便于早诊断、早治疗。

总的来说,要知道自己到底是喉癌还是咽炎,不能简单通过临床症状判断,更不能心存疑虑,发现自己身体出现不适症状之后,及时到医院就医,在医生的指导下进行相应的检查,并在医生给出准确诊断之后遵医嘱接受规范治疗。

11. 得了喉癌,就必须做手术吗?

喉癌是常见的头颈部恶性肿瘤,对于晚期喉癌,传统的治疗方式为全喉

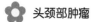

切除术,这种治疗方式会切除喉部,对患者日后发音、呼吸功能造成严重不便。20世纪90年代,治疗方案经过改良,术后予以辅助放疗,晚期喉癌的生存率得到了改善,但是喉功能依然不能保留。近些年来,经过国内外学者的不断摸索,同步放化疗、诱导化疗、生物治疗等新的治疗技术相继问世,为喉癌的治疗带来了更多的选择。

(1)单纯放疗

随着医学技术的发展,喉癌的治疗目标已不仅是达到理想的治愈率,还需要达到最佳的功能预后。目前,放疗已成为早期喉癌的标准治疗方法。研究表明,早期喉癌患者接受单纯放射治疗,可以取得良好的治疗效果,且不会对发音产生显著影响。根治性放疗可在达到治疗的前提下更好保护患者喉部功能,适合于早期喉癌的治疗。

(2)同步放化疗

同步放化疗是指在放疗的同时,给予患者化学药物治疗,也可同其他治疗方式搭配使用,如诱导化疗+同步放化疗、靶向治疗+同步放化疗等。放疗能加强肿瘤组织对化疗药物的吸收、促进凋亡,化疗对放疗亦有增敏的功能。同步放化疗是治疗晚期喉癌的有效手段之一,但是治疗效果存在争议。晚期喉癌的传统治疗方法是全喉切除术,这种方式对正常解剖结构损伤巨大,严重影响患者预后。同步放化疗取代全喉切除术治疗晚期喉癌的可行性至今仍待商榷。

(3)诱导化疗

诱导化疗指在患者接受根治性放射治疗前,给予一定化学药物治疗,可以增强肿瘤细胞对于放射线的敏感性,继而增加治疗效果或降低肿瘤分期。主要用于肿瘤组织高度浸润粘连,难以进行手术的患者或者放疗前通过诱导化疗增加肿瘤的射线敏感性,最终使患者得到更多的生存收益。诱导化疗是否有利于改善晚期喉癌患者的生存状况也同样存在着争议。以往局部晚期喉癌传统的治疗方式为全喉切除术,对于诱导化疗在喉癌中的应用,目前仍需要更多的临床数据予以支持。

（4）生物疗法

研究显示,血管内皮生长因子和抗表皮生长因子受体与肿瘤的发生、发展密切相关。单抗类药物为近年研发的一种抗血管内皮生长因子生物制剂,可抑制肿瘤血管生成,进而延缓肿瘤的发展。生物疗法对于喉癌患者的治疗和生活质量的提高具有积极意义。

（5）手术

目前治疗喉癌的手术方式主要为全喉切除术、CO_2 激光切除术、喉部分切除术等。早期喉癌因病变较小,仅通过手术方法即可达到治疗效果。因全喉切除术对喉部损伤较大,现多用于晚期喉癌,且与其他治疗方式联合使用,较少用于早期喉癌的治疗。

喉癌的治疗目标是达到最佳生存率的同时最大限度地保留喉功能。早期喉癌的主要治疗方式是根治性放疗和保留喉功能的手术治疗。相比之下,因根治性放疗拥有更好的器官保留效果,应为早期喉癌首选治疗方式。晚期喉癌治疗相比之下较为复杂,以往治疗主要以手术切除为主,放化疗为辅。随着医疗水平的发展,诱导化疗、同步放化疗、生物治疗等多种治疗方式均可发挥一定的治疗效果。

12. 喉癌患者可以保留嗓子吗？

一旦确诊喉癌人们马上会想起将咽喉全部切除,带一个气管套管,不能说话还丧失尊严。但是今天我们要说的是其实得了喉癌完全可以保留嗓子,也就是具有和别人交流的能力。其实早期喉癌完全可以通过放疗和激光切除的手段治愈,完全不用开刀做手术。一般而言,任何部位的早期喉癌,无论是采用手术还是放射治疗,其总的生存率相似。而且采用放射治疗不仅能起到和喉切除手术一样的效果,还能有效地保留患者的发音及吞咽功能,从外观上基本上和正常人没有两样。那有些人要问如果放射治疗或者激光治疗失败了该怎么办呢？即使是放射治疗或激光治疗后复发的患者,再采用挽救性手术也仍有着很高的治愈率,因此放射治疗和激光治疗在喉癌的治疗中有重要的地位。

如果很不幸得了晚期喉癌的话,以后还能说话吗？晚期喉癌大多数要采用手术、放疗、化疗的综合治疗,这三者结合起来力量最大,治愈率也最高,所以千万不能灰心丧气。手术前可先做放射治疗,部分患者经有效的手术前放射治疗后,癌肿病灶明显缩小,则可行较为保守的手术,最大可能地增加喉保留的概率。目前已有越来越多的临床研究表明,对选择性的晚期喉癌采用单纯根治性放疗,或化疗+放疗,或同步放化疗的方法,可获得与根治性手术+术后放疗一样的疗效,而且约50%的患者喉功能得以保留。在喉癌治疗方案的选择上,必须综合考虑两方面的因素:最大可能地提高喉癌的局部控制效果,以及在保证局部控制的基础上,尽最大可能保留患者的喉功能。

即使做了喉癌的手术,也不是就不能再说话了,现在高科技的方法可多了,下面就简单介绍几种。喉近全切除术后可利用健侧残存的喉黏膜和活动的杓状软骨,做成气管-喉发声通道,使一部分无法做喉部分切除术的喉癌患者,获得良好的发声功能,避免进食呛咳。喉全切除术后语言恢复可以采用以下几种方法:食管发声、气管-食管造口术、人工喉、电子喉。所有现用方法成功率约80%,患者可结合本人愿望和精神体格特点,应用不同方法恢复语言。所以不用担心说话的事情啦,一切交给医生吧！那最好的当然是不得喉癌,避免的办法包括戒烟,戒大量饮酒,拒绝接触一切有毒有害的物质,包括吸入粉尘等,还要注意定期体检,如果嗓子不适、吞咽有问题,请及时到正规医院耳鼻喉科就诊,及时发现一切还为时不晚。

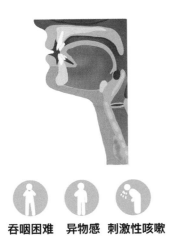

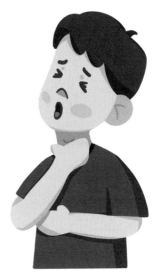

吞咽困难　异物感　刺激性咳嗽

13. 怎样提高喉癌患者的 睡眠质量?

因喉癌位置的特殊性,和术后患者吞咽、发声与呼吸三大基本功能受到影响,会给患者带来严重不适感,术后极易出现不良情绪,进一步影响睡眠质量。那么睡眠差的患者可以采用以下几种办法改善睡眠。

(1)睡眠诱导

可先依据患者生理与心理状态,执行促睡眠操作,如泡脚、按摩及播放舒缓的助眠音乐等,如若患者仍然无法入睡,则指导患者调整为舒适的睡姿,深呼吸,全身放松,平缓心态,缓慢入眠。如若患者睡眠持续不佳,则执行对应的睡眠诱导,必要时采用中医适宜技术,以外敷穴位方式等辅助入眠,缓慢改善患者睡眠质量。诱导睡眠方案能辅助减轻患者压力,缓解其负性情绪,提升其治疗与管理的配合度,提升睡眠质量。

(2)人工气道湿化

喉癌患者气管切开后空气直接从气切口进入肺内,会损伤气道黏膜,导

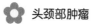

致气道干燥,影响睡眠。进行气道湿化可使气道长期处于近似生理湿化状态,能够稀释痰液,减少吸痰次数及刺激性咳嗽发生率,提高患者舒适度,对睡眠质量影响小,减轻患者痛苦。气道湿化可通过保持患者室内空气的湿润程度、雾化吸入以及氧气湿化瓶湿化等方法来实现。

（3）心理干预和创造舒适的环境

家属或朋友与患者耐心、深入交流,评估患者目前的心理状况。为缓解患者的恐惧心理向其介绍以往治疗成功的病例,让患者找到治愈的信心。家里所有人应该表示全面支持患者的立场,让患者不再感到一个人在与病魔斗争。为患者创造舒适的居住环境,调整室内的温度和湿度,保证患者体感舒适,夜间灯光不宜过于刺激,用柔和地灯为宜,如果患者睡眠困难,应避免患者受到光线和噪声的影响。

（4）药物治疗

有睡眠障碍的患者也不用过度担忧,如果上述办法都不管用,可以求助医生帮忙开一些帮助睡眠的药物。不用担心药物依赖,因为良好的睡眠是保证机体精力充沛的关键环节,适当的药物治疗非常必要。有睡眠障碍的群体人数是很多的,用药物辅助睡眠也不是什么大惊小怪的事情,坦然面对,积极治疗,相信很快就能恢复到正常生活啦!

■── 14. 什么是下咽癌？有哪些特点？──■

下咽癌,顾名思义,口咽部以下的位置发生了恶变,就称为下咽癌。下咽往上连接口咽,往下连接食管,由梨状窝、咽后壁、环后区三个部位构成,而我们平时张开嘴巴能看到的最深位置是口咽,"口咽部以下"这些部位往往肉眼看不到,需要借助一些外部的工具,比如胃镜、喉镜等才能看到,因此下咽癌在早期往往是个很难发现的疾病。

下咽癌的发生往往与长期大量的吸烟、喝酒有很大的关系,有一部分贫血、缺乏维生素的人群也是下咽癌的高发人群,当然也与遗传因素和 EB 病毒感染因素等相关。

　　早期下咽癌的症状比较隐匿,患者没有症状或只有轻度的咽喉疼痛,大约有一半的患者是因为颈部淋巴结肿大来就诊的。也有患者因出现长期咽喉疼痛、耳痛、饮水呛咳、呼吸困难、吞咽困难、声音嘶哑、咯血等症状就诊的,出现这些症状往往是因为下咽癌侵犯神经、气管、食管、声带等部位,而当出现这些症状时,疾病已经到了中晚期,治疗效果也很差,只有 20% 左右的患者生存时间能够超过 5 年。好在本病的发病率很低,只有(0.17 ~ 0.8)/10 万,总的患病人数是比较少的。

　　在治疗方面,随着科学技术的发展,下咽癌的治疗方法也多种多样,除了早期患者的手术治疗外,目前放疗、化疗、靶向治疗的多学科、多手段的综合治疗在中晚期的患者中也取得了不错的治疗效果。

　　总的来说,下咽癌有以下几个特点:①部位隐匿,早期不容易被发现;②虽然本病的发病率很低,但长期大量吸烟、喝酒和贫血、不喜欢吃蔬菜水果的人群是高危人群,需要注意;③该病的症状复杂多样,并且治疗效果差;④综合治疗能给患者带来一定的希望。

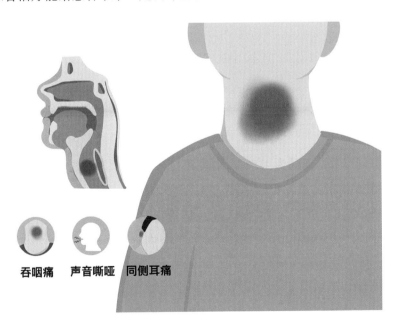

吞咽痛　　声音嘶哑　同侧耳痛

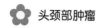
15. 下咽癌一定要化疗才能治好吗?

目前全世界所有恶性肿瘤中,大约有 55% 的肿瘤被治愈,其中外科手术贡献 27%,放射治疗贡献 22%,化疗和其他治疗贡献 6%;而在头颈部肿瘤中因为部位特殊、发病隐匿、术后器官保留率低等因素,非手术治疗贡献会更大一点。

下咽癌属于头颈部肿瘤的一种,早期的治疗手段主要是手术治疗,甚至一部分更早期的下咽癌通过激光治疗也能达到一个很好的治疗效果,而中晚期的下咽癌则是通过手术、放疗、化疗、靶向治疗等综合治疗手段达到一个好的治疗效果。

在 20 世纪 90 年代以前,手术在局部晚期喉癌、下咽癌的治疗中占据主导地位。此种治疗手段会严重损害患者的生活质量,如术后需要永久性气管造瘘、丧失语言功能、进食障碍等,因此在手术同时应把喉功能的保留放在重要位置,以提高患者生活质量。随着科学家们不断地进行临床研究,探索出了更多的方法来解决这些问题。比如同步放化疗模式、诱导化疗+放疗模式、靶向治疗联合放化疗模式等,对于病变的不同时期,可选择根治性放射治疗或手术治疗等模式,不仅保留了部分患者的器官功能,延长了患者的生存期。据目前资料显示,对于局部晚期下咽癌,从 5 年的生存率可以看出各种治疗的效果差异,单纯放疗约为 24%,手术治疗+术后放疗约为 35%,诱导化疗+同步放化疗约为 42%。因此,下咽癌的治疗并不是放疗、化疗或手术某一种单纯的方法治疗,而是需要应用"组合拳",再结合具体的分期制订适合个体的治疗方案,才能达到一个好的治疗效果。

总而言之,下咽癌,特别是局部晚期下咽癌对患者的生存和生活质量影响较大,放化疗和手术的综合治疗,使得患者生存率和喉功能保留率逐渐提高。随着对肿瘤免疫逃逸机制的认识加深,新的治疗理念和临床研究不断涌现,期待新的治疗策略和方法进一步提高下咽癌的疗效和改善患者生活质量。

16. 什么是口腔癌？

近年来，口腔癌越来越高发，并且越来越趋于年轻化，这是为什么呢？我们一起来了解一下什么是口腔癌。顾名思义，口腔癌就是指发生在口腔内的恶性肿瘤，属于头颈部恶性程度最高、危害性最大的肿瘤。其中常见的包括舌癌、上腭癌、牙龈癌、颊癌、唇癌、口底癌。

（1）临床表现

①黏膜颜色改变：正常的口腔黏膜是粉红色，如果变成白色、褐色或黑色，意味着黏膜表皮细胞发生了变化，尤其是口腔黏膜变粗糙、变厚或有硬结时。出现口腔黏膜白斑、红斑，需警惕癌前病变的可能。②溃疡久治不愈：口腔溃疡的病程一般不超过两周，如果超过两周仍不见好，需警惕口腔癌的可能。③功能障碍：肿瘤可能侵犯张闭口肌肉和下颌关节，导致张闭口运动受限。④疼痛明显：早期一般无痛或仅有局部异常摩擦感，病变溃破后疼痛明显。随着肿瘤进一步侵犯神经，可引发耳部和咽喉痛。⑤淋巴结肿大：口腔癌多向附近的颈部淋巴结转移，有时原发病灶很小，甚至症状还不明显，但颌下、颏下淋巴结却出现了转移的癌细胞。因此，颌下、颏下淋巴结如突然肿大，需检查口腔。

（2）影响因素

①长期嗜烟、酒。口腔癌患者大多有长期吸烟、饮酒史，而不吸烟、饮酒者口腔癌少见。②长期嚼槟榔。十个口腔癌，九个嚼槟榔。③口腔卫生差。口腔卫生差，为细菌或霉菌在口腔内滋生、繁殖创造了条件，可能促进口腔癌发生。④营养不良。维生素 A 缺乏可引起口腔黏膜上皮增厚、角化过度而与口腔癌的发生有关。摄入维生素 A 少的人群口腔癌发病率高。⑤异物长期刺激。牙根或锐利的牙尖、不合适的假牙长期刺激口腔黏膜，产生慢性溃疡乃至癌变。⑥紫外线及电离辐射。从事户外工作者，其唇癌和皮肤癌

的发病率都较高。电离辐射可引起遗传物质 DNA 的改变，激活肿瘤基因而导致癌变。

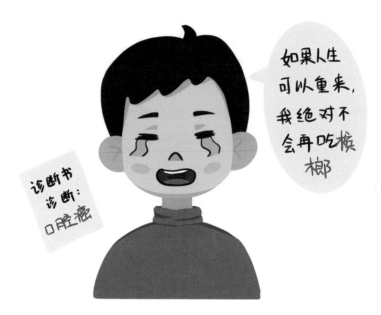

17. 口腔溃疡离口腔癌有多远？

你得过口腔溃疡吗？小小的溃疡总会带来很多痛苦，吃饭时会痛、喝水时会痛、刷牙时还会痛，溃疡反反复复总是不好，这个好了，过几天又会有新的。溃疡总是反复究竟是因为什么呢？

我们来认识一下什么是口腔溃疡。

口腔溃疡是口腔科的常见病，是一种发生于口腔黏膜的溃疡性损伤病症。常见的临床症状为"黄、红、凹、痛"，即溃疡表面覆盖黄色假膜，周围有红晕带，中央凹陷，疼痛明显，一般 1～2 周可以自愈。许多口腔黏膜病都会出现溃疡，如复发性口腔溃疡、溃疡性口炎、创伤性溃疡、放射性口炎、口腔癌、白塞病等；有时也是全身疾病的反应，如糖尿病、胃病、血液病、结核病等。

口腔溃疡总不好,会不会是口腔癌?

复发性口腔溃疡是不会癌变的,但口腔癌却有可能表现为经久不愈的溃疡。区分二者的关键是看口腔溃疡的质地和愈合时间。

多数复发性口腔溃疡虽然总是反复发作,但每次都长在不同的地方,而且短时间内就能自己长好。而如果总是在同一个地方长溃疡,并且一直好不了,最后还有可能长出像菜花或草莓一样的肿物,一摸有点硬,就要警惕口腔癌了。

以下表现可能是口腔癌的前兆!

(1)溃疡"变异",久久不愈

一般的口腔溃疡呈红色,圆形或椭圆形,局部灼痛明显,在注意饮食、缓解发病因素、用药后多会痊愈。当口腔溃疡2周以上仍不愈合就应注意了。假如溃疡处表面出现白斑,白斑表面非常粗糙、有硬结、湿润、突起或表面出现颗粒状的肉芽时,这是典型的癌前损害,必须引起高度重视。很多人认为是溃疡复发,没能仔细辨认,导致错过治疗时机。如果口腔中出现红色的黏膜斑,边界清楚,表面酷似一层红色天鹅绒,也应提高警惕。

(2)口腔肿块

一般的溃疡是平面凹陷的溃烂面。当口腔中出现肿块,肿块逐渐增大、增大迅速或呈外翻性时,为口腔癌的早期症状。

(3)张口受限伴有疼痛

如果本身没有下颌关节的病变,但是张口受到限制,应查明病因。因为这很可能是上颌后位癌侵犯闭口肌引起的。此外,舌根癌、下颌升支部的癌变、口腔深部的翼腭窝部位的癌症,均可表现出张口受限的症状或伴有疼痛。

(4)牙齿松动

无牙齿疾病,无外力冲击,但不知不觉数个牙齿同时松动,为口腔癌的前兆,需进行 X 射线检查确诊。

(5)原因不明的面瘫和下唇麻木

腮腺部位的癌变首先破坏面神经引起口眼歪斜的症状。下颌癌由于先累及下颌骨内的下齿槽神经,其早期症状表现为下唇一侧麻木。此外,口腔内有原因不明的多次出血也应警惕。

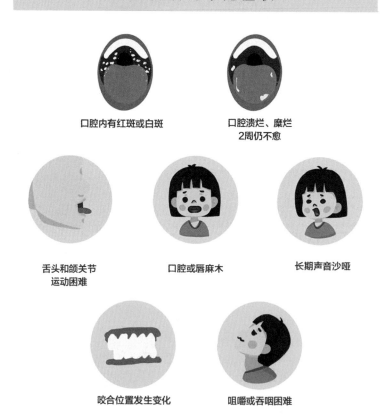

口腔癌的常见症状

口腔内有红斑或白斑

口腔溃烂、糜烂 2周仍不愈

舌头和颌关节 运动困难

口腔或唇麻木

长期声音沙哑

咬合位置发生变化

咀嚼或吞咽困难

所以,长期、反复的口腔溃疡具有一定癌变率。口腔癌的发生有多种因素,想要预防口腔癌,就要做到以下几点。①注意口腔卫生:平时要注意口腔卫生,不吃过烫和刺激性的食物,戒烟,不过量饮酒,纠正咬颊、咬唇等不良习惯。②口腔疾病应及时处理:口腔中的残根、残冠、移位牙、锐利尖牙、假牙等长期刺激,在口腔内形成撞伤性溃疡,如不及时治疗,就会发展为口腔癌。及时治疗癌前病变,有一些疾病被称为癌前病变,即癌变率较高的疾病。常见的有白斑、红斑、乳头状瘤、黑斑、扁平癣、慢性溃疡、皲裂、瘘管、黏膜增生、角化不良等。③加强锻炼:适当增加运动量,提高自身免疫力。④定期检查口腔是预防的重要一步。

18. 舌癌"重男轻女"吗?

在肿瘤科医生的眼里,男性比女性脆弱得多,因为除妇科肿瘤外,其他肿瘤的发病率和死亡率大都呈现出"男高女低"的特点。说到舌头,大家再熟悉不过了,我们每天吃饭、喝水都能用到它。但说起舌癌,很多人就摇摇头了。

舌癌是一种常见的口腔癌,好发部位主要在舌缘,其次是舌尖、舌背。它的早期症状表现不明显,容易被忽视,这也是晚期舌癌人数较多的原因。舌癌的恶性程度高、侵袭性强,5 年生存率约为50% 。也就是说,舌癌是死亡率较高的恶性肿瘤之一。

这就提醒我们要经常关注自身的口腔健康,若发现舌体表面有经久不愈合的溃疡面,尤其是超过 2 周以上不愈合的溃疡,周围用手触碰,有发硬的感觉,这个时候就要引起足够的重视,及时到医院就诊,及早排除患舌癌的可能性。晚期舌癌还会出现舌体运动的功能障碍,比如讲话不清、吞咽困难等症状。

为什么说舌癌"重男轻女"呢? 到底是先天遗传还是后天造就的呢?

第一,男性抽烟、喝酒的人数是女性的 10 多倍。烟草燃烧产生的烟雾中含有 7 000 余种化学成分,其中有 200 多种成分对人体有害,这些有害成分中有 69 种是目前已知的致癌物,吸烟者舌癌的发病风险是非吸烟者的 3 倍。喝酒后酒精与口腔黏膜反复接触,引起化学烧伤,使致癌物在口腔内更容易被吸收。值得注意的是,同时吸烟、喝酒会使舌癌的发生风险增加 10 ～ 15 倍。

第二,女性比男性更加注重口腔卫生及健康。如不刷牙、不漱口会使细菌、霉菌等在口腔内滋生、传播,极易导致感染,长期感染会反复损伤舌黏膜,从而诱发舌癌。另外残留的牙根、尖锐的牙齿或不良修复体等对舌黏膜形成长期机械刺激和慢性损伤也是舌癌发生的主要因素。

第三,男性比女性更爱嚼槟榔。大量研究证实,某些口腔黏膜病与长期咀嚼槟榔密切关系,长期嚼槟榔会导致口腔黏膜纤维性病变和口腔黏膜出现白斑等。其中,口腔黏膜白斑与舌癌的发生密切相关。

由此可见,并不是舌癌"重男轻女",而是因为女性相较于男性更加注重口腔卫生和保持健康的生活方式。

当然,除了做到保持口腔卫生、戒烟限酒、不嚼槟榔、及时处理牙齿问题等外,每年还需要进行 1~2 次口腔健康检查,及时发现并去除致病因素,做到早发现、早诊断、早治疗。

■—— 19. 舌头下长大包,竟然是癌症! ——■

舌头下长个大包,并且摸起来硬硬的,好像还有那么一点点疼。说到这里很多人都会说,这是因为"上火"了,多吃点清火药就好了。其实不然,如果大包反复不愈,并且进行性增大的话,一定要及时就医,因为它很可能演变成癌症。

舌下癌一般多为口底癌,是一种好发在舌头下与下颌骨内侧之间的一类恶性肿瘤。早期口底癌症状表现不明显,仅会出现红色斑块或红白相间斑块。由于癌细胞新陈代谢快,需要营养多,所以癌肿中心通常由于过度生长、营养不足导致坏死、脱落,从而形成溃疡,其间还会出现菜花状硬结。随病程进展,还会伴有吞咽困难、进食哽噎、语言障碍、颈部淋巴结肿大等不同的临床症状。

长期吸烟、喝酒、嚼槟榔,不注重口腔卫生,反复的口腔黏膜刺激,缺乏维生素 A 等都会诱发口底癌的发生。近年来,口底癌的发病率越来越高。2016 年,著有《白鹿原》的作家陈忠实因患口底癌去世。

因为口底癌特殊的发病部位,早期症状不典型,当舌部出现肿块、溃疡,并伴有疼痛不适时,容易被当成一般的炎症而忽视,往往就诊时多属中晚期,严重影响其治疗效果。所以,做好日常自检就显得尤为重要。

　　自我检查时,舌头要尽量地往上抬,抵住上腭,充分暴露舌底,观察并触摸口底黏膜和血管。如出现黏膜白斑、扁平癣、溃疡、硬结等情况,一定要引起重视并及时到口腔科或者肿瘤专科就诊。

　　一旦通过影像和病理检查确诊了口底癌,也不要过于慌张,随着现代医疗技术的发展,抗肿瘤治疗手段也越来越多了。早期口底癌首先推荐手术治疗。手术治疗以后,会根据肿瘤大小、分期、局部复发可能性的高低,再考虑是否要做局部放疗或全身化疗。目前免疫治疗、靶向治疗也在口底癌的治疗当中占有一席之地。

　　虽然口底癌多发于老年群体,但是近年来由于饮食习惯和生活作息的改变,年轻人患口底癌的数量也在逐年增加。在日常工作中要养成良好的生活习惯,别总觉得自己年轻就肆意妄为,等癌症来了才知道后悔。

20. 舌癌可以预防吗？

当然可以,只需要做好以下几点。

(1)养成良好的饮食习惯

　　长期进食过热、过于刺激的食物,会对舌黏膜造成严重伤害,或者长期进食一些熏制、腌制、烧烤等含有大量亚硝酸胺的食物是舌癌发病的重要因素。因此,预防舌癌,首先要养成良好的饮食习惯,不食用过热的食物,减少腌制、油炸、烧烤食品的摄入,并且远离烟酒。

(2)保持口腔卫生

　　注意口腔卫生,做到每日早、晚刷牙,饭后漱口,养成良好的口腔卫生习惯,还应该处理好牙齿内的残根,纠正一些不合适的假牙。不要使用不合适

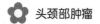

的牙托,避免舌侧长期摩擦引起溃疡。这些对于预防舌癌具有重要的作用。

(3)有龋齿尽早治疗

建议每年口腔检查1~2次,发现牙体、牙周病要及时治疗,如有病灶更应及早去除;如有龋洞应早期填补;能修补利用的残冠、残根要及时处理,早些恢复牙齿的正常解剖形态;难以治愈和利用的残冠、残根,虽无发炎、疼痛等症状,也要及时拔除,并按时镶牙;锐利的非功能牙尖和边缘嵴要进行磨改,使牙冠咬合面的牙尖和边缘嵴变成圆钝形,以防止损伤舌侧边缘组织。

(4)定期检查,防患于未然

舌癌早期症状常不显著,且多不为人所注意,但发展较快,病程较短。舌癌早期多表现为舌部硬结,继而在中心区出现边缘隆起的小溃疡,有轻微触痛或自发痛。如果舌缘、舌尖、舌背或舌腹等处出现长时间不愈合的溃疡,或舌部出现生长迅速、疼痛、质硬、边界不清的白斑或溃疡,或舌运动受限,进食及吞咽困难,要及早去医院检查。发现良性病灶或癌前病变,应及时切除活检,积极治疗,定期观察。

(5)加强高危人群的筛查

嗜好烟酒者、喜食过烫食品者、龋齿患者、牙周炎患者、牙齿损伤患者均是舌癌高危人群。另外,虽然目前尚无证据证明舌癌与遗传有关,但亲属中有较多舌癌或其他肿瘤患者的人群,属于癌症易感人群,同样患舌癌的概率也大于普通人群。对于高危人群,要做到定期筛查,及时去除致病因素,早发现、早治疗。

总之,要加强防癌普查,做到早发现、早诊断、早治疗。如舌表面有糜烂、皲裂或溃疡时,应高度重视,必要时作细胞学或活组织检查。

21. 致命的"养生"小零食——槟榔

槟榔是一种植物，也是一种可以食用的药物，很多人都有咀嚼槟榔的习惯，因为在嚼完槟榔之后自己会感觉非常精神，它的作用就像咖啡一样，但是槟榔对身体的伤害远大于咖啡。人们刚开始接触槟榔时，一般都会觉得特别难吃，但经过慢慢地咀嚼以及咀嚼次数增多，会出现很多味道，就像嚼口香糖一样。槟榔对身体的影响非常大，经常咀嚼槟榔的人极容易患上口腔癌，还会导致一系列中毒症状，严重者会危及患者的健康，甚至生命。

（1）槟榔的真面目

槟榔原产于马来西亚，是重要的中药材，在南方一些少数民族还将果实作为一种咀嚼嗜好品。槟榔被世界卫生组织国际癌症研究机构列为致癌物清单1类致癌物，在土耳其、新加坡、阿联酋、加拿大和澳大利亚等国被认定为毒品，并被众多欧美国家禁售。经常嚼槟榔，除了严重损害牙齿，导致牙齿变红、变黑，甚至提前脱落外，还有很高的致癌风险。2019年，国家卫健委在《健康口腔行动方案（2019—2025年）》中提到，要在有咀嚼槟榔习惯的地区，重点宣传长期咀嚼槟榔对口腔健康的危害。同年，湖南省槟榔食品行业协会下发了《关于停止广告宣传的通知》。

（2）槟榔的危害

1）对牙齿、牙周的影响：长期嚼槟榔，对牙齿磨耗严重，导致牙齿变红、变黑，甚至提前掉牙。槟榔汁跟石灰混在一起，容易形成牙结石，不仅影响美观，而且影响牙周健康。槟榔纤维粗硬，还可能会刺伤牙龈或堵塞牙缝，造成牙龈的压迫而发炎。

2）对口腔黏膜的影响：轻则可能引起黏膜病变，重则演变为口腔癌。

3）对颞下颌关节的影响：长期咀嚼会加大颞下颌关节负重，引起关节弹响、疼痛等症状。严重时还可导致关节盘穿孔。

4)对消化系统的影响:槟榔部分成分会损害味觉神经与唾液分泌,影响消化功能。此外,槟榔渣刺激胃壁,严重的可导致胃黏膜发炎甚至穿孔。

5)对肾和生殖功能的影响:槟榔所含有的槟榔素和生物碱,对人体的肝和肾具有一定的损伤作用,同时也赋予了槟榔生殖毒性。且已有研究表明,槟榔碱会对女性妊娠系统产生一定程度的不良影响。

现在很多人仍然没有意识到咀嚼槟榔对身体的危害,但那些已经受到危害的人表示非常后悔。不管怎样,希望大家都能远离槟榔!

(3)槟榔嚼食依赖的筛查诊断 8 项描述

1)耐受:持续嚼食相同数量的槟榔但效果却逐渐下降,须增加用量来维持效果。

2)戒断:在停止嚼食后的一段时间内,出现戒断症状,必须再嚼食槟榔来减轻或避免这些症状。

3)在嚼食槟榔时,比自身原本意图的剂量更大或花费更多的时间。

4)尝试过努力戒除嚼食槟榔但未获成功。

5)很多时间用于获得槟榔、嚼食槟榔或是从嚼食的效应中恢复过来。

6)因为嚼食槟榔而放弃重要的社交、职场或娱乐活动。

7)尽管认识到嚼食槟榔可能引起或加重持久的或反复的心理以及生理问题,仍然继续嚼食槟榔。

8)渴求:有嚼食槟榔的强烈欲望或强迫感。

上述描述中,如果你在过去的一年内满足前 7 项中的任意 3 项及以上,或是满足描述第 1、2、3、5、7、8 项中的任意 3 项及以上,即可诊断为槟榔嚼食依赖。

(4)槟榔致癌的基本路径

长时间咀嚼槟榔,可导致口腔黏膜损伤,引起口腔黏膜下纤维化以及口腔白斑,而这些变化有恶变的高风险性,经过长期的病理过程可能会恶化为口腔癌。

槟榔中的多种活性成分和代谢产物有细胞毒性、遗传毒性甚至直接致癌,比如槟榔生物碱、槟榔鞣制、槟榔特异性亚硝胺和活性氧等。已有动物研究证实其中一些活性成分的致癌作用。

一边是物理性的持续伤害,一边是化学性的反复刺激,槟榔的致癌过程很漫长也很隐蔽。但这也让很多人无法感知,反而质疑:"骗人的吧,明明我吃了没事啊!"甚至还有不少人,认为槟榔是烟的"健康替代品"。

(5)病变可挽回:戒断槟榔

面对即将到来的悲剧,我们还有机会让它不发生。

在真正转变为口腔癌之前,其实有一个癌前病变判断的窗口期,那就是口腔黏膜下纤维化。

研究证实,咀嚼槟榔是导致口腔黏膜下纤维化重要的危险因素,而嚼槟榔群体患口腔黏膜下纤维化的相对危险值是不嚼槟榔群体的 109 ~ 287 倍;每天嚼槟榔的频率越高、咀嚼的年限越长,患口腔黏膜下纤维化的概率就越大。

在 1985 年的会议上,IARC 将口腔黏膜下纤维化列为癌前状态。

但嚼食槟榔的人常会错过这个时期——因为口腔早期无症状。慢慢地口腔会有烧灼感,再往后,口腔开始受限——先是吃东西,然后是说话,再到后面,连简单地张开嘴都十分困难。

一个可以称得上是好消息的信息是,积极治疗对改善患者的张口度及口腔黏膜的烧灼痛效果良好,治疗总有效率可达 93%。也就是说,如果能够早早戒断槟榔,且积极配合治疗,我们真的能拯救一条人命。

槟榔的致癌性就摆在这里,成瘾性就摆在这里。也许我们每呼喊一次,可以让最终的死亡统计数据少一点,哪怕只少一个人。

22. 珍爱生命,远离香烟

拿起手中的香烟盒,入目可见一句话:珍爱生命,远离香烟。

根据世界卫生组织的数据显示,烟草每年使近 600 万人失去了生命,其

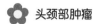

中,不少是因为癌症。

目前全球有十亿吸烟者,与烟草相关的各种疾病导致的死亡率占发达国家死亡率的30%。众所周知,烟草中含有多种致癌物质,大多数致癌物为亚硝胺,而这些致癌物要产生致癌性,需要激活为活性亲电试剂,结合 DNA才能产生作用。患者经常感到疑惑的一个问题是"为什么患癌的是我?"而我们大多数情况下的回答是"因为你吸烟(嚼烟)!"但实际情况是,我们并不十分清楚大多数患者出现癌症的原因是什么。那么我们应该如何确定哪些烟草使用者将罹患头颈部肿瘤呢?

这就关系到烟草的致癌途径。从开始吸烟产生尼古丁依赖到最后患癌,其间可能经历了一个漫长的过程。吸烟者通过吸烟摄取致癌物,一部分致癌物通过代谢作用被排泄掉,而另外一部分则被身体吸收,最后导致癌变。所以有部分患者可能会因为代谢排出或者身体自我修复不会罹患癌症,而有一些人则不那么幸运了。

而头颈部肿瘤最大的发病诱因就是吸烟。吸烟超过 20 年是头颈部肿瘤的高发时期,长期吸烟加上酗酒者,头颈部肿瘤的发生率要比不吸烟、不喝酒的人高出足足 15 倍。而至少有 70% 的患者都是因为吸烟与酗酒原因导致罹患头颈部肿瘤。

戒烟什么时候都不算晚,多吸一根烟就对身体多一份毒害。对于戒烟人群,戒烟超过 15 年肺癌的发生率才降到与其他人相当。如果不想老了疾病缠身,应尽早戒烟,给健康多一份保障,毕竟我们生活的环境中已经有太多对健康有危害的因素了。

■—— 23. 引发癌症的饮食因素有哪些？——■

癌症是世界范围内严重威胁人类健康的疾病之一。在中国,每天有 1 万人被确诊为癌症,平均每分钟就有 7 人。

引发癌症的因素很多,比如接触各类有害物质和遗传等。研究显示,大约75%的癌症发生与不良生活方式有关。家庭餐桌上一些常见的食物,有可能给人们带来潜在的致癌风险。

前面我们已经介绍了所谓的"养生小零食"槟榔。那么下面就来盘点一些容易引发癌症的食物。

(1)加工肉类食物

香肠香吧？熏肉香吧？虽然优质肉类和乳制品可以包含在抗癌饮食中,但加工肉类绝对是应该避免的。美国癌症协会在其网站上称,国际癌症研究机构(IARC)已将加工肉类归类为致癌物,这是导致癌症的原因之一。它将红肉分类为可能的致癌物,或者可能导致癌症的物质。最近对800项研究进行的分析发现,每天吃50克加工肉(相当于约4条培根或1个热狗)使结直肠癌的发生风险增加了18%。在生活中怎样分辨加工肉类呢？如果是腌制或熏制的肉类基本属于加工肉类。它们可以含有添加剂如硝酸盐,并且往往含有非常多的钠,增加心血管疾病的发生风险。

(2)油炸、烧焦和过熟的食物

2017年初,英国食品标准局发起了一项活动,该活动要求人们保持淀粉类食物的金黄色,不要把它煮到较暗的颜色。该活动旨在帮助人们更好地理解和避免一种称为丙烯酰胺的毒素。丙烯酰胺在某些食物长时间在高温烹饪下形成,特别是淀粉类食物。当某些含淀粉食物在约120摄氏度以上的温度下烹饪时会发生化学反应产生丙烯酰胺。丙烯酰胺是使面包和土豆在油炸、烤制时变成金黄色的原因。如果煮得太久,这些食物会由金色变为棕色,最终变成黑色。

国际癌症研究机构研究数据显示,丙烯酰胺可能会增加实验动物某些类型癌症的风险,将丙烯酰胺归类为"可能的人类致癌物"。看来在烘烤或煎炸食物时要避免过度烹饪,不要把食物弄成黑乎乎的,也影响人们的食欲。

(3)高糖食物

随着时代的发展,甜品也越来越多,如奶茶、蛋糕、冰激凌等,这些甚至

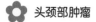

成了一些"小资生活"的代称。但你没有发现,它们所含的糖分比正常饮食高了多少倍。有证据表明,高糖饮食可能会增加患食管癌、小肠癌、结肠癌和乳腺癌的风险。许多研究发现糖不仅会导致肥胖和糖尿病等问题,还与肿瘤发生和转移增加有关。

(4)添加剂含量高的食物

2022 年网络上火了一句话,"我一勺三花淡奶,全是'科技与狠活'啊,老妹。"这句话的走红,也把食品添加剂的安全问题带入了我们的生活。其实近年来,食品问题频出,人们一听到"添加剂"三个字,脑子里就自动打上了"有毒"的标签。然而,食品添加剂就一定对人体有害吗?实际上,人类已经离不开食品添加剂了,而且有食品添加剂的食物不一定危险,没有食品添加剂的食物不一定安全。值得注意的是,虽然大部分的食品添加剂在符合规定的适用范围内使用,不会对健康产生危害,但是有 5 种食品添加剂,长期摄入的话,很容易产生健康隐患。这 5 种分别是苯甲酸钠和苯甲酸、乙酰磺胺酸钾、硝酸钠、安赛蜜、合成食用色素。此外,阿斯巴甜、亚硫酸盐、糖精等食品添加剂,也会危害健康,应该少吃含有以上食品添加剂的食物。

(5)酒精

很多人传言说红酒可以降低癌症风险,但没有科学证据表明这是有依据的。此外,酒精是癌症的已知发病原因。嗜酒或经常饮酒会增加口腔、咽喉、食管、肝、乳房、结肠和直肠发生癌症的风险。随着人们饮酒量的增加,患癌症的风险也会增加。

四、甲状腺与颈段食管肿瘤

1.脖子有肿块,不要疏忽大意!

颈部连接头部及胸部,上起颅底,下连胸腔入口。颈部范围虽不大,但却包含很多重要的组织和器官,如咽、喉、气管、食管、腮腺、颌下腺、甲状腺,以及大血管、神经等。颈部肿块可能是某些恶性肿瘤的首发情况,但颈部肿块不一定都是肿瘤,不可小视,也不必过于紧张。

根据发病原因,可将颈部肿块分为先天性、炎症性和肿瘤性三大类。

先天性颈部肿块是人体在胚胎发育过程中出现异常,一些组织结构未正常退化或闭锁引起的部分结构残留,常见的有囊肿、瘘管、血管瘤等。有些肿块在出生时就被发现,有些肿块在开始时较小,以后慢慢长大或伴发炎症后才被发现。

炎症性颈部肿块常见原因为急、慢性淋巴结炎,所有年龄段人群都可发生。急性淋巴结炎表现为局部红肿、疼痛,可伴有发热,多见于上呼吸道感染后,比如牙龈炎、口腔溃疡、扁桃体炎、咽喉炎、感冒等;慢性淋巴结炎多表现为多个淋巴结肿大、大小不等、质地不硬、活动度好、无痛,无发热,皮肤表面一般无明显突起,病程可持续数月甚至数年。少数炎症性颈部肿块为特异性感染性疾病引起,如结核,它以无痛性颈部肿块为首发症状,淋巴结活动度好,有时多个肿块呈串珠状,儿童或青年多发,病程较长,抗感染治疗无效,患者可有肺结核等结核病史。

肿瘤性颈部肿块由肿瘤引起,大多数肿瘤以颈部无痛性肿块为首发症状,可分为良性和恶性两大类。良性肿瘤主要包括血管瘤、脂肪瘤、神经纤维瘤、淋巴管瘤、囊肿等。恶性肿瘤有些是颈部组织器官自身改变导致的肿瘤,称为原发性恶性肿瘤(如甲状腺、腮腺、颌下腺的恶性肿瘤);有些是头颈部或身体其他部位的肿瘤转移到颈部,称为继发性恶性肿瘤。颈部淋巴结担负着头颈部肿瘤"哨兵"的功能,很多头颈部肿瘤早期表现可能就是颈部肿块。颈部是淋巴结分布最集中的地方,承载着头颈部的全部和胸腹部的部分淋巴液回流功能,因此颈部淋巴结可以受到多部位、多脏器肿瘤的转移与侵袭。头颈部恶性肿瘤常见有鼻咽癌、扁桃体恶性肿瘤、喉咽恶性肿瘤、甲状腺癌等。

一般来说,如果颈部肿块在数日内出现,同时伴有局部红、肿、热、痛的表现,应首先考虑炎症类疾病;如为无痛性肿块,且逐渐缓慢增大,时间长达数月,则要考虑肿瘤的可能。

颈部肿块有一个"二八"现象:80%为非甲状腺肿块,在非甲状腺肿块中,80%是肿瘤性肿块;在肿瘤中,80%为恶性;在恶性肿瘤中,转移性者占80%;在转移性肿瘤中,80%是由耳、鼻、咽、喉、腮腺、下颌腺、口腔等部位肿瘤转移来的。

颈淋巴结转移瘤的诊断:耳鼻咽喉及全身检查,必要时结合内窥镜、CT、B超及影像学检查和病理活检,寻找及确定原发灶。对未能发现原发灶者,可于颈部行针吸细胞学检查,必要时切取组织进行活检。对于原发灶不明,病理已诊断为颈淋巴结转移瘤的患者,应在治疗颈部转移灶的同时及随诊过程中继续查找原发灶,以免贻误治疗。

2. 脖子上出现不明原因的转移灶, 如何寻找深藏的原发灶?

"医生,我脖子上长个肿块,核桃大小,有两个多月了,也不痛,穿刺了是鳞癌,您给看看是怎么回事?"在肿瘤科的门诊,经常会遇到这样的患者。

颈部淋巴结担负着头颈部肿瘤"哨兵"的功能,很多头颈部肿瘤早期表现可能就是颈部肿块。头颈部恶性肿瘤常见有鼻咽癌、扁桃体恶性肿瘤、喉咽恶性肿瘤等。下面就颈部几种常见原发灶的转移介绍如下。

（1）鼻咽癌

鼻咽解剖位置隐蔽，鼻咽癌早期症状不典型，有时仅仅表现为颈部无痛性肿块，临床上容易延误诊断，应特别提高警惕。如出现回吸涕中带血或擤鼻涕中带血，时有时无，建议早期行鼻咽喉镜检查，排除鼻咽癌。

（2）扁桃体恶性肿瘤

成人出现单侧扁桃体明显肿大，表面溃烂、不光滑或呈结节样隆起，触之较硬，易出血，同侧下颌下可触及肿大淋巴结等，需要警惕扁桃体恶性肿瘤，需尽快手术切除病变组织送病理以明确诊断。

（3）下咽癌

下咽癌多为分化程度较差的肿瘤，下咽部淋巴组织丰富，较易发生淋巴结转移，早期常转移至同侧颈动脉三角区颈深部淋巴结，少数转移至气管旁及锁骨上淋巴结。

（4）喉癌

声带癌很少发生颈淋巴结转移。声门上及声门下癌易发生颈淋巴结转移，常转移至舌骨下、喉前、气管前及颈动脉三角区淋巴结。早期为一侧，晚期可出现双侧颈淋巴结转移。

（5）甲状腺癌

髓样癌及乳头状癌易发生颈淋巴结转移（50%～70%），滤泡状癌较少发生转移（约10%）。甲状腺癌常转移至喉、气管前及颈内静脉周围淋巴结，晚期转移至颌下及锁骨上淋巴结。

（6）鼻腔、鼻窦恶性肿瘤

鼻腔、鼻窦恶性肿瘤早期较少出现颈淋巴结转移，晚期常转移至颌下及颈深上淋巴结。

(7)颌面及口腔恶性肿瘤

舌癌、口底癌、软腭癌易出现颈淋巴结转移,常转移至颌下、颏下及颈深上淋巴结,唇癌、颊癌、腮腺恶性肿瘤发生颈淋巴结转移较晚。

可以通过哪些辅助检查发现原发病灶呢?一般状况下,病理诊断是金标准,我们可以通过耳鼻喉内窥镜、消化内镜、颈部 MRI 或 CT、PET-CT 或者 PET-MRI 来协助寻找来源于头颈部的原发病灶。

但即使东查西查,用尽百般武艺,仍然有 2% ~ 5% 的患者找不到原发灶,那就暂时被认为是原发性的颈部肿瘤。但是根据病理学理论,癌是上皮组织来源的恶性肿瘤,但是颈部没有其他上皮组织,因此目前学说有 3 个:原发灶目前并不足以被现有手段检测出来;颈部肿瘤是鳃源性囊肿恶变而成;原发灶自行溃缩了。

■—— 3.甲状腺结节就是甲状腺癌吗？——■

甲状腺主要是用来调节人的新陈代谢的腺体,形如一只小蝴蝶,就"住"在脖子里面。甲状腺可以释放很多激素,作用于身体各处,功能包括能量的消耗、热量的产生、氧气的消耗等,任务繁杂而重要。其主要的功能是分泌甲状腺激素,调节人体的新陈代谢。甲状腺激素对人体的影响非常广泛,它可以影响体内的能量利用,蛋白质合成,脂肪代谢,心血管系统、神经系统、生殖系统功能等多个方面。具体来说,甲状腺激素能够促进蛋白质的合成,促进骨骼和神经系统的发育,促进胆固醇代谢和脂肪酸的氧化,增强心肌的收缩力和心率,促进体温升高等。此外,甲状腺激素还可以影响代谢速率,影响睡眠、情绪、注意力等生理过程。当甲状腺激素分泌不足时,会导致甲状腺功能减退症,而当甲状腺激素分泌过多时,则会导致甲状腺功能亢进症。因此,甲状腺的功能调节对于人体的健康非常重要。

甲状腺结节在人群中十分常见,超声检查有 20%～70% 的人可以发现甲状腺中有结节,女性远远多于男性。一提到甲状腺结节,人们很容易将它与甲状腺癌联系在一起,总在纠结是否治疗、是否手术中度过。也有人认为,甲状腺癌是一个相对"良性"的恶性肿瘤,没有什么大不了的,导致有些人可能误认为所有甲状腺癌都是预后良好的。

那么甲状腺有结节就是得了癌吗? 实际上,临床上绝大多数甲状腺结节都是良性的,恶性率不同的统计数据有差别,但一般在 4% 至 15% 之间。如果发现甲状腺结节在短期内明显增大了,质地比较坚硬,边界也比较模糊,并出现吞咽困难、声音嘶哑等症状,需要高度警惕是甲状腺癌。值得警惕的是,甲状腺癌的早期没有什么明显症状,很多甲状腺癌是通过体检等发现的。有的患者还会在颈部摸到肿块,这个时候鉴别甲状腺结节是良性还是恶性非常重要,目前主要的鉴别方法是彩超和甲状腺细针穿刺活检,其中甲状腺细针穿刺活检是金标准。

甲状腺癌可发生在各个年龄段,特别是年轻人群。甲状腺癌通常分为 4 种类型,即乳头状腺癌、滤泡状腺癌、髓样癌和未分化癌。其中,90% 以上为分化较好、恶性程度较低的分化型甲状腺癌(包括乳头状腺癌、滤泡状腺癌),预后很好,通过早期手术治疗,5 年生存率可高达 80% 以上,甚至可以达到临床治愈。甲状腺癌是中青年女性中常见的头颈部恶性肿瘤,电离辐射是目前唯一已经确定的致癌原因,其他可能跟甲状腺结节及家属遗传病史有关。

得了甲状腺癌一定要手术吗? 需根据患者的具体情况,包括甲状腺癌具体病理类型、是否有淋巴结及远处转移,采用手术、内分泌、放化疗等不同治疗方法。但如果能够确认是乳头状腺癌,直径小于 10 毫米,可以暂时不用手术,定期观察即可,待病灶出现进展情况再进行手术预后无差别。

4. 为什么我国的甲状腺癌患者越来越多了？

甲状腺癌在我国曾经是很少见的。2022 年 2 月，国家癌症中心在《国家癌症中心杂志》发布了我国最新癌症报告。数据显示，从 2000 年到 2016 年，甲状腺癌发病率在女性群体中呈直线上升，发病率在 16 年中增长了 20 倍，成为我国增速最快的恶性肿瘤。并且甲状腺癌偏爱女性，是男性发病率的 3 倍。

为什么我国的甲状腺癌患者越来越多了？

可能你会有以下几个猜测：长期补碘过度？海鲜吃多了？受到了不明辐射？但是，到目前为止，还并没有让科学界信服的证据来说明我国的甲状腺癌发病率飙升和补碘或者日常生活中的辐射密切相关。目前较为公认的原因是检测仪器进步了！随着高分辨率 B 超的出现，我们找到了很多以前绝对发现不了的微小结节或肿瘤！现在的超声技术能找到直径只有 1～2 毫米的肿块。

面对越来越高的发病率，其实也不必过于焦虑。甲状腺癌虽然发病率高，但导致的死亡率很低。因此在医生们看来，甲状腺癌是一个相对"善良"的恶性肿瘤，也就是恶性程度较低。和其他癌症不同，绝大多数的甲状腺癌预后良好，5 年、10 年和 30 年的生存率分别为 97%、93% 和 76%。这意味着得了甲状腺癌，5 年后 100 个人中有 97 个人可以存活，即使是 30 年后仍然有高达 76 个人存活！要知道，其他癌症的 5 年生存率能达到 50% 就已经算比较高了。所以有人把甲状腺癌称为"最不像癌症的癌症"。所以，如果真的得了甲状腺癌，千万不要怨天尤人、失去希望，整天郁郁寡欢。这样的心情对病情没有任何好处，长期下去心理的问题还可能转化为身体的不适，也就是我们经常说的"没病也会想出病"。

5. 出现哪些症状，要警惕甲状腺癌？

当出现以下 6 个症状时，请及时检查甲状腺，评估是否为甲状腺癌的表现。

（1）声音改变

高分化侵袭性甲状腺癌的表现之一，就是甲状腺周围结构被肿瘤局部侵入，包括控制声带的神经。如果该神经受到癌症侵袭，就会引起声音嘶哑或改变。

（2）咳血

由于甲状腺紧挨着气管，如果甲状腺癌侵入了这个部位，就会造成咳血。

（3）吞咽或呼吸困难

如果增大的肿瘤压迫了颈部结构（包括气管或食管），患者就可能出现吞咽或呼吸困难。

（4）严重腹泻

这种症状只见于甲状腺髓样癌。有时，患者会出现慢性腹泻，病程长达数月或数年。他们会去看消化内科，试图找出腹泻的病因，结果却发现是甲状腺髓样癌。对于那些患有甲状腺髓样癌的人来说，他们每天排便次数多达10 ~ 20 次。

（5）颈部下方有大的肿块

此症状多是在患者做体格检查的过程中偶然发现的，这种肿块通常是无痛的。如果你的颈部接受过强烈辐射，一定要提防患癌风险。

(6)淋巴结肿大

甲状腺癌瘤体增大时,就会导致颈部侧面的淋巴结肿大。

此外,童年期有头颈部放射线照射史或放射性物质接触史、有甲状腺疾病家族史的高危人群,建议每年做一次彩超。

6.如何预防甲状腺癌?

在生活当中我们需要注意以下细节,可以预防甲状腺癌。

(1)避免过度劳累

抑郁、焦虑等负面情绪,过度劳累,精神压力大不会直接影响甲状腺,但可通过扰乱神经、内分泌系统,造成免疫功能失调,破坏对自身抗原的"兼容性",导致甲状腺被免疫系统攻击。

(2)避免电离辐射

甲状腺是人体内对放射线最敏感的器官,所以应尽量减少可能的放射线暴露。

(3)适量摄入碘盐

绝大部分人在日常食物中获取的总碘量仍然不足。除有特殊要求外,正常人最好食用加碘盐,但每人每日食盐量不超过 5 克。

(4)对镜自查

对着镜子,头部稍微后仰,露出颈部。

一看:颈部两侧是否对称、肿大。已有结节的,平时可以对着镜子看它是否在长大,通常结节长到 2 厘米时就会比较明显。

二找:找到随着吞咽动作上下活动的甲状腺。

三摸:含一口水,用手指触摸颈部下方(喉结两侧),水吞下去时,感觉有没有小鼓包、小肿块、或硬的小结节。

如发现问题,应尽早去医院排查。

(5)定期检查甲状腺功能

35岁后,尤其女性,最好每5年做一次甲状腺功能检查和甲状腺彩超;妊娠女性必须进行甲状腺功能检查;备孕前,推荐女性筛查促甲状腺激素(TSH)等相关指标。

此外,生活中要尽量避开重金属、农药等环境"毒素";避免雌激素滥用,警惕含雌激素类化妆品、保健品;积极锻炼身体,提高机体免疫力。

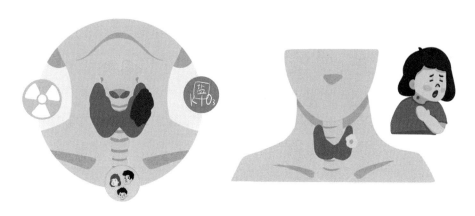

■—— 7.什么是甲状腺癌治疗三部曲? ——■

手术、术后[131]碘治疗、TSH(促甲状腺激素)抑制治疗是公认的分化型甲状腺癌的治疗方案。

(1)手术治疗

分化型甲状腺癌外科治疗方法主要是甲状腺腺叶切除术(一侧腺叶和峡部切除)和甲状腺全切除术,以及颈淋巴结清扫术。因为甲状腺全切后需要甲状腺素的替代治疗,所以需要了解甲状腺全切除术适应证:年龄<15 岁或>45 岁,童年及青少年放射暴露史,已知远处转移,双侧结节,腺体外侵袭,结节直径>4.0 cm,颈部淋巴结转移,病理有侵袭性表现,滤泡状癌。传统的颈淋巴结清扫术(Crile 术),手术切口较长,清扫范围广,损伤大。现在采用新的功能性颈淋巴结清扫术(改良性颈清术),与 Crile 手术相比,采用"三保留"(保留胸锁乳突肌、副神经、颈内静脉)技术,切口小而美观,且不影响手术效果和预后。

(2)内分泌治疗

给予甲状腺癌患者超生理量的甲状腺素——左甲状腺素钠($L-T_4$),抑制垂体促甲状腺激素的分泌,从而达到减少甲状腺癌复发和转移的目的。甲状腺切除手术的患者需每天服用甲状腺素片来替代甲状腺产生的甲状腺素,高水平的甲状腺素会阻止垂体产生过多的促甲状腺素,从而维持低水平的促甲状腺素,达到抑制癌细胞生长的目的,因为高水平的促甲状腺素可以刺激甲状腺癌细胞(乳头状和滤泡状)的生长。

(3)放射治疗

放射性[131]碘治疗:分化型甲状腺癌(DTC)可以用放射性[131]碘来治疗。甲状腺癌一般按病理类型分为乳头状癌、滤泡状癌、髓样癌和未分化癌 4 种类型,乳头状癌和滤泡状癌统称为分化型甲状腺癌,占甲状腺癌的 90% 以上,放射性[131]碘治疗只适用于分化型甲状腺癌。放射性[131]碘治疗是利用甲状腺乳头状癌、滤泡状癌细胞的高度摄取和浓聚碘的能力。患者口服[131]碘后,[131]碘进入体内会被残余甲状腺组织和甲状腺癌细胞特异性地吸收,释放的 β 射线对其起到杀伤作用。[131]碘可以对手术后的残余甲状腺组织、可能的残余甲状腺癌病灶或转移病灶进行搜寻和精准打击,降低复发率和死亡风险,提高生存率。甲状腺髓样癌和未分化癌因不具备摄取[131]碘功能,因此,不适合用放射性[131]碘治疗。放射性[131]碘治疗是一种辅助性治疗方法。治疗目的:①去除残余甲状腺组织,以利于发现转移病灶和使用血清甲状腺球蛋白(Tg)监测肿瘤复发;②治疗癌肿的转移和复发。

8. 如何预防放射性碘辐射后的放射性损伤？

接受[131]碘治疗患者存在个体差异,身体上的不适主要来自甲状腺功能减退和[131]碘的治疗反应,总体上来说症状都比较轻,绝大多数人都可以耐受。这些反应通常在 1~2 周内自行缓解,必要时可采取预防性用药并及时对症处理,积极应对易恢复。

(1)胃肠道不良反应

胃肠道不良反应最为常见,服药 6 小时即可产生,1~2 天达高峰,多持续 3~5 天。当患者处于甲状腺功能减退状态时,基础代谢率降低,胃肠道蠕动减弱,表现为恶心、食欲缺乏,甚至呕吐,严重程度与[131]碘剂量大小、促甲状腺激素水平等相关。轻者可少食多餐,选择清淡易消化饮食,严重者可进流质或禁食,必要时可采取预防性用止吐药或胃动力药对症处理。

(2)唾液腺损伤、腮腺炎和味觉异常

唾液腺损伤、腮腺炎和味觉异常发生率为 18.7%~64.7%,其中腮腺炎最为常见。唾液腺炎包括急性唾液腺炎和慢性唾液腺炎。服用[131]碘后,口含话梅、橘子、山楂等酸味的食物,酸味糖果或维生素 C 片促进唾液腺分泌,有助于减少辐射对唾液腺的损伤,治疗期间适量多饮水、局部按摩唾液腺有助于预防和改善症状。味觉功能减退发生率为 2%~58%,多为一过性症状,盐水漱口、戒烟、更换牙膏有助于症状的改善。

(3)放射性甲状腺炎

放射性甲状腺炎发生率为 10%~20%,通常出现在清甲治疗后 1~10 天,主要症状是颈部疼痛和肿胀,多为轻度、短暂,且逐渐减轻。残留腺体较多时常有吞咽疼痛和不适,极少数患者可出现严重或持久疼痛、喉头水肿

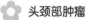
的情况,糖皮质激素能有效缓解。

(4)生殖系统不良反应和放射性膀胱炎

服用[131]碘后应适量多饮水,增加排尿次数,保持大便通畅,加快体内[131]碘的排泄。

(5)泪腺损伤

主要症状包括溢泪症、畏光和眼干燥症,症状常较轻微,多可自行缓解。极少数症状明显者,可局部应用抗生素滴眼液、糖皮质激素能有效缓解,避免佩戴隐形眼镜。

(6)血液系统不良反应

少数患者会有白细胞、血小板的下降,这些反应通常在1~2周内自行缓解。患者应注意休息和保暖,防治感染,必要时,可采取预防性用药并及时对症处理。

如发生其他不适应随时告知医护人员,以便及时处理。

9. 甲状腺癌[131]碘治疗注意事项有哪些?

为最大程度地发挥[131]碘的治疗作用,尽可能地减少不良反应,有效保护患者以及与患者接触者的安全,避免辐射给他人和环境带来影响,必须了解与[131]碘治疗相关的一些注意事项。

💧[131]碘治疗后1个月要尽量避免吃含碘较多的食物,如海产品,主要是海带、紫菜、海鱼、海虾等;辐射隔离期间,不参加重体力劳动,不揉压颈部。

💧严禁随地吐痰,痰或呕吐物最好吐入卫生间的坐便器内以便冲洗。

💧宜使用坐便器,避免排泄物外溅,冲洗下水道的时候一定要多冲洗几次,这样可以防止尿液中的¹³¹碘造成辐射。

💧 勤洗手。

💧 如怀疑排泄物污染身体、衣物,应及时冲淋并更换干净衣物。

💧 避免接触婴幼儿和孕妇。

💧 与他人接触时要遵守"短时间和远距离"的原则。

💧 妊娠期和哺乳期女性患者严禁行¹³¹碘治疗。

10. 甲状腺术后常见并发症有哪些?

手术并发症是外科治疗疾病过程中发生的与手术相关的病症,这些病症有一定的发生概率,并不是可以完全避免的。甲状腺手术也具有一定的风险,可能存在以下并发症。

(1)出血

出血是甲状腺术后最为凶险的并发症,甲状腺术后出血的发生率为1%~2%,多见于术后24小时以内。主要表现为引流量增多,呈血性,颈部肿胀,患者出现呼吸困难。如果引流量比较多,>100毫升/小时,则考虑存在活动性出血,应及时进行处理,否则患者可能出现生命危险。患者出现呼吸窘迫时应首先控制气道,紧急情况下可床旁打开切口,首先缓解血肿对气管的压迫。一些情况应该特别注意,比如高血压、服用抗凝药物或阿司匹林等,这些情况会增加出现甲状腺术后出血的风险,应提前告明医生,及时调整治疗方案。

(2)甲状旁腺功能减退

甲状旁腺位于左右两叶甲状腺背面(或埋在其中)的中部和下部,可分泌甲状旁腺素,调节人体钙磷代谢。术后甲状旁腺功能减退主要表现为术后低钙血症,患者出现手足发麻感、口周发麻感或手足搐搦。术后甲状旁腺功能减退可分为暂时性和永久性。对于暂时性甲状旁腺功能减退,可给予钙剂缓解症状,必要时加用骨化三醇。为减轻患者术后症状,可考虑预防性给药。术后永久性甲状旁腺功能减退的发生率为 2% ~15%,多见于全甲状腺切除后,需要终身补充钙剂及维生素 D 类药物。一些染色技术可辅助术中辨别甲状旁腺,如纳米碳负显影等,可降低出现甲状旁腺功能减退并发症的风险。

(3)喉返神经、喉上神经损伤

神经损伤是甲状腺术后常见的并发症,也是严重降低患者术后生活质量的并发症。甲状腺毗邻喉返神经、喉上神经,因此这两条神经在甲状腺癌的疾病发展过程以及手术过程中,易受到损伤。甲状腺手术喉返神经损伤的发生概率为 0.3% ~15.4%。喉返神经损伤的常见原因包括肿瘤粘连或侵犯神经、手术操作等。单侧喉返神经损伤,可导致同侧声带麻痹,患者出现声嘶。大部分单侧喉返神经损伤是暂时性的,一般在术后 15 天左右可逐渐恢复。严重神经损伤需要 3 个月以上时间恢复。但如果手术过程中,喉返神经被切断未能立即吻合,将导致永久性损伤,经过一段时间后,对侧声带逐渐代偿,声嘶可部分恢复。喉镜下可看到损伤侧声带处于麻痹状态。双侧喉返神经损伤后,因两侧声带麻痹患者可立即发生呼吸困难和窒息,情况比较紧急。

(4)感染

甲状腺术后切口感染的发生率比较低,但伴有其他癌症、糖尿病、免疫功能低下的患者,更容易出现切口感染。切口感染患者常出现发热、引流液混浊、切口红肿渗液、皮温升高、局部疼痛伴压痛等症状。怀疑切口感染,应及时给予抗菌药物治疗,有脓肿积液的,应开放切口换药。

(5)淋巴漏

常见于颈部淋巴结清扫后,表现为引流量持续较多,每日可达 500 ~

1 000毫升,甚至更多,多为乳白色不透明液体,也称为乳糜漏。长时间淋巴漏可致体内水、电解质紊乱,低蛋白血症等。出现淋巴漏后,应保持引流通畅,采取禁食、给予肠外营养等保守治疗方法。若保守治疗1~2周无效,则应考虑手术探查和结扎。

(6)其他少见并发症

甲状腺手术还可引起一些其他的并发症,但是发生率低,如气胸、交感神经损伤引起霍纳综合征(瞳孔缩小、眼球内陷、上睑下垂及患侧面部无汗)、舌下神经损伤引起伸舌偏斜、面神经下颌缘支损伤引起口角歪斜等。

所以甲状腺手术是具有一定风险的,患者应该选择专业的甲状腺外科医生进行手术治疗,患者及家属也应该做好心理准备,积极配合医生的诊疗工作,尽可能地降低出现并发症的风险。

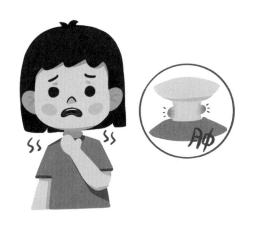

11. 什么是颈段食管癌?

喜欢唱歌的王阿姨不幸患上了食管癌,医生告诉她虽然癌症没有转移,但是病变的位置比较特殊——位于颈部,如果接受手术治疗,需要切除全喉,这对爱唱歌的王阿姨来说难以接受。

到底什么是颈段食管癌?不能手术就是"宣判死刑"吗?还可以选择其

他的治疗方式吗？

我国是食管癌的高发国家。食管癌作为常见的消化道恶性肿瘤，顾名思义发生于食管，是一种来源于食管上皮细胞的恶性肿瘤。食管癌按照发病位置不同可分为颈段、胸段和胸下段食管癌。中国绝大多数的食管癌都发生在胸段，首选手术治疗。而且我国胸段食管癌的手术技术很好，患者经手术治疗后可长期获益。欧美国家的食管癌发病率较低，主要发生在胸下段，即食管和胃的交界处，也适合手术治疗。

颈段食管是从食管入口至胸骨切迹的一段食管，长度约有5厘米。单纯的颈段食管癌并不多见，往往合并下咽癌或胸段食管癌。颈段食管癌发病率较低，占全部食管癌的5%～10%，多发于50～70岁的老年男性，以鳞状细胞癌居多。症状除了常见的进食不畅、胸骨后疼痛、进行性体重减轻等，还多伴有咽部不适、声音嘶哑等。所以如若出现上述不适，建议及时到医院进行胃镜、CT、食管造影等检查。

颈段食管癌毗邻诸多重要的颈部解剖结构，可很快穿透黏膜壁，侵透肌层，向外侵及气管后壁、喉返神经及甲状腺等，且颈段食管癌容易发生淋巴结转移。因此，大部分颈段食管癌在确诊时已经属于局部晚期。这类食管癌手术过程中肿瘤难以切除干净、手术风险高，而且在切除肿瘤的同时，可能还要摘除一部分喉咙、气管、甲状腺等，这会严重影响患者的生活质量和社交能力，增加心理负担。目前多数研究发现，手术治疗相比于同步放化疗未明显提高患者的生存率，反而存在严重的术后并发症，常被胸外科视为手术禁忌。

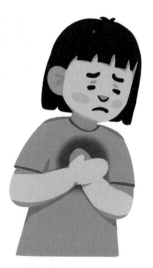

为了提高患者的生存率和生活质量，非创伤性的治疗方式——放疗已成为颈段食管癌的首选治疗方式。

放疗是采用射线来杀死肿瘤细胞，同时应用化疗药物可增加放疗的敏感度，提高治愈率。据不完全统计，颈部食管癌同步放化疗的有效率不劣于手术治疗，而且能明显提高患者的生存质量。

12."吃出来的食管癌"是怎么回事？

中国人爱吃、会吃,俗话说"病从口入",食管癌作为常见的消化道肿瘤,还真是一口一口吃出来的癌症。

到底哪些不良的饮食习惯会诱发食管癌呢?

(1)爱吃烫的

"快快快,趁热吃"是饭桌上最常听到的口头禅,殊不知过烫的食物会损伤食管。食管黏膜正常的耐受温度为 50～65 摄氏度,温度过高会使黏膜损伤、溃破。尽管食管有自我修复能力,但长期反复刺激以后,还是会忍无可忍"魔化"成癌症。有研究表明,超过 65 摄氏度的食物和热饮会轻度灼伤食管黏膜,从而增加患食管癌的风险。因此高于 65 摄氏度的饮品和食物,也被列为 1 类致癌物。

(2)爱吃腌制菜品

腌制菜品一直是餐桌上不可或缺的菜肴。北方有腌萝卜、泡菜,南方有腌肉、腊肠等。殊不知腌制菜品里盐含量严重超标,高盐会刺激食管黏膜,引发慢性食管炎。而且腌制食品中的亚硝酸盐在胃酸、蛋白质的作用下会转化为亚硝胺,它具有极强的致癌性。为了你的食管健康,家里的陈年老咸菜,该少吃点了。当然也不必矫枉过正,偶尔吃几次还是没问题的。

(3)爱吃熏烤、油炸类食物

夏季很多人都爱吃烧烤,有研究发现,经常吃烤牛肉、烤鸭、烤羊肉等熏烤类食物的人,容易患上食管癌。因为熏烤类食物在制作过程中会产生大量的多环芳烃,它属于强致癌类物质。高热量的油炸食品,比如炸鸡、炸薯条、炸油条,一盛出来,那简直香飘十里。但即便是"好油"炸出来的食品在

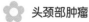
制作过程中也会产生大量的致癌化合物,例如杂环胺、丙烯酰胺等,它们会袭击食管黏膜,诱发食管癌,更别说反复煎炸过的油了。

(4)爱吃硬食

吃的食物质地较硬,或进食过快、咀嚼不充分,会不断磨损食管,造成食管黏膜的机械损伤,长此以往,食管就会反复发生弥漫性炎症,造成黏膜上皮细胞不典型增生,从而诱发癌变。

另外长期酗酒、无辣不欢、吃隔夜食物或发霉食物都会大大增加食管癌的发生风险。因此,预防食管癌主要管住"嘴"。从自身做起,改变不好的饮食习惯,合理膳食,健康生活。

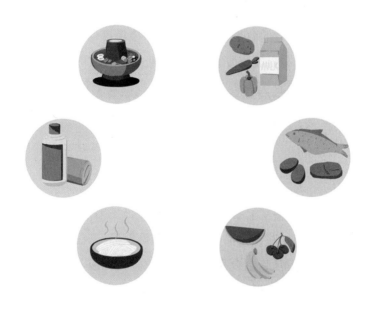

13. 如何远离颈段食管癌?

食管癌是常见的消化道肿瘤。全世界每年会新增大量的食管癌患者,其发病率和死亡率各国差异很大。美国和欧洲等西方国家的发病率明显低于亚非地区。我国是世界上食管癌高发地区之一。最新统计数据显示,我国食管癌的发病和死亡人数占全世界的近一半。食管癌在我国的发病率排第4位,死亡率排第3位。颈段食管癌的发病率相对较低,占所有食管癌的5%～10%。

食管癌的发生是一个长期的多阶段过程,为筛检发现食管的癌前病变提供了足够的机会。而且随着医疗技术水平的提升,目前的筛检技术可以有效发现癌前病变和早期食管癌。建议抽烟、喝酒、有家族史或有癌前病变等高危人群每年做一次胃镜检查。

颈段食管癌症状除了常见的进食不畅、进食后胸骨后疼痛、进食量减少、进行性体重减轻等,还多伴有咽部不适、声音嘶哑等不适。如若出现上述不适,要立即到消化科或胸外科就诊,进一步检查胃镜、CT、食管造影等,以免延误病情,错失治疗时机。

另外养成良好的生活习惯也能有效远离颈段食管癌的发生。有研究表明,约70%的食管癌是因环境及生活方式不当所致。

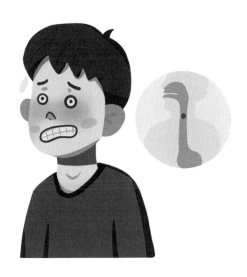

首先,要注意饮食安全,把住"癌从口入"这一关。饮食要多样化,不偏食、不挑食,使食物的营养成分尽可能完备和平衡,既不要缺乏营养,也不要营养过剩,不吃过烫、霉烂变质、刺激性强、隔夜的食物,尽量少吃油炸、熏烤、腌制、高糖、高脂肪的食物和含有食品添加剂的食物及饮料等。在食管癌高发地区,补充多种维生素和微量元素,也可以预防食管癌的发生。

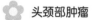

其次,还要学会"迈开腿",加强体育锻炼,增强体质,增强免疫力,保持良好的心理状态。

远离颈段食管癌的重点在于预防,杜绝病因,做到早发现、早诊断、早治疗,提高确诊患者的治愈率、生存率。

14. 颈段食管癌都可以做手术吗?

张阿姨因为进食有异物感到医院做了胃镜检查。很不幸,她被确诊为"颈段食管癌"。医生说虽然肿瘤分期较早,但是不建议做手术。张阿姨和家人都很疑惑,明明是早期肿瘤,怎么就不能做手术呢?

食管癌的手术宗旨是要完整切除含肿瘤的食管,并系统清扫胸腔及腹腔的淋巴结,从而解除进食梗阻并切断转移途径。同时还需要重新建立消化道,恢复正常进食。比较常见的手术方式是将胃从腹腔提到胸腔内,与健康食管吻合。

既然张阿姨不能选择手术治疗,那该选择哪种治疗方式呢?

虽然大部分食管癌的治疗首选手术,但颈段食管癌却首选放疗。这是因为颈段食管癌的根治性手术存在一些问题。颈段食管全长5厘米,手术需要切除除病变5厘米以上的正常食管才能满足根治条件,所以颈段食管癌手术一般都会面临喉切除术的问题。喉切除术后,患者气管分流到颈部,这样一来,患者术后可能就没办法讲话了,这会给患者造成严重的心理负担,大大降低生活质量。倘若患者还不识字,就和这个世界失去了交流,想想就难以接受。

而且往往这类患者还需要术后放化疗来预防复发。术后放化疗建议在手术完全恢复后尽早开始。国内目前建议1个月后,国际上一些活跃的医疗中心建议在术后2周开始。但一般认为,术后2个月开始预防性放化疗已不能获益。所以颈段食管癌手术恢复慢,必然影响后续治疗的时机,导致术后复发率高。因此颈段食管癌的治疗建议首选放疗。

颈段食管解剖位置相对表浅,放化疗较少受周围组织、器官的影响,所以以放疗为主的综合治疗是目前颈段食管癌患者的首选治疗方式。而且和手术相比,放化疗患者的生存率不低于手术治疗者,还能保留喉、气管以及食管等,明显提高患者的生活质量。

放疗是目前食管癌主要的、有效的、安全的治疗手段之一,它是通过射线来杀死肿瘤细胞。有些食管癌患者由于存在高血压、冠心病、糖尿病、呼吸道等多种慢性疾病,不能耐受手术及麻醉风险,也应该选择放疗。据不完全统计,约70%的食管癌患者在疾病的不同阶段需要接受放疗。

15. 颈段食管癌放疗患者如何护理?

放疗是通过射线来杀灭肿瘤细胞。颈段食管癌因其特殊的解剖结构,确诊后首选放疗。

中医将放疗归列为热毒燥。放疗过程中患者局部皮肤会出现色素沉着,甚至溃破。越是上段的食管癌,越容易引起所谓的放射性食管炎、放射性口腔炎等,所以患者在放疗过程中会觉得口干舌燥、嗓子痛等,严重的会难以进食。那么遇到这些问题该怎么办呢?

第一,颈段食管癌患者在放疗前及放疗过程中要保证充足的营养供应,首选高蛋白流质饮食,比如牛奶、鸡蛋汤、蛋白粉等。肿瘤患者能量消耗多,足够的营养支持不仅可以促进局部黏膜的快速修复,还能确保治疗的连续性。假如患者在治疗期间出现严重的放射性食管炎,进食后疼痛严重,还可选择鼻饲管置入或者胃造瘘。治疗期间不应吃过烫的食物,以免造成食管黏膜的机械性损伤,加重放射性食管炎的不良反应。要避免进食辛辣等刺激性食物,同时要养成良好的饮食习惯,多吃新鲜的蔬菜、水果,补充维生素。

第二,要时刻关注患者全身状况。有些患者在治疗期间会出现白细胞减少、贫血等。这时候不仅需要补充营养,还要调整生活作息,放松心态,谨遵医嘱,使身体尽快恢复到原本的功能状态,以免治疗中断。建议每天测量体重,尽量维持原有体重不下降。

第三,治疗期间还需要充分暴露放疗部位皮肤,可穿舒适的纯棉宽领衣服,不可摩擦、搔抓颈部皮肤。局部皮肤可用温水和柔软毛巾轻轻沾洗,局部禁用肥皂擦洗或热水浸浴,禁用碘伏、酒精等刺激性消毒剂,避免冷热刺激,如热敷、冰敷等。

第四,放疗还可能会造成咀嚼肌萎缩和纤维化,导致患者出现张口困难。张口困难主要在于预防,放疗期间要进行张口锻炼、按摩颞颌关节,可选择大口咬苹果或嚼口香糖等方法,使口腔尽可能地张开。每天至少要练3次,每次练习10~20分钟。

第五,治疗期间和治疗结束1年内,局部皮肤都应避免阳光直射。日常还要戒烟、戒酒,保持口腔清洁,纠正不良的生活习惯,保持良好的情绪。有研究显示,癌症的发生60%伴有精神因素,复发也与此有关。所以时刻保持积极向上的精神态度也是治疗过程中的关键。

颈段食管癌不良反应的发生重在预防,如出现局部皮肤溃破、难以进食等不适,应及时告知医生给予对应处理。

肿瘤防治，医患同行

胸 部 肿 瘤

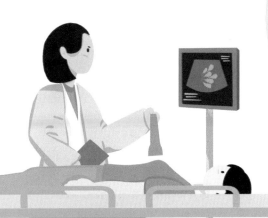

刘宗文 刘剑波 李 楠 总主编
楚阿兰 刘世佳 分册主编

郑州大学出版社

图书在版编目(CIP)数据

胸部肿瘤／楚阿兰,刘世佳主编. -- 郑州:郑州大学出版社,2023.
12

(肿瘤防治,医患同行／刘宗文,刘剑波,李楠总主编)

ISBN 978-7-5645-9936-2

Ⅰ.①胸… Ⅱ.①楚… ②刘… Ⅲ.①胸腔疾病-肿瘤-防治
Ⅳ.①R734

中国国家版本馆 CIP 数据核字(2023)第 185382 号

胸部肿瘤

XIONGBU ZHONGLIU

策划编辑	陈文静	封面设计	陈　青
责任编辑	许久峰	版式设计	陈　青
责任校对	张　恒	责任监制	李瑞卿

出版发行	郑州大学出版社	地　　址	郑州市大学路 40 号(450052)
出版人	孙保营	网　　址	http://www.zzup.cn
经　销	全国新华书店	发行电话	0371-66966070
印　刷	辉县市伟业印务有限公司印制		
开　本	710 mm×1 010 mm　1／16		
本册印张	8.25	本册字数	132 千字
版　次	2023 年 12 月第 1 版	印　次	2023 年 12 月第 1 次印刷

书　　号	ISBN 978-7-5645-9936-2	总定价	380.00 元(全六册)

主编简介

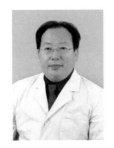

刘宗文,医学博士,教授、主任医师,硕士研究生导师。郑州大学第二附属医院大内科副主任,肿瘤放疗科科主任。中国医疗器械行业协会放射治疗专业委员会常委、中国康复技术转化及发展促进会精准医学与肿瘤康复专业委员会委员、河南省抗癌协会近距离放射治疗专业委员会第一届副主任委员、河南省医学会放射肿瘤治疗学分会第六届委员会委员。主编、副主编学术专著4部,发表SCI和核心期刊论文30多篇。承担国家级、省部级等项目13项。

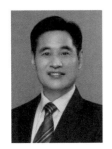

刘剑波,医学博士,二级教授、主任医师,博士研究生导师。郑州大学第二附属医院院长。河南省医学会呼吸病学分会副主任委员、河南省抗癌协会理事及肿瘤精准医学专业委员会名誉主任委员、中国毒理学会中毒与救治专业委员会副主任委员、欧洲呼吸学会(ESR)会员、河南省政府特殊津贴专家。被评为河南省抗击新冠肺炎疫情先进个人、2019年度全国医院信息化杰出领导力人物、河南省教育厅学术技术带头人等,荣获河南优秀医师奖等。《中华结核与呼吸杂志》编委、《郑州大学学报(医学版)》审稿专家。

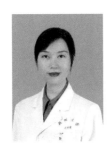

李楠,医学博士,主任医师,硕士研究生导师。郑州大学第二附属医院院长助理,医疗管理中心主任。河南省医学重点学科临床营养科学科带头人、河南省临床营养质量控制中心副主任委员、河南卒中学会卒中重症分会副主任委员、河南省卫生健康委员会等级医院评审专家、中国医师协会神经内科医师分会青年委员会委员、中国毒理学会中毒与救治专业委员会青年委员。主持并完成国家自然科学基金青年科学基金项目1项、省厅级项目4项。获河南省教育厅科技成果奖二等奖1项、河南省医学科技奖二等奖3项。

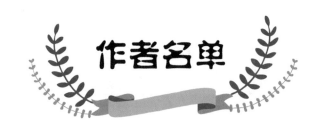

作者名单

总主编 刘宗文　刘剑波　李　楠

主　编 楚阿兰　刘世佳

副主编 谢艳秋　　杨景惠　高　飞

　　　　　乌日利嘎　郭振江

编　委 聂连涛(郑州大学第二附属医院 心电图科)

　　　　　李姝琪(郑州大学第二附属医院 医学影像科)

　　　　　王勇涛(漯河医学高等专科学校第二附属医院 肿瘤科)

　　　　　王春涛(中山大学附属第七医院 生殖中心)

　　　　　周　青(郑州大学第二附属医院 肿瘤放疗科)

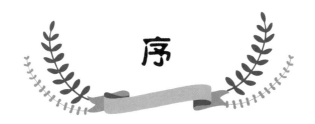

序

当下,肿瘤已经成为了无论是肿瘤专业人员还是大众群体最为敏感和担忧的话题之一。在过去,民众普遍认为恶性肿瘤大多是不治之症,得了癌症,就好像是"被判了死刑"。近年来,随着医疗技术水平的不断提高,肿瘤专业人员对肿瘤的认识较过去有了很大改变,肿瘤的治疗手段和方式也有了很大进步。一些恶性肿瘤能够通过先进的医疗技术和设备得到较好的治疗,肿瘤的治愈率也大幅度提高。

对于广大公众而言,网络信息化时代看似获得信息的途径越来越多,越来越快捷,但面对庞大数据应如何鉴别、筛选从而获得真实、可靠的信息又成为了一大难题。尤其是患者通过网络寻医问药,对于肿瘤的认识有时是片面的、狭隘的,只能通过网络上支离破碎的知识来了解,很难获得系统的、全面的认识和了解,常常容易被虚假信息误导。《肿瘤防治,医患同行》丛书可让公众更加全面、系统地认识肿瘤和了解肿瘤,正确客观地看待疾病,不要被肿瘤所吓倒,使患者既对肿瘤产生敬重之心,又不惧怕肿瘤,能够有信心和希望战胜肿瘤。

本丛书共6个分册,分别是《认识肿瘤》《头颈部肿瘤》《胸部肿瘤》《上腹部肿瘤》《下腹部肿瘤》和《淋巴瘤、骨肿瘤及白血病》,全面、系统地讲述肿瘤的流行病学、危险因素、主要症状及诊断等。同时,为了便于读者直观体验和深入了解肿瘤的相关知识,我们还特别引入了大量丰富的病例和图片,以及专业的概念讲解和科普解析,使得读者

对于复杂的医学知识一目了然。在书中我们特别强调了肿瘤的综合治疗方式,提倡患者要积极、全面地接受肿瘤治疗,包括手术治疗、放射治疗、化学治疗等多种方式。希望借此为广大读者提供一个全方位、深度剖析肿瘤的平台。

本丛书的目标读者是广大热爱生命、关注健康的群体,尤其是肿瘤科研人员、临床医生、护士、患者及其家属。同时,我们也希望本书的推广,让更多人关注肿瘤防治的话题,掌握更多的专业知识,提高健康素养,为推动我国医疗卫生事业发展作出有益贡献。最后,再次感谢各位专家、作者、编辑对本书付出的辛勤劳动,在这里致以诚挚的敬意!由于编者水平有限,书中不足之处在所难免,殷切期望各位广大读者给予批评指正。

刘宗文　刘剑波　李　楠
2023 年 11 月

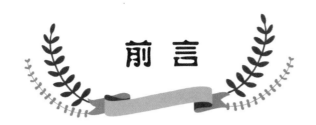

前言

　　谈到科普,就要谈受众人群。肿瘤方面的科普受众,主要有两大类人:一是普通人,大多数是非癌症患者,对于这类受众的科普,更多的是了解癌症,特别是了解如何预防和早期发现癌症;二是癌症患者,对于这类患者,更多的则是关于某个特定癌症病种的治疗。无论读者是否具有医学专业知识,都可以通过阅读科普图书,掌握和了解常见恶性肿瘤的防治。

　　本册主要的内容是关于胸部肿瘤的科普知识,而肺癌、乳腺癌、食管癌这三大癌症是我国常见的癌症类型,因此本书主要分为三个章节,分别为肺癌、食管癌、乳腺癌。在每一个章节中设置多个小节,每一个小节以"一问一答"的形式展开,然后针对题目问题进行科普解答。

　　本书语言通俗易懂,插图生动形象,收录了肺癌、乳腺癌、食管癌的认识预防、早期筛查、规范诊疗、康复管理等大众关心的相关内容,科学实用地介绍防癌抗癌的相关知识。本书站在患者角度介绍胸部肿瘤临床实际中的常见问题,力求将肿瘤医学专业知识变为普通民众易懂易记的常识。

　　本书主要由五位编委负责各个问题环节的编写,由五位副主编整体编排,最后由两位主编进行整体内容审核。在编写的同时查阅了大量的国内外文献,借助国内的科普平台,力求将内容准确、浅显易懂和贴近生活的科普知识传递给广大读者。书中难免存在疏漏和不足之处,恳请广大读者多提宝贵意见和建议。

编　者

2023 年 11 月

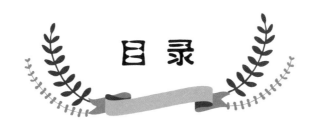

目 录

一、肺癌

二、乳腺癌

三、食管癌

一、肺癌

随着大家对自身健康关注度的提升，以及医学检查手段的不断发展，尤其受到新型冠状病毒肺炎疫情的影响，胸部 CT 检查非常普遍，越来越多的肺结节被筛查出来。肺结节是一种比较常见的肺部病变，如果结节较小，可能并没有明显的不适症状。大多数肺结节是良性的，但是也有些肺结节是恶性的，需要积极治疗。当大家拿到体检报告的时候，很多人的报告上写着"小结节"和"磨玻璃影"，那么，对于体检时发现的肺结节，如何正确科学地看待呢？在此，就让我们来答疑解惑。

1. 什么是肺结节？

肺结节严格意义上并不是一种疾病的诊断，而是医学影像学的一种术语。简单来讲，肺结节是指肺部影像学上，表现为直径≤30毫米的局灶性、类圆形、密度增高的实性或者亚实性肺部阴影。根据病灶大小分类，肺结节可分为三类：①微小结节，直径<5毫米；②小结节，直径为5～10毫米；③肺结节，直径为10～30毫米。根据密度成分，肺结节可分为实性肺结节和亚实性肺结节，后者又包含纯磨玻璃结节和部分实性结节（混杂性磨玻璃结节）：实性结节，密度较高，影像上看起来实打实的、边缘非常清晰的结节；纯磨玻璃结节，像棉絮一样浅淡、半透明，在 CT 上跟磨砂玻璃一样故而得名；部分实性结节，是上述两种成分的混合，也是三类中恶性概率最高的结节。

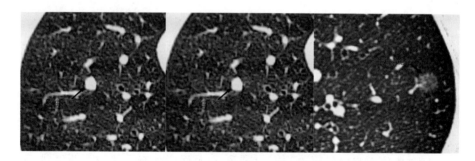

2. 肺结节是怎么形成的？

　　形成肺结节的原因较多,有感染性和非感染性的因素。其中细菌、寄生虫、支原体、衣原体感染以及病毒感染都会引起肺结节的出现,既往有过肺部炎症,治愈以后,局部形成的粘连瘢痕,也会表现为肺结节。非感染因素包括石材粉末和煤炭粉末的吸入,自身免疫疾病导致肺泡被炎性物质填充而形成肺结节。另外,肺部肿瘤早期可表现为结节样改变,特别有毛刺、分叶、空泡、胸膜牵拉表现时,要特别注意。

3. 肺结节离肺癌有多远？

(1)超过95%体检发现的肺结节是良性结节

　　肺结节可以表现为单独一个,也可以是多个,但超过95%体检发现的肺结节是良性的结节,不需要手术干预。

　　肺部陈旧的瘢痕:很难消失,但影响不大,只是岁月留在肺部的痕迹,对人体的健康没有影响。

　　小的良性肺结节:不需要动手术切除,甚至连药都不用吃,只需要定期复查就行。

还有一些可能不是肺的结节,而是淋巴或者胸膜组织的增大等,这些也都是良性的,对身体没有伤害。

提示:虽然体检发现的结节,恶性率并不高,但肺结节良恶性判断,即便对于医生来说,也是一个很难的题目,所以大家不要断章取义,自己吓自己,听医生的最靠谱。

(2)肺结节要不要紧,关键看这三点

1)看"性质",到底是"实性"还是"亚实性"。相比之下,"亚实性结节"更加应该引起大家的重视,检查报告上看到"磨玻璃"三个字要更加警惕。

磨玻璃是指从影像结果上看起来比较朦胧,观察结节边缘有晕开的感觉。数据显示,纯磨玻璃样结节中约有34%为肺癌,随直径增加,肺癌可能性会增加;而混杂性玻璃结节中有40%~50%为肺癌,随直径增加,肺癌可能性增加。

提示:与亚实性结节相比,实性结节相对来说更"安全"一些。但这并不是说实性结节就可以放轻松不管,对于实性结节我们仍需保持重视,因为实性结节中也有一定比例的恶性结节。

2)看是否具有肺癌"高危因素"。2023版《居民常见恶性肿瘤筛查和预防推荐》指出,肺癌高危人群是指年龄大于40岁,且具有以下任一危险因素的人:①吸烟每天一包持续20年或每天2包持续10年,其中包括戒烟时间不足15年者;②长期被动吸烟者;③有职业暴露史者(石棉、铍、铀、氡等接触者);④家族中有恶性肿瘤或者肺癌患者;⑤有慢性阻塞性肺疾病或弥漫性肺纤维化病史者。

在肺结节的检出率上,普通人群和高危人群其实差不多,但高危人群检出肺结节的恶性概率更高一些。

3)看"大小",肺结节具体有多大。前面已经提到,肺结节根据大小分为微小结节(直径<5毫米)、小结节(直径为5~10毫米)和肺结节(直径为10~30毫米)。

绝大多数人体检发现的属于小结节,肺结节的恶性程度与肺结节大小有关,通常结节体积越大,恶性的概率就越高。

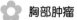

提示：肺结节大小与恶性概率并不绝对，肺结节还需要结合全方位因素来分析。在结合性质、高危因素、大小等综合考虑后，医生会明确下一步随访方案。

（3）发现肺部小结节后，影像学检查如何选择、如何复查

发现了肺部小结节，怎么确定是良性的还是恶性的？首先，可以观察病灶是否具有恶性特征，是否有分叶、毛刺、小泡，或者在病灶中是否看到有血管的穿行等，甚至可能还有空洞，那么结合这些特征来判断恶性的可能性是否比较大。如果胸部 CT 平扫无法判断或者高度怀疑恶性的，可以结合胸部增强 CT 或者 PET/CT 给出更确切的信息，比如，病灶是否有血管穿行、强化特点，淋巴结是否肿大以及全身其他病变，等等。对于我们无法定性的，应该由胸外科专科医生根据 CT 表现、临床病史，给出结节风险程度评估以及随访建议。如果是高危结节，就需要多学科医生综合诊断，甚至需要立刻手术治疗。中危结节 6 ~ 12 个月甚至 24 个月做一次螺旋 CT 的复查，低危结节 12 ~ 24 个月做一次的螺旋 CT 的复查，要求连续复查 3 年。复查首选低剂量薄层 CT 扫描，来观察这个病灶结节是否有变化。如果结节增大非常慢或者长时间不增大，那么多半都是良性的，即使是恶性的，那也是恶性程度比较低的结节，一般也不需要急着处理。但如果病灶增大增粗、血管增粗或密度增强等，也可以判断为恶性的。当恶性结节可能较大时，建议进行早期治疗。最终肺结节的良恶性诊断，由取得肺结节的组织成分进行病理活检决定。

4. 发现肺结节，第一步需要做什么？

面对肺结节，我们正确的态度应该是冷静理性、科学对待。

对于体检首次发现的肺小结节，如果判断恶性的可能性大，医生会建议尽早手术。如果肺小结节的良、恶性一时不好判断，临床上目前又没有更好

的手段来帮助诊断时,医生常会建议应用抗生素治疗后随访,或 3 个月后随访,来了解结节变化情况。

随访是目前肺结节的主要防治手段,但因为 CT 的放射性损伤,患者对频繁做 CT 还是有一定顾虑,尤其是哺乳期、孕妇和婴幼儿,应该尽量避免 CT 或 X 线检查;但成人一年 10 次以内的 CT 检查都是能够接受的,具体情况还要根据实际病情咨询医生。肺结节类型与相对应的随访建议如下表。

肺结节类型与随访建议

结节类型	随访建议
纯磨玻璃结节	≤5 毫米:6 个月后复查,随后 1 年复查 1 次
	>5 毫米:3 个月后复查,随后 1 年复查 1 次
	>10 毫米:手术治疗
单个实性肺结节	暂无恶性风险的: ≤4 毫米:选择性随访 4～6 毫米,建议 12 个月后复查,结节无变化,则每年复查一次 6～8 毫米,首次检查后 6～12 个月之间复查,结节无变化,建议半年或 1 年后再次复查,仍无变化,随后 1 年复查 1 次
	>8 毫米,分别在初次检查后 3～6 个月、9～12 个月、18～24 个月,进行薄层、低剂量 CT 扫描
部分实性磨玻璃结节	≤8 毫米:3、6、12、24 个月后复查,没有变化的随后 1 年复查 1 次
	>8 毫米:3 个月后复查,持续存在可考虑 PET/CT 检查或非手术活检
	>15 毫米:PET/CT 评估、活检或手术

5. 如果明确是恶性应该怎么办？

如果明确是肺癌或者高度怀疑是恶性的肺高危结节，还是以手术治疗为主，目前常用的术式为经胸腔镜下肺部分或者全部切除术，创伤小、愈合快，对生活影响较小。

根据肺癌分期，医生会进一步制定详细的治疗方案，术后辅以化疗、放疗、靶向治疗、免疫治疗等综合治疗，能极大提高生存率。

6. 如何预防肺结节？

（1）避免接触生活中的有害气雾

厨房油烟、二手烟、粉尘、燃气以及其他挥发性有机物都可能是肺结节长大的养料。

（2）戒烟戒酒

肺部结节有发展成肺癌的危险，而吸烟又是引发肺癌的头号原因，二手烟对周围人的危害甚至比对抽烟者本人危害更大，为了从源头阻止疾病发展，广大吸烟的朋友们为了自己和家人朋友的健康一定要坚决戒烟。

（3）做好职业防护

对开采放射性矿石的矿区，应采取有效的防护措施，尽量减少工作人员受辐射的量。对暴露于致癌化合物的工人，必须采取各种切实有效的防护措施，避免或减少与致癌因子的接触。

（4）保持饮食均衡

要注意少食辛辣刺激食物,尤其是少食腌制食品、烧烤类、加工肉类食物。

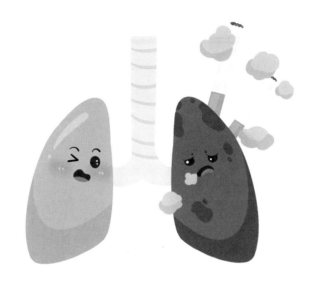

（5）生活作息规律,心情保持舒畅

避免熬夜,实在避免不了也要保证足够的睡眠。此外要避免情绪大起大落。经常处于神经高度紧张或者焦虑的情绪中肺结节也会变大。

（6）积极治疗慢性肺部疾病

慢性肺部疾病包括慢性支气管炎、慢性肺部炎症、肺结核、尘肺等。

（7）早发现、早诊断、早治疗

对于 35 岁以下的人群,恶性肿瘤概率较小;45 岁以上人群概率就要高一些;大于 55 岁的人群概率就大大增加了。对于年纪大于 55 岁,尤其同时又有长期吸烟史或有家族史的人,是肺癌的高发人群,要注意经常做体检,必要时每年做低剂量 CT 检查。

7. 肺癌的早期症状有哪些?

　　43 岁的王大哥常年吸烟,体检时发现肺里面有一个 1 厘米的结节,平时偶尔干咳,医师告诉他要重视,最好进一步检查,他觉得自己年轻,没有什么不舒服,认为吸烟咳嗽属正常现象,不以为然。然而,1 年后复查胸部 CT,肺结节长到了 3 厘米,形态也发生了改变,后经病理活检,确诊为肺癌。

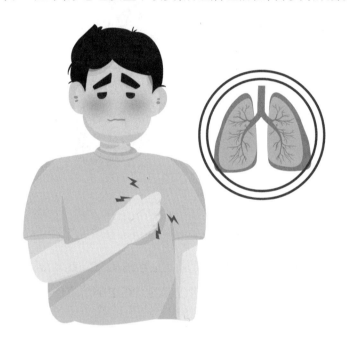

　　据国家癌症中心最新一期的全国癌症统计数据显示:发病率与死亡率最高的都是肺癌。我国肺癌发病和死亡人数已连续 10 年位居恶性肿瘤之首,不完全统计,每年新发肺癌约 78 万人,因肺癌死亡约 63 万人。肺癌的可怕之处在于:80% 的患者发现患癌时已经是中晚期,而且发现后,5 年生存率仅有 10% 左右,极大危害着人类的生命和健康。

（1）咳嗽

咳嗽一般是肺癌的早期症状，由于起病时常类似感冒或支气管炎，极易被忽视。肺癌咳嗽多为干咳、刺激性呛咳、痰少而黏稠，与原有的四季发病规律不符。如果既往没有呼吸系统的基础病，如慢性支气管炎、慢性阻塞性肺气肿、支气管扩张等，出现无诱因的咳嗽，经过积极的抗感染、止咳治疗后依然持续咳嗽，甚至咳嗽的时间达到 3 周以上不缓解反而加重时，一定要高度警惕并及时到医院的呼吸科或胸外科就诊，做进一步检查。

（2）声音嘶哑

声音嘶哑是肺癌早期最常见的一种症状，有 5%～20% 的肺癌患者会出现声音嘶哑，声音嘶哑发生得会比较突然，进展得也比较迅速，严重时甚至会完全失声。由于肺癌转移灶压迫喉返神经，使声带肌麻痹而致声音嘶哑。肺癌的转移灶在早期即可出现，且转移灶有时可比原发灶长得快，因此转移灶的临床表现可先于原发灶出现，因而声音嘶哑是一个不可忽视的早期症状。

（3）痰中带血和咯血

痰中带血和咯血也是早期症状之一，表现为间断反复少量痰中带血，色鲜红或者和泡沫混合，可持续数周、数月或呈间歇性发作；由于咯血的量少或间歇出现，易被人忽视。肿瘤的表面血管往往比较丰富，咳嗽损伤其表层而使血管发生破裂。

（4）胸痛

胸痛占肺癌患者的半数以上，尤其是周围型肺癌患者，胸痛是最早出现的症状之一。由于癌组织浸润胸膜，在肺癌早期，胸痛常固定于病变部位，这种胸痛的症状会呈间歇性隐痛不适，在咳嗽、深呼吸或者体位发生改变的时候，胸痛症状会加重。部分肺癌引起的胸痛表现为痛无定处、胸痛剧、痛无暂缓，可伴有不定时的胸闷、压迫感，可牵连至肩背、上肢。如果出现胸痛,排除心脏疾患后,请警惕是否为肺癌征兆。

(5)发热

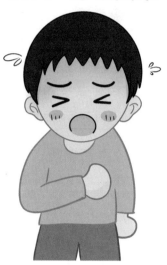

胸闷　呼吸困难

约 30% 的肺癌患者在早期会出现持续发热症状,发热有多种形式,发热恶寒、不恶寒、壮热、潮热、微热等,体温以 38 摄氏度居多,使用退热药物、抗生素、抗病毒药物效果不佳。

(6)胸闷、气急

约 10% 的肺癌患者会在肺癌早期出现胸闷、气急的症状,如果肺功能比较差,呼吸困难的症状会更加明显,其在体质较为虚弱及心血管疾病患者中较为常见。
如果肿瘤生在气管边,可能会压迫气道,引起气短、气促,这一征兆较为危险,必须引起重视。

8.肺癌的高危人群有哪些?

年龄超过 40 岁,长期吸烟(男性居多),吸烟量大于等于 400 支/年即属于肺癌高危人群,即便已经戒烟很多年,依然属于高危人群。

有高危环境或者职业接触史的人群,如长期大量接触无机砷、石棉、镍、煤气、沥青、焦油的工人。

有慢性肺脏疾病,比如慢性阻塞性肺气肿、弥漫性的肺纤维化以及有肺结核病史的患者。

有恶性肿瘤病史,或者肺癌家族史的患者。

9. 目前肺癌主要的筛查方法 有哪些？

普通 X 线平片：但对于很小的一个结节，或者是位置比较特殊的结节，普通的 X 线胸片并不能够清楚地来显示它。

低剂量胸部螺旋 CT：据美国的一项研究表明，低剂量螺旋 CT 代替普通胸片进行肺癌筛查，可以使肺癌的这个死亡率降低 20%，因此，优先推荐。

体检：对于肺癌的高危人群一定要定期进行体检，并非所有早期肺癌都会有症状，症状又并非都表现得一模一样，当突然出现了上述常见的早期症状，应高度重视，排除混杂因素，既不过度焦虑，也不放松警惕，始终牢记肺癌的早发现、早治疗，才能有效地延长生命，减少痛苦。

对于没有高危因素人群的预防也非常重要。基因学研究证实：目前人类的进化是无法摆脱癌症的，人体内的每个细胞都有所谓的原癌基因，假如把人比作汽车，原癌基因就可以比作汽车的"油门"，踩得过猛就会导致车跑得很疯狂，而"刹车"会起到阻止的作用；"刹车"就是抑癌基因。这两个基因之间的关系本来就是一个平衡的关系，配合得好时，这个细胞就可以正常地进入下一个细胞周期，正常衰老，而不发生癌变。一旦有不良因素（比如吸烟）长期干扰，导致原癌基因强于抑癌基因，倘若"油门"踩到底，"刹车"坏了，在这个情况下细胞就变成癌细胞了。再加之免疫系统虚弱，无法对癌细胞进行拦截和杀灭，癌细胞就会发生扩散和转移，在别处继续生长和破坏。总而言之，预防癌症，预防肺癌，应尽可能远离高危致病因素，回归自律平和的生活，合理饮食，规律起居，心态平和，坚持运动，尽可能维持机体内环境的平衡和稳定，提高免疫力，减少癌症的发生。

10. 抽烟会增加肺癌的发生率吗?

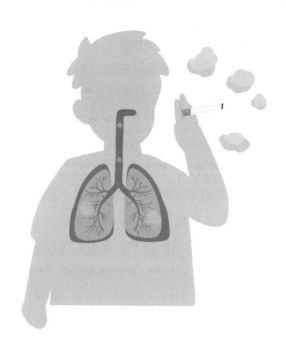

　　据世界卫生组织统计,全球约有 13 亿烟民,中国约有 3.2 亿,占世界吸烟人口的 1/4。近年来,青少年和女性吸烟者占比有升高趋势。每年约有 500 万人死于与烟草有关的疾病,烟草危害已经成为继高血压之后的全球"第二号杀手"。

　　吸烟与肺癌的风险具有剂量依赖关系,随着每日吸烟数量及吸烟年数的增加,肺癌风险显著升高。吸烟的年龄越早,吸烟的年头越长,每日吸烟量越多,患肺癌的概率就越大。众所周知,烟草燃烧所产生的有害物质有数百种,其中致癌物质大概有 99 种。烟草中最主要的三种危险化学物质是尼古丁、焦油和一氧化碳。尼古丁进入人体后会使全身末梢血管收缩、血压升高、心跳呼吸加快,促进血小板凝集,它是引发心脑血管病的主要致病毒物。

一般吸烟者的肺癌风险是非吸烟者的 20 倍,暴露于二手烟的非吸烟者与无二手烟暴露的非吸烟者相比,肺癌风险约增加 20%。二手烟由吸烟者吸入后吐出来的主流烟和香烟自燃时产生侧流烟组成,侧流烟中的一氧化碳是主流烟的 5 倍,尼古丁是 2 倍,焦油是 3 倍,氨是 46 倍,亚硝胺是 50 倍。再甚者,附着在衣服、墙壁、地毯、家具甚至头发和皮肤等表面的"三手烟"也会损害健康。不仅如此,三手烟在室内停留的时间相当长,香烟熄灭后 6 小时它们依然存在,三手烟污染持续时间也比一手烟和二手烟更长,甚至几个月都不消失。因此,烟草一旦燃烧,伤害的不仅仅是自己,还有身边的亲人朋友。

欧洲著名医学杂志调查显示:不吸烟的人,75 岁死于肺癌的概率只有0.3%,而一直吸烟的人平均概率是16%,超过 50 倍。如果每天抽烟超过25 支,75 岁死于肺癌的概率为 24%。简单换算下就是:6 个抽烟的人里面会有 1 位在75 岁之前就会死于肺癌;如果范围缩小到每天抽烟量超过 5支的群体,那么 4 个人里就会有 1 位死于肺癌。

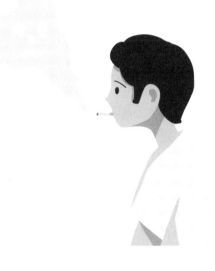

即便烟盒上明确说明"吸烟有害健康",但销量依然不减,新花样层出不穷。很多人明白、也都见过吸烟后肺颜色的巨大变化,也知道吸烟不仅仅会导致肺癌,还有口腔癌、喉癌、食管癌、膀胱癌等,和慢性肺疾病、心脑血管疾病、糖尿病等息息相关,但烟瘾的感觉来了就控制不住来一根,多数也做出了戒烟的决心和努力,但又不断地徘徊于戒断和复吸之间痛不欲生。

抽烟会增加肺癌的发生率在医学界早已成共识,烟民还在不断自我麻醉,存在侥幸心理。每个人患病的风险确实存在个体差异,引起肺癌的原因也不仅仅是抽烟,还和遗传、环境污染、厨房油烟、职业暴露等有关,但抽烟的研究结果几乎趋同一致,理性看待数据和忍不住抽烟的感觉之间的冲突还需个人自己去平衡,为了你的健康,请努力尝试理性对待,还肺脏一份清白。

11. 肺癌的规范治疗方法有哪些?

(1)科学防治肺癌,从了解肺癌开始

肺癌的发病率和死亡率均居恶性肿瘤前列,因此有"全球头号的癌症杀手"称号。肺癌,由于其成因及规律还没有完全了解,在治疗上存在着许多不可知及不可预知的特殊因素。恶性肿瘤是一种生物细胞,必然存在生物学的生物特异性,在临床上称为个体差异性。举例来说,同一个老师教出来的学生,学习成绩也有好有坏。也就是说同一种肿瘤,同一病期,同一类型,同一年龄组,同一性别的患者经过同一个或同一组医生采用相同的治疗方法,结果可以大不相同。有些患者康复治愈,有些患者则肿瘤很快复发、转移、死亡。这是恶性肿瘤患者治疗学上的难点,也是肿瘤科医生和患者所面临的巨大挑战。肺癌的这些特点尤为突出,至今为止,肺癌总的5年治愈率,国际最好的水平也就是15%左右。如何科学地认识肺癌,在临床上如何更科学、更规范地制订合理的治疗方案,争取最佳的治疗结果,是摆在每个肿瘤医生面前必须解决的紧迫问题,也是肺癌患者应该认识及理解的一个重要问题。

(2)远离肺癌发病因素

对于肺癌发病率持续增长的原因,有专家将其总结为吸烟加"六化"。众所周知,吸烟是导致肺癌发生的首要危险因素。"六化"则是指人口老龄化、城市工业化和现代化、农村城市化和现代化、环境污染化、生活方式不良化以及医学现代化。在肺癌死亡的患者中,87%是由吸烟(包括主动吸烟和被动吸烟)引起的,其中男性吸烟患者肺癌的死亡率是不吸烟患者的8~20倍。因此降低患肺癌风险最好的方法就是不吸烟,并且避免吸入二手烟。

如果在患肺癌前戒烟,受损的肺组织就会逐渐开始自我修复。不管年龄多大,也不管吸了多长时间的烟,戒烟均能降低患肺癌的风险。多吃水果和蔬菜的健康饮食习惯也有助于降低患肺癌的风险。一些证据表明,富含水果和蔬菜的饮食可能有助于保护吸烟者和不吸烟者免受肺癌的侵害。

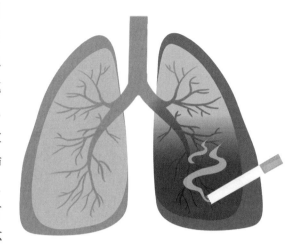

(3)肺癌治疗勿盲从

患者发现得了肺癌之后,千万不要盲目从医。科学准确的临床分期是规范化治疗肺癌的前提,正确的临床分期有助于医生为肺癌患者制订科学合理的治疗方案,使那些已有远处转移、不需要做手术的肺癌患者免受手术之苦,使那些可以手术的患者及时得到科学的以外科手术为主的多学科综合治疗。目前临床上对于肺癌的治疗主要有以下几种方法,分别是手术、放疗、化疗、免疫治疗、分子靶向治疗、抗血管生成治疗、中医中药治疗及心理治疗。其中手术是治疗肺癌最重要的手段。因为只有把肺部的肿瘤切除,才能对肿瘤的治疗比较彻底。辅助性的放疗和化疗,可以对可能残存的肿瘤细胞进行彻底的杀灭。对于晚期肺癌患者而言,化疗、放疗及分子靶向药,相对来说可能会起更重要的作用。另外中医中药的治疗对于减少患者术后康复的时间、放化疗相关的毒副反应及改善患者的生存质量都有一定的作用。

目前在我国,一个肺癌晚期患者的平均治疗花费达11万元左右,而且完成治疗后的生存期是以月来计算,时间并不长。如果可以早期发现肿瘤,可能仅仅需要手术切除,术后不需要放化疗,术后定期复查即可。而目前肿瘤的手术治疗越来越趋向于微创治疗,一个微创手术大概花费5万~6万元,术后可以达成长期生存的目的,10年生存率达到90%。而到了晚期,11万仅仅只是平均数字,有些甚至需要几十万、上百万元。临床上不乏部分患者因经济原因而放弃治疗。

一些人认为国内的医疗技术水平有限,跑到国外去治疗。其实国内外的治疗方案区别不大,主要是病情发展到了一定阶段后,并不是说去了最好的医院就能治好的。目前网络信息发达,全世界的医学信息是共享的,国内外治疗最大的区别可能在于一些美国上市的药物目前在中国还没有上市,但那些药物都是非常昂贵的。因此,保持良好的心态,积极地配合医生治疗,才能获得更大的收益。

(4)多学科合作提高治疗效果

肺癌临床确诊时,有不少患者已属于中晚期,这就意味着可能出现了脑转移、骨转移和腹腔转移等。非小细胞肺癌是所有转移性脑肿瘤中最常见的类型,这种晚期肺癌的患者给治疗带来很大难度。由肿瘤内科、外科、肿瘤放疗科、病理科、影像科等多学科专家进行的多学科合作,根据每个患者的病情、身体状况、本人的需求等一起为患者进行会诊,为这类患者提供了机会,制订个体化的治疗方案,提升治疗疗效。

12.什么是放射性肺炎?

(1)什么是放射性肺炎

放射性肺炎是胸部肿瘤患者接受放射治疗后,放射野内的肺组织受到放射剂量超过其生物效应的值而引起的肺部非感染性炎症。是肿瘤放疗过程中部分肺组织不可避免地受到照射损伤后的炎症反应,是最常见的并发症之一,肺部损伤的严重程度与放射剂量、肺部的照射面积以及照射速度密切相关,病理变化表现为急性期的渗出性炎症反应和慢性期的广泛肺组织纤维化。

(2)放射性肺炎发生率

患有胸部肿瘤的患者在接受放疗后,70%会发生轻度的放射性肺炎,多数无症状或症状轻微,有10%~20%的患者会出现相应的临床症状。经过系统的治疗后大多数放射性肺炎是可以逆转的,仅有1%~3%的患者会出现严重的放射性肺炎,其中可能会危及生命。因此,凡是接受过胸部肿瘤(肺癌、胸膜间皮瘤、食管癌、乳腺癌、胸腺瘤等)放疗的患者,都有出现放射性肺炎的可能。

(3)为什么放疗后会出现放射性肺炎

放疗属于局部照射,要想射线达到肿瘤部位,必须穿过一定的正常组织器官,包括皮肤、骨骼以及正常的肺组织等,在这个过程中,就会产生放射性损伤。当照射剂量过大时,正常肺组织就丧失了自我修复的能力,继而形成非感染性炎症。所以,放疗时看起来不用开刀,但是也存在一定的治疗风险。

(4)放射性肺炎发生的时间

在临床上,放射性肺炎的出现可从放疗后数天至数年不等,早期的放射性肺炎一般发生在放疗后的1~3个月。后期则发生于放疗后数月或数年,主要表现为肺纤维化。

(5)放射性肺炎的高危因素有哪些

①放疗的因素:放疗方法、剂量、面积、速度等;②放疗前肺部原发疾病:肺炎、慢性阻塞性肺疾病(COPD)、手术、再次放疗等;③近期有联合其他抗肿瘤治疗:近期有化疗(紫杉醇、阿霉素、吉西他滨、博来霉素、甲氨蝶呤等)、靶向治疗(吉非替尼、厄洛替尼、奥希替尼、克唑替尼)、免疫治疗等;④其他:患者的年龄、性别(女性)、身体情况(KPS评分)、肿瘤位置(中下叶)等。

(6)放射性肺炎有哪些症状

轻者可无症状。多于放射治疗后的2~3周出现症状,即常规放疗剂量达到10~30戈瑞(Gy)时出现,主要表现为咳嗽、咳痰、胸闷等症状;一般不发热或低热,偶有高热,体温高达40℃。如果放射损伤范围较大,随着肺纤维化加剧有可能出现呼吸困难,甚至发生呼吸衰竭;一旦出现放射性肺炎,肺部容易继发病毒、细菌或真菌感染,使咳嗽、咳痰症状加重或出现发热。

(7)出现放射性肺炎怎么办

确诊放射性肺炎后,首先要停止放疗。可给予激素、抗生素等抗感染治疗,并给予维生素促进上皮细胞的修复。对于激素,一般要早用、足剂量、足疗程,症状改善之后逐渐减量。对于抗生素合并感染时可应用,个别预防时可使用。吸氧、祛痰、支气管扩张剂的应用也可以明显改善患者的症状。也可应用清热解毒的中药、胸腺肽等增强免疫力药物以增强机体免疫力。严重肺炎则需呼吸机辅助通气。

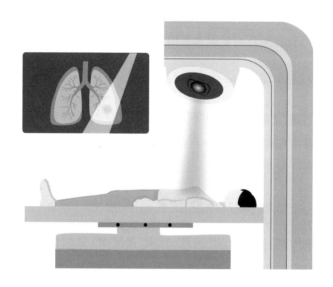

(8)关键在于预防

尽量选择精准的治疗技术,优化肺的受照体积、放射剂量和放射部位,靶区审核严格限制V5、V20、V30等放疗剂量学指标,特别是患侧肺体积的V5、V20;放疗前充分了解患者的性别、体质、肺功能、有无溃疡、糖尿病病史及吸烟史,对于高龄、肺功能较差,病变位于下肺且范围较广的患者,尽量避免同步放化疗;尽量避免使用促进放射性肺损伤发生的同步化疗、靶向治疗及免疫治疗药物;放疗期间避免感冒;放疗期间和放疗后半年内密切注意体温、憋气等呼吸系统症状。

(9)放射性肺炎的家庭护理

如果确诊为放射性肺炎,患者一定不能焦虑,要做好家庭护理。积极给予心理上的疏导,保持良好的精神状态以战胜疾病。家属应多陪伴患者,给予身体和精神上的照顾和支持。定时更换衣物、床单、被褥等,保持口腔清洁,增加患者免疫力,预防交叉感染,注意戒烟戒酒。

13. 肺癌放疗患者的饮食有哪些注意事项?

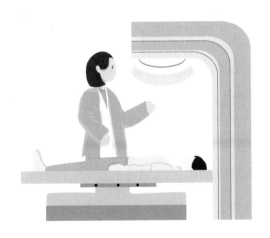

放疗患者在疾病控制的同时,可能因放射性食管炎、放射性肺炎或颅内高压等导致营养摄入量减少,进一步引起营养状态恶化。

（1）肺癌放疗期间营养基本原则

1）放疗前营养状况良好或轻度营养不良的患者对放疗有良好的耐受力，这部分患者能正常进食，无须特殊营养支持。但注意以下事项：①摄入多种多样的食物，以保证均衡营养；②在保证足量主食的同时注意增加富含优质蛋白和维生素的食物（如瘦肉、蛋、奶、豆制品富含优质蛋白，各种蔬菜和水果富含维生素）；③少吃多餐，不空腹接受放疗；④饮食不要太咸，避免加重咽喉刺激引起咳嗽。

2）中、重度营养不良患者对各种抗肿瘤治疗的耐受力明显下降，应及时、合理、有效地进行营养支持。

3）放疗导致胃肠功能障碍和严重不良反应（腹泻、呕吐等），对反应大于5天者考虑给予营养支持。

4）对摄入不足的饥饿及存在慢性梗阻的恶性肿瘤患者来说，全胃肠外营养（TPN）意味着根本的生命支持。

5）肿瘤生长迅速且对放疗无反应的营养不良患者可能无法从营养支持治疗中获益。

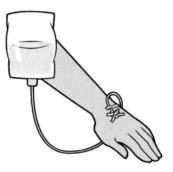

放疗前有营养不良或营养不良风险（如体重指数小于18千克/米^2、体重明显减轻、患病后饮食不足正常时期2/3总量持续1周左右等情况）、预计1周不能进食或进食量不足平时量2/3持续3~5天的患者，请寻求营养师的帮助。

（2）肺癌放疗相关并发症患者的饮食与营养

⬥ 放射性食管炎

胸部放疗可导致放射性食管炎，表现为进食梗阻、疼痛、恶心、呕吐、口腔分泌物增多等。吞服止痛液"生理盐水500毫升+2%利多卡因15毫升+维生素B_{12} 4 000微克+庆大霉素24万U"，每次10毫升，于三餐前及临睡时缓慢吞服，可缓解疼痛和刺激，也可用自制的止痛液"1~2茶匙苏打和1茶匙(约5毫升)食盐溶于1升温水中",食前咽下2~4汤匙(约15毫升),有助于缓和对食管黏膜的刺激,必要时可口服解热镇痛药或可待因来减轻痛苦。不影响正常进食的患者,可少量多餐,吃细软的食物,忌粗、硬、过冷过烫、辛辣刺激性食物,食物可加工成糊状,易吞咽,但需保证足够的进食量和蛋白质量,食物多样化。

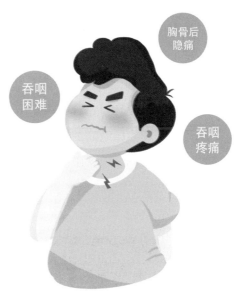

饮食不能满足需要的患者,可补充口服肠内营养补充剂(特殊医疗食品,非保健品!非奶粉!请在营养师指导下使用!)或进行管饲(常见的为鼻胃管或鼻肠管,即经鼻腔将细软管安放至胃或小肠,食物通过管子直接进入消化道进行消化吸收,是一种常见的肠内营养方式,可以显著改善患者营养状态)。

严重放射性食管炎完全不能耐受经口进食或管饲肠内营养者,推荐进行肠外营养(即输液来补充营养)。

💧 放射性肺炎

胸部放疗易引起放射性肺炎,患者往往有呼吸困难、咳嗽、心累气短等症状,症状不严重时饮食无特殊要求,避免过咸、过刺激;呼吸困难、心累气短症状明显的患者,需减少碳水化合物、增加脂肪摄入,食物尽量为少咀嚼、宜吞咽及宜消化的流质或半流质,甚至管饲肠内营养,即可采用专用的营养配方食品,建议请营养师指导饮食!

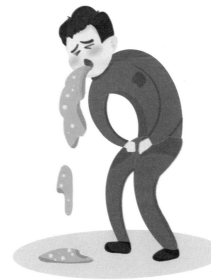

💧头部放疗

颇内有肿瘤转移或进行预防性头部放疗的患者,放疗可能引起头昏、头痛、恶心、呕吐等症状,症状轻微时饮食无特殊要求;症状明显时应注意补充水分、电解质(即钠、钾、镁等),进食易消化吸收的食物,可优先选择补充肠内营养制剂,必要时进行肠外营养。

为了减轻颅内压增高的症状,临床上常使用激素,需注意监测血压、血糖变化,如出现高血压、高血糖,可咨询营养师,低盐饮食及按照糖尿病饮食原则执行。

14. 做完放疗定位之后为什么不能立刻开始做治疗?

放射治疗,简称放疗,俗称"烤电",是利用电离辐射治疗肿瘤的一种方法。与肿瘤外科和内科不同,它是利用放射线来杀灭肿瘤细胞,达到控制癌细胞生长和扩散的目的,从而成为肿瘤的主要治疗手段之一。放射线的产生可以由放射性核素衰变产生,也可以由 X 线治疗机或各类加速器产生。在肿瘤的治疗当中,大约有 70% 的患者需要应用放射治疗。

由于放射治疗效果很突出,患者痛苦小,所以其地位也在不断地升高。目前,放疗已成为患者最为欢迎的治疗恶性肿瘤的手段之一。在进行放疗之前,医生会先给患者进行定位,一般是 CT 模拟定位,当然根据疾病的不同,所采取的定位方法往往也是不同的,这种定位就是通过 CT 扫描所需要治疗的部位,然后将获得的 CT 图像传输到放射治疗计划系统中。

随着技术的不断进步,现代放射治疗的计划和实施已经是一个多环节、多步骤相融合的复杂过程,每一个步骤环环相扣,任一差错都会导致治疗失败。

放射治疗主要流程如下图所示。

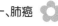

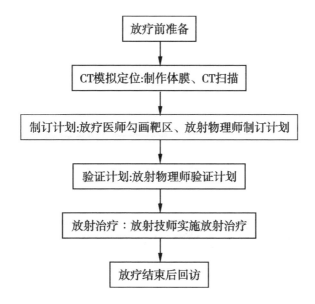

如上图所示,放疗之前是有很多步骤的,定位就是其中一个主要步骤,而在定位后并不能马上进行放疗。你知道是为什么吗?

(1)先熟悉什么是放疗定位

放疗定位是放疗过程中一个重要步骤,需要 0.5 ~ 1 小时。通常是先对患者进行体模固定,然后通过影像技术手段对肿瘤所在的中心位置进行激光投影,再根据激光线位置描绘定位线,从而对肿瘤具体位置进行图像采集。我们常用的 CT 扫描技术采集图像时间约十几分钟,磁共振采集图像可能需要几十分钟,等待采集完图像后,就会将相应的图像传到放疗治疗计划系统,以便进行靶区勾画和计划制订。所以,整个放疗定位一般需要 0.5 ~ 1 小时。当然,基于患者的病情不同、医院检查方法不同以及医院的设备条件不同,具体的放疗定位时间也不完全相同。

一般来讲,在定位后是需要 1 周左右的时间才能够做放疗的。由于放疗的准备工作有很多,我们一般把放疗前准备工作所需的时长称为定位后到放疗的时间。因为只有在所有的准备工作都做好之后,才能给患者实施放疗。为了自己的健康,在这段等待时间内,患者一定要保持良好的心情。

（2）那么，这几天医生在忙什么呢

医生在忙着为患者勾画靶区，这可是一门艺术活，因为每一笔都很精细。医生勾画靶区的主要目的就是区分肿瘤组织和正常组织。医生要在每一层定位 CT 图像上认真仔细地勾画出肿瘤组织，也要用同样方法勾画出需要保护的正常组织范围，有时候还需要结合其他影像检查才能勾画准确，从而提高靶区的精准性，比如 MRI、PET/CT 等。而且，不同的病种及病情，患者靶区复杂程度不同，勾画时间也不同。

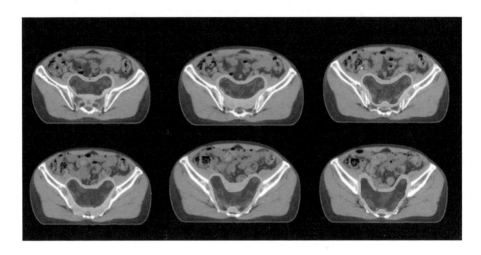

照射靶区确定后，医生会结合患者个体情况，给出治疗方案，包括治疗方式、放射治疗次数、每次治疗的剂量大小等，然后将放疗计划申请单提交至放射物理师。

（3）物理师又在忙什么呢

物理师的主要工作就是优化放射治疗计划实施，提高放射治疗精准性。当放射物理师收到医师提交的放疗计划申请单后，他们会忙于放疗计划的设计和剂量验证，这可是一个复杂且具有高技术含量的任务。他们会根据医师给出的申请单，给出放射治疗的射野分布，放射线的输出方式，使需要照射的靶区范围获得足够高的剂量，同时尽可能保护正常组织，降低正常组织受照剂量,减轻正常组织放疗反应。

在计划设计当中,物理师会不断和医师沟通,根据每位患者的具体情况,设计出最适合的个体化治疗计划,因此,每个人的具体情况不同,设计出的治疗计划也不相同,所需时间也不同。

比如,物理师需要对计划的具体实施方式做出选择,以符合患者最大利益,其中包括放疗野的选择及分布,同时根据具体情况给予优化条件,并不断进行调整,以达到最优情况。物理师会设计出不同的计划并进行比较,经与医师进行临床协商,选择出临床最实用的计划。

治疗计划经与医师核准后,对治疗计划进行治疗前的剂量验证,保证治疗的准确性,同时,医师会通知患者进行复位(位置验证),准备开始治疗。在靶区勾画与计划设计期间,需要医师和物理师的沟通配合,并根据每位患者的具体情况,给出最合适的治疗方式,并力求以最快的速度来保证患者的治疗。

(4)这几天患者和家属该怎么做呢

首先患者及其家属要听从医生安排,耐心等待。切记保持患者身上定位线清晰准确,如果定位线不够清晰时,应及时寻求主管医师的帮助;特殊情况需要自己描画时,患者应采取定位时的体位,使用记号笔沿原痕迹加深描画。还有就是等待期间正常饮食,尽量避免体型发生较大幅度变化。同时也要预防感冒,增强机体免疫功能。

放疗过程通常为每天一次,每周治疗 5 天,周六、周日休息,以利于机体正常组织细胞的修复。放射治疗整个疗程所需的时间为 5~7 周,这主要取决于肿瘤的类型、位置和范围、治疗的目的、患者的身体状况等多方面的因素。

在放射治疗中,患者应注意休息,增加营养,摄入富含蛋白质和维生素的食物,从而提高机体免疫力。放射治疗时应使用棉质柔软的衣服和毛巾,避免粗糙物品对皮肤的摩擦。身体照射部位可以用温水和软毛巾轻轻地浸泡,切记不能用肥皂水擦洗或热水浴,以及外出时避免阳光直射等。

15. 肺癌手术，是选择微创好，还是开胸好？

肺癌是目前比较常见的恶性肿瘤，日益危害着人类身心健康。以外科手术治疗为核心的综合治疗方法是目前肺癌治疗的基本治疗原则。治疗肺癌的手术方式分为微创手术和传统开胸手术，究竟哪一种手术方法更有优势，是开胸手术好还是微创手术好呢？现代医学的发展趋势已经明确，微创手术是大势所趋，众望所归。

（1）什么是传统开胸手术方式

传统开胸手术治疗肺癌用到的手术器械大、粗、长，切口位于侧胸壁，几乎要横跨半个胸壁，切口常超过 25 厘米，手术切口长，创伤大；手术需切断肋骨甚至切除一段肋骨，术中需使用器械撑开肋骨；手术切口受到手术刀的锐性损伤和撑开器的钝性损伤；主刀和其助手的双手都要伸入胸腔，用手操作；仅手术者的视野最好，在直视下切除肿瘤。术后疼痛明显，痛苦大，术后患者上肢功能可能或多或少受其影响。患者恢复也较慢，开胸术后超过 25 厘米的"蜈蚣"瘢痕对患者来说也是一个强烈的心理打击。

（2）什么是微创手术方式

胸腔镜微创手术的出现，为胸外科手术带来了生机勃勃的春天。胸腔镜微创手术就是在胸部打 1~3 个长约 3 厘米的小孔，将摄像机镜头及微型手术器械分别通过小孔送入胸内，在电视屏幕下很容易找到病变位置。相对于传统开胸手术，微创虽然开口小，但具有更为广泛的手术视野：通过灵活的摄像机镜头，可以清楚地看到传统开胸手术不容易、不方便观察到的地方，再通过微型手术器械对病变部位实施手术，彻底切除所有病变组织，达到根治性手术的目的。

（3）肺癌微创手术优缺点有哪些

肺癌微创手术缺点就是不像开放手术，一旦出现一些意外情况，可以快捷地把它处理掉，比如术中出现了出血，可以很快用止血的器件把血止住以后马上修补。微创手术在术中一旦出现一些严重的波折，比如出现大出血、气管瘘，这个时候开胸可能会需要一个时间段，这个时间段内患者有可能会出现大出血，有风险因素。因此微创手术在出现意外情况下，处理时不像开胸手术那么及时、有利、方便。

微创手术优点还是挺多的，手术器械具有小、细、长的特点，对患者创伤小，患者疼痛减轻、术后恢复快、住院时间大大缩短，对爱美的人士来讲，手术切口的微创化和隐蔽性，也大大减轻了他们的思想包袱。微创切口比较小，对患者的生理结构创伤比较小，并且患者恢复又比较快。

（4）微创手术能否把肿瘤切干净

胸腔镜微创手术和传统开胸手术是否有相同的手术效果？胸腔镜在手术中看得清楚吗？肿块能不能切干净呢？回答是肯定的。胸腔镜微创手术能达到传统开胸手术的效果，甚至更好。胸腔镜手术比传统开胸手术看得更清楚！肿块切除和传统手术一样干净！因为胸腔镜大大增加了手术者（主刀和助手）的"视力""视野"和"视线"，胸腔镜可以到达传统开胸手术不能或不易直视的手术部位；加上胸腔镜的放大作用，可使病变能清晰地显示于屏幕上，手术操作会更准确、手术质量也会更高，可以做到手术当中看得清晰，肿块切得干净。这些在国内外均已得到公认。

（5）胸腔镜手术给肺癌治疗带来的六大改变

①改变了病患和肺癌诊治医务人员对肺癌手术的态度；②改变了对肺癌的认识；③改变了肺癌治疗的理念；④改变了肺癌外科干预的时机：使治疗前移；⑤改变了患者生活质量和生存价值；⑥改变了肺癌总体治疗效果。

（6）肺癌微创手术后护理要点有哪些？

肺癌微创手术后护理主要还是患者的病情逐渐改善、功能锻炼，以增加饮食营养为主。

微创术后的护理和原来开放手术的护理是一致的，但是肺癌微创手术以后的护理相对原来开放手术的时间，还是相对简单一点。

微创手术创伤比较小，患者术后最主要的不适症状就是疼痛，做了微创以后肋骨没有被撑开，创口又比较小，大多数患者的疼痛耐受性都很好的，不会出现重度的疼痛以及患者不适感的加重，很多患者在手术2~3天后就可以生活自理。

（7）什么样的肺癌要进行内科治疗

肿瘤本身发展时间就很长，有些患者手术后因为病期略晚，在治疗前可能全身就有癌细胞存在了，术后出现复发或转移的可能性就会比较大，因此在手术或放疗这些局部治疗完成后常常还需要进行辅助化疗。辅助化疗的目的就是杀灭那些看不见的微转移灶或者癌细胞，减少复发和转移的可能，提高治愈率，改善生存质量。是否需要辅助化疗要根据原发肿瘤的大小和淋巴结是否转移，以及是否存在复发或转移的高危因素（如分化程度、脉管瘤栓等）来综合判断。

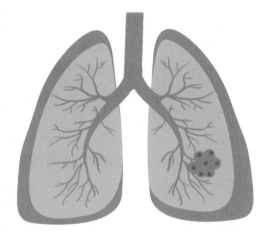

总而言之，胸腔镜微创手术在肺癌治疗中起着重要的作用，随着微创外科新理论、新技术及新器械在外科手术中的广泛应用，胸腔镜微创手术已经取代传统开胸手术，已成为外科治疗肺癌主要的手术方式。

16. 肺癌手术后有哪些注意事项？

现代医学高度发展，胸部 CT 在体检中被广泛应用，越来越多肺癌尤其是早期肺癌被筛查出来，随之而来接受手术治疗的患者越来越多，手术治疗后的患者及其家属经常很迷茫：肺癌术后应该注意什么？需要吃什么保健品？能吃牛羊肉和海鲜吗？今天我就和大家说一下肺癌术后应该注意些什么。

（1）关于复查

肺癌毕竟是恶性肿瘤，即使是早期也需要定期复查，监测是否有复发转移。

第一次复查一般在术后 1 个月左右。在复查时，应该把医学资料带好，如胸部 CT、出院记录等。随着快速康复的发展，患者住院时间越来越短，因此大部分患者在出院的时候，术后病理不能完全出来，因此在术后第一次复查时手术医师才能告知你详细的病理类型、分期及是否需要放化疗等辅助治疗。一定要根据专业医生的建议进行治疗和复查。

（2）关于伤口

出院以后需要定期换药，用碘伏即可，每天一次，可以选择当地医院外科门诊进行处理。伤口周围可能会略红，有时候会有一些清亮液体渗出，一般问题不大，及时换药即可。直到拆线，伤口一定保持清洁、干燥，不要弄湿。有引流管的伤口，一般在拔除引流管后 3 周拆除，拆除缝线后最好等伤口结痂脱落再洗澡。

全肺切除患者请注意，在当地医院复查胸片或 CT 时一般会提示手术侧胸腔有大量胸腔积液或气胸，这是全肺切除术后的正常反应，切不可擅自打开伤口放胸腔积液，以免感染引起脓胸等，在进行有创操作前一定要咨询手术医师。

（3）关于疼痛

肺切除手术不论伤口大小，在术中都会与胸腔贯通，不可避免地损伤皮神经；缝合时可能有肋间神经损伤或压迫；开胸手术时会切断肋骨。因此，术后伤口局部疼痛麻木是正常现象，如果疼痛能忍受，不影响正常的生活，一般不用处理。这种疼痛有时候会持续几个月或数年。如果影响正常生活，需要听从手术医师或疼痛科医师的建议，合理应用止痛药物。

（4）关于咳嗽

肺切除术后持续咳嗽是肺切除术后的常见并发症之一，发生率高达25%~50%。严重者可干扰患者日常生活和睡眠，加重患者心理负担，症状有时持续数周或数年。术后咳嗽的发生，可能与气管插管、支气管牵拉、淋巴结清扫、膈肌抬高等因素有关。症状轻微仅需观察，若症状明显则需要到胸外科或呼吸科就诊，排除其他器质性病变后给予止咳药物等对症处理。

（5）关于胸闷、憋气、乏力

肺手术肯定会切除一部分正常肺组织，即便是数月后肺功能有所恢复，也不会达到术前水平，因此术后患者会感到胸闷、憋气和乏力，特别是在较重体力活动后症状尤为明显。患者可以通过适当锻炼来改善症状，可选择散步等运动方式。锻炼需循序渐进，逐渐增量。

（6）关于发热

肺癌术后，有些患者会发热，体温在38摄氏度左右，一般是吸收热，多数能自行恢复。如果体温持续升高甚至超过38.5摄氏度，一定要到当地医院胸外科就诊，进行必要的抽血、胸部X线或CT检查，明确发热原因，进行及时处理。

（7）关于寿命

肺癌发病率、死亡率居恶性肿瘤之首。在多数人看来，确诊为肺癌相当于被判了死刑,治疗与不治疗没区别。实际上这些年医学发展迅速,越来越多的早期肺癌被发现,手术治疗效果极好;就算是晚期,随着分子靶向和免疫治疗的应用,不少患者生存期超过两三年,甚至超过5年,因此肺癌现在已经不等于死刑。在复查时可以通过询问手术医师,根据病理分期得到一个大体的生存预期。

(8)关于康复锻炼

💧 呼吸功能锻炼

腹式呼吸训练:患者取仰卧位,抬高床头,将手放置于患者腹直肌上,利用鼻腔进行深呼吸,每次吸气时保持肩部平稳,并最大限度将膈肌下降、腹部膨起,憋气3秒后缓慢呼气,将胸腔气体全部排出,收缩腹肌,感受腹部下降。10~15分钟一次,每天两次,待适应强度后可逐渐加时。

缩唇呼吸训练:患者自行选择舒适体位,抿嘴使用鼻腔深吸气,保持吸气状态30~40秒后将嘴做吹口哨状,缓慢呼气。呼气与吸气时间比以1∶2或1∶3为宜,10~15分钟一次,每天两次。

局部呼吸训练:患者取坐位,将双手放置患者两侧肋骨下,感受呼吸运动时肋骨运动。呼气时适当给予压力,吸气时逐渐减压,憋气3秒后缓慢呼气,重复动作,10~15分钟一次,每天两次。

人工阻力呼吸训练:选择容量为600~800毫升的无破损气球,进行吹气球训练。患者先深吸一口气,对着气球口慢慢吹,直到吹不动为止。训练过程中不要急于吹得快吹得多,只要尽量把气吹出就可以。一般每天吹5~6次。患者要根据自己的身体情况量力而行。

💧 有效咳嗽训练

有效的咳嗽是为了排除呼吸道的阻塞物,保持呼吸道清洁,促进呼吸疾病康复,可以预防术后排痰对伤口造成的二次伤害。患者取坐位,颈部前倾,双手置于腹部,深呼吸感受腹肌收缩运动。患者练习假咳动作,后深吸气作暴发性咳嗽两次,重复练习。

◈ 耐力锻炼

有氧运动可以增强肺癌患者的呼吸功能,提高肺活量,使人体通气量和换气量增加。同时也起到了舒缓心情、缓解压力的作用,有利于肺癌患者的康复。患者根据病情选择步行、慢跑、爬楼梯、做瑜伽、练气功等有氧训练,每次训练 30 分钟,每天两次。

(9) 关于生活习惯

◈ 养成良好的饮食习惯

进食高蛋白、高热量、高维生素易消化的清淡饮食,过咸、过甜、辛辣有刺激的饮食都会促进呼吸道分泌痰液,引起咳嗽。不断变换食物的内容,循环渐进增加各种营养素的摄入量,保持住自己的食欲。

◈ 重视呼吸道的保养

保持室内空气新鲜,每日定时通风,注意气候冷暖变化,尽量避免感冒,如果发生上呼吸道感染,应及时就医用药,彻底治疗,以免发生肺炎。

◈ 保持居住环境整洁及空气新鲜

空气污染影响肺部健康,所以要远离呼吸道刺激物,如灰尘、烟雾、油烟、尾气、雾霾等,屋内多通风,保护余肺功能。如果条件允许可以去一些气候和空气好的地方疗养。

◈ 适当食用保健品和补充微量元素

食用之前一定要认清是正规厂家生产的产品,同时要看清说明书,对肿瘤患者有没有禁忌。微量元素具有抗癌、抗肿瘤的作用,同时保健品也可以提高患者的免疫功能,增强体质,预防感染,延缓恶病质的出现,增强手术耐受力。

◈ 戒烟戒酒

手术后患者要严格戒烟,更要远离吸烟者,避免吸入二手烟。家属要多注意,肺癌患者出院后要保持每日饭后必须刷牙外,还要经常漱口,防止口腔疾患。

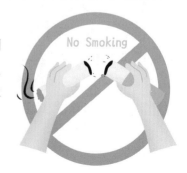

（10）关于心理

心理支持是手术后常常容易忽视的一方面。家人忙忙碌碌地围着患者转，却忽视了患者自身的心理感受。要么瞒着患者，不告诉他们实情；要么过度的关心患者，也容易让患者产生"绝症"的焦虑心理。其实，家人应该根据每个患者自身的心理素质给予不同的关护。有些人要经常和他们聊天、说话，引导他们尽快回到正常生活的轨道；有些人则需要明明白白地跟他们讲清楚病情，一方

放松心态 调整心理

面患者可能需要自己调整工作和生活的情况，另一方面他们可能还会有一些心愿需要完成。有时患者可能因为周围病友的聊天产生无名的烦恼和焦虑，要及时给予解释，告知真实病情，并及时疏导。

17. 得了肺癌到底该怎么治疗？

肺癌根据病理类型不同分为非小细胞肺癌（NSCLC）和小细胞肺癌（SCLC）两大类，其中 NSCLC 又包括肺腺癌、肺鳞癌等其他类型。这两大类肺癌各有特点，治疗方案不同，疗效也不尽相同。治疗前应首先明确肺癌的临床分期，NSCLC 常采用 TNM 分期系统分期，T 是指对肿瘤原发灶特点的描述，包括大小、是否浸润周围组织等，N 指的是区域淋巴结有无转移，M 指的是有无远处脏器的转移。根据不同的 T、N、M 组合，分为 I、II、III、IV 期这四大类，I 期最早，IV 期最晚。每一期又可细分为 A、B、C 亚类等，比如 I 期又细分为 I A、I B 期等。而 SCLC 则采用另一种分期方式，分为局限期和广泛期。

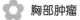

常见的治疗手段主要包括手术治疗、放射治疗、药物治疗以及姑息治疗等。

（1）手术治疗

这个比较好理解，就是直接切除肿瘤组织，这是早期、中期肺癌的主要治疗手段，也是目前临床治愈肺癌的重要方法。

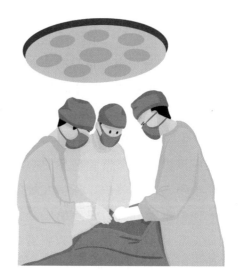

（2）放射治疗

放射治疗是指用放射线杀灭肿瘤细胞，主要包括经体外照射、放射源植入体内等方法杀灭肿瘤。相比手术切除，放射治疗能够较好地保护组织和器官的完整性，从而更大限度地保留了器官的功能，在一定程度上减少了患者的损伤。对某些疾病来讲，放疗能够达到和手术治疗相当的疗效。

（3）药物治疗

药物治疗主要包括化学治疗、靶向治疗、免疫治疗。

化学治疗即我们通常说的化疗，是用化学药物通过抑制癌细胞复制或破坏细胞结构等原理导致癌细胞死亡，常用药物有口服药及静脉制剂。化疗对癌细胞的杀伤

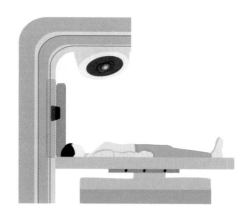

无特异性，对我们自身正常的细胞也有损伤。就好像作战时我方士兵在战场上和敌方士兵面对面厮杀，在双方僵持不下的时候，我方援军赶到，用飞机和炸弹地毯式轰炸前线战场，没有选择性，对自己的部队也会造成一些误伤，就好像"杀敌一千，自损八百"。

靶向治疗是通过筛选出肿瘤细胞自身的靶点,口服药物或静脉输注药物,从而特异性杀伤体内的肿瘤细胞。就好像两军交战时,我方已通过卫星定位等高科技手段锁定了敌方大本营的具体位置,然后用导弹定向攻击敌方阵营,从而精确地消灭敌人,而对自己的误伤很小。靶向药物在进入体内后会特异性地和肿瘤细胞结合,从而消灭肿瘤细胞,对自身正常组织的影响很小。

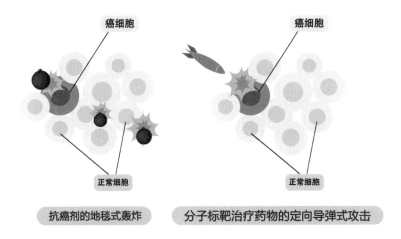

抗癌剂的地毯式轰炸　　　　分子标靶治疗药物的定向导弹式攻击

免疫治疗是指利用自身的免疫系统去抗击肿瘤,主要通过药物输注到体内激活相关的免疫细胞,从而杀伤肿瘤细胞。就好像两军交战时,我军派出的间谍潜入敌方内部,破坏敌方内部的战斗系统,使敌方失去战斗力,最终被我军消灭。

每个患者的治疗需要临床大夫结合患者自身情况制订个体化的治疗方案,而大部分患者的治疗手段并不单一,常常需要多种治疗方案相结合。通常对于部分早期的患者,如Ⅰ期,如果没有高危因素,可仅仅手术切除后定期复查。对于部分早期或中期的患者来讲,往往需要手术、化疗、靶向或者免疫治疗中的两种或者多种结合治疗。对于某些不能耐受手术或者不愿手术的患者来讲,放化疗可达到同手术治疗相媲美的效果。而对于晚期患者来讲,治疗应该以全身治疗为主,通常需要联合化疗、靶向或者免疫等多种手段治疗。患者是否适合靶向及免疫治疗,往往需要借助相关的实验室检查来评估。对于终末期的肿瘤患者,治疗多以姑息对症治疗为主,目的是减轻患者痛苦,提高患者的生活质量,使患者"有尊严"地活着。

18. 肺癌患者，不同治疗阶段，到底要怎么吃？

每个肺癌患者的营养需求量不同，需要针对病情状况进行评估。半数患者有营养不良状况，同时发现治疗前给予营养充足的均衡饮食可增加患者对于化疗、放疗的耐受力，减少不良反应。总体来讲，肿瘤患者应该掌握以下五大营养原则。

💧 注意膳食平衡

膳食平衡是维持机体免疫力的基础，普通食物是机体营养素的最好来源，对于存在营养不良等临床情况的患者应进行个体化的营养治疗。

💧 食物多样化、搭配合理化

要保证摄取均衡全面的营养，每天食物多样化是必需的，即按照中国居民平衡膳食宝塔展示的五大类食物的比例进行搭配。

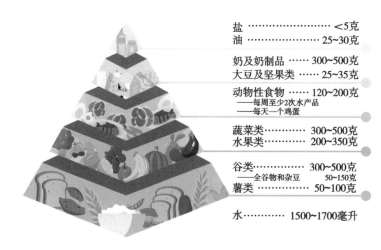

盐 ……………………	<5克
油 ……………………	25~30克
奶及奶制品 ……	300~500克
大豆及坚果类 …	25~35克
动物性食物 ……	120~200克
——每周至少2次水产品	
——每天一个鸡蛋	
蔬菜类 …………	300~500克
水果类…………	200~350克
谷类…………	300~500克
——全谷物和杂豆	50~150克
薯类…………	50~100克
水…………	1500~1700毫升

中国居民平衡膳食宝塔

❄ 少量多餐、吃清淡易消化的食物

对于放、化疗及手术后的患者,由于消化功能减弱,增加进餐次数可以达到减轻消化道负担并同时增加食物摄入量的目的。

❄ 不宜过多忌口

忌口应根据病情、病性和不同患者的个体特点来决定,不提倡过多的忌口。一般患者需限制或禁忌的食物有油炸、烟熏烧烤、辛辣刺激、油腻生硬的食物等。

❄ 多选择具有抗癌功效的食物

多吃蔬菜与水果类(如芦笋、胡萝卜、菠菜、番茄、薯类、猕猴桃等)、大豆及其制品类、食用菌、坚果、海藻类、薏苡仁、牛奶、鸡蛋等食物。

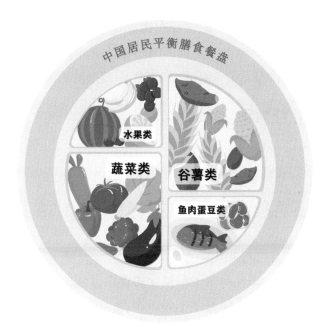

稳定期患者,建议遵循中国居民平衡膳食宝塔(2022)的膳食结构。中国居民平衡膳食餐盘(2022)是按照平衡膳食原则,描述了一个人一餐中膳食的食物组成和大致比例。餐盘更加直观,一餐膳食的食物组合搭配轮廓清晰明了。

（1）手术治疗

手术是临床治疗的主要干预手段之一，可以最大限度切除肿瘤病灶。但手术对于机体而言也是一种外源性创伤打击，会使患者产生一系列应激反应和术后并发症，加重代谢负担，对于营养的需求亦增加，同时患者消化吸收能力差，综合因素导致营养不良的发生。

术后由于肺气损伤，患者容易出现气短乏力、胸闷自汗等症状，饮食上以补养气血的食物为主，如山药、大枣、桂圆、梨等。另配餐安排尽量做到细、软、烂和营养充足，食物以细软易消化为主，如稀粥、藕粉、菜泥、肉泥、酸奶、蛋羹、肉末粥等，同时避免食用辛辣刺激的食物。经过一段时间后再逐步过渡到软食或普通膳食。

总体来说，为了促进伤口的愈合和病情的好转，应尽早恢复经口饮食，进食情况不佳导致摄入营养不足者，可给予肠内营养（ONS 或管饲），但需要在营养师指导下选择肠内营养制剂或特医食品，促进消化、免疫等功能恢复。

（2）放化疗期和间歇期

◊ 化疗

肺癌的化疗基本是全身用药，最主要的毒副反应集中在消化系统和造血系统。消化系统受损，主要表现为食欲缺乏，其次为厌食、恶心、呕吐、腹泻、便秘等。而造血系统受损，表现为三系下降（血白细胞总数、中性粒细胞、血小板及血红蛋白均下降）。

针对食欲不佳的策略是给予易消化的食物，如软饭、稀饭、面包、馒头、包子、鱼肉、鸡蛋、土豆、果酱等，并且少吃多餐。

在化疗间歇期，采用易消化的高热量、高蛋白、高维生素及矿物质、低脂肪的饮食模式，如谷类、蔬果搭配鸡肉、鱼肉、鸡蛋等，同时辅助以健脾养胃的食物，如薏苡仁、扁豆、大枣等。烹调方式以煮、炖、蒸为主，注意食物的色、香、味，也可以用香菇、柠檬等食物调味来刺激食欲。忌食辛辣刺激的食物，避免加重胃肠道负担。

值得注意的是，非小细胞肺癌患者在服用靶向药物期间不能吃西柚、石榴、杨桃这些水果,因为它们含有柚苷、呋喃香豆素类和类黄酮化合物柑橘素等,能抑制肝脏、肠道系统中 CYP3A4 酶的活性,从而干扰靶向药的氧化代谢,影响靶向药的疗效。

除此之外,产生胃肠道不良反应的患者饮食注意点如下:

恶心呕吐者应服用止吐药,待呕吐缓解后再喝水;尝试流质食物;避免太油腻或太甜食物;食用冷藏或温凉食物。严重者可吮食冰块、薄荷糖(如口腔疼痛,可不吃)。无法正常进食者在医生建议下采用静脉滴注葡萄糖、氨基酸、蛋白质等营养物质。同时可通过与朋友或家人聊天、听音乐、看电视来分散注意力,避免接触使患者恶心的气味,如油烟、香烟等。

腹泻者应避免进食油腻、刺激性及含粗纤维食物;适度摄取可溶性膳食纤维食物,如燕麦、苹果、香蕉、木耳等;服用益生菌;补充水分及电解质。

便秘者应摄取高膳食纤维食物;摄取足量水分;服用益生菌;服用软便药物;养成散步和如厕的习惯。

💧 放疗

放射治疗是肺癌治疗的重要手段。患者在治疗期间常常会接受胸部、头部等部位的放疗,以控制局部病情,但放疗患者在疾病控制的同时,也会因为放射性食管炎、放射性肺炎或颅内高压而导致食物摄入减少,进一步引起营养状态恶化。由于放疗对正常细胞和癌细胞都有杀伤作用,对身体伤害较大,因此,癌症患者保持放疗顺利进行的前提是必须足够重视饮食营养支持。

同时中医又认为放疗会伤及肺阴,引起口干咽燥、咳嗽、皮肤灼痛等症状。因此放疗期应多选择清淡少油腻、无刺激的、滋阴清热解毒的食物,通过肉剁细、蔬果榨汁等形式,促进消化吸收,提高食欲。如生梨汁、鲜藕汁、荸荠汁、胡萝卜汁、芦根汤、赤豆汤、绿豆百合汤、冬瓜汤、西瓜、蜂蜜、银耳羹、皮蛋瘦肉粥、银耳莲子羹、酸奶、龙须面等。同时间歇期应采用煮、炖、蒸等方法,少食多餐,多食鱼、肉、蛋、新鲜蔬果为主的食物。其中滋阴甘凉的食物有番茄、菠菜、枇杷、枸杞、甜橙、罗汉果、香蕉等。若有气血不足现象,则宜补充高蛋白和补气生血的食物,如奶类、牛肉、黄鳝、瘦肉、龙眼、桃仁、莲子、黑芝麻、山药、动物肝脏、大枣等。同时忌食助湿生痰和辛辣的食物,如肥肉、韭菜、辣椒、胡椒、大葱、生姜等。

🔹 放化疗导致其他不良反应之饮食应对措施

手术、放疗导致的呼吸困难、干咳、咳泡沫痰：应吃化痰止咳的食物，如梨、莲子、百合、白萝卜等。同时放疗后患者津液大伤，应多吃清热、润肺、生津的食物，如莲藕、银耳、茼蒿、冬瓜、鱼腥草等。

放疗致口腔溃疡：应选择较凉、较软、较细碎或者流质食物；避免酸、辣或过于刺激食物；同时可考虑使用吸管吸吮液体。

放疗致吞咽困难：应调整食物质地，视不同情况予流质、细碎或泥状食物、半流质及软食；利用增稠剂增加食物黏稠度。

放疗也容易引起骨髓抑制，导致白细胞和血小板下降，所以应多吃优质蛋白的食物，如瘦肉、动物肝脏、动物血等。

（3）肺癌康复期饮食

每个肺癌患者的营养需求量不同，需要针对病情状况进行评估。半数患者有营养不良状况，给予营养充足的均衡饮食有利于改善患者的预后。饮食原则如下。

🔹 均衡膳食

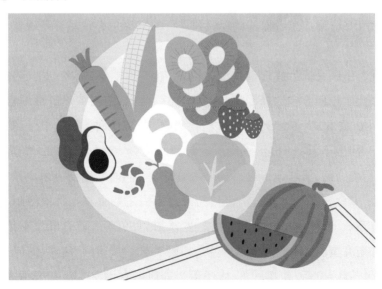

①进食足够量的瘦肉、鱼虾类水产、蛋、奶以补充蛋白质;②增加蔬果类、豆类、坚果类和奶制品的摄入以增加钾、钙、镁摄入,尤其绿叶蔬菜;③多吃十字花科的植物,如菜花、卷心菜;④菌菇类食物,如木耳、香菇,均可以提高机体的免疫力,对抗癌细胞。

◎ 定时、定量、少食多餐

有些患者治疗后味觉会发生改变,在烹调时可以适当使用柠檬、香菇、糖、醋等以改善患者的食欲。

◎ 多摄入具有抗氧化维生素的绿色蔬菜或水果

富含维生素 A 的食物有红心甜薯、胡萝卜、黄绿蔬菜、蛋黄、黄色水果等。

富含维生素 C 的食物有青椒、猕猴桃、柑橘、甘蓝、番茄等。

天然维生素 E 广泛存在于各种油料种子及植物油中,如麦胚芽、豆类、菠菜、蛋类等。

◎ 功能性食疗食物列举

有养阴润肺作用的,如苦杏仁、海蜇、百合、荸荠等。

有镇咳化痰作用的,如藕、莲子、鸭梨、山药、百合、白木耳、萝卜、橘皮、橘饼、枇杷、海蜇、荸荠、海带、紫菜、冬瓜、丝瓜、芝麻、无花果、罗汉果、橙子、柚子等。尤其是梨,能减少放化疗引起的干咳。但胃功能不佳的患者要注意,不要空腹吃梨,最好用梨煮水,饭后食用。

发热者可以选用黄瓜、冬瓜、苦瓜、莴苣、茄子、发菜、百合、苋菜、荠菜、雍菜、马齿苋、西瓜、菠萝、梨、柿、橘、柠檬等。

咯血者则选择青梅、藕、甘蔗、梨、海蜇、海参、莲子、菱、海带、荞麦、黑豆、豆腐、荠菜、牛奶、甲鱼、牡蛎淡菜等食物。

案例分析

曾女士,77 岁,身高 165 厘米,体重 55 千克,BMI 20.2 千克/米²,退休工人,右肺癌术后伴多发转移。

询问病史;了解肿瘤相关并发症,血糖、血脂、恶心呕吐、食欲减退、吞咽困难等;了解患者饮食摄入的情况,内容包括:①饮食习惯;②每日几餐;③主食,蔬果,肉、蛋、奶制品,烹调油、坚果,调味品等的摄入;④身体活动情况;⑤烟酒摄入情况。

膳食处方标准

计算标准体重 165-105=60 千克,实际体重为 55 千克,BMI 20.2 千克/米²,属正常体重范围。计算每天能量的目标推荐量,按每天 30 千卡/千克体重计算每日总能量:60 千克×30 千卡/千克 = 1 800 千卡,脂肪按总能量 30%:1 800 千卡×30% ÷9 千卡/克 = 60 克,蛋白质按 1.5 克/(千克·天),60 千克×1.5 克/(千克·天)= 90 克,碳水化合物为(1 800 千卡-60 克×9 千卡/克-90 克 ×4 千卡/克)÷4 千卡/克 = 225 克(千卡为非法定计量单位。1 千卡=4.184 千焦,本书沿用)。

膳食处方具体内容

主食(粮谷类)每日 230 克(生重),其中杂粮占 1/3。

蔬菜 500 克/天(叶菜和瓜类为主)。

水果 200 克/天(含糖量低的水果为宜)。

瘦肉类 100 克/天(以禽肉为主,减少畜肉类摄入)。

鱼虾 100 克/天(海鱼为佳)。

蛋类 2 个/天,牛奶 250 毫升/天。

豆类及制品:大豆类 30 克/天,相当于豆腐 130 克或豆腐干 65 克。

烹调植物油 20 克/天,食盐少于 6 克/天。

食疗方举例

银耳菊花粥

作用:清热润肺。

材料:糯米 100 克,银耳、菊花各 10 克。

调料:蜂蜜 10 克。

做法:银耳泡发后洗净,撕成小朵;糯米洗净,浸泡 4 小时。取瓦煲,加适量清水,用中火烧沸,下糯米用小火煲至糯米八成熟。放入银耳和菊花,用小火煲 20 分钟,稍凉调入蜂蜜即可。

鲜藕粥

作用:润肺、清肺热、生津,适合肺癌患者治疗期间食用。

材料:新鲜嫩藕 200 克。

做法:鲜藕洗净,切成薄片。将藕捣烂如泥,用洁净纱布绞取鲜汁,每日 1 次。

银耳百合雪梨羹

作用:止咳、生津。

材料:雪梨 2 个,水发银耳 100 克,干百合 20 克,枸杞子 10 克。

调料:冰糖适量。

做法:雪梨洗净,去皮和核,切小块;干百合用水泡软;枸杞子洗净;银耳泡发,撕小朵。锅置火上,将银耳放进锅内,加入适量水,大火烧开,然后改小火炖煮至银耳软烂时,再放入百合、枸杞子、冰糖和雪梨块,加盖继续用小火慢炖直到梨块软烂时关火。

二、乳腺癌

1. 为什么越来越多的人患乳腺癌？

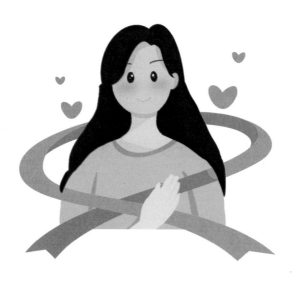

　　根据 2020 年世界卫生组织（WHO）国际癌症研究机构（IARC）发布的数据，乳腺癌已经成为全球排名第一的恶性肿瘤，是女性最常见的恶性肿瘤之一。乳腺癌以极高的发病率引起了大家的普遍关注，被称为"第一红颜杀手"，其死亡率居高不下，为了呼唤大家提高警惕，珍爱生命，关注女性健康，每年的 10 月为"世界乳腺癌防治月"，每年 10 月 18 日为"乳腺癌宣传日"，10 月 25 日则定为"爱乳日"。对于很多女性来说，她们都知道这种疾病的发病率是非常高的，但是她们却不知道这种疾病高发的原因。那么，乳腺癌如此高发的原因到底都有哪些呢？我们一起去看一看吧。

乳腺癌发病比较重要的相关因素是精神压力,现代社会经济发展突飞猛进,生活节奏迅速加快,对人们的生活和工作有了更高的要求,尤其对女性造成巨大的精神压力,从而诱发乳腺癌。受教育程度高,工作压力大,情绪压抑或者脾气急躁,尤其心情抑郁或常与他人争吵的女性发病率日常增高。除此之外,日常生活的不正常状态,不规律和不健康的饮

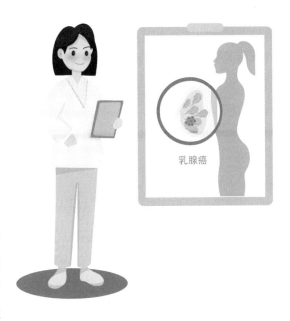

乳腺癌

食如不吃早餐,加班导致不能按时吃饭,以及经常吃外卖、洋快餐、煎炸肉类和其他激素水平高的食物等,也会诱发乳腺癌。我们具体分析一下导致乳腺癌高发的因素。

(1)生活环境变化

现代生活节奏很快,人们生活压力大,特别是很多人都扎堆在大城市工作生活,人群密集,竞争压力陡增,同时人们被群体情绪所感染,很难慢下来从容地工作和生活;居住于钢筋水泥结构之中,难得见到自然景色;各种电器的使用,导致各种辐射增加;在日常生活中,很多人也没有良好的作息时间,熬夜成为一种常态,身体得不到有效的休息和放松,不能劳逸结合。长此以往,容易造成身体抵抗力下降,相对增加了乳腺癌的发病风险。

(2)饮食因素不良

随着饮食外卖的飞速发展,人们在家或者工作单位可以快捷地享用外卖服务,但是外卖食物为了抓住顾客的胃口,常常大盐大油,辛辣刺激,这些不健康的饮食对人们的健康造成较大的危害。而且现代人喜欢吃油腻、甜

腻的精细食物,也不自觉地会摄入一些含激素食物,比如甲鱼、鸡肉、黄鳝等。乳腺疾病的发生,与女性孕激素和雌激素比例不平衡密切相关,同时伴有自身内分泌失调,刺激乳腺,导致乳腺过度增生。此外,有些女性常常听信一些保健品的宣传广告,购买食用激素含量过高的保健品,也是导致乳腺疾病发病的一个重要因素。女性如果平时经常吃高能量、高脂肪的食物,就很容易导致肥胖,肥胖也会增加乳腺癌的发生概率。

(3)精神压力过大

从中医上角度来讲,诱发乳腺疾病一个主要原因就是肝气郁结。因为肝在藏象学理论认为是体阴而用阳,它的作用主要是疏泄气机,性喜条达。人体的气机运行主要是由肝来负责,使气机像水流一样能够顺畅流行起来。如果因为内部和外部的原因,比如忧思、恼怒等不良情绪的影响,导致了肝失疏泄,气机不能正常运行,就会出现肝气郁结的问题。肝气郁结导致情绪烦躁、易怒,面红目赤,眼泪比较多,口苦咽干,夜间烦躁不宁,难以入睡。清代著名医家叶天士的《临证指南医案》指出"女子以肝为先天",肝脏与女性的月经和乳腺密切相关,如果长期的肝气郁结得不到缓解,女性会出现乳房胀痛、月经不调、不孕、痛经等。现代女性生活和精神压力越来越大,极易导致肝气郁结,从而导致乳腺疾病的发生。

(4)激素

乳腺癌的发生与人体内分泌平衡失调有着很大的关系,有调查显示,乳腺癌的高发年龄在40~60岁,对于这个年龄段的女性来说,随着更年期的到来,她们体内的雌激素会出现分泌失调、水平偏高的现象,从而导致乳腺导管上皮细胞过度增生,引发癌变形成乳腺癌,可见,乳腺癌的高发与女性身体的激素有很大的关系。

(5)月经与婚育

月经初潮早、绝经晚是诱发乳腺癌的两个危险因素。研究表明,初潮年龄小于12岁,绝经年龄大于55岁;初潮年龄每提前4~5岁,患乳腺癌的概率增加 1 倍。初潮年龄在 13～15 岁以上者,患乳腺癌的概率要比 12 岁以下者少 20%。没有生育或者是有了生育而没有哺乳的女性,发生乳腺癌的概率要比多次哺乳、哺乳时间长的女性要大,因为生育和哺乳对于乳腺有着很好的保护作用,可以有效降低乳腺癌的发病率。有资料显示,超过 35 岁无分娩、无哺乳的女性,从未生育的女性患乳腺癌的危险性比已生育女性高30%;未哺乳女性患病的危险性比哺乳女性高 1.5 倍以上。

(6)生活方式

乳腺癌的发生与女性的日常生活习惯也有很大的相关性,长期从事办公室工作的女性白领,由于工作原因她们坐的时间较长,同时运动不足。加之平时工作压力比较大,导致精神长期处于高度紧张的状态,不能有效地舒缓,这对乳房也会造成一定的伤害,从而增加乳腺癌的患病风险。

(7)化妆品的不当使用

现代社会化妆品和染发剂的使用成为女性常见的生活方式,年轻女性出于对美的追求,常使用化妆品改善自我形象。日用化妆品和染发剂含有的增塑剂、赋香剂中的 2,4–二氨基苯胺硫酸酯、苯二胺、对羟基苯甲酸酯类、邻苯二甲酸酯、双酚 A 等成分与乳腺癌的发生发展存在相关性,是我国《化妆品安全技术规范》(2015 版)禁用的化妆品成分。因而不合格化妆品的使用,也是导致乳腺癌高发的重要因素。

(8)遗传因素

癌症是多基因遗传病,其发病受遗传因素和环境因素共同作用,因而具有一定的家族聚集性。

此外既往胸部接受过放射治疗或长期射线损伤的女性,酗酒、多次人工流产和长期服用避孕药等都是诱发乳腺癌的因素,女性朋友们对于这种疾病一定要引起重视,尽量在日常生活中做好相应的预防工作,以防止这种疾病在自己身上发生,以免给身体造成严重的伤害。

2. 乳腺自查应该怎么做？

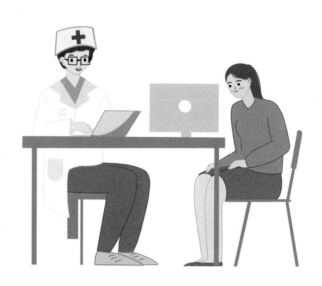

（1）乳腺癌早期症状

乳腺癌早期多不痛不痒，患者如果没有自查习惯，很难早期发现。随着病情的进展，乳房出现肿块，乳房皮肤出现"橘皮样"或"酒窝状"改变，乳头乳晕区凹陷及偏向，乳头有水样、血性及浆液性溢液，腋窝淋巴结肿大等临床表现。晚期乳腺癌患者出现食欲缺乏、消瘦、乏力、发热等症状。若患者病灶转移至肺、骨、肝、脑等脏器，会出现呼吸困难、咳嗽、胸痛、骨疼、肝区疼痛、腹胀、腹水、头痛和呕吐等相应的临床表现。如果出现了以上这些症状，大家需要引起重视，及时就医治疗。

（2）乳腺自我检查的目的

定期乳腺自我检查的目的是早期发现可触及的乳腺肿物及增强对乳腺异常的警觉。实施乳腺自检的女性的乳腺癌一般肿块较小，临床和病理分期也较早。目前临床上的乳腺癌病例,多数是由患者自己发现后再入院就诊。教育和发动女性实施乳腺自检,增强对发生乳腺癌的警觉,可以及时发现乳腺的异常改变,也有助于乳腺癌的早期发现和诊断。在女性普遍对乳腺癌尚缺乏警惕、临床诊断的乳腺癌患者肿块又较大的地区或人群中,开展乳腺自检则很有必要。

(3)乳腺自查的时间

通过乳腺自我检查,早期发现乳腺异常,不仅可以提高治疗效果,而且可以延长生存期,提高生活质量。乳房发育后建议每月进行 1 次乳腺自我检查,绝经前可在月经周期第 7～10 天,也就是月经结束一周内做乳腺自我检查 1 次;绝经后任何时间均可自查。乳腺自查应每月进行 1 次,在月经来潮后的 7～10 天,此时乳腺比较松软,无胀痛,容易发现异常,已停经的妇女可选择每月固定的时间进行自查。

(4)乳腺自检的具体步骤

①面对镜子双手叉腰,仔细观察乳房大小是否对称,看皮肤表面有没有凹陷或隆起,有没有橘皮样变,乳头是否凹陷。②仔细观察镜子中的两个乳房,参照上面方法再次检查。③乳腺异常症状可以观察出来:大小不对称;不正常的隆起;红肿;乳头凹陷。④因乳房上方的肿块站着摸比较容易检查出来,所以需要站着摸乳房,左手上举,用右手检查左乳,由乳头开始按顺时针方向,逐渐向外摸三四圈;右手上抬,左手用同样方法检查右乳。⑤因为乳房下方的肿块躺着摸比较容易检查出来,所以需要躺着摸乳房,平躺后将左手枕在头下,右手重复上一步"摸"的方法,检查左乳;再改换右手枕在头下,左手触摸右乳进行检查。⑥挤乳看溢液,以大拇指和示指挤压乳头,观察乳管内有无异常液体流出来。需要注意的是不必用力挤压乳头,一方面乳头会挤痛,另一方面如果有乳头溢液,在胸罩上是会留下污渍。

第一步：站立检查

站在镜子前面，双手举过头顶，看乳房外观是否正常

第四步：平躺检查

平躺，触摸乳房看是否有硬块、淋巴结肿大等情况

第二步：触摸检查

地毯式触摸整个乳房，看是否有淋巴结肿大、硬块等情况

第五步：乳头检查

轻捏乳头，按压乳头下有无硬块、有无分泌物流出

第三步：揉胸检查

触诊应取转圆圈的方式，从乳头向外横向转动，延伸到腋下

乳腺检查时间

月经正常，在来潮后7~10天；绝经后，随意选择自检时间

每次乳腺自查应与以往自查的情况进行比较，如发现异常应及时去医院就诊，从而达到早期发现，早期诊断的目的。乳腺自我检查手法不当的话，容易遗漏病情，所以推荐妇女1~2年进行一次由专科医生操作的乳腺体检，35岁以上的妇女每年进行一次乳腺体检。平时要注意乳房保健，才能早期发现。

（5）乳腺疾病的预防和治疗

虽然乳腺疾病多发，但乳腺疾病不可怕，只要在工作生活中注意以下几点，就可以有效地预防和治疗。①积极乐观的生活态度，在平时生活中，应保持情绪稳定，乐观、开朗。劳逸结合，加强锻炼，增强体质。②定期进行自我乳房检查，如发现有乳房有肿块、乳房胀痛、乳头溢液等，应及早去医院就诊。通过专业医师特殊检查，如彩超、乳房X光片检查，明确诊断。不能讳疾忌医，延误治疗的最佳时机。③及早治疗，对于诊断出乳腺癌的女性，应

积极治疗。可以采用中西医联合治疗,达到最好的治疗效果。对于女性同胞们,一定要关爱乳房健康、重视早期筛查,才能防患于未然。患病后也不应过于沮丧,大家需要积极配合治疗,保持乐观心态,保持良好的生活习惯,这样才有助于乳腺疾病的痊愈。

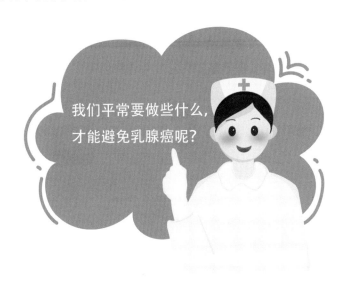

我们平常要做些什么,才能避免乳腺癌呢?

(6)男性也要定期乳腺自查

一般人们认为男性没有乳房,不会发生乳腺癌,然而事实并非如此。男士的乳腺虽然没有发育成熟,但是同样会发生乳腺疾病。男性的乳房同女性的乳房在组织形态上是相类似的,都具有产生肿瘤的条件,高雌激素水平是男性乳腺癌的重要相关因素。40~50 岁年龄段的男性,体内激素的分泌水平极不稳定。激素在体内的比例失调,因而有可能形成乳房癌肿。此外,为治疗其他疾病而长期服用雌激素,或因各种疾病导致雌激素水平相对升高,都有可能诱发乳腺癌。男性乳腺癌发病率尽管很低,资料显示每 10 万人中发病 0.49 人,在整个乳腺癌的发病人数中仅占 1%,但这种低概率事件更容易被人们忽略。由于人们对男性乳腺癌重视不够,又缺乏乳腺定期自我检查意识,往往发现较晚而延误诊断,以致失去治疗机会。因此,男性也要定期自我检查,如发现异常须马上就诊,一旦确诊为乳腺癌,需及时治疗。

3. 体检发现乳腺结节该怎么做？

近年来,随着体检意识的增强和超声检查的普及,许多女性都在检查中发现了乳腺结节,不少人查出结节后开始担忧,甚至是恐惧。那么,到底什么是乳腺结节,乳腺结节是不是就会发展为乳腺癌呢？

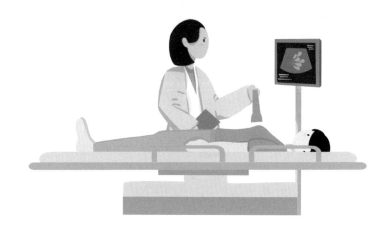

首先,我们要明白乳腺结节的概念。结节是指圆形或类圆形的小肿块,乳腺结节并不是一种疾病,而是发生于乳腺内一系列病变的统称。既包括了良性病变,也包括了恶性病变。临床上大部分结节都是良性的,并不会癌变,比如乳腺纤维腺瘤、肉芽肿性乳腺炎等;只有少部分是恶性肿瘤,比如最常见的乳腺癌和较少的乳房肉瘤。

当发现了乳腺结节后,不要惊慌,应及时到正规的医院进一步检查,明确诊断。常用的影像学检查包括乳腺彩超、乳腺钼靶和磁共振检查。这些检查可以初步了解结节的性质,为诊断提供依据。乳腺结节就像"犯罪嫌疑人",但它到底是不是罪犯,还需要一系列的人证、物证等犯罪证据去明确。而这些辅助检查就像是人证和物证一样,能帮助鉴别。彩超是发现和诊断乳腺结节的常用检查方法,有着对人体无损伤、便捷、检查费用低廉的特点。对于40岁以上的妇女还可加做钼靶检查,协助诊断。乳腺磁共振检查对乳腺癌的诊断比较敏感,而且对人体无辐射和损伤,但检查费用较高且检查耗时长,不作为首选,可作为彩超和钼靶检查后的补充检查协助诊断。上述检查发现乳腺结节后可根据影像学特点对结节进行分类,参照 BI-RADS 分类系统,分为 1、2、3、4、5 类。1 类是指影像学上无异常发现;2 类是指良性病变,本质上是非恶性的;3 类是良性可能性大,恶性概率很低;4 类是可疑恶性;5 类是高度提示恶性。

以上检查是较为常用的检查,每种检查都有各自的优缺点,彼此不能完全替代,需要临床医生综合判断。但是以上各种检查都不能百分百定性,只有病理检查才是诊断乳腺结节的"金标准"。相比以上无创检查,病理检查需要通过穿刺或者手术切除结节才能诊断,是有创伤的手段。

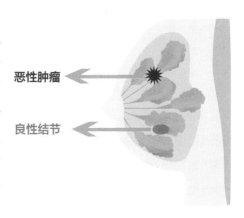

那么发现了乳腺结节,我们应该如何处理呢?首先我们可以参照前边所讲的 BI-RADS 检查分类,对于 BI-RADS 1~2 类病变无须担心,可以定期复查,一般 1 年复查 1 次即可;对于 BI-RADS 3 类病变,建议每 3~6 个月复查一次,必要时进行组织学检查;对于 BI-RADS 4 类病变,恶性可能性较高,应密切随访,可通过穿刺活检或手术切除,进一步明确诊断,决定后续治疗;对于 BI-RADS 5 类病变,恶性可能性很高,需及时就诊,行组织穿刺检查或手术切除。

4. 乳腺癌不能喝豆浆,
这是真的吗?

乳腺癌是女性常见恶性肿瘤之一,好发于 50~70 岁妇女,或 40 岁以下有家族病史的女性,但近年国人饮食习惯与运动习惯改变,发病年龄出现低龄化趋势。一提雌激素,许多人就心怀顾虑,因为过高水平的雌激素有引起

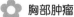
乳腺癌、子宫内膜癌、子宫肌瘤、子宫出血的危险。坊间传闻女性得了乳腺癌不能喝豆浆，因为豆浆含多量植物雌激素，其实这是个误传，女性得了乳腺癌是可以多喝豆浆的。

（1）植物雌激素

豆浆以及很多豆制品之所以被人怀疑致癌，皆因为其"原罪"——雌激素。植物雌激素是一类天然存在于植物中的非甾体类化合物，因为生物活性类似于雌激素而得名，大豆中的大豆异黄酮就属于其中之一。植物雌激素对女性体内雌激素水平起到的是双向调节作用。植物激素具有与雌激素相似的分子结构，可以和雌激素受体结合，产生与雌激素类似的作用，但是这个作用比人体内的雌激素要小。豆腐、豆浆中所含的大豆异黄酮是植物雌激素，对女性体内雌激素水平发挥的是双向调节作用。当体内的雌激素不足时，大豆异黄酮可以起到补充雌激素作用；而当体内雌激素水平过高时，大豆异黄酮又可以起到抑制的作用，降低雌激素水平。

（2）豆制品与乳腺癌之间关系的科学研究

很多乳腺疾病如常见的乳腺增生症、乳腺纤维腺瘤、乳腺癌等的发病和雌激素密切相关。那豆制品里面含有的大豆异黄酮这种植物雌激素，会不会导致乳腺疾病以及加重原有的病症呢？

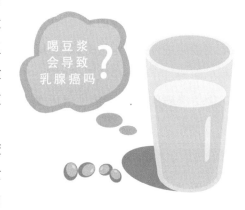

在中国，罹患乳腺癌并食用较多大豆食品的妇女，其相关的死亡及乳腺癌复发的风险比较低。国内著名乳腺癌专家对3 000多例乳腺癌的病例和健康对照研究也发现，摄入大豆制品最高的女性，乳腺癌危险可以降低30％；青少年时期大豆制品类食物摄入多，可能会降低成年后患乳腺癌的危险。

大豆异黄酮预防乳腺癌

大豆所含的大豆异黄酮具有雌激素活性，能很好地进入人体，缓解更年期女性因雌激素分泌量急剧下降而引起的更年期症状。另外，无论是青春期前还是青春期后服用大豆异黄酮，对于乳腺癌的发生均有一定程度的预防作用。

2008 年，发表在《英国癌症杂志》的一篇文章也表明，大豆里的大豆异黄酮不但不会增加患乳腺癌的风险，反而会降低乳腺癌的患病率，尤其在大豆类食品消费量较高的亚洲人群中。

发表在世界权威医学杂志《癌症》的文章《国际乳房健康和癌症指南》列举了世界各国一些预防乳腺癌的方法，其中预防乳腺癌的饮食方法之一就是要适量吃大豆及其制品。

2017 年版《中国乳腺癌患者生活方式指南》中也明确指出：豆类制品富含大豆异黄酮，具有类雌激素作用，可以降低人体血液雌激素水平，具有预防乳腺癌的作用。

（3）日常生活科学摄入豆制品的注意事项

中国营养学会建议，我国绝经后妇女每天摄入大豆异黄酮 55 毫克，最多不要超过 120 毫克，相当于要喝 1.2 ~ 2.4 升的豆浆，超量还真有点难。

有乳腺疾病的女性朋友，可以放心喝豆浆，但是注意适量饮用，每天约200 毫升即可。

相关研究发现,适量喝豆浆有助于降低亚洲人群乳腺癌的发生率,还有助于改善女性更年期的症状。

根据《中国居民膳食指南》,建议每人每天食用30~50克大豆以及大豆制品(豆浆在300毫升左右)。

豆制品对绝经后的女性健康有益,成年女性一周推荐摄入的干大豆量是105~175克,65岁以上可以放宽到多于175克。尤其推荐发酵豆制品;大豆发酵之后,大豆异黄酮活性会提高。

一般20克的干大豆可以做400毫升左右的豆浆,建议一周喝2~3次豆浆,其余的可以用其他豆制品或干大豆补足。

豆浆必须煮熟。生豆浆含有皂素、皂苷、红细胞凝集素及胰蛋白酶抑制物,这些物质摄入过多时可能使人恶心、呕吐、消化不良甚至发生中毒。豆浆经过充分加热,能够消除这两种物质,安全饮用。

豆浆在煮到80~90摄氏度的时候,会出现大量的白色泡沫,这时只是"假沸",应继续加热3~5分钟,等到泡沫完全消失后再停止加热。

(4)哪些人不能喝或应少喝豆浆呢

豆浆的抗癌功效也是有限的,不能代替药物,过量摄入还可能会产生许多副作用。

特别是以下人群要谨慎饮用。

1)肠道功能弱的人群:豆类中含有的低聚糖可以引起嗝气、肠鸣、腹胀等症状,所以胃肠道功能欠佳的人不能过多饮用。

2)肾功能衰竭人群:大豆及其制品富含植物蛋白质,且含有一定的钾、磷元素,肾功能衰竭合并高磷高钾的患者,不宜过度食用。

3)肾结石、痛风患者:有肾结石、痛风的人也不能过量饮用豆浆,痛风患者最好在膳食指南的基础上适量减少豆制品。痛风患者不必绝对远离豆浆,只是应当注意在喝豆浆的同时,相应减少肉类的摄入,控制每日蛋白质的总量才是关键。

4)肥胖、心脑血管疾病患者:不论是不是患者,都可以多喝豆浆,但不要添加过多的糖,以免吸收多余糖分,过量的摄入糖分会增加肥胖、心脑血管疾病等患病风险,而肥胖正是增加乳腺癌风险的元凶之一。

5.预防乳腺癌的食物清单有哪些?

☉ 植物油

由于花生油、玉米油、菜籽油和豆油中含有大量的不饱和脂肪酸,具有保护绝经前妇女免受乳腺癌侵袭的作用,所以专家们建议妇女平常应有意识地多摄入一些植物油。

☉ 大枣

大枣可以抑制乳腺癌细胞的形成。这是因为大枣中含有大量的环式一磷酸腺苷和能增强机体免疫功能的丰富的维生素。

☉ 大蒜

美国纽约斯隆凯特琳癌症研究所发现,大蒜不仅可以预防乳腺癌,甚至还可以治疗乳腺癌。这是因为大蒜中富含一种叫"要力克"的无味物质,它对乳腺癌细胞的形成具有明显的抑制和杀灭作用,还能激活和增强人体的免疫系统,并通过促进正常细胞的生长达到消灭癌细胞的目的。

☉ 小麦麸

美国健康基金会对绝经前妇女所做的一项研究表明,小麦麸具有降低血液中诱发乳腺癌的某些因子含量的作用,对预防乳腺癌大有益处。专家们发现,每天吃点用小麦麸做的食物,可在半年内使癌前息肉明显缩小。

☉ 蔬菜

菜花、茴香、菠菜、冬瓜、小白菜、胡萝卜和番茄等蔬菜可以明显地降低绝经前妇女乳腺癌的发病率,这主要是因为这些蔬菜中含有的大量胡萝卜素具有抑制和杀灭癌细胞的作用。

6.断奶后要不要排残奶,残奶不排会不会致癌?

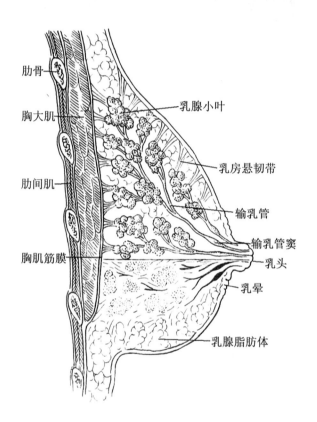

肋骨

胸大肌

肋间肌

胸肌筋膜

乳腺小叶

乳房悬韧带

输乳管

输乳管窦

乳头

乳晕

乳腺脂肪体

(1)关于残奶的流言

残奶是指断奶后留在乳管内的乳汁。残奶相较于正常乳汁会更浓稠,颜色更黄一些。这是因为断奶后乳腺不再产生新的乳汁了,水分会先被乳房组织吸收掉,相当于"浓缩"过,所以就会变得发黄发稠。

有些月子中心、美容中心及所谓的催奶师,打着"胸部恢复"的旗号提供所谓的"断奶后排残奶服务",很有市场,甚至一些机构通常会用"排残奶,不排会变质,积在体内都是毒素"来忽悠新手妈妈。

更有甚者,将"残奶"与"乳腺癌"联系起来,说:残乳不排掉会变质,会堵塞乳腺,会引起乳腺炎、乳腺增生、乳腺癌……这些人会告诉你,你不排残奶,会患乳腺癌;你不排残奶,会得乳腺增生、乳腺炎;你不排残奶,会让你乳房变形、下垂;你不排残奶,二胎喂养时乳腺管堵塞会没奶……总之,只要你不排残奶就没有好结果。

总结一下,无良人士所谓"排残奶"有以下说辞:

💧 断奶后排出的黄色残奶是毒素。

💧 断奶后残奶不排出时间久了会变质。

💧 残奶的毒素堆积可造成乳腺病变,甚至诱发乳腺癌。

(2)什么是残奶,残乳会变质吗

断奶后少许乳汁的分泌是正常的生理现象。停止喂哺后催乳素恢复正常需要一段时间,乳房有少量乳汁分泌,这是再正常不过的生理现象,一般在断奶后 3~6 个月,乳房就不再有乳汁分泌,这些所谓的"残奶",并不是什么毒素,其实是断奶后储藏在了乳管里面仍会被挤出的乳汁,是正常现象。

乳汁之所以变得稠厚发黄,与离乳后在泌乳抑制反馈因子(FIL)等的作用下水分的逐渐吸收有关,因为太长时间不喂奶,乳腺停止了运作,主要是由于断奶后乳腺和乳腺管开始萎缩,残留在乳管内的乳汁水分逐渐减少,乳糖和钾离子的浓度降低,而钠离子和氯离子的浓度升高,脂肪含量升高,才会出现这样黄色、黏稠的液体。也就是很多美容院宣称的已经"变质"的乳汁。

乳汁在身体里就是体液的一种,跟血液、汗液、泪液是一样的,并不会变质变馊。乳汁在身体里,接触不到空气、光照,温度不是很高,根本就不具备变质的条件。而且,母乳中含有很多抗体和活性细胞,是可以杀灭病原菌的。

(3)不必排残乳的原因

泌乳是一个激素分泌与神经反射的过程,在催乳素的作用下宝宝吸的频率越高,乳汁就分泌得越多,断乳后,乳汁中的水分、乳糖、钾离子等减少,脂肪的比例增加,因此,断乳后一段时间会排出白色或米黄色膏状的残乳,为正常现象。

乳房是人体的一个器官,由乳腺组织、脂肪组织、结缔组织等组成,断奶之后,随着宝宝吮吸次数减少,泌乳减少,用于泌乳的腺泡细胞会渐渐退化,并且乳房中的某种蛋白成分也会逐渐清理掉腺泡细胞中残存的乳汁,以保持乳腺健康,为下一次哺乳做准备,也就是说乳房自身就具有吸收残乳的功能。"残奶"在乳管里的量微乎其微,而且会被身体中的"清道夫"细胞吞噬排出消化,完全不用担心会堵住乳腺管,更不会影响下一次的哺乳。最新的研究文献报道,乳腺中存在一种蛋白质叫 Rac1,在泌乳期时有助于泌乳细胞合成和分泌乳汁,在离乳期时能够开启乳腺上皮细胞的"兼职吞噬功能",使其吞噬乳腺中大量退化的分泌细胞,并清除乳腺腺泡中残存的乳汁。

当妈妈停止哺乳后 40 天左右,乳腺组织开始退化,大部分乳汁分泌物会被身体吸收,部分宝妈在断奶后一年甚至几年还有残乳,主要和自身体质以及激素水平相关,只要乳房无结块,无炎症,"残乳"无五颜六色的颜色就没问题。若真有问题就建议及时就医了,排残乳也改善不了体质和激素水平。

"排残奶"严重地损害了乳腺健康。催乳师为妈妈们"排残奶"的方式就是对乳房进行大力的揉、搓、抓、挤。这样做一方面因为乳房不断接受刺激,断奶不彻底,需要的时间会更长;另一方面会造成乳房组织受伤,引起乳房不适或剧痛,甚至形成乳腺炎及乳腺脓肿,对乳腺健康百害而无一益。

(4)乳腺癌发生的危险因素

乳腺癌的发生发展与"残奶"压根一点关系都没有。国际癌症研究机构报道分析,罹患乳腺癌的后天危险因素包括体重超重、缺乏体育锻炼,推迟生育以及少生孩子。所以乳腺癌的发生发展与"残奶"压根一点关系都没有。

乳腺癌的高危因素:①年龄增加;②肥胖(BMI≥30 千克/米^2);③月经初潮较早或绝经较晚;④乳腺癌家族史;⑤乳腺癌易感基因突变(如 BRCA1、BRCA2、p53、ATM 和 PTEN);⑥不孕、未产、未哺乳;⑦不良生活方式(饮酒、吸烟、夜班工作)等。

褐色、血色的乳汁:如果发现褐色、血色的乳汁,离乳后仍有大量乳汁分泌,建议去专业的乳腺科医生处检查,而不是随便找个催乳师看看。

(5)怎样科学排出乳汁

当出现胀奶、胀痛时,我们建议可以通过吸奶或手挤奶的方式排出部分乳汁,缓解乳房压力,预防乳腺炎,达到不痛不胀即可;断奶的初期如果是胀得不舒服,可以用手动或用泵奶器,泵出一些母乳,也可以考虑用冷敷来缓解不适,但不需要每次排空乳房。

不建议"排空"乳房,那样只会刺激泌乳,让乳腺组织延迟"退休";可以冰敷乳房和口服止痛药物缓解胀痛,同时乳房胀痛时要尽量避免同房,以顺利离乳。

在临床工作中,有时需要快速停止泌乳,医生会建议减少液体摄入量,乳房外敷芒硝,口服溴隐亭药物。

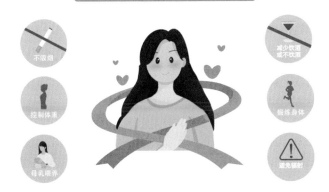

(6)乳房如何科学保健

每月进行乳腺自我检查可以检测到触及的乳腺癌,但每年的乳腺筛查,比如 X 线、乳腺超声等检查也是应该坚持的。通常对于 40 岁以上的女性,每年

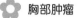

都应进行乳房 X 线检查。19 岁以上的女性每年进行临床乳房检查即可。

❂ 自我检查

日常生活中可以多注意观察,观察乳房有无乳头内陷、皮肤局部水肿、皮肤红肿、皮肤凹陷、皮肤橘皮样改变和乳头湿疹样改变等。观察乳头是否会挤出脓水、咖啡色、红色液体等。一旦发现问题,也不要随便听信他人的说法,更不要盲目采取措施,还是要寻求医生的帮助,才是最科学的!

❂ 定期体检

30 岁以下,每个月自检,没有不适或异常发现,每 2 年左右做 1 次彩超。30~35 岁,每年做 1 次彩超。35~40 岁,每半年做 1 次彩超,每 1~2 年可酌情做乳腺钼靶;40~44 岁,酌情选择每年查 1 次钼靶;45~54 岁,每年做 1 次钼靶;55 岁以上,建议每 2 年做 1 次钼靶,或者基于个人意愿每年 1 次钼靶。

每年的筛查,直到预期寿命小于 10 年或者健康不允许时再结束。

❂ 注意饮食

要少吃高糖、高脂肪的食物,同时也要尽量戒掉抽烟、喝酒的不良生活习惯。同时,要多吃水果、蔬菜、全谷物、豆类和坚果,尽量选择健康的脂肪摄入,如橄榄油、黄油、鱼类等。

❂ 内衣的选择

尽量选择无钢圈和舒适的内衣,让胸部血液循环畅通。回家之后尽量不要穿着内衣,让胸部可以得到放松。

——— 7. 乳腺钼靶与乳腺超声,如何选？ ———

随着目前生活水平的提高,以及乳腺疾病宣传知识的深入,健康体检也越来越受人们重视,然而,很多女性朋友在做乳腺检查时一直搞不清楚,为什么做了超声还要再做个钼靶?钼靶是不是比超声更先进?我到底应该如何选择?其实超声和钼靶,各有优缺点且互为补充,要根据患者的疾病情况决定检查方式,两者之间没有胜负之说。下面我们就先来详细了解一下。

（1）乳腺超声和乳腺钼靶的概念

⚬ 乳腺钼靶

其全称为乳腺钼靶X线摄影检查,又称钼靶检查,是一种低剂量乳腺X光拍摄乳房的技术,它能够清晰显示乳腺各层结构组织,可以发现乳腺增生、各种良恶性肿瘤以及乳腺组织结构紊乱,可观察到直径小于0.1毫米的微小钙化点及钙化簇。因此,乳腺钼靶是早期发现、诊断乳腺癌的最有效和可靠的方式,尤其对于临床不可能触及的,以微小钙化簇为唯一表现的早期乳腺癌具有特征性的诊断意义。乳腺钼靶检查系统具有成像清晰、检查操作方便快捷、辐射量小等特点,该仪器检查诊断可准确发现乳腺增生,病变,包块,钙化的形状、大小、密度、性质等。尤其对于彩超无法辨别的乳腺病变钙化点能进行准确判断与鉴别,被誉为国际乳腺疾病检查的"金标准"。据有关数据统计,乳腺钼靶对乳腺癌的诊断敏感性为82%～89%,特异性为87%～94%。

然而,虽然说乳腺钼靶检查具有以上众多优点,但它毕竟是一种X线检查,还是有一定剂量的射线存在,常常令许多女性朋友望而生畏。因此,在日常生活中,乳腺B超检查则受到更多女性朋友的青睐。

⚬ 乳腺B超

是根据乳房腺体结构以及病变组织回声不同,从而对病变情况进行初步分析。乳腺B超是乳腺检查常用的一种影像学检查手段,医生会针对双侧乳腺以及双侧腋窝进行超声探查。通过超声医生可以明确肿物是否存在明确的血运与钙化、肿物的大致部位以及肿物的表面是否光滑。在探测双侧腋窝时,还可以明确双侧腋窝是否存在异常肿大的淋巴结,并根据乳腺的超声影像特征对乳腺内的肿物与性质做出判断。

（2）超声的优点与缺点

1）超声的优点:①乳腺超声检查没有放射性,可以根据需要反复检查;②超声能清楚分辨层次,鉴别囊性(囊性结节内部为液体)与实性肿块的准确率可达到100%,能够大致判断肿瘤的良恶性;③可以在超声引导下行肿块穿刺活检;④超声还可以了解腋窝和锁骨上的淋巴结有没有转移。

2)超声缺点:主要是对细小钙化敏感度较差,对很多微小钙化灶难以分辨清楚。有人会问了,超声对"钙化"不敏感又怎么样?为什么必须用钼靶再看一下呢?那是因为恶性钙化是癌肿的主要表现,呈簇样、泥沙样、杆状、分支状的微钙化灶,常常提示乳腺癌的可能。但大家也不用看到钙化就紧张,有问题的恶性"钙化"是非常少见的,但为了以防万一,明确诊断还是十分必要的。

(3)钼靶的优点与缺点

1)优点:钼靶对发现微小钙化最具有显著优势,进而能够发现无症状或触摸不到的肿瘤,诊断效率甚至高于磁共振。

2)缺点:①钼靶是将整个乳房压扁透视,如果患者乳腺腺体丰富,腺体会与病变重叠在一起,于是难以辨别是腺体还是病变;②如果乳房体积偏小,肿块又靠近胸壁,无法进入透视范围,导致检查不到,容易有遗漏;③钼靶有一定的放射性,不适宜频繁检查;④有患者反映拍摄钼靶时很痛。因为在女性月经来潮前5~7天,乳房会出现胀满疼痛感,如此时做钼靶检查,加压板夹紧乳腺,自然会更痛。所以月经干净后10天左右做检查最合适,一般不会痛得无法忍受。

(4)超声与钼靶检查的适应人群

1)超声:是青年人乳腺普查的首选。一般建议35岁以上的女性一年做一次乳腺超声检查。

2)钼靶:60岁以上的女性,腺体已经开始萎缩,不用担心腺体重叠在一起的问题,此时只查一个钼靶也是可以的。

3)两种检查都要做:①做过超声后发现可疑病灶(如怀疑恶性),需要进一步确诊;对于40岁以下的女性,可以不选择做钼靶检查进一步确认,而是采用核磁共振的方法去检查肿块的性质。因为钼靶检查是放射性的检查,对于年轻的女性来说,乳腺组织非常致密,如果用钼靶检查,放射线穿透乳房的时候,就会被腺体所吸收,这样拍出来的钼靶照片不仅模糊不清,还让患者摄入了很多有害的射线。②检查者年纪超过 40 岁,可采取钼靶和乳腺B 超一起对乳腺癌进行筛查。因为钼靶与 B 超各有所长不可替代。但是40 岁以上的女性需要钼靶和乳腺 B 超结合起来的检查方式,还要再结合患者的自身情况,如果患者体型偏瘦、乳房偏小以超声为主,因为致密型的乳房超声看得更清楚;如果乳房相对体积大、乳房松弛、脂肪含量高,这种类型的乳房优先推荐做钼靶筛查,这是基本的原则。

(5)复诊患者检查方法的选择

有些患者做钼靶检查发现有可疑病灶,但在超声下却看着不明显,那么复查时就以钼靶检查为主。一般来说,钼靶检查 1 年之内不超过 2 次,辐射量就不会超标。

如患者的病灶用超声可以看到,用钼靶找不到,那么复查时就以超声为主。

综上所述,不能简单地说哪一种方法更好,B 超和钼靶是两种完全不同的检查手段,它们属于两种成像原理不同的检查方式,各自的侧重点不同。B 超在评价局部细微结构、钼靶在筛查乳腺癌方面各有优势,在很多方面两者可以相互补充。因此 B 超检查可与乳腺钼靶 X 线摄影检查结合起来使用。让钼靶和 B 超相互补充,才能提高检查的准确率,所以无论是钼靶还是B 超都有对肿瘤的检查优势,而且还相互补充。因此如果有条件的话,在 B 超筛查时出现了可疑的肿块,再进行钼靶检查,这样检查才更准确。

8. 确诊为乳腺癌,该怎么办?

治疗前应首先明确乳腺癌的临床分期,常利用 CT、彩超、MRI 等影像学进行分期,采用 TNM 分期系统,T 是对肿瘤原发灶特点的描述,包括大小、是否浸润周围组织等,包括 T_1、T_2、T_3、T_4;N 是指区域淋巴结有无转移,包括 N_0、N_1、N_2、N_3;M 指的是有无远处脏器的转移,包括 M_0、M_1。根据不同的 T、

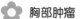

N、M 组合,分为Ⅰ、Ⅱ、Ⅲ、Ⅳ期这四大类,每一期又细分为 A、B 亚类等,比如Ⅰ期又细分为ⅠA、ⅠB 期等。

常见的治疗手段主要包括手术治疗、放射治疗、药物治疗以及姑息治疗,其中药物治疗主要包括化学治疗、靶向治疗、免疫治疗等。

(1)手术治疗

手术治疗就是直接切除肿瘤组织,这是早期、中期乳腺癌的主要治疗手段,也是治愈乳腺癌的重要方法。根据手术方式不同可分为保乳手术和改良根治术,前者是保留乳房,后者则是将乳房全部切除。手术主要适应于Ⅰ期和Ⅱ期的患者,对于Ⅲ期的患者应该先行术前化疗,再行手术。对于Ⅳ期的患者则不适合根治手术,应以全身综合治疗为主。

(2)放射治疗

放射治疗是指用放射线杀灭肿瘤细胞。放疗主要分为保乳术后的放疗、改良根治术后的放疗和局部复发的放疗。早期保乳术后联合术后放疗可取得与改良根治术相同的疗效,且有良好的美容效果。改良根治术后放疗能降低局部和区域淋巴结复发率。对于术后局部和区域淋巴结复发的患者,可以选择局部放疗以及联合化疗、靶向或内分泌等治疗。

(3)药物治疗

1)化学治疗:化学治疗即我们通常说的化疗,是化学药物通过抑制癌细胞复制或破坏细胞结构等原理导致癌细胞死亡。根据与手术的前后关系,分为新辅助化疗(即术前化疗)、术后化疗。新辅助化疗即在手术前先进行几个周期的化疗,目的是缩小肿瘤,降低分期,便于手术。术后化疗的目的是延长患者的无病生存期和总生存期,降低复发和转移概率。术后是否需要化疗具体由患者的术后病理报告、危险因素等综合判断决定。化疗对癌细胞的杀伤无特异性,对我们自身正常的细胞也有损伤,就好像打仗时我方士兵在战场上和敌方士兵面对面厮杀,自己的部队也会造成一些损失,正所谓"杀敌一千,自损八百"。

2）内分泌治疗：内分泌治疗是通过口服内分泌药物阻断体内分泌的雌激素与雌激素受体结合，从而抑制肿瘤细胞的生长和转移等。体内分泌的雌激素和雌激素受体的关系就如同"钥匙"和"锁"的关系一样，雌激素如同钥匙，激素受体如同锁，钥匙插到了锁眼里，门就打开

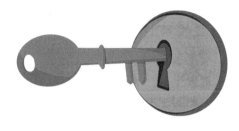

了，外边的营养物质就能输送进来，促进肿瘤生长，内分泌药物就如同一把坏的钥匙，能插进锁眼，但是打不开锁，等真正的钥匙（即雌激素）来时，就打不开锁了，这样外界的信号无法传递到肿瘤内部，就会抑制肿瘤生长。但内分泌不适合所有患者，治疗前需要明确患者的雌激素受体表达情况，如果没有表达，则不适用内分泌治疗。

3）靶向治疗：靶向治疗是通过筛选出肿瘤细胞自身的靶点，口服药物或静脉输注药物，从而特异性地杀伤体内的肿瘤细胞。就好像两军交战时，我方已通过卫星定位等高科技手段锁定了敌方大本营的具体位置，然后用导弹精准打击敌方阵营，从而精确地消灭敌人，而对自己的误伤很小。靶向药物在进入体内后会特异性地和肿瘤细胞结合，从而消灭肿瘤细胞，对自身正常组织的影响很小。

每个患者的治疗需要临床大夫结合患者的个体情况制订个体化的治疗方案，而大部分的患者的治疗手段并不单一，常常需要多种治疗方案相结合。通常对于部分很早期的患者，如果没有高危因素，可仅仅手术切除后定期复查。对于部分早期或中期的患者来讲，往往需要手术、化疗、靶向治疗中的两种或者多种结合治疗。而对于晚期患者来讲，治疗应该以全身治疗为主，通常需要联合化疗、靶向等多种手段治疗。对终末期的肿瘤患者，治疗多以姑息对症治疗为主，目的是减轻患者痛苦，提高患者的生活质量。

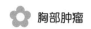

9.化疗引起的脱发,你了解多少?

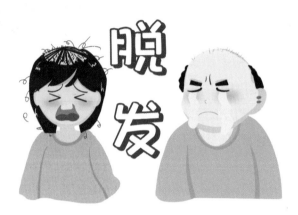

　　化疗引起的脱发,虽不会发生生命危险,但在心理上给患者带来了极大的痛苦,尤其是女性患者。化疗引起的脱发破坏了患者外在形象的美感,更给患者心理带来负担,引发焦虑、暴躁等负面情绪,导致社交恐惧,降低生活质量。有8%的女性因为化疗存在引起脱发的风险而拒绝接受化疗。化疗药物作用下的脱发,是临床最常见的副作用之一,也是患者最关心的问题。因此,化疗引起的脱发对生活和治疗等各个方面产生的负面影响不可忽略,预防化疗引起脱发已经成为医务人员和患者共同关注的重要问题。

(1)为什么化疗会导致脱发

　　化疗脱发的原因就是毛囊细胞被化疗药物杀死或者损伤,这个与正常人头发营养不足引起的脱发是不太一样的。通常来看,脱发常常在用药后1~2周内发生,2个月内是脱发最严重的时期。而且不只是头发会掉,其他部位的毛发也会发生脱落,比如眉毛、胡须、腋毛等,这类毛发的脱落往往发生在患者频繁地接受化疗或者大剂量化疗的时候。化疗药物所致脱发的程度,还与药物的剂量有关,每次给药剂量越大,脱发越严重。另外,不同的方案对脱发的影响也大不相同。

（2）哪些化疗药物会导致脱发

化疗后脱发属暂时性脱发，因皮肤是人体的最大代谢器官，毛发是皮肤的附属组织，毛发具有防护、排毒等生理功能，化疗后脱发是化疗药物损伤毛囊的结果，脱发的程度通常与药物的种类和剂量、化疗时间长短、药物的联合使用等有关。

最常引起脱发的药物有紫杉醇、阿霉素、表柔比星（表阿霉素）、柔红霉素、环磷酰胺、异环磷酰胺、氮芥、甲氨蝶呤、氟尿嘧啶、长春新碱、丝裂霉素等，这些药物常可引起部分头发或全部头发脱落。

顺铂、放射菌素 D、博来霉素、巯唑嘌呤等药物，可引起少量或部分头发脱落。

事实上，并非所有的化疗都会出现掉头发，在临床上，你会发现很多种化疗药物几乎是不掉头发的，比如针对胃肠道肿瘤的奥沙利铂，针对肺癌的培美曲塞、吉西他滨，几乎是不掉头发的，氟尿嘧啶、希罗达、替吉奥等有脱发也不严重。此外，随着工艺技术的发展，化疗药物做得更具有靶向性，比如白蛋白纳米紫杉醇，脱发的副作用比普通紫杉醇要轻微得多。

所以，脱发与否与化疗药物种类有关，脱发的严重程度与患者自身的发质状态、对药物耐受情况、药物种类、药物剂量都有关系。同样的药物有的人脱发厉害，有的人并不严重。化疗掉不掉头发与药物敏感性无关，不掉头发不代表对化疗药物不敏感。

（3）怎样处理脱发

不同患者对脱发的反应不同，化疗后出现的可能影响患者工作或生活的后遗症常常让患者难以接受，需要事先向患者解释，化疗的副作用会在药物停用后消失，头发会重新长出，减少患者对脱发的恐惧心理。绝大多数患者脱发后，都会在化疗停止后顺利长出头发，甚至更好。

"药食同源"是中华医学宝库中一项重要的理念。对于化疗患者而言，在连续高强度的治疗后，合理营养的饮食就显得尤为重要。通过合理的饮食，可以有效调节患者身体，帮助毛囊细胞再生。

💧 芝麻红糖碎：黑芝麻 200 克，红糖 30 克。拣净黑芝麻，略炒，入瓶备用或捣碎装瓶。每次用 2 汤匙加红糖适量，蘸馒头或用开水冲服。

💧 首乌鸡蛋汤：何首乌 120 克，鸡蛋 4 只，将何首乌煎取浓汤煮鸡蛋 4 只。此为一日剂量，日服 2 次。

💧 核桃芝麻粥：核桃仁 200 克，芝麻 100 克，粳米 100 克。将核桃仁及芝麻分别研末，粳米加适量水煮熟，再加入核桃仁、芝麻即可食用。

化疗药物主要是通过血液循环到达头皮组织和毛囊细胞，化疗期间可头戴冰帽，冰帽的原理是低温使得头皮血管收缩，减少头皮血流量，于是降低了到达头皮的化疗药物总量，并且低温使得头皮的毛囊细胞代谢水平减低，降低了对化疗药物的敏感性。化疗前 20 ~ 30 分钟佩戴，化疗期间全程，化疗后继续佩戴 20 分钟。当然如果中间有不舒服，可以随时摘下。

注意：使用奥沙利铂的患者不能使用冰帽，不过奥沙利铂引起脱发的风险很低，也不太需要。冰帽适用于化疗引起的脱发，日常脱发的治疗不适用。

■── 10. 乳腺癌放疗前后要注意什么？──■

放射治疗，俗称"照光"，顾名思义就是利用放射线杀死癌细胞的肿瘤治疗手段。就乳腺癌而言，手术后补充术后放射治疗是为了杀灭保乳术后的同侧乳房、乳房切除术后的胸壁以及区域淋巴结中潜在残留的肿瘤细胞，从而降低复发风险、延长生存和提高治愈率。说到这里，很多患者会产生困惑，不是手术都切干净了吗，哪里还有癌细胞需要杀灭？

（1）乳腺癌术后辅助放疗的适用人群

接受保乳手术治疗的女性。大多数接受保乳手术治疗的患者需接受乳腺放疗降低局部复发风险，也有患者有机会免除保乳术后放疗，即Ⅰ期乳腺癌、淋巴结无临床转移、接受内分泌治疗的年长女性（通常指≥70 岁）。

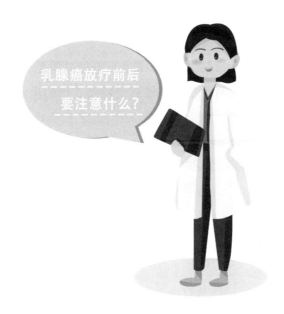

局部晚期乳腺癌或淋巴结转移≥4个也需要放疗。至于淋巴结1~3个转移的患者是否需要放疗,医生需根据患者的具体情况进行个体化处理。

(2)辅助放疗的疗程

根据患者的具体情况不同,总疗程可以短至1周,也可以长达6~7周。

对于少数复发风险很低的保乳术后患者,在经放疗科医生综合评估后,可以实施一天两次,总疗程1周的加速放疗方案,也称为"部分乳腺短程照射"。

对于绝大多数没有淋巴结转移的保乳术后患者,有两种疗程可以选择:3周的短疗程(大分割方案),再加上不同组合的瘤床加量,总计不超过4周;或者5周(常规分割方案),再加上不同组合的瘤床加量,总计不超过7周。长疗程和短疗程在疗效方面没有差别,短程方案不良反应略小。

(3)辅助放疗的开始时间

对于术后不计划接受辅助化疗的患者,辅助放疗推荐在术后4~8周内开始。对于术后接受辅助化疗的患者,辅助放疗原则上应该在辅助化疗结束后8周内开始,同时放疗开始时血常规和肝肾功能等血液指标应恢复正常,双侧上肢上举、外展等功能基本恢复。

目前对于术后或者辅助化疗后推迟放疗开始时间是不是会影响放疗疗效,仍有待考据。但是,对于本来应该接受辅助放疗的患者,即使是推迟放疗开始时间,对疗效可能产生的影响非常小,远远优于不接受放疗而带来的损失。

放射治疗期间不需要中断靶向治疗,即使左侧乳腺癌患者接受放疗期间,也不需要中断靶向治疗。放疗时间一般为每周一至周五,因保护正常组织需要,患者周末休息两天。

(4)放疗有哪些副作用

和许多治疗方法一样,放疗在为患者带来效果的同时也有一些副作用,最常见的就是放射性皮炎,它是由于放射线照射引起的皮肤黏膜炎症性损害,大部分患者会出现放疗区域皮肤潮红、灼热,少数严重的患者会出现水疱、皮肤放射性坏死等。其次,放疗也会引起患者口干、咽痛,少数还会导致放射性肺炎等。不过,目前放疗的技术越来越先进,在满足效果的同时副作用也越来越少,大家不必过虑。

(5)乳腺放疗期间患者须知

1)患者要克服对放疗的恐惧:放疗是一种舒适度相对较高的治疗。但是,患者对放疗产生的皮肤不良反应要有一定的思想准备,积极配合完成治疗。放疗的不良反应概率更低、毒副反应程度更轻,不需要有太大压力。若一旦有不适,可及时咨询医生,不要自行处理。

2)放疗期间皮肤的保护:在治疗时摆位后不能随意移动体位,如有不适,可招手示意。要保护放射治疗野皮肤的保护。乳腺及腋窝周围皮肤皱褶多且潮湿,因此,内衣宜穿柔软、宽大、吸湿性强的全棉内衣或真丝内衣,不戴胸罩,方便时将胸部敞开,保持乳房下及腋窝清洁干燥;在治疗中可以淋浴,但对照射野内的皮肤只可用温水冲洗,禁用碱性肥皂擦洗;保持照射野标记的清晰,照射野皮肤避免搔抓,禁用手撕剥表皮或擅自使用外用药物;避免阳光照射及冰敷、热敷或一些理疗;随着放射治疗的不断进行,局部皮肤反应逐渐加重,如出现破溃等湿性反应,应及时告知医师处理,必要时暂停治疗。

3)放疗患者饮食及休息要点:充足的营养能帮助患者增强免疫力,提升抗癌能力,提高肿瘤治疗的耐受能力,减轻不良反应。同时,患者要注意膳食平衡,在保证主食量的同时,适当增加高蛋白质和高纤维素食物摄入量,如鸡蛋、酸奶、豆制品、瘦肉、多种蔬菜、水果等。忌烟酒和辛辣刺激性食物。多饮水,每日2 000 ~4 000毫升,促进毒素排出。保持环境的清洁、整齐、安静,保证患者足够的睡眠。

(6)放疗结束后患者须知

仍需注意放射治疗野皮肤的保护,画线让其自然消退,不可用力洗,也不可用洗洁剂清洗。不宜用患侧上肢测量血压、注射及抽血等。避免用患侧上肢搬动提拉重物。

继续加强患侧肢体的功能锻炼,每日至少1~2次,放疗完成后患者要健康饮食,适当运动,注意保持体重。

家属不要随意购买广告产品给患者吃,买前要先咨询主管医生。亲朋好友送的营养保健品也要咨询过医生再吃。家属的愉快心情和对患者的精神支持非常重要。家属要克服悲观消极情绪,增强与癌症斗争的信心,多鼓励患者。

放疗结束后应按医嘱定期复查随访。一般放疗后第一年每1~3个月到医院随诊一次,一年以后每3~6个月随诊一次。如发现放疗局部或其他异常,应随时去诊治。

11. 乳腺癌保乳手术知多少?

据世界卫生组织统计,乳腺癌在女性肿瘤发病率中占第一位,严重威胁女性患者的生命安全,人们一般谈及乳腺癌的治疗,都会想到手术切除全乳

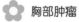

房达到根治的目的。然而,随着现代医学技术的进步,保乳手术目前作为乳腺癌根治性手术方式之一,已获得广泛认可。

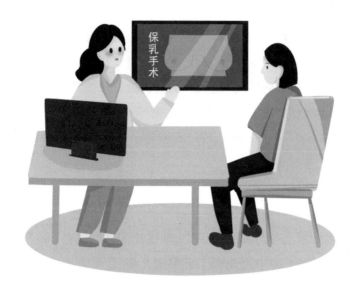

（1）保乳手术是什么

保乳手术即保留乳房的乳腺癌切除手术,简单理解就是尽量不改变乳房的大致形状,只切除肿瘤部分,在手术当中,确保手术的边缘不存在肿瘤组织,手术之后可以通过放化疗等方式进一步治疗。

（2）保乳手术切除彻底吗

既然我的乳房已经生长出恶性肿瘤了,那保留乳房是否会容易复发?切除乳房是不是会使治疗更加彻底? 相信这是大多数患者的想法。实际上,大量数据研究证明,虽然保乳手术联合术后放疗与传统的乳房切除术相比,局部复发率略有偏高,但治愈的机会、总的生存率没有显著差异,甚至保乳手术联合放疗要优于乳房切除。

当然,并不是所有的患者都适合做保乳手术,该手术是指对于适合保留乳房的乳腺癌患者做肿瘤的扩大切除,我们还要做肿瘤上、下、内、外、表、底的病理检查,确保肿瘤切除干净,将乳房保留下来,术后再加全乳放射治疗。这才是我们目前最常采用的乳腺癌手术的方式之一。

(3)保乳手术与全乳切除对比,效果如何

第一,经大量临床试验数据证明,早期乳腺癌患者接受保乳手术和全乳切除后生存率以及远处转移率相似。

第二,同期乳腺癌当中,保乳治疗患者5年局部复发率为2%~3%(含第二原发乳腺癌),全乳切除患者约占1%。而且一旦出现患侧乳房复发,保乳治疗患者还可以再行全乳切除手术,治疗方案相对更多样。

第三,保留乳房治疗在一定程度上会影响原乳房的外形,且影响程度因肿块的大小和位置而异。

第四,保乳术后全身性辅助治疗与乳房切除术后基本相同,但全乳切除因需配合全乳放疗,可能会增加相关治疗的费用和治疗时间。

第五,年龄≤35岁的年轻患者,有相对高的复发和再发乳腺癌风险。

(4)保乳手术的优点

第一,保乳手术因不需要切除整个乳房,所以创伤比较小。

第二,患者心理上容易接受,绝大多数女性朋友不愿意失去自己的乳房,保乳手术外观上的影响能够做到最小,从而能保护心理健康,防止因为身体缺损给病友造成的心理伤害。

第三,保乳手术后生活方便,不需要垫上异物,不影响参加任何的社交活动,不影响运动。

第四,对家庭生活、夫妻生活的影响较小。

第五,对患者康复后社会角色、工作角色的顺利回归影响较小。

(5)保乳手术安全吗

相信这是我们所有女性朋友最关心的问题,试想,乳房已经长肿瘤了,把它留下来是不是更容易复发?其实,保乳手术从20世纪70年代开始,在世界范围内已经有大量的临床研究证实对于适合保乳的患者,保乳手术加

术后全乳放疗和乳房切除相比较局部复发的概率、总的生存率没有差别,有部分研究提示保乳治疗的患者生存甚至优于乳房切除的患者。所以,目前世界范围内在广泛地开展保乳手术,像欧、美等经济较发达的国家,保乳手术占乳腺癌手术的60%左右。

(6)保乳手术适宜人群有哪些

①临床Ⅰ、Ⅱ期的早期乳腺癌,也就是相对早期的患者;②肿块相对较小,最大径不超过3厘米;③距离乳晕距离不小于2厘米;④大多为单发病灶;⑤乳房要有一定的体积;⑥无结缔组织皮肤病,术后能够耐受放疗;⑦有乳腺癌保乳手术意愿;⑧对于中晚期如Ⅲ期乳腺癌经新辅助化疗降期后可综合考虑。

(7)全乳放疗对身体的损害大吗

据了解,有一部分患者放弃保乳是因为害怕放疗。其实放疗对心脏、肺、局部皮肤、皮下组织会有一定的损伤,但是由于放疗技术的快速进步,损伤已经变得越来越小,绝大多数患者可以承受。另外,即使不做保乳手术,有一部分患者也是需要放疗的,如一些腋窝淋巴结有转移的,肿瘤侵犯皮肤、胸壁的,肿块直径大于5厘米的等。

(8)哪些情况不能选择保乳手术

不能保证完全地切除肿瘤,病变广泛或确认为多中心病灶;肿瘤经两次局部广泛切除后切缘仍阳性;炎性乳腺癌等。

同侧乳房既往接受过乳腺或胸壁放疗,再次手术之后没有放疗的条件,譬如短期内曾经做过乳房或胸壁的放疗,没有放疗的设备或技术条件,患者自身的客观条件限制等。

患者拒绝行乳腺癌保乳手术,就是患者个人有种种的考虑拒绝保乳的,那医生也不可以给患友保乳。

(9)哪些情况选择保乳手术需要慎重

①多中心或多灶性病变,如乳房内有多个怀疑恶性的病灶。②乳房内有弥漫的泥沙样钙化,范围比较广的。③已经做了基因检测,有癌基因*BRCA1*、*BRCA2*携带者。④有活动性结缔组织病,譬如红斑狼疮的,影响术后放疗的。

有上述这些情况,虽然不是绝对不能保乳,但是局部复发的风险相对较大,保乳要慎重。

(10)哪些情况可以放心地选择保乳手术

对于乳腺内的肿块相对较小,手术可以彻底地切除肿瘤,同时保证手术后乳房外形美观,且有条件完成术后放疗的。对于部分肿块较大的,我们也可以通过肿瘤整形技术来保证外形的美观。

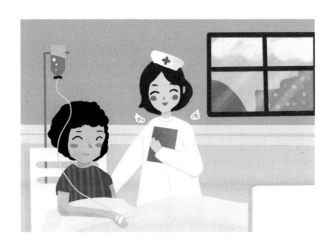

总之,保乳手术只有在合适的状况下才是安全的,只有合理的选择,才能给患者带来好处。当然,每个患者的情况不同,是否适合选择保乳手术,需要与自己的主诊医生做详细的沟通,听取医生的建议,同时结合自己的考虑、家人的意见综合做出合理的选择。

肿瘤的治疗没有好与坏之分,只有实施个体化诊疗,精准治疗,选择适合自己的治疗方式,才能得到最好的治疗效果。

■■—— 11. 乳腺癌术后水肿怎么办? ——■■

乳腺癌术后淋巴水肿是由于乳腺癌改良根治术中腋窝淋巴结切除导致的淋巴循环障碍而引起的淋巴液在组织间隙滞留所引起的组织水肿、慢性炎症和组织纤维化及脂肪纤维化等一系列病理改变,最常见的临床症状为非凹陷性水肿。多数患者术后早期可出现短暂的水肿,一段时间后可恢复正常,但数月或数年后再次出现水肿且不再消退,肿胀可伴有皮肤的改变,如橘皮样改变、局部水疱形成、皮肤颜色改变、过度角化、湿疹、溃疡、疣状物赘生、指甲改变、皮肤感觉异常等。乳腺癌术后淋巴水肿的影响因素有手术方式、放疗、伤口愈合情况、肥胖、腋窝和肩部广泛的复发转移。

上肢淋巴水肿是乳腺癌术后最常见的严重并发症之一,长期的水肿严重影响患肢的形态和功能,导致患者生活质量降低,容易焦虑或抑郁,难以融入社会。

适时、合理的上肢功能锻炼,可以使腋窝部位各组织平展愈合于符合上肢生理活动的位置,可以最充分地发挥代偿机制的作用,防止畸形愈合和瘢痕收缩压迫造成或加重水肿。很多患者担心产生积液,往往在术后医生反复叮嘱要进行上肢功能锻炼时,患者不敢举起上肢,这实际上是一种冒险行为。要强调在医疗工作和患者日常生活中均应注意避免一切可能引起患侧上肢淋巴渗出增多或淋巴引流受阻的因素,如患侧上肢长时间下垂、受压、外伤、感染、利用患侧上肢采血、输液及用力甩动患侧上肢等。

(1)弹力袖带

佩戴弹力袖带是一种机械性措施,依靠从外部增加作用力使上肢的组织内静脉压升高,从而减少淋巴液的产生并预防水肿生成。可以长期佩戴,特别是在上肢进行相对大量或较高幅度活动包括甩动时使用弹力袖带可以有效避免水肿发生。这一方法对那些喜爱运动的病友是非常有用的。

在预防措施中,手术切除范围和放疗技术的影响是值得关注的。乳腺癌术后患侧上肢淋巴水肿的治疗目前还缺乏有效措施。在伴发感染时合理抗菌治疗是最有效的方式,但这并不能使水肿完全消失。应用一些扩张血管的药物或者利尿药物也可能有暂时疗效,但并不持久。有研究表明,按摩疗法不能显著改善淋巴水肿。

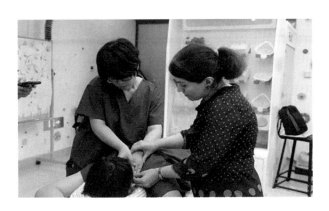

(2)手法淋巴引流

在淋巴水肿治疗中,手法淋巴引流效果显著。徒手淋巴引流技术:治疗师通过轻柔的手法按压使组织液进入浅层淋巴管,再根据淋巴回流路线使用手法促进淋巴液回流汇入静脉,减轻上肢淋巴水肿。手法淋巴引流可以激活淋巴系统,特别是由于手术、放疗导致的淋巴管的输送功能障碍,治疗师采用手法淋巴引流治疗淋巴水肿能有效地改变淋巴回流的途径,减少滞留在组织间的组织液;同时,手法淋巴引流能减轻组织纤维化,有助于恢复肿胀肢体的正常外形和功能,能够对机体组织起到舒缓作用。以下是简单的自我引流手法介绍。

1)深呼吸:双手放在肚子上(确保是使用腹式呼吸),缓慢地吸气与吐气,将节奏尽量拉慢而长,重复深呼吸 15 次,唤醒整体的淋巴循环。

2)激活颈部淋巴结:双指放在锁骨上方,向颈部的下前方轻柔抚摸按摩,重复 15 次。

3)激活对侧腋下淋巴结:手平贴无水肿侧的腋下,轻柔地往内上方平压15 次。以利于接受来自水肿处的淋巴液。

4)患侧胸口引流至颈部:自胸部以四指并拢的方式,慢慢地往上牵引皮肤并放松,一步步向颈部移动(为一趟),从胸口到颈部移动 15 趟。帮助淋巴液引流至颈部淋巴结。

5)患侧胸口引流至健侧胸口:自胸部以四指并拢的方式,慢慢地往对侧牵引皮肤并放松,一步步向没有水肿的胸口移动,可以单手或双手做,移动 15 趟。帮助淋巴液引流至功能良好的健侧腋下淋巴结。

6)激活腹股沟淋巴结:将手平放在腹股沟线内侧,轻柔抚摸按摩 5 次。

7)体侧引流至腹股沟:自胸侧以四指并拢的方式,慢慢地往下牵引皮肤并放松,一步步地沿着体侧向下移动,并转弯往腹股沟为止,移动 15 趟。帮助淋巴液引流至功能良好的腹股沟淋巴结。

发生淋巴水肿后越早治疗越好,淋巴水肿的治疗周期长,需要患者及其家属的积极配合,要坚持终身自我维护。功能锻炼至关重要,但要注意只有压力治疗的情况下才能实施功能锻炼,每天累计锻炼时间需达到至少 1 小时。

治疗周期根据患者的水肿严重程度及淋巴系统功能情况而定。

维持期需坚持定期复查,防止复发,一旦复发需及时到医院就诊。

12. 乳腺癌术后如何功能锻炼？

乳腺癌居我国女性恶性肿瘤发病率之首,改良根治术是乳腺癌的主要治疗方式,2%~51% 的术后患者会发生不同程度的患肢功能障碍,严重影响患者的生活质量,而有效的功能锻炼可减轻患肢瘢痕增生、挛缩,促进血液循环和淋巴回流,从而降低患肢功能障碍的发生率。

(1)乳腺癌术后患肢的功能锻炼原则

1)循序渐进、量力而行。逐步增加运动幅度和难度,不可随意提前,过早的肩关节运动会影响伤口的愈合,滞后的功能锻炼则会影响整个上肢功能的恢复。

2)持之以恒、保持运动质量。不可随意停止练习,但是运动过程中有不寻常的疼痛和其他不适感,应立即停止练习,并及时告知医生。

3)根据自身实际情况开展功能锻炼,以活动后不引起疲劳、疼痛为宜。一般为 3~4 次/日、20~30 分钟/次。

锻炼口诀:一天动动手、四天动动肘、七天动动肩、十天再外展。

(2)肢体功能锻炼的三阶段

阶段 1:术后初期。术后 24 小时内应卧床休息,患侧肩关节内收制动,手臂应垫枕抬高,使上臂和胸部保持在同一高度,做伸指握拳动作。

术后 2~3 天,座位练习区外曲轴动作前臂伸屈运动。

阶段 2:术后恢复期。术后 4~6 天,可练习手掌摸对侧肩膀,练习摸同侧耳部。

术后约 14 天,解除固定患者的胸带后拆除切口缝线,可锻炼抬高患侧上肢,将患侧的肘关节屈曲抬高,患侧手掌置于对侧肩部。

术后 2~6 个月,练习将患侧手掌置于颈后,使患侧上肢逐渐抬高至患者自开始锻炼的低头位,到抬头挺胸位,逐步扩大肩关节的活动范围。

阶段 3:伤口愈合后。爬墙练习是一种基础和常用,而且是经济、方便、无副作用的绿色疗法。

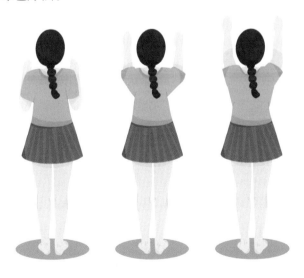

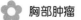

◊ 体操棒练习

体操棒练习有助于改善肩膀的前倾动作。双手握住体操棒手心向上。举起体操棒尽可能超过头顶,用健侧手臂帮助患侧,直到感觉患侧有拉紧的感觉,保持6~8秒,重复8~10次。

◊ 肘部张开

肘部张开有助于改善胸前和肩部的活动性。仰卧,紧握双手,放在脖子后面,手肘指向天花板,向下移动手肘,尽量贴近床面,保持6~10秒,重复8~10次。

◊ 肩胛前伸

肩胛前伸,背靠凳子坐在桌子旁边,患侧手放在桌上,肘关节伸直,手心向下,身体不动,患侧手臂慢慢往前伸,重复8~10次。

◊ 肩胛后缩

肩胛后缩,坐在凳子上,双手臂放在身体两侧,肘关节屈曲,双肩向后尽可能收紧,保持6~10秒,注意保持肩膀水平,避免耸肩,重复8~10次。

◊ 搓背和拉毛巾

两个手臂从背后的下面向上面进行摸索,可借助一条毛巾来搓背,效果相同。

(3)注意事项

1)应在病情稳定、无并发症的情况下进行功能锻炼,如出现皮下出血、积液、皮瓣坏死、感染等,应适当推迟功能锻炼及减少活动量。

2)出院后:①1个月、6个月回院复查,由专人测量臂围。②加强对患肢的观察,注意保护患肢,勿提重物,避免发生外伤。③保持心情愉悦、规律生活。

3)平时注意抬高患肢,睡觉时要用方枕将手臂垫高。对肿胀严重的患者可用弹力绷带包扎,压迫患肢。

4)凡有以下情况,需适当延迟活动肩关节,并减少活动量:①凡有腋下积液,皮瓣未充分与胸、腋壁贴合者;②术后第3天腋窝引流液较多,即24小时大于60毫升者;③近腋区的皮瓣较大面积坏死或植皮近腋窝者;④避免患肢过度劳累及下垂过久,引起肢体肿胀;⑤肩部活动强度以不产生明显疼痛为限,量力而行,以不感到疲劳为度。

5)乳腺癌改良根治术后(仅限于腋窝淋巴结清扫术后患者)患侧上肢要终生保护,避免患肢肿胀;不能提超过5千克的物品。

6)不可在患肢打针、输液、抽血、测血压;不能戴过紧的首饰等;要防外伤、蚊虫叮咬。

(4)术后日常体育活动的原则

💧 时间

患者可以在伤口愈合以后,即手术2~3个月以后循序渐进地展开日常体育锻炼。

💧 运动方式

运动方式多样化,运动强度由低到高,长期坚持最重要。

💧 运动量

对于健康的普通成年人而言,每天推荐的运动量是30~60分钟的有氧运动,每周有氧运动累计时间不能少于150分钟。

💧 推荐运动方式

有氧运动是指人体在氧气充分供应的情况下进行的体育锻炼。衡量是不是有氧运动的标准是心率,心率保持在150次/分钟的运动量为有氧运动,因为此时血液可以供给心肌足够的氧气。游泳对乳腺癌患者特别有好处,可以让全身得到锻炼,特别是蛙泳,对手术部位最有好处,水有浮力和阻力,可改善灵活性和力量。

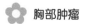
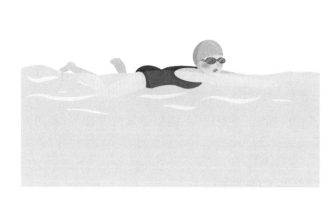

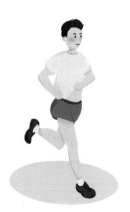

出现问题,积极与医护人员进行沟通,建议由专业康复训练师指导,可以取得较好的术后康复效果。

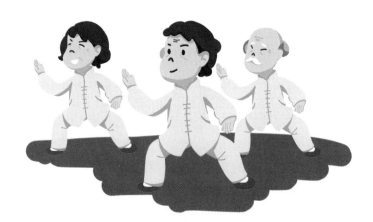

三、食管癌

1. 如何早期识别食管癌？

食管癌是常见的消化道肿瘤之一，全世界每年约有 30 万人死于食管癌，其发病率和死亡率各国差异较大。我国是世界上食管癌高发的国家之一，每年新发病例数达 22 余万例，死亡约 20 万例。我国食管癌以食管鳞癌为主，发病率存在明显的地域差别。超过 90% 的食管癌患者确诊时已处于中晚期，5 年生存率不足 20%。因此，早期发现食管癌至关重要。

（1）早期食管癌的症状

早期食管癌症状多不显著，一旦出现症状，多已进入中晚期。①胸部疼痛：是食管癌的早期症状之一，可表现为吞咽食物时胸骨后及剑突下疼痛，疼痛可呈烧灼样、针刺样或牵拉样，在吞咽粗糙、灼热或有刺激性食物时更明显。疼痛部位一般较实际病变部位高一些，如食管下段癌，疼痛可以发生在上腹部。疼痛一般在服药治疗几天后可缓解，在进食不当或情绪波动时再度发作，如此情形反复发生，可长达数月甚至 2 ~ 3 年；当肿瘤侵及附近组织或有穿透时，转变成剧烈而持续的疼痛。②吞咽哽噎感：是最常见的症状，也是很多人最先发现食管癌的一个信号。可自行消失或反复发生，不影响进食，常在情绪有波动时发生。患者会感觉咽不下去，感觉食物一直在食管里堵着，出现这种症状的时候，很多人会认为是咽炎之类的疾病，因此也就忽略了这一点，导致错过了最佳的治疗机会。③吞咽食物时有异物感：除了吞咽困难外，在吞咽食物或饮水时，食物下行缓慢并伴有滞留及胸骨后紧缩或食物黏附于食管壁等感觉，特别是在吃一些比较干硬食物的时候。

症状发生的部位多与食管内病变部位一致。④咽喉部干燥和紧缩感在吞咽干燥粗糙食物时明显,常与患者的情绪波动有关。⑤上腹部出现不适。有些患者会出现上腹部饱胀不适的感觉,特别是在进食又干又硬食物的时候。

(2)食管癌的癌前病变和癌前疾病

如果不重视这些疾病,可能食管癌离你并不遥远。目前,普遍认为慢性食管炎、贲门失弛缓症、巴雷特(Barrett)食管、食管息肉、食管溃疡、食管上皮增生、食管黏膜损伤、缺铁性吞咽困难综合征、食管憩室、食管白斑、食管瘢痕狭窄、食管裂孔疝等是食管癌的癌前病变或癌前疾病,及时发现并治疗这些疾病,一般情况下就不会发展为食管癌。大多数的癌前病变发展为癌可能需要数年到数十年的时间,因此我们要充分重视这些癌前病变。对于已经处于癌前病变的患者,也不必过于担心,可以通过药物治疗、手术等多种方式使癌前病变消除或逆转,并定期复查随访,就可能减少发生癌症的风险。

(3)食管癌筛查方法

根据我国国情及食管癌的流行病学特征,符合第 1 条和 2～6 条中任一条者应列为食管癌高危人群,建议进行食管癌筛查:①年龄超过 40 岁;②来自食管高发区;③有上消化道症状;④有食管癌家族史;⑤患有食管癌癌前疾病或癌前病变者;⑥具有食管癌的其他高危因素(吸烟、重度饮酒、头颈部或呼吸道鳞癌等)。主要的筛查方法有以下几种:①食管脱落细胞学检查,是食管癌早期诊断的首选方法,经过实践证明在食管癌高发区进行大面积普查切实可行,总的准确阳性率可达 90% 以上。该方法简便、痛苦小,假阳性率低。②X 线钡餐造影,该方法能早期发现食管黏膜、结构及功能的变化,能够帮助较早判食管息肉、食管溃疡、食管癌前病变,且痛苦小。③内镜检查,已经成为检查上消化道疾病(食管癌、胃癌等)常规的临床诊断、术后随访、疗效观察的最可靠的方法,称为诊断的金标准。在早期食管癌中,内镜检查的检出率可达 85% 以上。

（4）食管癌的诊断方法

哪些方法能够早期诊断食管癌？早期诊断是目前提高食管癌治疗效果的最有效途径。①胃镜检查。胃镜检查是目前食管癌诊断的主要手段。治愈食管癌的关键是早发现、早治疗，因此年龄在 50 岁以上、进食后有停滞感或咽下困难者要及时行胃镜检查，胃镜下可直接观察到微小病变，同时方便钳取病灶组织进行病理检查。②超声内镜。超声内镜是一种将内镜与超声技术结合为一体的检查方法，近年已应用于早期食管癌诊断，其安装在内镜远端的探头可直接接触病变区，直接观察腔内的形态改变，而且可进行实时超声扫描，以获得管道层次的组织学特征及周围邻近脏器的超声图像，超声内镜可分辨食管壁的 5 层结构，判断食管癌的浸润层次、向外扩展深度以及有无纵隔、淋巴结或腹内脏器转移等，从而提高内镜与超声的双重诊断水平。③色素内镜。色素内镜利用碘染色诊断早期食管鳞癌。Lugol's 碘液对食管鳞癌及癌前病变的染色，主要是依据食管黏膜鳞状上皮细胞中的糖原遇碘后呈棕黄色，而癌和不典型细胞中糖原含量消失或明显减少，碘染后呈碘的原色或不同程度的淡染，边界常常十分清楚。因此在不着色区进行活检可提高病变的检出率。综合应用碘染色和活检可大大降低漏诊率，同时还可进一步根据其色调、深度、视觉的感观性状和边缘状态等特征来判断癌变程度。除此之外还有亚甲蓝染色法、双重染色法等。④CT 和 MRI。CT 及 MRI 检查有助于显示食管管壁的厚度、壁内浸润范围、周围组织累及程度和转移等，但无法观察黏膜病变及管壁蠕动，故对早期癌症诊断意义不大。综上所述，食管癌早期诊断意义重大，但目前缺乏简单有效的诊断方法，所以食管癌早期诊断的研究任重道远。

2. 远离食管癌的六大不良生活习惯是什么?

妈妈说"饭要趁热吃"、朋友说"吃火锅、喝酒、撸串",生活中经常听到的带有关心又馋人的话语,殊不知这些做法长期积累会和一种恶性疾病息息相关,那就是食管癌。

食管癌,也叫食道癌,是发生于食管黏膜上皮的恶性肿瘤,虽然没有肺癌、胃癌、肝癌出名,但国家癌症中心最新的统计数据显示,它在我国恶性肿瘤死亡原因中排第四位。全球每年食管癌发病为 57.2 万人,死亡 50.8 万人,我国是世界上食管癌高发地区之一,发病和死亡病例约占全球一半,每年发病 30.7 万人,死亡 28.3 万人,可见其治疗效果不佳,70% 的食管癌患者确诊时已达到中晚期,错过最佳的治疗时间,5 年生存率不足 10%,严重危害人类健康。

(1)长期进食过烫、过硬食物

我们的口腔和食管表面都覆盖着柔软的黏膜,对高温特别敏感,正常耐受温度为 40 ~ 50 摄氏度,若食物温度超过 65 摄氏度,就会导致食管黏膜损伤、溃烂。虽然食管黏膜有一定的自我修复能力,但经常吃烫食,会使得食管黏膜进入损伤—修复—再损伤—再修复状态,黏膜修复过程中易形成黏膜上皮增生,增加细胞变异风险,发生癌变。目前,世界卫生组织已将 65 摄氏度以上的饮料定位为 2A 类致癌物。福建和广东潮汕等地居民爱喝工夫茶、吃生滚粥,就是食管癌的高发群体。

食物过硬、粗糙会对食管黏膜产生慢性的理化刺激,导致局限性或弥漫性上皮增生,形成食管癌的癌前病变。

(2)长期进食腌制、熏烤、霉变食物

食物在腌制过程中,常需要加入大量的食盐,如果加入食盐量小于

15%,蔬菜中的硝酸盐可被微生物还原成亚硝酸盐,人若进食了含有亚硝酸盐的腌制品后,达到一定的量会引起中毒。轻者皮肤黏膜青紫,口唇和指甲床发青,重者还会伴有头晕、头痛、心率加快等症状,甚至昏迷。亚硝酸盐在人体内遇到胺类物质时,可生成亚硝胺。亚硝胺是一种致癌物质,故常食腌制品容易致食管癌。与此同时,蔬菜腌制后,其所含的维生素损失较多,维生素 C 几乎全部损失,抑癌作用降低,腌制的酸菜中还含有较多的草酸和钙,由于酸度高,食后容易在肠道吸收,经肾脏排泄时,草酸钙结晶极易沉积在泌尿系统形成结石。

熏烤食物,例如熏鱼、熏肉、火腿、烧烤等食品在加工时需利用木屑等各种材料焖烧产生的烟气来熏制,以提高其防腐能力,并使食品产生特殊的香味。但是,烟熏气体中含有致癌物质苯并芘,是一种常见的高活性间接致癌物和突变原。

霉变的食物中黄曲霉素是高致癌物质,而且它的毒性是砒霜的 68 倍,常会引起中毒现象,其 1 毫克就是致癌量,更可怕的是高温也很难杀死它们。容易含有黄曲霉毒素的食物:首先是花生、玉米、大豆等高淀粉含量的食物。其次是变质的大米、牛奶、食用油、果仁等。霉变食物中存在大量的黄青霉、毛霉,这些霉菌除了产生直接的致癌物外,还能使食物中亚硝胺的含量明显增高,增加患食管癌的风险。

(3)进食速度太快

进食速度过快,食物无法得到充分咀嚼就粗糙下咽,会导致食管黏膜的机械性磨损,增加食管炎风险,而慢性炎症会增加 DNA 突变的概率,增加食管癌发病的可能。加之过快饮用过热、过烫的水,均会对食管黏膜造成慢性理化性刺激,使食管黏膜上皮发生损伤,从而引发慢性炎症,继发不典型增生,诱发癌变。

(4)长期吸烟、酗酒

吸烟是多种肿瘤的病因,烟草中有很多致癌物质,这些致癌物可随着唾液或食物,下咽到食管直接刺激食管黏膜,破坏食管黏膜屏障,引起食管黏膜病变,促进食管炎、食管溃疡形成,进一步导致癌变。酒精中虽然没有致癌物质,但会刺激食管黏膜,对食管黏膜进行破坏,长年累月喝酒,酒精刺激容易造成食管黏膜的反复损伤、变性、坏死、修复和增生,最后可导致癌变。酒精度数不同,对于食管、胃黏膜的损害程度也不同,度数越高,造成的食管黏膜变性作用越明显。喝酒时伴随的剧烈呕吐有时也会导致贲门食管黏膜撕裂综合征,反复呕吐会导致贲门松弛,从而成为反流性食管炎的最初诱因。与此同时,酒精还可作为致癌物质的溶剂,促进致癌物质进入食管。吸烟和酗酒对致癌具有协同效应,二者合并的人群发生食管癌的风险更高。

(5)蛋白质、水果蔬菜摄入偏少或偏食肥胖

膳食中缺乏维生素,尤其是维生素 C 及维生素 B$_2$,以及蛋白质、必需氨基酸的摄入偏少,会使食管黏膜增生、间变,进一步引起癌变。研究表明,适当补充维生素、微量元素,尤其是补充硒、β 胡萝卜素、维生素 E 等可能会降低食管癌的发病风险。另外,食物、饮水和土壤内的微量元素,如钼、铜、锰、铁、锌等的缺乏,会使粮食、蔬菜中硝酸盐和亚硝酸盐的水平增高,增加对外源性致癌物质的易感性。另外,肥胖可使腹内压增高,引起胃食管反流,频发的反流反复刺激食管黏膜,可导致食管上皮细胞的慢性损伤。而反流液中的牛黄胆酸能够与胃液中的亚硝酸盐反应生成致癌物亚硝胺,从而导致食管癌的发生。

(6)长期处于焦虑、紧张、抑郁等精神状态

随着人们生活节奏的加快、工作压力增大,猝死和肿瘤的发病率随之增加。负性生活事件如家庭变故、经济状况恶化或长期处于焦虑抑郁状态可增加食管癌的发病风险。其可能的原因是长期处于应激状态,使神经、内分泌系统紊乱,降低了机体的免疫力,引起器官代谢紊乱或障碍,最终引起癌症的发生。

不良的习惯是食管癌发生的重要诱因,养成良好的习惯对于食管癌的预防具有重要意义,主要包括进食时细嚼慢咽,勿进食过烫、过硬、粗糙及刺激性强的食物;注意口腔卫生;不吸烟,少饮酒或不饮酒;多食新鲜蔬菜和水

果,适当补充多种维生素;注意膳食平衡,尽量避免食用含亚硝胺的食物,如腌制、熏烤、霉变的食物等。此外,值得注意的是,吞咽不适并非都是咽炎,若在吞咽食物的过程中出现哽噎感、不适感等,请尽早就医。

3. 哪些人不能做无痛胃镜? 做无痛胃肠镜的注意事项有哪些?

生活中有很多人长期存在胃部不适,但他们宁可购买药物治疗,也不愿就医检查。为什么会这样? 其实答案只有两个字:胃镜!

随便上网搜索一下,你会发现网友各种做胃镜之后的噩梦体验分享,很多网友表示普通胃镜会带来异常的疼痛感、全程恶心想吐,这辈子再也不要做胃镜了。

正是受到这些分享的影响,许多人对胃镜都充满了恐惧,在必须要做胃镜检查时,也要选择无痛胃镜。那么问题来了,到底什么是无痛胃镜,它和普通胃镜有什么区别呢?

(1)什么是无痛胃镜,它和普通胃镜有什么区别呢?

首先,所谓的胃镜检查,其实就是胃部内窥镜检查,这是针对上消化道最为精准、有效的检查手段。因为上消化道的病变,可能就是黏膜颜色改变、糜烂。由于消化道是空腔状态,所以这些病变无法通过普通影像学检查发现,而胃镜则不相同。

胃镜是通过一根纤细、柔软的纤维管,随着人的口腔、食管输送到胃内,它的前端带有高清摄像头,可对消化道黏膜进行最直接的观察,细微病变都能够被发现。

同时,在发现可疑病灶、无法明确性质时,医生还会顺便钳取组织进行病理活检和细胞组织学检查。所以,胃镜是诊断消化道溃疡、炎症和癌变的最佳手段。

普通胃镜检查的过程中,患者的确是可能会产生种种不适,因为它就是一种侵入式的检查,比如患者可能会感觉疼痛、有恶心呕吐等不适症状。至于疼痛的程度,由于每个人对疼痛的敏感度都不同,所以也不能完全一概而论。

而所谓的无痛胃镜,其实就是在普通胃镜检查的基础上,先通过静脉给予一定剂量的短效麻醉剂,比如异丙酚、芬太尼、利多卡因等,让患者进入麻醉的状态。患者在检查的过程中,完全没有疼痛感觉,且由于酣睡中环咽肌较为松弛,更有利于胃镜检查。

(2)哪些人不能做无痛胃镜?

1)心脑血管病患者。通常情况下,如果患者存在严重的冠心病、心肌损伤、心肌梗死,又或者是严重心脏功能不全,临床不建议患者进行无痛胃镜检查。因为无痛胃镜需要麻醉剂配合,如果心脏功能存在问题,注射麻醉剂可能会造成心血管意外,甚至有猝死风险。

2)存在炎症。如果患者存在急性咽喉炎、扁桃体炎、肺炎或其他感染伴有身体高热症状,也不适合进行无痛胃镜筛查,因为胃镜检查时,检查设备会随着口腔、咽喉、食管进入胃内,可能会对机体组织造成刺激,导致病情进一步发展,且由于呼吸道功能在炎症期间较差,如果注射麻醉剂,也可能会有意外出现。

3)孕期。在怀孕期间需要格外注意,无论是药物或是疾病,都可能会影响到胎儿,部分检查项目也可能会对胎儿造成伤害,比如无痛胃镜就是如此。因为无痛胃镜需要麻醉剂的配合,麻醉剂在进入血管之后,可能会随着血液循环影响胎儿的状态。

4)出血性休克患者。怀疑患者有严重的消化道出血或消化道穿孔,甚至是有休克的表现,为了避免在进行无痛胃镜检查时出现意外、加重病情,患者也不能进行无痛胃镜检查。

5)其他。包括睡眠呼吸暂停综合征的人群,血糖和血压没有控制好的患者,有消化道出血或胃潴留的患者,对麻醉、镇静药物过敏的人。

（3）做无痛胃镜的注意事项

一般情况下,做无痛胃镜需要注意生活作息、术前身体指标检查、术后饮食等事项。

1）生活作息。在做无痛胃镜之前要养成规律的作息习惯,避免熬夜。不建议做无痛胃镜之前抽烟,防止检查过程中咳嗽,造成检查结果不准确的情况。做无痛胃镜之前还要注意保暖,以防着凉发热,影响检查正常进行。

2）术前身体指标检查。因为无痛胃镜需要通过静脉注射麻醉药物,需要在患者身体处于全麻的情况下进行,因此,术前需要给患者做心电图、胸片进行检查,根据患者身体指标判断是否可以为患者进行无痛胃镜检查。

3）术后饮食。无痛胃镜手术后,患者的肌肉功能在麻醉的作用下还未完全恢复,所以 2 小时以内禁忌饮食或饮水。2 小时后可进食流质食物,24 小时后可恢复正常进食,但应注意避免吃辛辣刺激性食物,以免加重肠胃消化负担。

4. 什么是无痛肠镜,它和普通肠镜有什么区别呢?

⚬ 普通肠镜

患者在清醒状态下由内镜医生进行肠镜检查,一般仅在内镜表面使用局部麻醉药或润滑剂。由于结肠存在几个固定的生理弯曲,纤维结肠镜在通过整个结肠时难免会有牵扯,而且操作过程中需要向结肠充气,会有腹胀的感觉。事实上在操作过程中疼痛并不如想象中那么剧烈,绝大部分患者都可以耐受这种胀气的感觉。由于精神紧张会引起肠痉挛,所以内镜检查过程中放松及适当排气有利于内镜操作。

⚬ 无痛肠镜

在普通肠镜基础之上,给予静脉输注丙泊酚麻醉治疗。对于肠镜比较恐惧或者腹腔内做过手术,导致腹腔内肠粘连比较重的患者、长期便秘不见缓解的患者,做无痛肠镜是首选。因为普通的肠镜检查,患者是清醒的状态,有可能出现不耐受的状态,给予无痛肠镜的检查,能够大大减轻患者的痛苦,同时对操作者,能够有效缩短操作的时间。对肠道可能存在的早期癌症或者增生性的息肉,具有很高的检出率。针对以上情况,建议做无痛肠镜检查,能够改善检查的环境,改善检查过程。

(1)哪些人不能做无痛肠镜

1)麻醉风险较高的人,包括高龄、急性上呼吸道感染、严重高血压、急性心肌梗死、新发脑梗死、肺心病、恶性心律失常以及严重过敏体质的患者。以上患者在麻醉过程中,容易出现血氧下降、呼吸抑制、心跳停止、昏迷等严重并发症,因此,禁止做无痛肠镜检查。

2)存在肛裂、肛周脓肿、肛门严重狭窄的患者,禁止做无痛肠镜检查。

3)存在胃肠道穿孔、重度溃疡性结肠炎、克罗恩病、肠梗阻、急性腹膜炎以及腹腔广泛粘连、大量腹水的患者,禁止做无痛肠镜检查。

4)身体极度衰弱、电解质紊乱的患者,由于不耐受喝泻药,无痛肠镜无法完成,因此,这类患者也不适宜做无痛肠镜检查。

5)妊娠期女性做无痛肠镜容易导致流产,女性在月经期做无痛肠镜容易引起感染,因此,妊娠期女性和月经期女性也不适宜做无痛肠镜检查。

(2)无痛肠镜的注意事项

①检查前一日饮食宜清淡,不要吃富含纤维的蔬果,检查当日禁食。②肠道清洁。方法很多,每个医院用药都不一样。应按医嘱进行肠道准备。口服药物清洁肠道者,服药后要多饮水,最后排出大便呈清水或淡黄色,无粪渣,为最佳的肠道清洁效果。③服上药后如排出物含有粪便或粪水样液体,应及时告诉肠镜检查医护人员,以做进一步的肠道处理。④对肠镜检查有所了解,尽量让自己的心态平和下来,避免紧张情绪。⑤肠镜检查后如有明显腹痛、腹胀、头晕等症状,应及时告诉医生,以便做进一步处理。⑥肠镜检查后,要注意休息,遵照医嘱饮食。

5. 食管癌影像学诊断要点有哪些？

（1）钡餐造影

钡餐造影是食管癌首选的检查方法，能发现大部分早期食管病变，能确诊中晚期食管癌，但是作为食管癌的常规检查方法却不能对食管癌进行分期。

1）早期食管癌，病变部位的黏膜皱襞增粗迂曲，部分黏膜中断，边缘毛糙，增粗的黏膜面上出现小龛影，一般直径小于 0.5 厘米。还可以表现为小充盈缺损，表现为向腔内隆起的小结节，直径为 0.5～2.0 厘米，局部黏膜紊乱，局部管壁舒张度减低，偏侧性管壁僵硬，蠕动减慢，钡剂滞留。

2）中、晚期食管癌的 X 线表现

💧 髓质型

病变显示为不规则的充盈缺损，上下缘与正常食管的移行境界呈斜坡状，常有大小不等的龛影。管腔狭窄，钡剂通过有梗阻。病变部位常可见软组织肿块影。

💧 蕈伞型

有明显的充盈缺损，其上下缘呈弧形，边缘锐利，与正常食管分界清楚，常见表浅溃疡。病变部位黏膜破坏。钡流部分受阻。晚期出现管腔偏侧性狭窄。

💧 溃疡型

为大小和形态不同的腔内龛影，边缘不光整，溃疡沿食管长轴破溃伴边缘隆起时，出现"半月征"，周围可见环堤。一般梗阻不明显。

💧 缩窄型

病变部位管腔呈环形或漏斗状狭窄，病变范围较短，一般在 3 厘米左右，累及食管全周。局部黏膜消失,梗阻严重,上端食管明显扩张。

⚫ 腔内型

病变长度多数在5~10厘米。病变部位管腔明显增宽,呈梭形,最宽可达7厘米。病变大多数表现为大的息肉样充盈缺损。肿瘤呈结节状、类球状、梭状或香肠状,突入食管腔内。病变的上下缘锐利清楚。病变部位的食管边缘有缺损,不连贯,病变部位黏膜均不整齐;钡剂分布呈不规则斑片状、不均匀。少数病例有龛影。虽然多数病例肿块巨大,但管腔梗阻并不严重,有时可引起纵隔影增宽。

以上分型以髓质型最常见,蕈伞型次之,其他各型较少见。此外还有少数病例从X线上不能明确分型。X线检查虽然是诊断食管癌的主要方法,但对早期癌的诊断仍存在一些困难,轻微的病变有时不能发现,或发现了异常而不能定性。

(2)CT扫描

CT扫描作为食管癌诊断的重要补充手段之一,其临床应用的主要目的在于:①食管癌的术前分期;②手术后随访:在随访过程中发现存在于肺、肝等其他脏器的远处转移;③放射治疗或化疗后的疗效评估;④鉴别诊断。

食管癌的CT表现可见食管壁全周环形或不规则状增厚,厚度>5毫米应视为异常;相应平面管腔变窄,可以看到腔内肿块,有时表面可以看见龛影。食管周围脂肪层模糊、消失,提示食管癌已外侵。周围组织器官受累和(或)淋巴结转移,最多见者为气管和支气管,常形成食管-气管瘘,其次为心包、主动脉等。CT可以发现纵隔、肺门及颈部淋巴结转移。增强扫描时肿块被轻度强化。较大瘤体强化不均匀,常合并低密度的坏死灶,而较小瘤体强化均匀。

(3)MRI

近年来,随着扫描技术的不断完善,磁共振成像在临床上的应用越来越广泛。由于它具有较好的软组织分辨率,能同时进行冠状、矢状及横断面扫描的特点,因而能很好地显示癌瘤的大小、侵及的范围,是否侵及邻近组织器官,有无淋巴结及远处转移等。食管癌的 MRI 表现为食管管壁不规则环形或偏心性增厚及腔内的软组织肿块影,一般肿瘤呈中等或稍长信号,压脂序列为稍高信号,信号不均匀,增强扫描病灶呈明显不均匀强化,部分研究显示有时因肿瘤组织的病理成分不同而信号也有不同,如果肿瘤组织内有坏死或出血,在 T_1WI 和 T_2WI 上就会相应地表现为长 T_1 低信号、长 T_2 高信号或短 T_1 高信号、长 T_2 高信号。

除了上述三种影像检查方法,超声内镜是食管癌 T 分期最准确的成像方式,因其可清楚显示食管管壁的五层结构,因此可以区分 T_1、T_2 和 T_3 期肿瘤。而 PET/CT 能够检测食管原发肿瘤,在检测淋巴结转移及远处转移方面优于 CT,但由于其对肿瘤浸润深度的了解有限,因此对 T 分期的帮助不大。

总的说来,食管钡餐造影能很好地显示管腔黏膜的改变及病变的长度。CT、MRI 能显示肿瘤向腔外扩展的程度、纵隔淋巴结转移以及远处脏器转移等情况。临床中怀疑食管癌时,应先行食管钡餐造影检查,再行 CT 或 MRI 检查,排除掉食管贲门失弛缓症、胃食管反流病、食管平滑肌瘤等疾病,必要时结合消化内镜活检以最终明确诊断。

6. 食管影像解剖和非肿瘤性病变的常见病例有哪些?

(1)正常食管影像解剖

食管是消化管道的一部分,其直径平均为 2 厘米,全长约 25 厘米,上连于咽,沿脊柱椎体下行,穿过膈肌的食管裂孔通入胃,从中切牙至食管末端的长度为 40~42 厘米,其主要作用是向胃内推进食物。

依食管的行程可将其分为颈部、胸部和腹部三段。颈段:咽移行处至胸廓开口平面;胸段:胸廓开口平面至膈肌食管裂孔;腹段:食管裂孔水平移行至胃底。钡餐透视可观察到正常食管有3个生理性狭窄,由相邻结构压迫形成。第1狭窄位于食管的起始处,相当于第6颈椎体下缘水平,距中切牙约15厘米。第2狭窄位于食管在左主支气管的后方与其交叉处,相当于第4、5胸椎体之间水平,距中切牙约25厘米。第3狭窄位于食管通过膈的食管裂孔处,相当于第10胸椎水平,距中切牙约40厘米。右前斜位3个压迹:主动脉弓压迹(较明显,年龄越大,压迹越深);左主支气管压迹;左心房压迹(左心房增大时,可压迫食管,压迹更加明显)。CT示食管呈均匀密度肌性结构,关闭柔软管腔可变化,增强呈均匀强化,周围脂肪间隙分界清楚。MR示呈软组织信号,增强均匀强化。

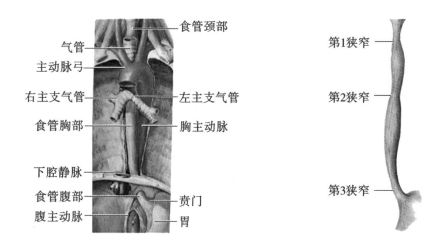

(2)常见食管非肿瘤性病变

1)食管损伤性病变:食管异物是指在食管内难以排出而滞留的各类物体,是临床中常见的一种急症。可发生于任何年龄,但以儿童和老人多见。常见的异物类型有电池、硬币、动物骨骼(家禽骨肉、鱼刺)、坚果核等。若不及时取出或者强行咽下延误治疗可引起食管周围炎、纵隔炎和脓肿、食管瘘,甚至穿破大血管引起致命的大出血。

诊断要点:结合患者有异物误吞病史,通过 CT 检查可明确诊断,必要时结合消化内镜检查。

食管损伤性病变是由于器械或异物引起的以食管破裂、穿孔为主要病变的疾病,如不及时处理,可发生急性纵隔炎、食管纵隔气管瘘等。

诊断要点:有明确外伤史,食管壁正常结构消失,邻近组织内游离气体影,一般行胸部 CT 扫描即可,不建议行上消化道钡餐检查。

案例一:男,20 岁误食鸡骨后出现咽喉异物感、疼痛,伴吞咽困难,急诊外伤入院。术后诊断食管异物伴穿孔。

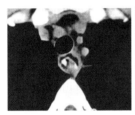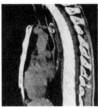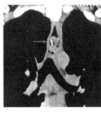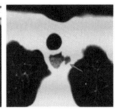

2)食管炎症性病变:食管炎是指食管黏膜浅层或深层组织受到刺激或损伤,食管黏膜出现水肿和充血,从而引发食管炎,易引起其他并发症,可恶化为食管癌等恶性病症。食管炎常见类型:反流性食管炎、腐蚀性食管炎、感染性食管炎、放射性食管炎,病灶迁延不愈可形成食管柱状上皮分化(Barrett 食管),并进一步进展为食管癌。

☙ 反流性食管炎:食管下段黏膜接触酸性胃液,形成溃疡及炎性狭窄。多由胃食管反流引起,也见于胃泌素瘤(胃酸产生过多)、硬皮病(胃食管括约肌纤维化导致关闭不全)。

临床症状:餐后胸骨后烧灼痛,心绞痛样疼痛,反酸、嗳气,甚至吞咽困难和呕血。

诊断要点:食管远端皱襞增厚,长期反复炎症及瘢痕导致胃食管连接以上光滑渐进性狭窄。胃内钡剂向食管反流(卧位时)。

早期:食管痉挛性收缩导致狭窄,管腔光滑或有小的锯齿状痉挛波。

中期:食管下段器质性狭窄,狭窄段不规则,分界不具体,黏膜增粗、龛影,常无明确的充盈缺损及黏膜破坏。

晚期：管腔狭窄，管壁僵硬、毛糙，边缘不规则，狭窄段以上食管扩张。

案例二：男，43岁，门诊患者，临床症状反酸烧心、嗳气，上消化道造影卧位可见对比剂通过贲门向食管下段反流。

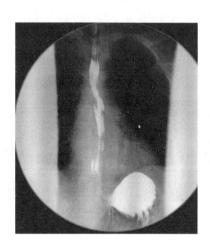

💧 腐蚀性食管炎：腐蚀性食管炎是指吞服化学腐蚀剂如强酸强碱所造成的食管严重受损及炎症。

临床症状：口腔及胸骨后烧灼痛、畏惧饮食、阻挡感，严重者伴有中毒症状。

诊断要点：吞服化学腐蚀剂病史。

💧 Barrett食管：食管下段黏膜被胃柱状上皮所取代，即异位于食管下段的胃上皮细胞，发生类似胃消化性的糜烂及溃疡，常合并滑动性食管裂孔疝和反流性食管炎。

诊断要点：①Barrett食管狭窄常发生于食管中段（高于消化性狭窄），位于腺瘤样化生之上，狭窄段边缘光滑或呈网格状改变。②Barrett食管确诊需要内镜活检，当上消化道钡餐检查出现食管狭窄伴有溃疡或网状黏膜者需要行内镜活检。

3)食管动力性病变：食管动力性病变包括胃食管反流病、贲门失迟缓症、弥漫性食管痉挛、胡桃夹食管等食管运动障碍性疾病。诊断本类病变首选上消化道钡餐检查,可以动态观察食管运动情况。

💧 贲门失迟缓症:是食管神经肌肉功能障碍性病变,与食管胆碱能神经支配缺陷有关。主要特征为食管缺乏蠕动、下括约肌高压及对吞咽动作松弛反应障碍。

临床症状:长期间歇性下咽困难,呕吐,可自行缓解,精神紧张时加剧。分为原发性(常见)与继发性(少见,多继发于食管癌、胃癌等)。

诊断要点:造影表现为贲门鸟嘴状狭窄,以上段食管扩张,黏膜完整。

案例三:男,33 岁,门诊患者,临床症状为间断性吞咽困难,胸骨后有不适感,上消化道造影显示:吞服钡剂后食管明显扩张,末端呈尖嘴样改变,钡剂通过贲门缓慢。

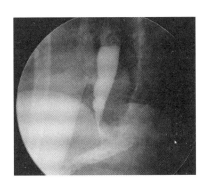

💧 食管裂孔疝

腹腔内脏器通过膈食管裂孔进入胸腔所致的疾病,各种原因(先天性、外伤或手术等)引起食管裂孔处薄弱或腹腔压力升高均可引起食管裂孔疝。

诊断要点:经食管裂孔突入胸腔内的腹腔脏器,还应该注意疝囊的大小、囊内黏膜及蠕动情况、疝囊还纳与否。

案例四:女,76 岁,食管裂孔疝伴反流性食管炎。

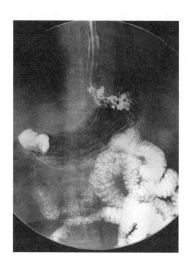

4)食管憩室:与食管相通的囊袋状突出,好发于食管的右后壁。按部位分为咽食管憩室、食管中段憩室和膈上食管憩室。

诊断要点:与食管相通的囊袋状突起,黏膜连续。

案例五:男 ,59 岁,食管中下段见一囊袋样凸起影。

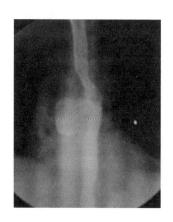

5)食管胃底静脉曲张:通常由肝硬化或其他疾病引起的门静脉高压所致。临床症状:呕血与黑便、脾亢、腹水、肝功能异常。

诊断要点:有门脉高压病史。

案例六:男,41 岁,肝硬化、门静脉高压患者,CT 显示:食管、胃底多发迂曲血管影,肝脏边缘欠光整,呈波浪形。

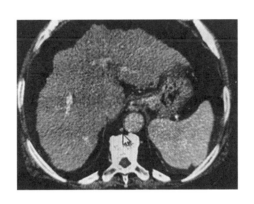

食管作为连接咽与胃之间的一条肌性器官,起到运输食物的作用。食管病变病因多种多样,诊断时应注意结合相关病史,部分炎性病变迁延不愈可进展为食管癌。结合上消化道钡餐及 CT 检查能清楚显示食管黏膜及蠕动情况,能给临床医生一定的指导意义。

7. 微创为何是食管癌患者更好的选择?

目前,外科手术切除仍是治疗食管癌基本的也是主要的措施,具体的手术方式多种多样。近些年,随着外科微创技术的发展,越来越多的腹腔镜、胸腔镜等微创手术方式被运用到各类外科疾病治疗中,而且取得了较为满意的治疗效果。

(1)什么是食管癌微创手术

食管癌微创手术是相对于常规手术的一种全新的手术方式。它是随着

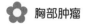

器械以及手术的进步应运而生的。

传统的胸外科食管癌手术需要在胸部开一个 20 ~ 30 厘米长的切口,通过切口,把肋骨撑开器撑进胸腔,把肋骨撑开、胸腔暴露。这对胸廓整体结构的破坏是比较大的,术后患者的疼痛也比较明显。

微创手术,是在患者的胸部做 4 个 1 ~ 2 厘米的切口。第 1 个切口是腔镜孔,就是通过这个切口把摄像头伸入胸腔,在摄像头的监视下,在胸部依次开第 2、3、4 个操作孔。通过操作孔,把外科的手术器械、腔镜器械伸入胸腔,完成分离,切除肿瘤。胸腔镜手术的切口相对于常规开胸的切口,具有切口小、对胸部的完整性破坏小、术后恢复快等特点。

(2) 与传统的开胸手术相比,微创手术有哪些优势

目前国内国际上,对于常规手术和微创手术,微创手术具有优势已经形成共识。它的主要优势如下。

1) 创伤小、恢复快、缩短住院时间;减少肺部并发症的发生。目前很多研究都指明微创食管癌的手术可以明显减少肺部不张、肺部感染的发生机会。

2) 可以改善患者的远期生存质量,包括身体的不适、疼痛等;微创手术切口比较美观,相对于常规开胸手术 30 厘米左右的切口,它的切口有 4 个,均为 1 ~ 2 厘米,无论是外形,还是对胸廓完整性的保护,优势都是显而易见的。

(3) 微创手术治疗食管癌效果怎么样呢

微创手术和传统手术要做的事情都是一样的,因为摄像头有放大作用,而且没有死角,因而淋巴结清扫更彻底,所以手术效果至少是和开胸手术持平的。

(4) 哪些食管癌患者适合做微创手术

是否适合做微创手术,主要看食管癌的大小、分期,是否能在腔镜下完整切除,是否能够做彻底的淋巴结清扫。食管癌 90% 以上都是食管鳞状细

胞癌,只有5%左右是食管腺癌。

人们习惯上把食管癌分为早中晚三期。目前国际上通用的是 TNM 分期,T 是指原发肿瘤,N 是指淋巴结是否转移,M 是指有没有远处转移。T 分为 T_1、T_2、T_3、T_4,T_1 是指食管癌波及食管的黏膜和黏膜下层,如果一旦波及食管基层就是 T_2,波及食管外膜则是 T_3,侵犯食管以外的组织则是 T_4。目前专家的共识是 T_3 以内的食管癌,都可以做微创治疗。

还需要考虑的是,哪些患者做食管癌微创手术能够受益。有一些患者的肺功能差一些、体质弱一些,如果做常规开胸,常常不能耐受,这部分患者可以优先考虑微创食管癌手术。

根据统计,有 1/4 以上的食管癌患者都是 70 岁以上,他们的手术耐受性比较差,部分患者肺功能较差,这些患者如果做微创手术就更具有优势了。

(5)食管癌微创手术治疗的花费会不会更高？大概需要多少

食管癌微创手术和传统手术只是手术方式不同,做的事都是一样的,花费没有太大差别,大概 8 万元左右,医保报销完之后自己负担大概 2 万~3 万元。

8.食管癌术后有哪些饮食建议？

由于食管癌患者术后需经历较长的饮食过渡期,患者的营养状况不容忽视。由于患者消化道解剖结构的改变,对术后的饮食产生了不同程度的影响,进而易导致并加重营养不良。据调查,食管癌患者术后营养不良发生率高达 40%~80%,为了保证患者早期经口进食能够顺利进行,需要在术后对患者进行针对性的饮食指导、观察和护理。同时需要在患者出院后,恢复的过程中就如何饮食,会遇到的问题等方面,提出合理的建议,对食管癌患者出院后的康复情况进行合理规划,以取得良好效果。

(1)饮食管理原则

食管癌患者饮食管理过程中应遵循以下原则:①遵循少食多餐的原则,进食高蛋白易消化食物;②饮食需逐渐过渡,从流质饮食、半流质、软食逐渐过渡到正常饮食,进食过程中细嚼慢咽,忌暴饮暴食,严禁烟酒;③营养合理搭配,针对食管癌术后患者存在吞咽困难、食欲下降等情况,适当增加高蛋白质、高热量的食物比例;④在患者胃肠功能尚未完全恢复的情况下,应根据其病情控制食量,少食多餐,逐渐增加摄食量,保障食物有效吸收,避免出现呛咳、腹胀等不适情况。

(2)术后进食方法

食管癌患者大多都要做食管、胃的部分切除而达到根治的目的,然后利用胃或肠管做替代移植重建消化道。整个手术过程创伤大,往往容易引起消化功能紊乱。为此,食管癌患者术后进食可以分为四个过程:①肠外营养结合鼻饲阶段,大约为术后 1 天,患者处在手术的创伤期,吻合口尚未愈合,胃肠功能也未恢复。术后前一两天主要依靠肠外营养,静脉滴注葡萄糖、脂肪乳、氨基酸等营养物质支持治疗;2～3 天排气后,可经空肠营养管鼻饲混合奶、菜汁、果汁、米汤等无渣流质食物辅助支持。鼻饲应注意速度、温度和新鲜度。滴入速度应稍慢,温度尽量接近人体的温度,不宜过热、过凉。鼻饲流食应保持新鲜,避免引起腹泻。鼻饲应做到少量多次、逐步加量,以患者的自我感觉为标准,如患者感到腹胀,则应适当减少。鼻饲营养液应尽量达到含蛋白质、脂肪、碳水化合物、维生素及盐和水比例适当的要求。②流食阶段,为术后 7～9 天。患者基本度过了手术创伤期,胃肠功能开始逐步恢复,吻合口已初步愈合。从进食少量温水逐步过渡到进食米汤、鱼汤、鸡汤、鲜奶及营养液等。量可由每次 3～5 汤匙逐步过渡到每次 100～200 毫升,每日 5～7 次。③半流食阶段,为术后 1 周左右。患者术后留置的各种引流管已拔除,静脉输注液体也渐停,患者食量逐渐增加。少食多餐,以易消化的无渣食物为主如稀饭、面条、鸡蛋羹等。术前食量大的患者切忌大量进食,以免引起消化道并发症或吻合口瘘。④正常饮食阶段,从术后第 4 周开始。

大多数患者已出院在家休息,由自己的亲人照顾。饮食范围应尽量扩大到正常饮食,但应避免进食油炸、甜食、硬度较大及刺激性的食物;同时,应做一些适当的运动以利于消化吸收。

术后高质量的饮食有利于促进食管癌患者的康复,同时也是减少术后疼痛感、不适感的重要措施。保证食管癌术后早期经口进食的顺利进行,最终达到加速患者康复的目的。

9.食管癌术后康复知识点有哪些?

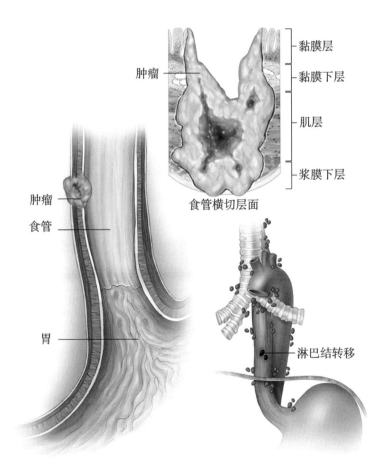

食管癌Ⅲ期

（1）食管癌手术是怎么做的呢

食管癌的发生、发展时间较长；食管癌是我国高发肿瘤，位居肿瘤死亡前列。

食管癌手术切除范围大，切断了迷走神经，食管变矮"毁容"，胃被做成"管状胃"，从腹腔上提至胸腔（或颈部）进行消化道重建。

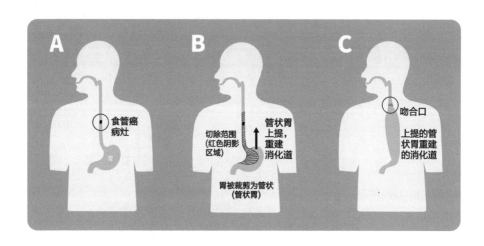

（2）食管癌术后有什么改变呢

食管癌术后会存在身体虚弱、胃容积变小、胃肠功能紊乱、消化吸收功能下降、食物或胃酸上行、肠道菌群失调、呼吸循环功能减退、肺部感染、伤口感染、吻合口瘘、食欲下降、伤口愈合后瘢痕生长影响食管黏膜的收缩和扩张功能等情况，从而引起胃灼热、反酸、腹泻、胸闷、失眠、咳嗽、疼痛、吞咽梗阻和消瘦等一系列问题。

（3）食管癌术后的并发症

1）反流性食管炎：是食管癌术后常见的并发症，主要表现为每一餐后身体前屈或夜间卧床睡觉时有酸性液体或食物从胃食管反流至咽部或口腔，伴有胸骨后烧灼感或疼痛感、咽下困难等症状。

2）功能性胃排空障碍：部分食管癌患者在切除时还需要切除胃壁，故食管癌切除术后，常易出现胃运动失常，引起胃功能排空障碍而导致大量胃内容物潴留。

3）呼吸道感染：食管癌手术虽然没有切除肺组织，但由于破坏了胸廓完整性，损害了肋间肌，尤其是损害了膈肌的完整性，使患侧肺的通气泵受到严重损伤，故易产生呼吸道感染。当出现颈、胸或上腹部切口疼痛，或胃已拉入胸内使肺受压缩时，患者可能在术后出现不同程度的呼吸困难，呼吸浅而急促。

4）食管癌术后严重腹泻：食管癌手术后可能导致胃肠功能紊乱而出现严重腹泻，可能是与迷走神经切断、胃泌素浓度增加等有关。

（4）食管癌术后为什么要少食多餐

食管切除、胃代食管术后胃从腹腔进入胸腔，改变了原先的解剖部位，进食过饱导致胃扩张会对心肺造成压迫，引起胸闷、气促等症状，因此，今后进食应遵循"少食多餐"原则，每次进食不宜过多。食管切除、胃代食管术后原有的抗反流机制被破坏，可能会加重胃酸反流导致吻合口炎症甚至误吸，因此，进食后请勿立即平卧。

（5）怎样预防食管癌术后反流性食管炎呢

贲门切除术后为预防反流性食管炎的发生，患者应注意少量多餐，每餐食物一般不超过 150～200 毫升；限制食用易刺激产生胃酸的肥肉、浓肉汤、奶油、巧克力、咖啡、酸性果汁和饮料等；戒烟酒；烹调方式以蒸、煮、氽、烩、炖为主；避免餐后弯腰，卧床患者一般采取 30 度～45 度角斜卧位，晚饭不宜过饱，饭后避免立即睡觉；如果反酸、胃灼热症状比较严重，可以在医师指导下服用抑酸药和黏膜保护药来减缓症状。

10. 食管癌患者可以进行放疗吗？

食管癌患者可以进行放疗吗？答案是肯定的。放射治疗是指利用放射线在人体内能量传递，从而将癌细胞杀死的技术。放疗在食管癌综合治疗中发挥着重要作用。放疗可单独使用，也可与手术、化疗等配合，根据患者的病理类型和疾病分期选择放疗方式，以提高食管癌的治愈率。在手术前先行放疗，可使肿瘤体积缩小，使原来不能手术的患者获得手术的机会。

那么在食管癌的放疗中，放疗发挥着怎样的作用呢？食管癌放疗一般分为根治性放疗、术前放疗、术后放疗和姑息性放疗。根治性放疗目的在于最大限度地杀灭肿瘤细胞，提高患者的长期生存率，适用于一般状况较好，无明显梗阻症状，无淋巴结转移，无明显外侵症状的患者；术前放疗是为了降低肿瘤细胞的活力，缩小肿瘤体积，使不能手术的患者重新获得手术机会，提高肿瘤的切除率，降低局部复发，提高生存率，一般适用于肿瘤较大的患者；术后放疗针对术后有肿瘤残存、术中食管周围淋巴结清扫不彻底及术后评估可能有亚临床病灶存在容易复发的患者，可提高治愈率，减少复发和转移；对于已发生远处转移的患者，可通过姑息放疗减轻症状，提高生活质量。

对于放疗，每个患者都会出现紧张、焦虑的心理，也会担心治疗效果，担心放疗可能会出现的不良反应等。所以在放疗前首先要做好准备工作，解除心理负担，树立战胜疾病的信心，与医生密切配合，保证能顺利完成放疗计划。放疗过程中无痛苦，简单易行。患者一般取仰卧位，根据病灶位置和长度行体模固定，在 CT 模拟定位机下定位，制订放疗计划，并在治疗机上进行放射治疗。

有患者会问，食管癌放疗可以和化疗同期进行吗？答案是可以的。分为同步放化疗、序贯放化疗。也就是说可以放疗和化疗一起进行；或者先做完化疗，再做放疗；或者做一部分化疗，接着做放疗，之后再做一部分化疗；其中同步放化疗的疗效较好，但是副作用也比较大。能否进行同步放化疗，根据患者的疾病分期和身体状况而定。而食管癌放疗的疗程与患者的病情有关。我国食管癌放疗一般给予 60 ~ 70 戈瑞的剂量,疗程为 6 周。对于早期食管癌患者,可以通过增加单次照射剂量,减少照射次数;对于体弱的患者,可减少单次照射剂量,同时增加照射次数。

食管癌放疗常见的并发症主要包括食管穿孔、放射性食管炎、食管梗阻、气道反应、放射性肺炎、心脏损伤和全身症状等。

因此,在食管癌放疗后半年内尽量不食用粗糙或坚硬的食物,以防划破食管。放疗也会引起骨髓抑制,表现为白细胞减少、血小板减少等,从而导致机体免疫力下降,因此要清淡饮食,忌辛辣刺激、霉变、腌制的食物,忌烟忌酒,保持乐观的心态,定期复查病变情况。

11. 食管癌放疗期间饮食应注意什么?

食管癌是我国常见的消化系统恶性疾病,早期可因症状不明显而延误就诊,导致 60% 以上的患者确诊时即已进入进展期,失去手术的最佳时期,从而采用放疗、化疗等治疗手段。我国食管癌的病理性质多为鳞状细胞癌,对放疗较为敏感,有研究显示,26% ~ 35% 的患者经放疗后肿瘤明显缩小,部分患者肿大淋巴结也可消退,因此放疗成为中晚期食管癌患者的重要治疗方法。食管癌本身是一种消耗性疾病,加之患者食管阻塞、进食困难以致营养不良在中晚期食管癌患者中十分常见,经历了放射治疗后患者进一步出现营养不良、身体虚弱、体重明显减轻等状况。因此在药物治疗的同时合理安排饮食,增加各种营养性食物特别是补充足量的蛋白质、维生素和矿物质,能有效地防止患者体重减轻,同时增强抗病能力,巩固治疗效果,加快患者治疗后的康复,延缓与阻止癌症复发和转移。

(1)放疗前饮食

放疗前应根据患者食管梗阻长度给予不同种类的饮食,一般情况下,轻度梗阻给予少渣少纤维软质饮食,中度梗阻给予半流食,重度梗阻给予流食。同时要保持饮食平衡,饮食应富有营养。给以高蛋白、高维生素、高热量的清淡饮食。应避免刺激性食物和硬食。

(2)放疗中饮食

放疗中因口腔中含有大量病菌,每天晨起和睡前刷牙两次,并做到每次饭后漱口,保持口腔清洁。中晚期食管癌,食管正常黏膜被破坏,癌肿表面凸凹不平,导致进食后食物滞留于食管腔内,随着食物发酵刺激,食管正常黏膜及癌肿表面产生充血、水肿等刺激症状,给患者的进食和治疗带来困难。鉴于此患者饭后多饮淡盐水,以使食管清洁和抑制肿瘤生长。食管癌患者在放疗过程中,可产生放射性食管炎,使食管更加狭窄。及时调整饮食的级别,软食改为半流食或半流食改为流食。食物以温凉为宜,忌热食。

(3)放疗后饮食

根据放疗后食管X线的表现和食管通畅情况,选择不同种类的饮食,即使放疗后食管通畅也要以软食为主。忌食用硬食、炸食和刺激性食物。放疗后,肿瘤的消退伴随纤维组织的增生,食管壁弹性丧失,变得僵硬,组织脆性增加,患者不可大口吞咽,以防发生食管梗阻或穿孔。

(4)饮食注意事项

为了食管癌患者能够顺利进行放疗,需严格要求饮食的质量,控制饮食次数和饮食温度。①饮食中忌一切过热、硬、粗、酸等刺激性食物,以防引起食管梗阻、穿孔或出血。②遵循高热、高糖、高蛋白,以及富含维生素易消化饮食,且饮食一定要细、碎、软。半流食应以粥、面条、蒸鸡蛋羹、豆腐脑、碎菜叶、肉末、鸡丝等食物为主。流食应给以乳类、豆浆、米汤、藕粉等。③根据每个患者的具体情况,选择适当的进食次数。一般情况下软食患者每天进食3~4次,半流食4~5次,流食5~6次。梗阻严重、呕吐频繁、病情较重者应暂停进食,并给予静脉营养疗法,待症状好转后再给予必要的饮食。④过热、过冷的饮食都会给患者病灶带来严重刺激。温度过高可引起病变部位血管充血、扩张、组织损伤,温度过低可使食管痉挛引起吞咽困难。进食时饮食一定要保持适当温度。⑤进食时取端坐位或立位,重病患者半坐卧位,进食后不要立即躺下。进食前先饮少量温开水湿润食管,以利进食时食物通过顺利。进食不宜过急过快,保持细嚼慢咽,既有利于消化,又不易损伤食管。饭后应再饮适量温开水再次冲洗食管,减少食物在食管病变处滞留与刺激,避免癌变部位继发感染影响放疗效果。⑥大部分食管癌患者有便秘症状,应在饮食中多增加一些蔬菜和水果。

对于接受放射治疗的食管癌患者来说,足够的营养支持至关重要。但由于放疗引起的食欲下降、恶心、口干等反应,给患者正常饮食带来困难。因此放疗患者的正常饮食忌口不宜太严。禽、鱼、肉、蛋、乳制品及豆制品均可食用。易导致内热的热性食物如羊肉、桂圆、荔枝等温热性食物最好不吃,高甜的食物也应尽量少吃,增加有清热作用的蔬菜的摄入量。有调查表明,摄取黄绿色蔬菜越多,癌症的死亡率越低。合理的饮食有助于患者病情得到控制,增强患者体质,巩固治疗效果,加快了患者康复进程,延长患者寿命,提高生存质量。

12.食管癌患者放疗期间副作用严重吗,有办法防与治吗?

放疗大大提高了食管癌患者的生存率,但其副反应如放射性食管炎、气管反应、放射性肺炎及全身反应严重影响患者的生活质量。

(1)放射性肺损伤

①根据急性放射性损伤分级标准(RTOG)进行肺损伤分级。②根据胸部 CT 等影像学和血气分析及血常规等实验室检查评估病情。

处理措施:有症状者可应用糖皮质激素,泼尼松 1 毫克/千克体重,缓解后逐渐减量,同时给予抗感染、沐舒坦等肺保护,吸氧、祛痰等对症治疗。

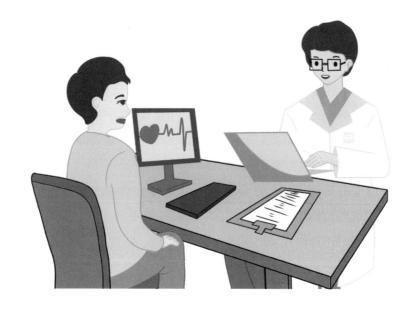

（2）放射性食管炎、放射性气管炎、放射性咽喉炎

放疗期间最常出现的副反应是放射性食管炎、放射性气管炎、放射性咽喉炎。放射性食管炎导致患者吞咽困难暂时性加重或出现吞咽疼痛；放射性气管炎可导致患者放疗期间出现咳嗽，以干咳为主，伴感染时可能出现咳嗽咳痰；放射性咽喉炎可导致患者咽喉部肿痛甚至咳嗽，进一步影响患者进食。这些副反应均可通过药物治疗得到改善。

处理措施：营养支持、止痛、止咳，必要时抗感染治疗。疼痛明显者，请及时前往医院就诊，适当口服表面麻醉药（利多卡因）、镇痛药（抗炎药、麻醉剂）、抑酸治疗（质子泵抑制剂、H_2 受体阻滞剂）；咳嗽明显者，予止咳治疗，如症状剧烈且用药后无明显好转，需警惕有无其他并发症的发生，比如肺炎、食管瘘等；放疗后的黏膜反应，应给予口服黏膜保护剂等处理；放疗后导致的食管纤维化狭窄，必要时予以食管扩张或放置支架。

（3）食管穿孔、食管-气管瘘、食管-纵隔瘘

临床上表现为胸背部疼痛、发热、进食或饮水呛咳。

处理措施：放疗前需行食管造影检查，穿孔高风险者或已经出现穿孔者

需留置食管支架,必要时停止经口进食进水。使用抗生素,留置胃肠管经胃肠管进食的患者,放疗期间隔2周需复查食管造影片,评估食管穿孔的风险。如考虑有食管-气管瘘,首先停放疗,禁食。其次行胸部CT检查明确病情,避免食管钡餐检查。局部情况许可,放置带膜食管支架。

(4)食管肿瘤出血

食管溃疡患者容易出血,放疗期间肿瘤消退导致肿瘤血管暴露,出血风险可能加大,尤其是治疗前已存在肿瘤出血患者,临床症状表现为呕血、黑便等上消化道出血症状。

处理措施:加强营养支持促进正常组织修复,给予止血、黏膜保护剂治疗,必要时暂停放疗,联系相关科室协助处理。

(5)放射性皮炎

每个人皮肤对放射线敏感性不同,一般在放疗10~15次后,皮肤开始有红、肿、热、微痒或刺痛感等反应,类似太阳下暴晒的感觉。继续放疗时,皮肤可能变黑,严重时可发生破溃。

处理措施:放疗期间,穿纯棉、宽松的衣服,内衣不要过紧,减少局部摩擦;避免暴晒;避免剧烈运动大量出汗;温水洗浴,尽量保证照射区域皮肤不湿水,避免化学性刺激,用柔软的毛巾轻柔擦干皮肤;每日放疗结束后或清洁后,放疗部位涂皮肤保护剂(比亚芬、凉芙等)2~3次,适量,按摩至吸收即可,切记放疗前6小时内不要涂抹。

Ⅰ度皮肤反应一般不需要处理,Ⅱ~Ⅲ度皮肤反应可局部使用表皮生长因子等,需密切观察,必要时停止放疗;预防性应用抗生素,止痛等对症支持治疗。

(6)食管梗阻

特别是放疗前仅能进流质饮食的患者可能出现食管梗阻的情况。主要原因为肿瘤全周性浸润性生长,食管失去正常弹性;同时,由放疗引起的水肿、局部炎性渗出所致。

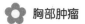

建议放化疗前进行评估,若有可能出现该风险,可于放疗前进行鼻饲管置入或者胃造瘘术。

处理措施:放疗过程中出现该问题建议静脉营养支持,保证每日摄入量,积极消炎,减轻水肿。一般不会影响放射治疗。照射 40 戈瑞左右,进食梗阻可缓解。

(7)放射性胃炎

对于靶区邻近胃组织的放疗患者容易出现放射性胃炎,表现为食欲减退、恶心、胃部疼痛,甚至呕血,严重者有出现溃疡穿孔的可能性。

处理措施:对于放射性胃炎高风险患者,放疗开始即开始使用抑酸药物及胃黏膜保护剂,使用胃肠动力学药物加快胃肠蠕动,避免局部固定放疗热点;患者一旦出现放射性胃炎症状,需加强抑酸护胃治疗,必要时暂停放疗。

(8)造血系统毒性

造血系统毒性主要有骨髓抑制、白细胞减少、血小板减少。同期放化疗者出现中重度骨髓抑制的风险更高,部分患者因放疗靶区体积较大、包含的骨性组织较多也可能出现放疗导致的骨髓抑制,临床上表现为疲劳乏力、咽喉疼痛或者原有咽喉疼痛症状加重。重度骨髓抑制常伴发热等感染症状。

处理措施:放疗期间定期复查血常规,每周 1 次,高风险患者每周 2 次,如有异常及时处理。叮嘱门诊放疗患者务必定期复查血常规,血常规出现异常及时找主管医生处理;出现疲劳乏力、咽痛加重、发热时需及时就诊。

放疗期间反应比较重的患者,饮食应以补水为主,可食用半流质、流质、特殊医学用途配方食品(肠内营养剂)等易消化的食物,避免进食硬、尖、干及块状的食物。每日的液体量应达到 2 000 毫升以上,补水的措施可包括多喝水、汤、粥、淡茶、菜汁、果汁等。

能够进食的情况下,应给予"三高"食物,即高热量(增加 20%)、高蛋白(增加 50%)、高维生素(增加 50%)的饮食,"三高"食物有:肉、鱼、蛋、奶、大豆及制品、坚果类;谷类、薯类、豆类等粮食;新鲜的蔬菜和水果。

13. 化疗的副作用及防治办法有哪些？

化疗是治疗恶性肿瘤最重要的手段之一。化疗药物缺乏对瘤细胞毒特异性,在杀伤肿瘤细胞的同时也会对人体正常细胞产生损伤,导致化疗相关毒副反应。化疗药物的毒副作用主要表现在骨髓造血功能的抑制、消化道胃肠反应、免疫功能低下及对心脏、肝、肾的损害等。

(1)骨髓抑制

现在使用的化疗药物中近 90% 的药物可出现骨髓抑制情况。多数化疗药物以抑制白细胞为主,伴血小板相应下降,也常发生贫血。

防治:当白细胞下降过早或过低时,需应用粒细胞集落刺激因子,用量为 2~7 微克/(千克·天),皮下注射,与化疗药物的应用间隔 24~48 小时为宜,持续 3~14 天,或至中性粒细胞达 $5×10^9$/升(白细胞总数 $10×10^9$/升)时停药。

白细胞减少,临床常表现气虚为多,如头昏、乏力、易出汗等,药用人参、黄芪、麦冬、五味子、黄精、山药等。

血小板减少,一般表现为气血两亏、气不摄血、血虚生热、血热妄动、引起出血等症,治以补气摄血、凉血止血,药用生黄芪、仙鹤草、生地黄、玄参、大枣、鸡血藤、紫河车、女贞子、龟胶、鳖甲胶等。

(2)消化道反应

消化系统不良反应是恶性肿瘤患者化疗时最常见的不良反应,常见症状有食欲减退、上腹饱胀、恶心呕吐、腹痛腹泻、肝损伤等,对于高致吐的化疗方案常推荐在化疗前采用三药联合方案,包括单剂量的 5-HT3 受体拮抗剂、地塞米松和 NK-1 受体拮抗剂;中度致吐化疗方案推荐第一天采用 5-HT3 受体拮抗剂联合地塞米松,第 2 天和第 3 天继续使用地塞米松;低度致

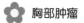

吐化疗方案建议用单一止吐药物如地塞米松、5-HT3 受体拮抗剂或多巴胺受体拮抗剂(如甲氧氯普胺)预防呕吐。

中医常以健脾理气和胃、降逆止呕治疗为主,药用党参、白术、茯苓、苡仁、陈皮、竹茹、旋覆花、法半夏、藿香、佩兰、神曲、焦山楂、鸡内金、炒二芽等。

(3)对肝脏功能损害

既往有肝病史者应避免选用肝毒性药物;肝功能异常或血清胆红素>85.5 微摩尔/升不可进行化疗;停化疗后谷丙转氨酶升高者,应用护肝药物,积极进行保肝排毒治疗。中医给予清热利湿、疏肝利胆,辅以健脾益气治疗,药用茵陈、柴胡、郁金、香附及太子参、白术、茯苓、甘草、苡仁、半枝莲等。

(4)泌尿系感染

导致肾脏毒性的常用抗癌药有顺铂、甲氨蝶呤、环磷酰胺、异环磷酰胺等。尤以大剂量的顺铂和甲氨蝶呤为甚,一般发生于用药 24 小时后 3~7 天最明显。异环磷酰胺可能引起出血性膀胱炎。

防治:①水化。化疗前一天开始至化疗后 2~3 天,每日输液量2 000~3 500 毫升,保证 24 小时尿量>2 500 毫升,不足者增加补液量并用利尿剂。②碱化。用大剂量甲氨蝶呤者,既要水化还要碱化尿液(输注或口服 $NaHCO_3$)。③解救。为防止甲氨蝶呤的肾毒性可给予四氢叶酸解救。为预防异环磷腺癌导致的膀胱出血,可于应用异环磷酰胺的同时及用药后第4 小时、第 8 小时共 3 次给予美司钠。

(5)心脏毒性

导致心脏毒性的常用化疗药物为蒽环类如多柔比星、表柔比星等,与累积剂量有关。此外,紫杉醇、5-氟尿嘧啶、甲氨蝶呤亦可引起心肌损害。

防治:常用的拮抗化疗药心脏毒性的药物,辅酶 Q10、维生素 E、谷胱甘肽、1,6 二磷酸果糖及磷酸肌酸钠、血管紧张素转换酶抑制剂、β 受体阻滞剂、三磷酸腺苷、果糖二磷酸钠,可保护心肌。对于蒽环类药物可能引起的心脏毒性,推荐应用右雷佐生进行防治。

(6)肺毒性

引起肺毒性的抗癌药主要为博来霉素、甲氨蝶呤、亚硝脲类药物。肺毒性临床表现常为隐匿、缓慢地咳嗽、呼吸急促。

防治:出现肺毒性给予积极对症治疗,吸氧,皮质类醇激素治疗,N-乙酰半胱氨酸有延缓或减轻肺纤维化作用,发热则加用抗感染治疗。

(7)神经毒性

神经系统的不良反应根据发生部位可以分为中枢神经毒性和周围神经毒性。常见的抗肿瘤药物有甲氨蝶呤、氟尿嘧啶、长春碱类、紫杉类等。

防治:化疗药物的神经毒性多为剂量限制性,及时停药或减量可逐渐恢复。某些药物如B族维生素、钙镁合剂、还原型谷胱甘肽等在一些临床研究中似乎显示了可以预防或减低神经毒性,但是目前尚缺乏一致性结论。

治疗神经病理性疼痛的药物普瑞巴林、度洛西汀可以帮助改善肢端麻木、刺痛等症状。

(8)皮肤毒性

化疗药物可引起的皮肤毒性包括瘙痒、脱发、皮疹、皮炎、色素沉着等。脱发是很多化疗药物常见的不良反应,主要药物有蒽环类、紫杉醇、环磷酰胺、依托泊苷、长春新碱、5-氟尿嘧啶等。

防治:所致脱发为可逆性的,脱发一般发生于首剂化疗后2~3周,在停化疗后6~8周再逐渐长出。有报道,使用阿霉素的患者可用特制的冰帽,有一定的防脱发作用。

(9)过敏反应

紫杉醇最常见,很小剂量即可引起超敏反应;博来霉素可能引起高热、休克甚至死亡;依托泊苷快速推注可引起喉头水肿、虚脱等过敏反应。

防治:用紫杉醇前先给予脱敏药物,可口服或静脉给予地塞米松,化疗前 30 分钟静脉注射苯海拉明 25～50 毫克,西咪替丁 300 毫克,心电监护并做好出现急性过敏反应的抢救准备。

避免使用博来霉素后出现发热,可给予解热镇痛药;避免依托泊苷静推引起的反应,可加入生理盐水 300 毫升静脉滴注 1 小时以上。

肿瘤防治，医患同行

上腹部肿瘤

刘宗文 刘剑波 李 楠 总 主 编
袁金金 黄洋洋 分册主编

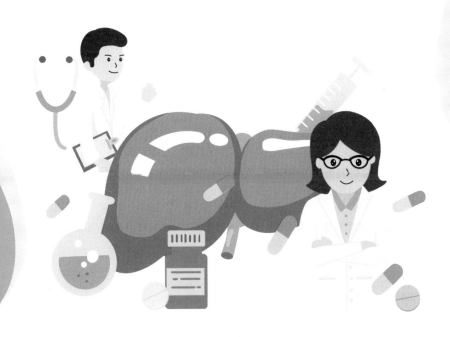

郑州大学出版社

图书在版编目(CIP)数据

上腹部肿瘤 / 袁金金，黄洋洋主编. -- 郑州：郑州大学出版社，2023.12

（肿瘤防治,医患同行 / 刘宗文,刘剑波,李楠总主编）

ISBN 978-7-5645-9936-2

Ⅰ.①上… Ⅱ.①袁…②黄… Ⅲ.①腹腔疾病 - 肿瘤 - 防治

Ⅳ.①R735.5

中国国家版本馆 CIP 数据核字(2023)第 185379 号

上腹部肿瘤

SHANG FUBU ZHONGLIU

策划编辑	陈文静		封面设计	陈 青
责任编辑	陈文静　苏靖雯		版式设计	陈 青
责任校对	陈 思		责任监制	李瑞卿

出版发行	郑州大学出版社		地　址	郑州市大学路 40 号(450052)
出 版 人	孙保营		网　址	http://www.zzup.cn
经　销	全国新华书店		发行电话	0371-66966070
印　刷	辉县市伟业印务有限公司			
开　本	710 mm×1 010 mm　1 / 16			
本册印张	7		本册字数	113 千字
版　次	2023 年 12 月第 1 版		印　次	2023 年 12 月第 1 次印刷

| 书　号 | ISBN 978-7-5645-9936-2 | | 总 定 价 | 380.00 元(全六册) |

本书如有印装质量问题,请与本社联系调换。

主编简介

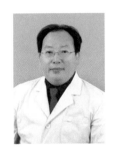

刘宗文，医学博士，教授、主任医师，硕士研究生导师。郑州大学第二附属医院大内科副主任，肿瘤放疗科科主任。中国医疗器械行业协会放射治疗专业委员会常委、中国康复技术转化及发展促进会精准医学与肿瘤康复专业委员会委员、河南省抗癌协会近距离放射治疗专业委员会第一届副主任委员、河南省医学会放射肿瘤治疗学分会第六届委员会委员。主编、副主编学术专著4部，发表SCI和核心期刊论文30多篇。承担国家级、省部级等项目13项。

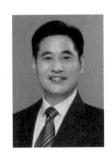

刘剑波，医学博士，二级教授、主任医师，博士研究生导师。郑州大学第二附属医院院长。河南省医学会呼吸病学分会副主任委员、河南省抗癌协会理事及肿瘤精准医学专业委员会名誉主任委员、中国毒理学会中毒与救治专业委员会副主任委员、欧洲呼吸学会（ESR）会员、河南省政府特殊津贴专家。被评为河南省抗击新冠肺炎疫情先进个人、2019年度全国医院信息化杰出领导力人物、河南省教育厅学术技术带头人等，荣获河南优秀医师奖等。《中华结核与呼吸杂志》编委、《郑州人学学报(医学版)》审稿专家。

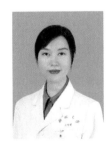

李楠，医学博士，主任医师，硕士研究生导师。郑州大学第二附属医院院长助理，医疗管理中心主任。河南省医学重点学科临床营养科学科带头人、河南省临床营养质量控制中心副主任委员、河南卒中学会卒中重症分会副主任委员、河南省卫生健康委员会等级医院评审专家、中国医师协会神经内科医师分会青年委员会委员、中国毒理学会中毒与救治专业委员会青年委员。主持并完成国家自然科学基金青年科学基金项目1项、省厅级项目4项。获河南省教育厅科技成果奖二等奖1项、河南省医学科技奖二等奖3项。

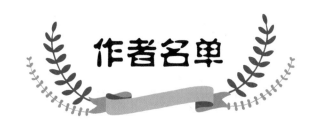

作者名单

总主编 刘宗文 刘剑波 李 楠

主 编 袁金金 黄洋洋

副主编 端木艳丽 秦婷婷 杨梦琳

韩 娜 刘 晓

编 委 方 莹(郑州大学第二附属医院 妇科)

周士霞(郑州大学第二附属医院 肿瘤内科)

张燕燕(郑州大学第二附属医院 肿瘤内科)

张钟予(郑州大学第二附属医院 肿瘤内科)

缪 玮(郑州大学第二附属医院 肿瘤放疗科)

高 柯(郑州大学第二附属医院 肿瘤放疗科)

常亚如(郑州大学第二附属医院 肿瘤放疗科)

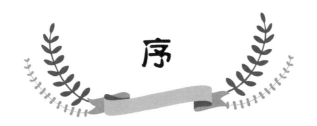

序

当下,肿瘤已经成为了无论是肿瘤专业人员还是大众群体最为敏感和担忧的话题之一。在过去,民众普遍认为恶性肿瘤大多是不治之症,得了癌症,就好像是"被判了死刑"。近年来,随着医疗技术水平的不断提高,肿瘤专业人员对肿瘤的认识较过去有了很大改变,肿瘤的治疗手段和方式也有了很大进步。一些恶性肿瘤能够通过先进的医疗技术和设备得到较好的治疗,肿瘤的治愈率也大幅度提高。

对于广大公众而言,网络信息化时代看似获得信息的途径越来越多,越来越快捷,但面对庞大数据应如何鉴别、筛选从而获得真实、可靠的信息又成为了一大难题。尤其是患者通过网络寻医问药,对于肿瘤的认识有时是片面的、狭隘的,只能通过网络上支离破碎的知识来了解,很难获得系统的、全面的认识和了解,常常容易被虚假信息误导。《肿瘤防治,医患同行》丛书可让公众更加全面、系统地认识肿瘤和了解肿瘤,正确客观地看待疾病,不要被肿瘤所吓倒,使患者既对肿瘤产生敬重之心,又不惧怕肿瘤,能够有信心和希望战胜肿瘤。

本丛书共6个分册,分别是《认识肿瘤》《头颈部肿瘤》《胸部肿瘤》《上腹部肿瘤》《下腹部肿瘤》和《淋巴瘤、骨肿瘤及白血病》,全面、系统地讲述肿瘤的流行病学、危险因素、主要症状及诊断等。同时,为了便于读者直观体验和深入了解肿瘤的相关知识,我们还特别引入了大量丰富的病例和图片,以及专业的概念讲解和科普解析,使得读者

对于复杂的医学知识一目了然。在书中我们特别强调了肿瘤的综合治疗方式,提倡患者要积极、全面地接受肿瘤治疗,包括手术治疗、放射治疗、化学治疗等多种方式。希望借此为广大读者提供一个全方位、深度剖析肿瘤的平台。

　　本丛书的目标读者是广大热爱生命、关注健康的群体,尤其是肿瘤科研人员、临床医生、护士、患者及其家属。同时,我们也希望本书的推广,让更多人关注肿瘤防治的话题,掌握更多的专业知识,提高健康素养,为推动我国医疗卫生事业发展作出有益贡献。最后,再次感谢各位专家、作者、编辑对本书付出的辛勤劳动,在这里致以诚挚的敬意!由于编者水平有限,书中不足之处在所难免,殷切期望各位广大读者给予批评指正。

刘宗文　刘剑波　李　楠

2023 年 11 月

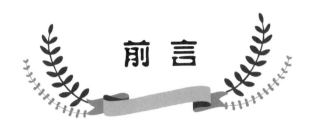

前言

　　癌症是恶性肿瘤的统称,生活中很多人提到"癌",最先想到的就是"死亡"!谈癌色变,人之常情。在肿瘤学领域,胃癌、肝癌、胰腺癌等上腹部肿瘤是重要的研究内容。肿瘤的防治重点在于"预防病因、早发现、早诊断、早治疗",早期肿瘤经过科学治疗,很大希望能达到临床治愈的标准。但是,由于普通民众对肿瘤的预防、诊断及治疗等认知不足,早期不易察觉,导致大部分患者在发现癌变时,已然晚期。

　　知己知彼,方可防癌抗癌。根据大众的需求,本书围绕上腹部常见肿瘤,主要包括胃癌、肝癌及胰腺癌三部分的内容介绍。每部分介绍了相关癌症的预防、癌症的诊断及癌症治疗相关的一系列问题,例如,如何发现胃癌、胃癌早期筛查的方式、肝癌患者的运动方式、胰腺癌患者的护理措施等。预防肿瘤,提高对肿瘤的认识,有助于降低民众对肿瘤的恐慌;了解肿瘤的诊断手段及相关症状体征,有助于早期发现肿瘤,提高肿瘤的治愈率,延长患者的生存期。本书注重实用性,主要宗旨是通过通俗易懂的语言、简洁形象的图画将晦涩难懂的医学知识介绍给读者,为读者答疑解惑。本书适合肿瘤患者及其家属,以及对医学感兴趣的人群阅读。

本书编写过程参考了大量的国内外权威指南,凝聚了郑州大学第二附属医院相关临床科室专家的集体智慧。但作为科普读物,书中个别措辞与专业术语有所不同,部分内容和观点不能完全等同于临床专业医嘱,不能完全照搬照用。此外,本书的编写还得到了郑州大学出版社的大力支持,在此深表敬意。但限于水平,书中难免存在不足与疏漏之处,恳请广大读者批评指正。

编者

2023 年 11 月

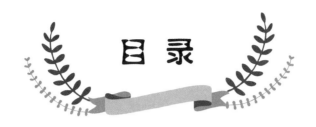

目 录

一、胃癌

二、肝癌

三、胰腺癌

附录　肝癌患者就诊"一二三"

一、胃　癌

1. 什么是胃癌？

"胃"是人体非常重要的一个器官，在日常生活中经常会被提及。人们常说"人食五谷，孰能无疾"，而饮食入口，首先影响的就是胃。在日常生活中，我们常常会听到人们时不时挂在嘴边的这些话："这几天胃不舒服""今天没胃口""我的胃好痛"等。那除了常见的胃病（如慢性胃炎、胃溃疡）以外，

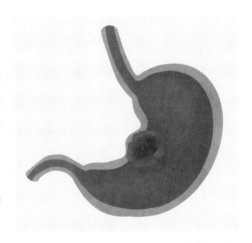

还有一个最需要引起大家重视的疾病——胃癌。说到这，我猜大家就想问了，到底什么是胃癌呢？

胃癌，顾名思义是发生在胃部的癌症，简单来说就是胃部本来正常的胃黏膜上皮细胞发生一系列质的改变，出现过度增生或异常分化的现象，最终在胃里形成肿瘤。胃癌最常见的病理类型是腺癌。早期胃癌术后的 5 年生存率可达 90.9%～100%，然而晚期胃癌仍然缺乏有效的治疗手段，即使积极采取综合治疗，其 5 年生存率仍然不足 30%。胃癌是这个世界上发病率最高的恶性肿瘤之一，并且十分容易导致死亡！

胃癌从解剖学上可分为贲门癌和胃体癌（即非贲门癌）。贲门癌是发生在胃贲门部，食管胃交界线下 2 厘米范围内的胃癌；胃体癌是胃癌中除贲门癌以外的其他胃癌。随着人类对胃癌认识的深入和流行病学的发展，发现

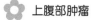

胃癌是多因素作用、多基因参与、多阶段发展的疾病,从慢性萎缩性胃炎、不典型增生等癌前病变最终进展为胃癌,但目前其确切发病机制尚不清楚。

刚开始患上胃癌一般不会产生什么症状,但是随着癌细胞的扩散,肿瘤不断变大,病情也逐渐加重,患者就会出现消化不良等胃部不舒服的症状。癌症发展到晚期,患者会出现胃部疼痛、呕吐等症状,严重的还会出现吐血、黑便症状,也会出现胃部的肿块、胃部压痛、脾大和黄疸,还会出现癌细胞向远处的淋巴结转移、盆腔转移等症状。

胃癌是威胁我国居民生命健康的主要恶性肿瘤之一。中国是胃癌高发地区,其患病率和死亡率超过世界平均水平的2倍。胃癌发病有明显的地域性差别,在我国的西北地区与东部沿海地区胃癌发病率比南方地区明显要高。好发年龄在50岁以上,男女发病率之比为2:1。世界卫生组织(world health organization,WHO)数据显示,2020年我国胃癌新发病例47.9万例,死亡病例37.4万例,分别占全球胃癌发病和死亡病例数的44.0%和48.6%。在我国,胃癌发病率位列恶性肿瘤发病率的第4位,死亡率的第3位,严重威胁着人民群众的生命健康,胃癌已成为我国重大的公共卫生问题。流行病学研究表明,胃癌的发生是环境和遗传因素共同作用的结果。

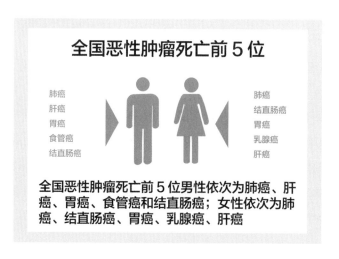

2. 如何发现胃癌?

胃癌是非常常见的恶性消化道肿瘤。晚期胃癌患者的生存率低且生存质量不高。因此,在日常生活中,我们要全面注重胃癌的预防,尽早发现胃癌,尽早进行治疗。那么如何才能尽早发现胃癌呢?

(1)胃镜

胃镜检查是胃癌诊断的金标准。医生会将一根细而柔软的管子通过患者的口腔和咽喉送入胃中,软管的顶端带有照相装置,医生可以通过这个装置全面观察食管、胃和十二指肠内黏膜的情况。一旦发现有异常的表现,会通过胃镜放入小巧的活体组织抓取钳,在有异常的地方采集一些组织标本。这些标本将会被送到专门的实验室,由病理学专家来检测性质。同时,可以通过镜下观察来确定肿瘤的位置、形态和范围,对于疾病的发展情况做出初步判断。在进行普通胃镜检查时,可以同步进行超声内镜检查。医生会将超声探头通过胃镜送进胃内,一旦发现异常或怀疑肿瘤,可以让探头近距离完成超声检查,这样能够让医生更清楚地看到胃壁的每层结构,以及邻近的淋巴结和器官,从而更加详细地了解肿瘤在胃里究竟有多大、多深、究竟有没有侵犯到周围的淋巴结和器官。

(2)胸腹部、盆腔增强CT

当患者平卧在CT检查床上时,医生可以在很短的时间内,通过CT扫描,观察患者的胸部、腹部和盆腔情况。胃正好在腹部,所以发现胃癌以后,要做CT来准备术前分析。但CT不能解决所有问题,有时还需要磁共振配合,磁共振可以帮助确认有没有转移。这种检查方式已经非常成熟,临床应用非常有价值。CT检查并不用于发现胃癌,而是用于准确评估。CT不仅可以看到胃腔里面的结构,还可以看到胃腔外面的结构。CT不但可以显示肿瘤,还可以显示肿瘤的淋巴结,以及肿瘤是否直接侵犯了周围的脏器。因为胃毗邻很多重要脏器,如肝脏、胰腺,一旦病灶侵犯了周围的脏器或者淋巴结,都会造成无法做 R0 切除。所谓 R0 切除,是在病理切片下,切片上没有发现癌细胞。CT 检查不仅可以做术前胃癌的检查和分析,还可以在治疗后进行疗效评估。

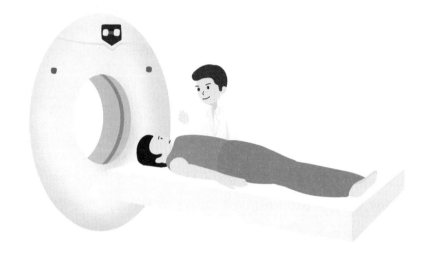

(3)胃肠道肿瘤标志物检查

患者还可以检测一些较为特殊的指标,比如癌胚抗原(CEA)、甲胎蛋白(AFP)及糖类抗原 19-9(CA19-9)等。这些物质有些是肿瘤细胞分泌或脱落进入患者体内的,有些则是因为身体对肿瘤细胞产生反应而生成的。一旦发生肿瘤,这些指标就有可能明显升高,对于肿瘤的诊断和治疗效果的评判具有重要意义。

3. 怎样预防胃癌?

胃癌是临床当中常见的恶性消化系统肿瘤,造成该疾病的因素较多,与患者日常生活习惯、饮食等有直接的关系。在疾病发展期间,胃癌对人体造成的危害较大且致死率较高。因此,在生活中我们要全面注重胃癌的预防,尽早发现胃癌,尽早进行治疗。那么,我们应采取哪些措施来预防胃癌呢?

(1)定期筛查,及时发现癌前病变

针对胃肠道功能不适的群体,在日常生活当中要全面重视疾病的预防及治疗,每年定期展开全面检查。其实很多胃癌患者,都是因为平时很少关注身体,总认为自己还年轻,身体健康,癌症离自己很远,忽视了每年的检查。想避开胃癌,除了要注意胃部保养之外,还要坚持体检。尤其针对有胃酸缺乏、萎缩性胃炎,以及胃肠息肉症状的群体或者经过胃癌手术治疗的患者,要全面注重胃癌的预防,加强风险因素的管控,做到早发现、早诊断、早治疗,降低疾病对人体健康产生的危害。

如果您经常感觉胃不舒服,建议 1~2 年做 1 次胃镜检查。如果您处于健康状态,那么建议 40 岁以上,每 3~4 年做 1 次胃镜检查。做过 1 次检查发现胃部很健康,那么您可以 3~4 年不用再做检查。

(2)少烟酒

据近年来临床医学数据显示,吸烟和喝酒都与胃癌有着密不可分的关系。针对长期吸烟的患者,烟雾中含有较多的致癌物质,会增加消化性溃疡和胃癌的发病率。针对酒精来讲,虽然本身不会对人体产生严重的危害,但是在长期饮用过程当中摄入体内的酒精会对人体胃黏膜造成严重的损伤,致使黏膜组织受到破坏,促进致癌物质的吸收。由此,对于长期吸烟、喝酒的人群,其胃肠功能会受到严重的损坏,在二者的协同作用下会增加胃癌的发病率。所以,胃不好的人群一定要少碰烟酒。

(3)科学饮食

消化不良、胃部不适、胃痛胃胀,是年轻人经常遇到的问题。不少人认为年纪轻轻,不会有什么大问题,殊不知胃癌已经悄然来临。

在日常饮食中,要养成良好的生活习惯及饮食习惯,少食一些油炸、腌制、烟熏、熏烤、生冷、刺激的食物,养成良好的饮食习惯,从根本上减少摄入含亚硝胺类化合物较高的食物,加强对胃黏膜的保护。不要吃太烫的食物,

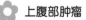

对于口腔和食管表面覆盖的黏膜,适宜的进食温度是 10 ~ 40 ℃,一旦超过 65 ℃能烫伤黏膜,导致口腔炎和食管炎。

避免刺激性较强的食物对胃黏膜造成严重的损伤,降低胃炎及胃溃疡的发病率。日常生活当中多食用一些营养健康的水果以及蔬菜,保证维生素、蛋白质以及其他微量元素的充分摄入,提升机体免疫力水平,修复机体的天然屏障,从根本上阻止化学致癌物在体内的合成。为避免酸性废物在胃肠道中长期堆积,可食用一些碱性食物,如西蓝花、南瓜、小米、胡萝卜等食物来中和胃酸,暖胃养胃,避免在酸性体液环境为正常细胞癌变提供生存条件,以此来有效预防胃癌的发生。

(4)减少熬夜,缓解压力

睡眠不足,会削减胃的屏障自保能力,增加患胃溃疡的可能。因此,胃不好的人,平时一定要规律睡眠,减少熬夜晚睡的次数。压力过大会引起胃酸分泌过多,黏膜修复能力下降。情绪、心态都会引起胃肠症状,长期的不良情绪也会破坏免疫系统,增加患胃肠道疾病的风险。平时要保持心情愉快和情绪稳定,避免紧张、焦虑、恼怒等不良情绪。

(5)注重早期胃部疾病的治疗

在胃癌的预防过程中,针对常见的一些胃部慢性疾病,例如,久治不愈的胃溃疡、萎缩性胃炎、胃肠息肉、异常增生等,我们要注重疾病的早期治疗工作,以免疾病在长期发展过程中进一步演变为胃癌。

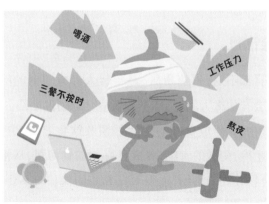

4.胃癌有哪些早期信号？

胃癌早期具有隐蔽性,它之所以难发现,是因为它跟普通胃病症状很相似,而胃病又太过普遍,所以即使出现也被一拖再拖。早期胃癌症状不典型,可仅有上腹部不适、不典型的上腹部疼痛、食欲减退、饱胀、嗳气等,所以定期行消化道钡餐检查及胃镜检查尤为重要。当出现以下几种信号,一定要引起重视,主动就医。

◊ 信号1:打嗝异常

胃癌引发的打嗝与平时不同,当胃癌持续发展下去,影响附近迷走神经或膈肌时,就会导致人不停地打嗝且会持续数十个小时。所以,癌症引发的打嗝具有经常性特点,一旦出现经常性、长时间的打嗝就要引起重视了。

◊ 信号2:腹胀异常

上腹部不适是胃癌最常见的初发症状,主要表现为进食后,患者上腹部会出现不同程度的饱胀感或灼烧感。甚至在只吃了少量的食物后,也会感到异常的饱,导致患者不再想多进食,且常伴有嗳气和恶心。同时会因为病情的持续发展,症状的程度也会随之增加。但由于持续时间并不长,症状也不是很剧烈,容易被人误以为是消化不良或胃炎。因此要注意对此症状加以区分,消化不良是有暴饮暴食及长期饮食不良的历史原因,慢性胃炎是反复发作的。

◊ 信号3:腹部不适、疼痛

上腹部疼痛多为间断性隐痛,逐渐加重且持久。疼痛虽可忍受,但不易缓解或短期缓解后又出现。80%以上的胃癌患者会出现上腹部疼痛。食欲减退如果与胃痛症状同时出现,并可以排除肝炎时,更应引起重视,及时去医院就医,排查病情异常情况。还有些患者因在进食后出现腹胀、嗳气而自动限制日常饮食,致使体重下降而消瘦、乏力。值得注意的是,不少老年人会有消化吸收功能减退的问题,对痛觉的感知也不敏感,更容易忽视这些早期症状。

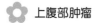
信号4：腹泻

如果发生经常性腹泻现象，大便性状为糊状，且大便颜色不正常，也是胃癌的早期信号之一。这是由于腹部发生癌变，影响食物的正常消化功能，导致消化道病变，消化不良，从而引发腹泻。当病情发展到晚期，癌变到结肠时会引发鲜血便，腹泻更为常见。

信号5：恶心、呕吐

在胃癌早期，患者就会在进食后出现恶心、呕吐等感觉，由于这种症状跟其他胃病相似，要综合来判断。胃癌的早期症状可出现食后饱胀感并伴有轻度恶心，并且会出现进食不顺。由恶心、呕吐逐步发展为吞咽困难和食物反流。恶心、呕吐、嗳气这类症状一般是发生于患者的胃癌病灶处于胃出口处——幽门时，症状也最为明显。嗳气味类似蛋臭或者酸臭的气味，这一般是由于胃出口被完全堵塞所产生的症状，或者会伴随呕吐，此时会呕吐出胃液或宿食。

信号6：便血、大便发黑

胃癌早期会有大便发黑的症状，主要是由于胃癌细胞破坏了血管。如果不曾出现过任何疾病，却经常出现大便带血、发黑，就要引起注意了。对于大便外观正常，大便分泌物中检测出血细胞的胃癌早期患者，是由于癌细胞仅破坏了小血管，因此大便中存在潜血现象。若当癌细胞侵犯到患者大血管，则会引发患者排泄黑便，性状如柏油样，甚至会呕血。早期的胃癌潜血以及严重的黑便是比较顽固的，并且具有持续性，与胃及十二指肠溃疡引发的出血不同，后者一般为间歇性。

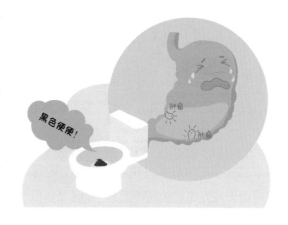

💧信号7:明显消瘦

如果突然不明原因地瘦下来,也许是一个非常危险的信号——胃癌。癌细胞增殖会消耗大量的能量,而人体每天摄入的能量不够癌肿消耗,这个时候人体自然就会消瘦下来。

综上所述,特别是对于一些高危人群,如慢性萎缩性胃炎、腺瘤性息肉的患者,以及一些短期内体重下降、持续性上腹痛、呕血、黑便等患者,必须尽快去医院就诊。

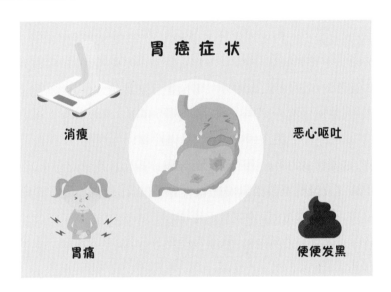

5. 胃癌会遗传吗?

胃癌是散发性疾病,只有少部分患者有家族遗传倾向。那么什么样的人属于胃癌高危患者,具有家族遗传倾向呢?

总结如下:①家族性腺瘤性息肉病;②家族性幼年性息肉病;③遗传性弥漫性胃癌;④波伊茨-耶格综合征;⑤林奇综合征。以上5类人群建议定期行胃镜或钡餐检查,以便早发现、早诊断、早治疗。

6. 胃癌会传染吗？

作为临床医生,时常遇到有的患者会有这样的疑问:如果给癌症患者做过胃镜,消毒之后再给另一个人做胃镜,那么会不会把前一个患者的癌细胞带进后一个患者的胃里,留下癌的"种子"呢?

事实上,胃镜检查是不会传播胃癌的。医生在给每个患者做胃镜检查之前,都要对胃镜进行严格彻底地冲洗和消毒,清除附着在胃镜上的污物,杀灭微生物。更重要的是,人体自身都有特异的免疫系统,对任何外来组织细胞都有强烈的排异作用,即使万一不慎把癌细胞带入体内,也会被机体免疫系统识别,并加以消灭,没有在体内种植的可能。国外曾有人将癌细胞核取出,在特殊的条件下植入蛙卵内,蛙卵仍发育成为蝌蚪,没有发现体内存在癌细胞,这说明癌细胞并不能移植于异体中。况且到目前为止,国内外并没有发现通过胃镜检查传播胃癌的报告。不仅胃癌,我们常见的癌症都不会通过空气、唾液、血液、性交等方式传播。

那么患者又会有新的问题:既然胃癌不会传染,那为什么一个家族里面经常会有几个胃癌的患者呢? 其实主要是以下两个方面的原因。

(1)不良的饮食习惯

一个家庭的各位成员,每天吃着一样的东西,拥有相同或者相似的饮食习惯。而胃癌与饮食因素的关系是非常密切的。不良的饮食习惯,包括爱吃腌制食品,例如,咸鱼、腌菜、咸菜等;或者口味比较重,爱吃咸的,炒菜放盐多,爱吃酱油,与胃癌的发生密切相关。胃黏膜无法耐受长期的高盐饮食,会损害胃黏膜,导致急、慢性的胃损伤、炎症、溃疡,甚至是胃癌。

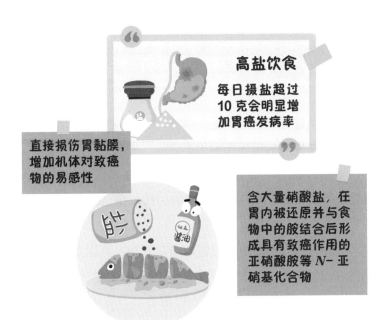

(2)幽门螺杆菌

幽门螺杆菌是一种专门生活在胃里面的细菌,可以导致胃炎、胃溃疡、胃黏膜相关淋巴组织淋巴瘤、胃癌。幽门螺杆菌已经被 WHO 的国际癌症研究机构列为一类致癌物。

幽门螺杆菌可以通过口—口途径传播,如一起吃饭、接吻等方式,都可以导致幽门螺杆菌传播。幽门螺杆菌还可以通过粪—口途径传播,便后没有洗手,可以引起传染,而且,幽门螺杆菌可以在水中存活数日,有可能通过饮用水传播。所以,一个家族里面,如果有一个人感染了幽门螺杆菌,可能全家都难以幸免。

胃癌并不直接传播,但是极易引起胃癌发生的幽门螺杆菌可以通过共用餐具、共同进食进行传播。从感染幽门螺杆菌到发展成胃癌是一个相当长时间的过程,高危人群完全有时间去做体检尽早发现。对于家庭中有胃癌的患者,建议家属到医院行幽门螺杆菌检测,必要时行根除幽门螺杆菌治疗。

■——7. 胃癌与幽门螺杆菌有什么关系？——■

胃癌的发生由遗传、环境、饮食、感染等多种因素共同作用,其中幽门螺杆菌感染被认为是胃癌的重要影响因素之一。在我国,大约有70%以上的患者都感染了幽门螺杆菌,很多患者由于缺乏相关的医学知识,完全不重视幽门螺杆菌。哪怕检查发现自己感染了幽门螺杆菌,也常常无动于衷,不愿意进行治疗。那么幽门螺杆菌和胃癌之间的关系到底如何呢?

在40多年前,人们还不知幽门螺杆菌为何物。直到1979年,它才首次被医学家所关注。如果在显微镜下观察,可以知道这种细菌体长约3微米,常常成曲形与S形,喜欢潜伏于胃部幽门附近。马歇尔曾将其命名为幽门弯曲菌,后来世界卫生组织细菌命名委员会根据形态、生化反应及DNA特性,将其更名为"幽门螺杆菌"。

要知道,我们的胃天然会保护自身,由于胃内为强酸环境,所以一般细菌很难在胃内定植。但是幽门螺杆菌经口进入胃后,会产生大量尿素酶,尿素酶可改变胃内酸性环境,从而使幽门螺杆菌能在胃内定植。而且,幽门螺杆菌还可通过多种途径来抑制免疫细胞增殖,通过伪装成宿主抗原来逃避免疫系统,给胃造成持久性感染。幽门螺杆菌是一种以人类为宿主的病原体微生物,可在人与人之间传播。幽门螺杆菌与胃癌的相关性于20世纪90年代逐步被确认,于1994年被世界卫生组织国际癌症研究机构列为1类致癌物。

2021年12月21日,美国卫生及公共服务部(United States department of health and human services,HHS)最新发布的第15版致癌物报告将幽门螺杆菌列为明确致癌物。研究显示,约90%的非贲门胃癌新发病例与幽门螺杆菌感染相关,而肠型胃癌几乎均与幽门螺杆菌感染相关。这表明,如果在人群中根除幽门螺杆菌感染,大多数胃癌是可能得到预防的。

根除幽门螺杆菌能够消除胃黏膜慢性炎症,使黏膜萎缩减慢或得到逆转,还可以改变胃黏膜上皮的不典型增生和凋亡之间的失衡,进一步防止

DNA损伤,从而有效降低胃癌的发生风险。研究显示在无症状"健康"人群中,根除幽门螺杆菌可使胃癌发生风险下降46%。但并非所有根除幽门螺杆菌的患者均可降低胃癌发生风险,胃癌的发生与很多因素有关。对于无癌前病变者,根除幽门螺杆菌可降低胃癌发生风险;而对于已有癌前病变者,根除治疗并不能降低胃癌发生风险。根除幽门螺杆菌后能否完全消除胃癌发生风险,其取决于胃黏膜萎缩程度和范围,并建议患者定期接受内镜检查。

8.幽门螺杆菌会导致哪些疾病? 它一定会致癌吗?

胃壁其实有一系列完善的自我保护机制,能够抵御经口进入的千百种微生物的侵袭,然而幽门螺杆菌几乎是能够突破这一天然屏障的唯一元凶。它可能会导致的人类疾病包括以下几种。

(1)慢性胃炎

幽门螺杆菌在胃上皮细胞表面定居后会破坏胃黏膜的自我保护机制,进而导致胃酸、蛋白酶对于胃黏膜的破坏,引发腹胀、腹痛、烧心等慢性胃炎症状。

(2)消化性溃疡

由于消化道黏膜天然屏障及修复功能被幽门螺杆菌破坏,胃酸、胆汁等物质对胃、十二指肠等的腐蚀不能够得到有效的修复,进而引发消化性溃疡。伴有幽门螺杆菌感染的消化性溃疡,在杀菌过后可加速溃疡愈合并大大降低复发概率。

(3)胃癌

胃癌是最常见的恶性肿瘤之一。近年来提出了幽门螺杆菌致胃癌的可能发病机制:①细菌代谢产物直接转化黏膜;②幽门螺杆菌的某些基因片段转入宿主细胞引起转化;③幽门螺杆菌本身的基因毒性作用。目前的研究认为,幽门螺杆菌的代谢产物,直接毒害黏膜引起炎症反应,其本身也具有基因毒性作用从而诱发胃黏膜的恶性转化,引发胃癌等恶性病变。WHO已经把幽门螺杆菌列为1类致癌物,并明确为胃癌的危险因子。

值得注意的是,很多患者认为感染了幽门螺杆菌就一定会得胃癌,这个答案是否定的。其实,全国超过一半的人群都感染过幽门螺杆菌,但最终发展为胃癌的很少。但研究发现幽门螺杆菌感染者患胃癌的风险是未感染人群的6倍。所以,目前来说,幽门螺杆菌感染与胃癌有相关性,但不是决定性的因素。胃癌的发生和发展是由多种因素所共同决定的,包括遗传因素、感染因素、环境因素等,仅仅有幽门螺杆菌感染还不足以引起胃癌,需要多种因素共同参与。

胃癌的病变是一个漫长的过程,是多种因素共同作用的结果,而幽门螺杆菌阳性,会使患胃癌的风险更大。因此感染幽门螺杆菌和患胃癌之间不能完全画等号,幽门螺杆菌只是胃癌出现的帮凶,感染了幽门螺杆菌之后,千万不要过于担心害怕,只要及早治疗,就能够尽快康复,大约只有1%的感染者最终会发展成胃癌。在日常生活中一定要养成良好的习惯,这样才能够远离幽门螺杆菌。饭前便后要洗手,进口的食物一定要经过高温消毒,并减少食用一些刺激性食物。家中最好使用公筷,建议分餐制,一定不要口对口给孩子喂食,刷牙用具要定期更换。

9. 幽门螺杆菌会传染吗?

幽门螺杆菌是存在于人胃黏膜中的一种重要致病菌。有很多朋友质疑幽门螺杆菌不是存在于胃里吗？怎么也会传染呢？事实上,幽门螺杆菌是一种可传染的细菌,主要通过口—口或者粪—口等途径传播,其感染具有"家庭聚集现象"。其中,"口—口"是最主要的传播方式和途径,多数情况下有幽门螺杆菌的人,都是因为吃进去而感染的。缺乏必要的卫生设施、安全饮用水和基本卫生条件,以及不良的饮食和过于拥挤的环境均会影响总感染率。

幽门螺杆菌常见的传播介质是手、食物和餐具,常常通过共同用餐而传播。幽门螺杆菌在家庭内部传染的现象十分普遍,家庭内人与人之间密切接触是最重要的传播途径。由于在唾液中可以直接找到幽门螺杆菌的踪迹,因此,父母或祖父母对婴幼儿的口—口喂食是婴幼儿感染幽门螺杆菌的常见方式。据检测,日常生活使用的每双筷子上存在幽门螺杆菌 1 600 ~ 3 100 个,所以建议存在幽门螺杆菌感染患者的家庭可以使用分餐制。对于家庭里有人确诊幽门螺杆菌时,改变用餐方式选择分餐制或使用公筷非常重要,大人不要用口—口的方式给婴幼儿喂食或将咀嚼后的食物给孩子吃,这种方式容易把幽门螺杆菌传染给孩子,同时在居家生活中要搞好卫生。

另外,外出就餐会增加幽门螺杆菌感染风险。经常在外就餐的人须多加注意,有些餐馆里的餐具可能未消毒到位,共餐的人鱼龙混杂,感染幽门螺杆菌的概率大大增加。在生活中,幽门螺杆菌还常存在于带菌者的牙垢与唾液中,因此,注意口腔卫生、定期换牙刷。同时,我们也要注意饮水卫生。科学家在部分水源中也曾发现幽门螺杆菌存在,因此,生活中尽量别喝生水,要喝煮沸后的水。以上这些是预防幽门螺杆菌感染、预防胃病与胃癌的重要措施。

幽门螺杆菌与遗传因素、环境饮食因素一起并列为胃癌发生的三大因素,预防及根治幽门螺杆菌可有效控制胃癌发生。为了避免幽门螺杆菌交叉感染,在日常生活中要避免以下行为,如吃饭时不用公筷还相互搛菜,饭前便后不洗手,吃东西你一口我一口,外出旅游喝生水,吃瓜果蔬菜不清洗等。同时尽量避免长期使用刺激性食物,刺激性食物容易刺激胃黏膜,致使胃的中和保护能力下降,从而容易导致幽门螺杆菌的入侵。此外戒烟限酒、少吃盐、多吃果蔬、规律三餐,不滥用药物,定期复查胃病情况,才能真正起到预防胃癌的作用。

■——10. 得了胃癌，选择手术还是化疗？——■

胃癌属于恶性肿瘤，其病灶出现在胃上皮组织处，此疾病在临床上比较常见。患者一旦被确诊了胃癌，往往其最直接的心理状态是紧张、恐惧、焦虑，恨不得连夜马上手术将这个肿瘤切除。这种心情可以理解，但是这对于胃癌的治疗是有害而无益的。肿瘤的大小、肿瘤浸润程度、是否存在远处转移等都会影响治疗方案的制订。从肿瘤的情况来考虑，肿瘤是否能够切除、手术方式、切除范围等也需要做进一步的评估。从患者的角度，需要考虑患者的年龄因素、是否合并重大疾病、营养状况、能否耐受手术等。比如患者能否耐受手术，其实对于医生来说，第一时间并不是那么清楚。因此，诊断胃癌以后，还需要对肿瘤方面和患者全身状况等做出检查和评估。只有通过全面科学地检查和评估，才能够拟订出最适合患者的治疗方案，以期获得比较好的治疗效果。

大家都知道，肿瘤发现的早，手术切除以后效果非常好，比如早期胃癌经过手术根治后，效果非常好，患者的 5 年生存率通常在 95% 以上。但是若肿瘤向胃壁深处浸润，我们将之称为进展期的胃癌，此时就比较容易出现胃周围的淋巴结的转移。肿瘤浸润的越深，分期越晚，手术治疗的疗效就越差。在我国，早期胃癌患者只占 20%，进展期和晚期胃癌患者占 80%。因此，在我国近 80% 的胃癌患者，并不能够说单纯靠手术切除就做到完全的根治，还需要进行化学治疗（简称化疗）或者放射治疗（简称放疗），做一个规范性的综合治疗。需要注意的是，综合治疗仍然是以手术治疗为核心，包括放疗、化疗等的治疗方式。在十几年前，进展期和晚期的胃癌患者常常是先做手术，之后再考虑做化疗。但是有相当一部分患者，因为肿瘤比较晚期，没有办法切除干净；还有一部分患者，虽然手术将肿瘤切除了，也进行了化疗，但仍然很快出现了肿瘤的复发和/或转移，这说明手术后再做化疗，效果可能不是很好。

目前，治疗方案中常常将化疗放在手术前进行。也就是说医生需要先做评估,如果是早期胃癌,就直接做手术。如果不是早期胃癌,往往先给患者做化疗或者放化疗,同时进行营养的支持,当化疗进行几个疗程(通常需要 2~4 个疗程的化疗)后,再评估是否手术。当患者做了化疗后,肿瘤能够缩小或者说虽然没有缩小,但是肿瘤会变得稳定,没有进一步的进展。如果化疗之后肿瘤完全消失,称为完全缓解。如果化疗之后肿瘤缩小 50% 左右,称为部分缓解。通过手术前的新辅助治疗,患者和家属有了充分的思想准备,患者营养状况得到了改善,肿瘤获得了稳定。从远期效果来说,得到了长足的进步。

11. 胃癌真的是"穷癌"吗?

关于这个问题,在日常生活中常常会有患者提问,"听说胃癌叫做'穷癌',是因为只有穷人才会有胃癌吗? 富人就不会得胃癌吗?"胃癌被称为"穷癌",这只是一种私下的说法,并不是官方的说法。为什么被称为穷癌呢? 那是因为胃癌好发于欠发达的国家、经济条件差的国家,而欧美等西方发达国家的胃癌发病率极低。

尽管胃癌被称为"穷癌",但是胃癌并不一定都是发生在欠发达的国家,韩国和日本属于发达国家,但是这两个国家都是胃癌的高发国家,根据最新的数据显示,韩国胃癌发病率高居全球第一。胃癌发病率最高的前三个国家都在亚洲,分别是韩国、日本和中国。所以,胃癌被称作"穷癌"是不太准确的。但是,胃癌的发生与不良饮食习惯有很大的关系,例如,暴饮暴食、三餐饮食不规律、新鲜的蔬菜和水果吃得少。

为什么东亚的这几个国家胃癌发病率这么高,除了基因的问题,主要与其饮食习惯有关。其饮食习惯如下。

(1)口味重,吃得咸

这是中日韩三国的通病,喜欢吃咸菜、泡菜、酱油、腌肉等高盐的食物。据统计,韩国人的盐摄入量排在全球前列,是 WHO 推荐量的 4~5 倍。胃黏

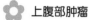

膜不能耐受高盐的食物,高盐饮食会损害胃黏膜,导致胃的急慢性炎症、胃黏膜萎缩,甚至是胃癌。

(2)腌制食品

长期摄入咸鱼、腌肉等腌制食品也是致癌的,中式咸鱼已经被归纳为1类致癌物。腌制食品除了食盐含量超标,食物在腌制的过程中,还可能产生亚硝酸盐,苯并芘和稠环芳烃类化合物,长期大量摄入可致癌。以往比较穷的时候,没有冰箱,为了长期保质,将食物腌制,久而久之,形成了特定的风味,很多老百姓都爱吃。在冰箱发明之前,美国的胃癌发病率也是居高不下,冰箱普及之后,胃癌发病率大幅度地下降。

(3)新鲜的蔬菜水果吃得少

韩国和日本的土地资源严重匮乏,尤其是可用耕地面积更少,导致他们国家新鲜的蔬菜水果少,而我们国家也有部分人水果吃得少。其实,新鲜的蔬菜水果中含有大量的维生素,特别是维生素 C 对于胃癌有一定的预防作用。

(4)幽门螺杆菌感染率居高不下

在中国,我们大多采用共餐制,几个人甚至是数十个人共用一桌菜,每个人的筷子都伸进去夹菜,这样可导致幽门螺杆菌互相传染,这也是胃癌发病率高发的主要原因之一。据统计,我国幽门螺杆菌感染率高达 50% ~ 60%。幽门螺杆菌感染是胃癌的高危因素,幽门螺杆菌是唯一可以在胃里生活的细菌,它会破坏胃的黏膜,导致胃炎、胃溃疡,甚至胃癌。有研究显示,约1%的幽门螺杆菌感染的患者会发生胃癌。

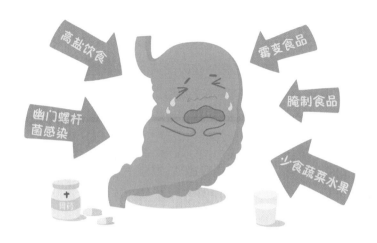

总而言之,胃癌并不是真正的"穷癌"。因为,胃癌的发生与饮食习惯有非常重要的关系,大家需要清淡饮食,做菜少放盐,少吃腌制食品,多吃新鲜的蔬菜水果,防控幽门螺杆菌感染,这样才能够很好地预防胃癌的发生。

■── 12. 胃癌早期筛查的方式有哪些? ──■

胃癌的发病率一直呈上升的趋势,根据我国胃癌流行的特点制订早筛查、早诊断、早治疗的流程,是当下非常重要的工作。从当前医疗水平出发,对于部分早期胃癌患者,在采取相应治疗措施后,患者症状及病情可得到显著的好转。但是由于疾病的隐匿性,大部分患者确诊时疾病均已发展至晚期,此时在药物及手术治疗方法的应用下,对患者产生的毒副作用较大,治疗效果不显著,还会对患者身体与心理带来长期的疼痛及折磨。胃癌的早期筛查可以降低胃癌的发病率。这就需要大家提高对胃癌筛查的意识,胃癌高危人群应主动定期进行筛查,以免延误病情。

以往我国使用的主要筛查手段是幽门螺杆菌的检测、消化道 X 射线钡餐检查,以及胃镜的检查。消化道 X 射线钡餐检查可以通过观察胃腔的直径大小、狭窄变形、僵硬等异常现象来发现病变,但并不能得到确诊。随着内镜技术的快速发展,胃镜检查已经基本取代了钡餐的检查。胃镜可以直接观察肿瘤病变情况、发生的位置、大小等,同时可以取病理组织进行活检,病理检查是诊断胃癌的金标准。如果胃部有不适、疼痛、消瘦等症状,怀疑有可能是胃癌,建议到当地正规公立医院消化内科就诊,可以从体格检查、实验室检查、影像学检查、病理检查来确诊。

(1)体格检查

一般早期的胃癌并没有明显的体征,但进展期或者晚期的胃癌可出现相应的体征,比如锁骨上窝淋巴结是否肿大,是否存在脐部肿物、肠梗阻等,通过体格检查可以初步判断有没有胃癌的可能。

(2)实验室检查

可以抽血化验肿瘤标志物、血清胃蛋白酶原检测、胃泌素 17 等,通过实验室检查可以初步判断是否患有胃癌的可能。如果抽血查到肿瘤标志物升高,且高于正常范围,需要注意是否为胃肠道肿瘤,此时需要进一步做针对性检查。

(3)影像学检查

可以进行 X 射线检查、超声检查、CT 检查、MRI 检查、PET/CT 检查等,通过影像学检查,可以初步判断胃部是否出现占位性病变、是否存在胃癌。

(4)病理检查

最关键的是胃镜检查,胃镜检查可以检查胃腔、胃壁有无异常,胃黏膜有无病变等。如果存在可疑现象,可在胃镜下对胃部的可疑病变组织进行病理检查,以明确可疑病变是否为胃癌。该项检查是诊断胃癌的金标准。

建议超过 40 岁的人群,每 1～2 年做 1 次胃癌相关检查。除此之外,对于高危人群如直系亲属中存在胃癌病史,也属于早期筛查人群,即使年龄没到 40 岁,也建议进行肿瘤标志物筛查或进行针对性检查。一旦确诊是胃癌,应及时根据病情给予根治性手术切除治疗,如果无法进行根治性手术,则需要给予靶向治疗、放疗、化疗等综合治疗观察。

13. 胃癌的治疗方法有哪些?

胃癌可分为 0 至 IV 期,分期越高代表患者病情越严重,生存期就越短。很多人都会问患了胃癌还能治愈吗? 其实随着我国医疗技术的不断发展,大多数早期胃癌都是可以治愈的;中期胃癌患者经过合理的医治,也有一半患者是可以治愈的;晚期胃癌患者治愈的概率比较小,不过通过合理治疗,有些患者可以做到带瘤长期存活的可能。下面是一些治疗胃癌的方法。

(1)手术治疗

早期的胃癌患者可实施手术切除治疗,一般情况下,此类患者不需要实施辅助的放疗和化疗,可在内镜下将病灶切除。治疗早期胃癌的方式有外科手术和内镜下切除术。和传统的外科手术治疗方式进行比较,内镜下切除术具有并发症少、创伤小、费用低及恢复快等优势,并且治疗效果和传统的外科手术相当,5 年内的存活率高达90%以上。内镜下切除术也是国际多项指南推荐的一种治疗早期胃癌的方式,此术式包括内镜黏膜下剥离术与内镜黏膜切除术。手术切除术是治疗胃癌的主要手段,也是现今治愈胃癌的唯一方式。胃癌手术可分为非根治性手术和根治性手术,根治性手术是将原发病灶完整切除,并对区域淋巴结进行彻底清扫,主要有改良手术、扩大手术及标准手术 3 种。非根治性手术有减瘤手术和姑息手术 2 种。早期胃癌的治疗大多采用手术治疗方法,手术操作,以及术后巩固的治疗方法有效率非常高,可以有效地延长患者的生命。

(2)化学治疗

化疗分为新辅助化疗、辅助性化疗和姑息性化疗。患者在手术之前就接受的化疗,称为新辅助化疗,其目的是提高手术切除率,使得不可切除的肿瘤变得可切除,适用于无远处转移的局部进展期胃癌。辅助性化疗主要是做完手术之后的化疗,也是平时最常用的化疗方式。姑息性化疗主要是为了缓解肿瘤导致的临床症状而进行的化疗。适用于存在远处转移术后复发转移或行姑息性切除术后的患者。治疗副作用大,医生会根据适应证和禁忌证,并充分考虑患者的分期、年龄、体力,药物对生活质量的影响及患者自身意愿等因素,决定如何使用化疗药物。化疗过程中要密切关注不良反应,及时报告医生。

(3)负离子辅助治疗

负离子可以调节患者体内的酸碱程度和氧化还原的基本情况,保持机体内环境平衡,确保细胞正常代谢,降低化疗导致的副作用,有益于患者治疗。尤其是生态级的负氧离子,它具有活性强、迁移距离远等特点,对胃癌患者十分有利。实验研究结果显示,小粒径负离子对机体的保健作用最好,它可以轻松地通过机体的血脑屏障,最大限度地发挥生物效用。

(4)中医药治疗

中医治疗能改善患者术后的并发症,还能减轻患者放化疗时产生的不良反应,提升患者的生活质量,可将中医药治疗作为主要的辅助手段。对于体质比较差、年龄较高、病情严重且不能耐受西医治疗的患者,可使用中医药进行治疗。中医药治疗除了借助辨证论治,还可使用清热解毒、益气扶正、软坚散结、活血化瘀类的中成药进行医治。对于残胃炎、萎缩性胃炎、胃溃疡及胃腺瘤性息肉等癌前病变症状可使用中医药进行治疗,同时在生活方式和饮食结构上进行调整,可以较好地延缓肿瘤的出现。

手术治疗是胃癌治疗的基础,手术前、后开展的放疗、化疗能加强疗效。对于无法手术根治的胃癌,通过化疗、辅助治疗等治疗方法,存在转化为可手术的情况,即使不能手术,通过综合治疗也有助于延长生存时间,改善生存质量。肿瘤分期、分型、患者身体情况等因素都会影响治疗方案的制订,医生会结合患者的具体情况,选择最合适的疗法。

14. 胃癌的预后如何管理及怎样进行术后护理？

胃癌是全球最常见的恶性消化道肿瘤之一,其预后和术后护理也是大家十分关注的问题。胃癌严重威胁身体健康,早期胃癌多无症状或仅有轻微症状,当临床症状明显时已经达到中晚期,治疗难度增加,因此预后较差。近年随着胃癌的早诊断、早治疗及辅助治疗的不断完善,患者术后生存率逐渐有所提高,但胃癌仍然严重地威胁着患者的健康。尤其在经过手术治疗后,患者更不能松懈,不仅要遵从医生的嘱咐,按时定量服用药物,同时还要做好护理工作,只有这样才能够使患者更快地康复,使患者的生活质量能够大幅度地改善,要不然则有可能会导致疾病再次复发,使所有的治疗前功尽弃。

(1)手术后做定期复查

需要注意的是,经过手术治疗后有些患者就会问:"医生,我的病是完全治好了吗?"要知道并不是做完手术和放化疗后就万事大吉了,必须重视手术后的复查,才能够及时发现问题并治疗,这样才能最大程度改善预后。若患者总是抱着侥幸心理没有定期复查,癌细胞可能会重新扩散,病情出现反复,变得越来越棘手。

(2)口腔护理

由于经过胃癌手术后,患者有很长一段时间都不能够吃饭。且由于唾液的分泌量特别少,口腔处于比较干燥的状态当中,因此,口腔的自洁能力会有所下降。要知道胃癌本来就属于消耗性疾病,患者很容易因为缺乏维生素导致口腔溃疡的发生。因此,在术后护理期间要做好患者的口腔清洁工作,前期可以用棉签蘸取少量的生理盐水对口腔进行擦拭或者用生理盐水漱口,患者家属还应该注意观察口腔黏膜是否出现红肿,以及糜烂的症状。

（3）皮肤护理

患者胃癌术后需要长时间卧床，如果不注意皮肤护理，则有可能会出现压疮。如果患者皮肤已经出现干燥或者糜烂的情况，就需要对皮肤进行局部消毒、涂抹药膏，使受损的皮肤能够更快地得到修复。同时，每间隔2小时可以帮患者翻身并按摩受压部位，促进血液循环。

（4）饮食护理

胃部是最大的消化器官，因此，术后在饮食方面要特别注意清淡饮食，并且采取少量多餐的饮食原则，吃饭的时候也尽量要细嚼慢咽，同时要避免吃生冷、硬及刺激性的食物。如果营养缺乏比较严重，则要在医生的指导下服用营养补充剂。

（5）心理护理

胃癌会对患者的身体健康造成巨大的威胁，因此，有许多患者都会产生不同程度的焦虑或者抑郁等不良情绪，很容易影响病情的康复。因此，胃癌患者术后要主动和主治医生进行沟通和交流，心中感到烦闷的时候要多向亲朋好友倾诉，而家属则要给予患者足够的理解和宽容。

胃癌术后进行全面且规范的护理，不仅能够促进伤口快速恢复，还有利于后续治疗的顺利进行，有效提高患者生存质量，降低癌症复发风险。

15. 胃癌患者该如何吃？

胃癌的发生与饮食有很大的关系。研究提示，腌菜、腌制及烟熏食品、霉变食品，以及过多摄入食盐，均可增加胃癌发生的风险。所以，胃癌的防治过程中要十分注重饮食。尤其是对于胃癌患者，更应做好饮食护理。

对于胃癌患者来说，要做到少食多餐、细嚼慢咽。暴饮暴食、三餐不定会损害脾胃健康。尤其是晚上，正是胃需要休息的时候，不能吃得太饱。如果过度饮食,胃得不到很好的休息,更会加重病情。但如果吃得太少,也会对胃造成伤害,还会导致患者营养不良。因此,建议患者少食多餐,这样既能够减少胃肠道的负担,又能保证患者营养的充分摄入。同时,胃癌患者不能吃高盐、高甜、刺激性大的食物,如腊肉、腌制品、麻辣食品、精制蛋糕、酒、生姜等。同时,也不可以吃太硬、太凉、太热、太酸的食物,这些食物都会对胃造成伤害。

有些胃癌患者还会有这种疑问"患了胃癌是不是不能吃得太好,这样营养都被肿瘤细胞吸收了,肿瘤会恶化"。临床遇到很多这样的患者,道听途说一些不实信息,相信鱼肉、鸡肉等是发物,会促进肿瘤生长,对于这样的谣言,大家一定不要相信。其实,肿瘤的生长与营养没有关系。胃癌患者容易因为胃功能比较差、食欲缺乏等原因而出现营养缺失、消瘦,所以需要合理搭配高蛋白、高热量、高维生素和高膳食纤维的食物。肉类和蔬菜类提供给人体的营养成分不同,如果长期只吃蔬菜不吃肉类,就会导致营养不良。对于胃癌术后的患者来说,可能会引起伤口不愈合、免疫力低下等症状,增加伤口感染的可能。对于晚期患者而言,患者对治疗的耐受性会变差,影响治疗的效果。

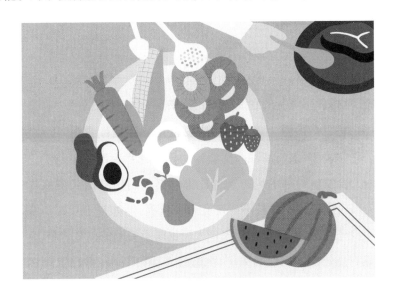

胃癌患者的最佳饮食与治疗方案和脾胃状态有关,早期胃癌患者脾胃功能恢复后,除禁忌类饮食外,其余可以正常饮食。如果患者经过了手术和

放化疗,此时患者的脾胃功能尚未修复,会出现脾胃功能虚弱症状,如胃胀、胃痛甚至腹泻等,需要根据实际情况适当选合适的饮食。如刚做完手术需要流质饮食,再根据情况慢慢调整。

16. 哪些是胃癌高危人群?

据了解,近5年来,19～35岁青年胃癌的发病率比30年前增加了一倍。除了性别、遗传等因素外,睡眠严重不足、饮食无规律、工作和心理压力过大,都是越来越多的中青年人罹患胃癌的主要因素。因此,如何在得病后尽早发现胃癌,是改善疗效、提高患者生存率的关键。对高危人群进行筛查,是发现早期胃癌的有效手段。

那么哪些是胃癌的高危人群呢?高危因素指的是使人患上某种疾病的危险因素,高危人群就是指的具有这些危险因素的一个群体,胃癌的高危人群相对于普通人,他们患上胃癌的概率更高。所以,胃癌高危人群,是预防和监控的重点对象,也是胃癌筛查的重点目标。

◇ 年龄40岁以上的人群。

◇ 胃癌高发地区的人群。胃癌高发地区人群一般存在饮食等方面的共同点,如长时间食用腌制的食品,如咸鱼、酸菜、腌制海产品等。

◇ 幽门螺杆菌的感染者。幽门螺杆菌是导致慢性胃炎、胃溃疡等胃病的元凶。研究表明,幽门螺杆菌感染率与胃癌死亡率明显正相关,感染幽门螺杆菌的人群发生胃癌的风险远远比未感染幽门螺杆菌人群患胃癌的高。虽然感染幽门螺杆菌的患者不一定会患上胃癌,但如果不及时干预,溃疡可能会进一步进展,发生恶变,因此,该人群也属于胃癌的高危人群。

◇ 患有胃癌癌前病变的人群,如慢性萎缩性胃炎、慢性胃溃疡、胃息肉和切除了部分胃的人群。

◇ 胃癌患者的一级亲属,比如父母、子女。胃癌存在家族聚集性现象,有报道患者家属中胃癌的发病率比正常人群高2～3倍。亦有报道弥漫型胃癌与 A 型血有关。因此一级家族成员中有胃癌患者的人,要特别警惕胃癌的靠近。

💧 具有不良饮食习惯的人群。长期进食腌制、熏制、烧烤、煎炸、高盐食物者。这些食物中含有亚硝胺类化合物和苯并芘,它们均为 1 类致癌物,是胃癌的高危因素。另外,吃饭狼吞虎咽、东西就爱趁热吃,同样会造成胃黏膜糜烂、溃疡。还需要注意的是,晚上不能暴饮暴食,晚上不仅要吃少,还要吃得健康,这样才能减轻胃的负担,更有利于胃的健康。

💧 吸烟、重度饮酒的人群。喝酒首先伤害的就是胃。酒精会直接破坏胃黏膜屏障,导致胃黏膜损伤,酒精还会直接损伤 DNA,诱发胃癌的发生,所以想要胃好,首先应该戒酒。吸烟与胃癌的关系也得到了证实,并且吸烟可能是一项很强的危险因素。吸烟者患胃癌的危险性不仅与吸烟量有关,而且也与开始吸烟时的年龄有关,以青少年时期就开始吸烟的危险性最大。值得注意的是,饮酒、吸烟既可独立影响胃癌的发生,也可以产生相乘作用,使胃癌发生的危险度大幅提高。

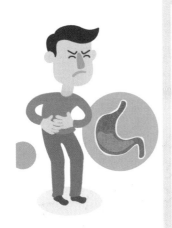

"

胃癌高危人群

1. 年龄 >40 岁的,男女不限

2. 胃癌高发地区人群

3. 幽门螺杆菌 (HP) 感染者

4. 慢性萎缩性胃炎、胃溃疡、胃息肉等胃部疾病患者

5. 胃癌患者的一级亲属

6. 存在胃癌其他高危因素 (喜食高盐、烧烤、腌制食品, 吸烟、重度饮酒等)

《中国早期胃癌筛查及内镜诊治共识意见》

"

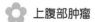
总之,明确胃癌的高危人群对胃癌的预防及早期发现、早期治疗具有重要意义。因此,高危人群应积极接受健康宣教,学习有关知识,既不能对疾病过分恐惧也不能毫不重视。

17. 胃癌患者可以运动吗?

胃癌患者是否能做运动其实和胃癌本身疾病的特性没有太大的关系,而是与患者身体状态和功能有关系。如果患者术后由于某种原因导致营养功能障碍,体力会无法支撑患者做一些剧烈的活动,比如患者如果术后创伤严重,在不能下床的情况下,只可以在床上做一些力所能及的运动,如翻身动作等。而一些患者如果手术顺利,术后没有一些消化道、饮食营养方面的症状,而且患者本身也没有一些心、肝、肺、肾和运动功能方面的问题,在这个时候对患者没有体力形式运动类型的限制,根据恢复时间的长短可以安排一些不同类型的运动。

那么胃癌期间怎么样的运动是适合的呢? 胃癌术后早期适合进行一些慢性运动,比如散步,因为散步的运动量不大而且非常简单,所以散步是比较安全的运动方式。建议胃癌患者散步时要穿着宽松的衣服,散步时不要疾走,步伐要轻松。患者可以在太阳出来之后或者下午来进行运动,千万不能在过于饥饿及饱食的状态下运动,不然容易引起身体的不适,刚开始的运动量要小一些,同时锻炼的时间不能过长,尽量要选择空气比较清新,以及绿色的环境来进行散步,提高患者的精神。另外,对于癌症患者来说一定要注意运动的频率,运动的频率取决于身体的状态,

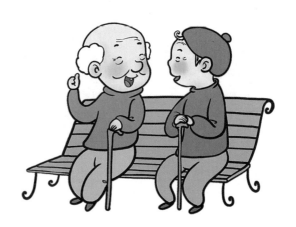

随时注意自己身体的变化,如果身体轻松,那么可以适当增加运动频率,反之,当运动的时候如果身体不适、体温升高或者病情复发,应该立即停止运动。

综上所述,在很多方面,适当的运动对于胃癌患者具有一定的好处,包括提高生活质量,缓解疲劳状态、紧张焦虑情绪、放化疗副作用等。运动可通过改变体内激素水平、炎症状态、免疫功能等各种机制影响肿瘤患者的康复。但是针对不同患者,如不同年龄、不同身体状况的人群,需要制订不同的运动方式、运动强度、运动时间、运动频率等,才能在保证患者安全的前提下发挥运动的最优作用。

18. 慢性胃炎会癌变吗?

要想搞懂这个问题,我们首先要了解什么是胃炎。胃炎是由多种病因引起的胃黏膜急性和慢性炎症。有关数据显示,中国肠胃病患者中慢性胃炎患者占了30%。近年来,越来越多的青年患上慢性胃炎,慢性胃炎年轻化的趋势非常明显。胃痛是慢性胃炎最常见的症状,通常表现为隐痛或灼痛。胃胀、打嗝、反酸、恶心、呕吐同样也是慢性胃炎的症状,有些患者还会出现便秘和腹泻的症状。容易复发也是慢性胃炎的一大特点,治一治会好一些,但时不时又犯了,治疗久、难根除的特点实在让人头痛。

那慢性胃炎是否会变成胃癌呢?其实慢性胃炎发展胃癌的可能性很小。慢性胃炎有两种,一种是浅表性胃炎,一种是萎缩性胃炎。慢性浅表性胃炎是指胃黏膜在病理组织学上的改变以浅表炎症为主,但胃腺体正常,无破坏及数目减少。如果治疗得当,病变可以逆转,炎症消退而恢复正常。一般来说,单纯浅表性胃炎不会转化成胃癌。而慢性萎缩性胃炎才是大家关注度很高的疾病。

慢性萎缩性胃炎是指在病理组织学上除有浅表性胃炎病变外,胃腺体明显减少,腺管间隙扩大,黏膜全层炎症细胞浸润,并可有不同程度的变薄,同时胃腺体可出现肠上皮化生。慢性萎缩性胃炎的发病原因主要有2种,一

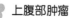
种是自身免疫性损伤引起的,还有一种是因为幽门螺杆菌感染引起的。一些被诊断为慢性萎缩性胃炎的患者常常会非常焦虑,患者自述:"自从被确诊为慢性萎缩性胃炎之后,每天都觉得自己和胃癌的距离越来越近,觉得自己的生活陷入没有希望的状态,每天吃不好、睡不香,觉得整个人生都非常灰暗。"其实就算是慢性萎缩性胃炎也不能和胃癌画等号。正常胃黏膜经历慢性炎症、萎缩性胃炎、不典型增生到癌变需要数年甚至数十年。在这漫长过程中,所处的生活环境及生活习惯会增加或减少其进程的时间。慢性萎缩性胃炎癌变的概率并不像大家想的那么高,只有发生了不典型增生、肠上皮化生这些病理学改变时,慢性萎缩性胃炎才会有一定的概率癌变。理论上慢性萎缩性胃炎转化到胃癌的概率不到10%。

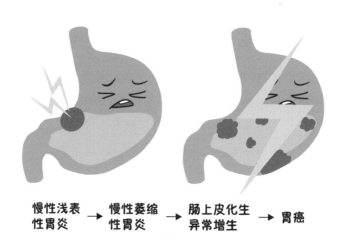

慢性浅表 → 慢性萎缩 → 肠上皮化生 → 胃癌
性胃炎   性胃炎   异常增生

那么,如何正确对待慢性萎缩性胃炎呢?首先注意避免可以引起胃黏膜损伤的因素,如少吃辛辣、过咸食物,腌制及烟熏类食物,多吃富含维生素的新鲜蔬菜和水果。对明确有慢性萎缩性胃炎改变且存在幽门螺杆菌感染的患者,特别是有胃癌家族史或来自胃癌高发区的患者,应在医生的指导下行幽门螺杆菌的根除治疗。根除幽门螺杆菌后,胃黏膜慢性炎症可以慢慢消退,从而阻止病变的进一步发展。伴有肠上皮化生及不典型增生的慢性萎缩性胃炎患者,应在医生的指导下根据病情进行定期的胃镜检查,以便及早发现可能出现的早期胃癌,及早进行治疗。

19. "老胃病"是胃癌吗？

胃肠是消化和吸收食物的主要器官，同时也是比较脆弱的器官。随着现在人们各种不良饮食习惯的形成，生活中很多人开始患上胃病，在胃肠检查中出现炎症等问题，这些疾病导致的症状也多为腹胀、烧心等。当今社会生活节奏越来越快，很多人会选择默默忍受，不及时治疗，但这容易导致病情恶化。那么什么是"老胃病"呢？其实医学上是没有"老胃病"这个概念的。"老胃病"是因为胃病没有经过系统的诊断、治疗，经常上腹不适，持续时间也比较久。有的人出现上腹不适的症状有 20～30 年时间，但不去诊断、治疗，被认为是"老胃病"。

"老胃病"和胃癌是不能画等号的。"老胃病"从字面意思就能看出来，患者肠胃不适已经很长时间，却没有及时就医，而是一直拖延忍耐。其实，拖延就医对肠胃不舒服的患者来说，是非常不利的。如果肠胃刚开始有一点不舒服的症状，可能都不需要用药，只需要去医院和医生进行沟通交流，按照医嘱调整饮食，适量运动，就可以治愈肠胃的不适。但如果患者一拖再拖，拖成"老胃病"。在这种情况下，一些幸运的患者虽然可能拖延了治疗，但是肠胃也只是处于慢性胃炎的状态，在经过治疗和饮食调整之后能够很好地缓解不适。但是也有另外一种可能，那就是在长时间的拖延下，患者可能得了胃癌而不自知。因为不及时就医，而极大地延误了对病情的了解和治疗，没有及时去医院救治，待到发现时，其癌症的病势就已经很严重了，甚至到了无可挽救的境地，这多么地令人痛心！

因此，虽然"老胃病"不是胃癌，但是仍要引起重视。在生活中，人们一定要多加注意，如果身体有恶心、隐痛等问题，应尽快给予治疗。很多人觉得胃痛、胃不舒服的时候，就自己吃一颗止痛药。殊不知，这是一种错误的治疗方法，因为止痛药也会损害胃黏膜。如果胃有不舒服，一定要去医院诊治，明确诊断，这样才能对症给药。诊断胃病最好的办法就是做胃镜。说到胃镜检查，往往让人顾虑重重，甚至感到害怕。很多人不接受胃镜检查，认为胃镜太难受了,但胃镜检查及镜下活检是胃癌诊断的金标准,大家不应逃避,该做的检查还是要做的。胃镜并没有大家想象的那么痛苦,大部分人是可以耐受的。做胃镜的时候,大家所感受的恶心难受是咽喉部正常反射造成的,这种不适感,大部分人是可以承受的。随着现代医疗不断进步,对于普通胃镜无法耐受的患者,可以选择无痛胃镜。对麻醉有顾忌的患者也可以选择超细胃镜技术,相对更舒适、安全。

二、肝 癌

1. 肝脏的位置在哪里？

人的肝脏大部分位于右季肋部及上腹部，小部分位于左季肋区，上界在右锁骨中线平第5肋，上部紧贴膈肌，与右肺和心脏相邻；下面与胃、十二指肠、结肠右曲相邻；后面接触右肾、肾上腺和食管贲门部。肝脏是人体最大腺体，

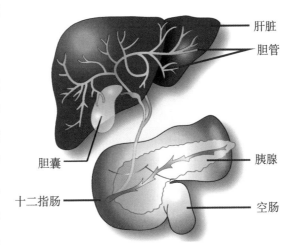

红褐色，质软而脆，呈楔形，右端圆钝，左端扁薄，可分为上下两面，前后两缘，左右两叶，肝脏结构如图所示。肝脏一般重1 200～1 600克，约占成人体重的1/50，男性的肝脏比女性的略重，成年男性肝脏1.4～1.8千克，女性1.2～1.4千克。胎儿和新生儿的肝脏相对较大，可达体重的1/20。肝脏有一定的活动度，可随体位的改变和呼吸而上下移动；肝下界一般不超过肋弓，正常情况下在肋缘下摸不到，有时在剑突下可触及，但一般不超过3厘米，而小儿多可在肋缘下触及。

2. 肝脏有哪些功能？

(1)代谢功能

从机体代谢的角度上分析,具有以下功能:①维生素代谢。多种维生素,如维生素 A、B 族维生素、维生素 C、维生素 D 和维生素 K 的合成与储存均与肝脏密切相关。肝脏明显受损时,可继发维生素 A 缺乏而出现夜盲症或皮肤干燥综合征等。②激素代谢。肝脏参与激素的灭活。肝功能长期受损时可出现性激素失调,可有性欲减退、腋毛阴毛稀少或脱落、阳痿、睾丸萎缩、男性乳房发育、女性月经不调、肝掌和蜘蛛痣等症状。③肝脏通过神经及体液的调节作用参与水的代谢过程,抵消脑垂体后叶抗利尿激素的作用,以保持正常的排尿量。肝脏还有调节酸碱平衡及矿物质代谢的作用,而且是重要的热能供给器官。

(2)分泌和排泄胆汁的功能

肝脏在 24 小时内制造胆汁约 1 升,经胆管运送到胆囊,胆囊起浓缩和排放胆汁的功能,以促进脂肪在小肠内的消化和吸收。

(3)解毒功能

外来的或体内代谢产生的有毒物质,均要在肝脏解毒变为无毒的或溶解度大的物质,随胆汁或尿液排出体外。

(4)有关血液方面的功能

胎儿时肝脏为主要造血器官,至成人时由骨髓取代,造血功能停止,但在某些病理情况下其造血功能恢复。另外,几乎所有的凝血因子都由肝脏制造。在人体凝血和抗凝 2 个系统的动态平衡中,肝脏起着重要的调节作用。因此,肝功能破坏的严重程度常与凝血障碍的程度相平行,肝功能衰竭者常有严重的出血。

总之,肝脏是人体的"超级生化工厂",肝脏健康很重要。我们一定要保护好自己的肝脏。

3. 肝癌的临床表现有哪些?

肝癌起病常隐匿,多在肝病随访中或体检普查中应用甲胎蛋白及 B 型超声检查偶然发现肝癌。此时患者既无症状,体格检查亦缺乏肿瘤本身的体征,此期称之为亚临床期。肝癌一旦出现症状,来就诊者其病程大多已进入中晚期。进入中晚期,临床上一般采取西医的手术、放化疗与中药结合治疗。不同阶段的肝癌其临床表现有明显差异。肝癌的症状中,肝区疼痛、乏力、食欲减退、消瘦是最具特征性的临床症状。

早期症状:肝癌从第一个癌细胞形成发展到有自觉症状,大约需要 2 年时间,在此期间,患者可无任何症状或体征,少数患者会出现食欲减退、上腹闷胀、乏力等,有些患者可能有轻度肝大。

中、晚期症状:肝癌的典型症状和体征一般出现于中、晚期,主要有肝区疼痛、乏力、消瘦、黄疸、腹水等。①肝区疼痛:最常见的是间歇持续性钝痛或胀痛,由癌迅速生长使肝包膜绷紧所致;肿瘤侵犯膈肌疼痛,可放射至右肩或右背;向右后生长的肿瘤可致右腰疼痛;突然发生剧烈腹痛和腹膜刺激征提示癌结节包膜下出血或向腹腔破溃。②消化道症状:食欲减退、消化不良、恶心、呕吐和腹泻等因缺乏性特异性而易被忽视。③营养状况:乏力、消瘦、全身衰弱,晚期少数患者可呈恶病质。④发热:一般为低热,偶达39 ℃以上,呈持续发热、午后低热或弛张型高热。发热与癌肿坏死产物吸收有关。癌肿压迫或侵犯胆管可并发胆道感染。⑤转移灶症状:肿瘤转移之处有相应症状,有时成为发现肝癌的初现症状。如转移至肺可引起咳嗽、咯血;胸膜转移可引起胸痛和血性胸腔积液;癌栓栓塞肺动脉可引起肺梗死,可突然发生严重呼吸困难和胸痛;癌栓阻塞下腔静脉可出现下肢严重水肿,甚至血压下降;阻塞肝静脉可出现巴德-吉亚利综合征,亦可出现下肢水肿;转移至骨可引起局部疼痛或病理性骨折;转移到脊柱或压迫脊髓神经可引起局部疼痛和截瘫等;颅内转移可出现相应的定位症状和体征,如颅内高压可导致脑疝而突然死亡。⑥其他全身症状:癌肿本身代谢异常或癌组织对机体产生的各种影响引起的内分泌或代谢方面的症候群称为类癌综合征,有时可先于肝癌本身的症状。

肝癌体征:黄疸。黄疸是中晚期肝癌的常见体征,弥漫性肝癌及胆管细胞癌最易出现黄疸。黄疸多因胆管受压或癌肿侵入胆管致胆管阻塞,亦可因肝门转移淋巴结肿大压迫胆管所致。少数患者因肝癌组织向胆管内生长,肿块将胆管堵塞,引起阻塞性黄疸。

肝细胞癌侵犯胆管可能有以下途径:肿瘤直接浸润进入肝内胆管;癌细胞侵入静脉或淋巴管,逆行侵入肝管;肿瘤细胞沿神经末梢的间隙侵入肝管。肿瘤细胞进入肝内胆管后,继续生长阻塞胆总管或是脱落的肿块进入肝外胆管造成填塞。当肿瘤阻塞一侧肝出现黄疸时,可伴有皮肤瘙痒、大便间歇呈陶土色、食欲减退,少数患者可表现为右上腹绞痛、畏寒、发热,极个别患者出现重症胆管炎的症状。肝癌患者伴发阻塞性黄疸临床并不少见,但其临床表现并无特殊之处,因此,临床上误诊率较高,可高达75%。慢性肝病患者出现阻塞性黄疸时,要想到肝癌的可能性。部分患者的黄疸也可因肝功损害所致,此种黄疸经保肝治疗后,黄疸可得到部分缓解,而癌肿所致的黄疸,保肝治疗黄疸不能消退。

肝癌分类:原发性肝癌、肝细胞癌、胆管细胞癌、转移性肝癌。

肝癌的治疗原则为手术治疗、化学药物治疗、放射治疗、肝移植等综合性治疗。肝癌可并发上消化道出血,肝癌破裂出血,肝、肾衰竭等。肝癌患者的预后与肿瘤分期及分型、肝癌累及范围、基础疾病等有关。

4.肝癌会遗传吗?

一般肝癌并不属于遗传性疾病,父母患有肝癌,其子女不一定会患有肝癌,只是肝癌的发病可能会受到遗传因素的影响,具有肝癌家族史的人患有肝癌的概率会明显高于正常人群。

有研究发现肝癌的发生具有一定的家族聚集性。在肝癌患者的肿瘤组织基因检测当中,也发现了癌基因的异常激活以及抑癌基因的失活等情况,会发现一些染色体的变异,这些都可能与肝癌的发生相关,所以具有肝癌家族史或者家族聚集倾向的人群,患有肝癌的概率会明显增加。

肝癌虽然不会遗传,但是因为肝癌与饮食和生活环境有很大关系,因此,如果家族成员中有肝癌病史,那么其他家族成员患有肝癌的概率是比较高的,表现的就好像是"肝癌有遗传性"一样。

5.肝癌的发病因素有哪些?

原发性肝癌的病因及确切分子机制尚不完全清楚,目前认为其发病是多因素、多步骤的复杂过程,受环境和饮食双重因素影响。流行病学及实验研究资料表明,乙型肝炎病毒(HBV)和丙型肝炎病毒(HCV)感染、黄曲霉毒素、饮水污染、酒精、肝硬化、性激素、亚硝胺类物质、微量元素等都与肝癌发病相关。转移性肝癌可通过不同途径,如随血液、淋巴液转移或直接浸润肝脏而形成疾病。

我国的肝细胞癌患者中,约90%有乙型肝炎感染病史;乙型肝炎会导致慢性肝炎,逐步发展为肝硬化,再发展至肝癌。黄曲霉毒素 B_1 的肝毒性最高,与肝癌的关系也最为密切。动物实验表明,黄曲霉毒素能够诱发肝细胞癌。流行病学研究也表明,黄曲霉毒素和肝细胞癌发病有关。玉米、花生、大米在潮湿环境容易发生霉变,在霉变的花生、玉米中黄曲霉毒素含量极高。我国农村地区肝癌高发,这与农村地区饮水污染有密切关系。饮用水中硝酸盐、亚硝酸盐含量超标,水源的藻类污染也与肝细胞癌发病有关。重度饮酒会增加肝癌风险。有肝炎的患者过多饮酒,会进一步增加肝癌风险。吸烟也会增加肝癌风险。如果戒烟,其肝癌风险会降低。同时烟酒有协同作用,长期酗酒及吸烟,可能进一步增加肝癌发生的可能。

肝癌患者多有肿瘤家族史,而且常见一个家庭中发生几例肝癌患者的聚集现象。这是因为肝癌患者存在肝癌的易感基因,提示遗传因素可能与

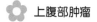
肝癌的发生有关。

肝癌的发病原因

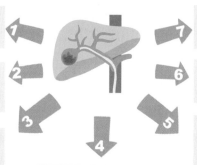

肝炎：病毒性肝炎是我国肝癌的主要致病原因，最常见乙型肝炎和丙型肝炎

肝硬化：50%~90% 的肝癌都合并有肝硬化，分为肝炎后性、酒精性、寄生虫性等原因

黄曲霉毒素 B₁：流行病学调查发现在食品受黄曲霉毒素 B₁污染严重的地区，肝癌发病率也较高

化学品：亚硝胺类、有机氯农药、乙醇等都可以导致肝癌

遗传：肿瘤具有一定的遗传性，家里长辈有肿瘤病史的，一定要定期检查

微量元素：微量元素铜、锌高，微量元素钼、硒低可能与肝癌发生有关

寄生虫：肝小胆管中的华支睾吸虫感染可刺激胆管细胞上皮增生，为导致原发性肝癌的原因之一

遗传性代谢性疾病患者如糖代谢疾病糖原贮积病、蛋白代谢性疾病、卟啉疾病等，易发生肝细胞癌。新近研究认为，代谢相关脂肪性肝病（MAFLD）是肝癌发生的一个重要因素。

其他引起肝癌的可疑致癌物质或致癌因素如下。①致癌物：亚硝胺、农药等。②微量元素：流行区土壤、粮食、人发及血液中含铜、锌较高，钼含量较低。这些微量元素变化可能与肝癌发病有关。③代谢综合征：肥胖、糖尿病等可能是肝细胞癌发生的独立危险因素。④雄激素：长期服用雄激素或合成代谢激素，可导致肝细胞腺瘤，部分可导致肝细胞癌。⑤孕激素：孕激素与肝细胞腺瘤关系密切，如服用避孕药的女性，亦有发生肝细胞癌的报道。⑥华支睾吸虫：在宿主肝内寄生，可刺激胆管上皮增生而产生胆管细胞癌。

■——— 6. 肝癌最爱找哪几类人？ ———■

肝癌容易偏爱以下几类人。

（1）有乙型肝炎、丙型肝炎及肝硬化者

乙型肝炎病毒或丙型肝炎病毒感染导致的肝炎，逐步会发展成肝硬化，再发展至肝癌。所以乙型肝炎病毒和丙型肝炎病毒感染是我国肝癌的常见危险因素，特别是慢性乙型肝炎病毒感染，我国约 90% 的肝细胞癌患者中有乙型肝炎感染史。

（2）嗜酒如命者

酒精对人体的肝脏的影响主要来自乙醛，酒精进入人体后大部分在肝内代谢，人类肝脏每天完全代谢乙醇的最大量是 80 克，一旦超量，血液中的乙醛浓度会升高并发生蓄积，乙醛可致癌，致基因突变，其次，乙醇可诱导细胞色素 P450，使生成的自由基增多，从而促使肝细胞纤维化，发生肝硬化，导致肝脏损伤。此外，饮酒还可导致肝内低氧血症及肝脏微循环障碍，促进肝细胞凋亡。

（3）不注意饮食和长期熬夜者

如喜食腌制品，由于腌制品中亚硝酸盐易与仲胺、酰胺反应生成亚硝胺化合物，很多资料表明这些化合物对人体是有害的，能够引发癌症。另外，霉变食物含有黄曲霉毒素，国内外研究表明，肝癌与黄曲霉毒素有一定相关性，黄曲霉毒素对原发性肝癌的归因危险度约 50%。肝脏是最大的解毒脏器，长期熬夜会导致肝脏无法正常排泄毒素，不能正常代谢和自我修复，甚至导致免疫力下降损害肝脏。

（4）长期吸烟者

烟草中含有多种致癌物，如亚硝胺、碳氢化合物、焦油等。而肝脏是这些产物的主要代谢、解毒器官，长期暴露于这些致癌物可能会诱发肿瘤。

（5）肝癌家族史者

肝癌并不是大家想象中的遗传病，而是家族聚集现象，肝癌的发生是遗

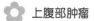
传因素和环境因素相互作用的结果,遗传基因决定了个体遗传易感性,而环境因素决定了什么样的易感个体患癌。

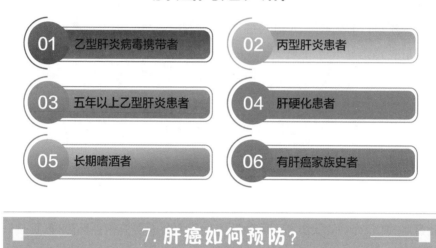

肝癌高危人群

01 乙型肝炎病毒携带者	02 丙型肝炎患者
03 五年以上乙型肝炎患者	04 肝硬化患者
05 长期嗜酒者	06 有肝癌家族史者

7.肝癌如何预防?

要注意定期筛查,有乙型肝炎、肝硬化、肝癌家族史的个体,联合应用血清甲胎蛋白(AFP)和肝脏 B 超检查,每 6 个月筛查 1 次。日常生活中要注意以下事项。

💧 注意卫生饮水。一些饮用水常被多氯联苯、氯仿等污染,池塘中生长的蓝绿藻是强烈的致癌植物,华支睾吸虫感染可刺激胆管上皮增生,可导致原发性胆管癌。

💧 扔掉霉变食物。尤其是霉变的玉米、花生,因为这些食物中含有黄曲霉毒素,黄曲霉毒素的代谢产物黄曲霉毒素 B_1 会导致肝癌,建议多吃新鲜食物。

💧 保持合理的体重。远离肥胖,避免患上糖尿病,因为肥胖和糖尿病是诱发肝癌的重要危险因素。

💧 戒烟。吸烟损害健康,有百害而无一利。研究表明,抽烟和罹患肝癌有关。

💧 戒酒。长期酗酒是损害肝脏的第一杀手。

💧 清淡饮食,减少油腻食物摄入。

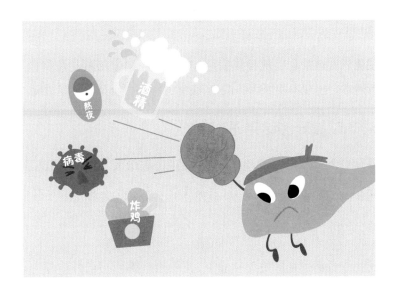

💧 注意充分睡眠,临床也发现,睡眠不足、经常熬夜和睡眠颠倒的人群更容易发生肝病。

💧 慢性肝炎患者应尽早接受抗病毒治疗以控制肝炎病毒的复制。

💧 定期进行体检。定期体检可以帮我们及早地发现肝癌的症状。

癌症虽可怕,但如果能够及早预防、发现,还是有相当大的概率可以避免、战胜,改变不良习惯、定期筛查尤为重要。

8. 肝硬化和肝癌有什么区别?

肝硬化与肝癌的区别一般包括以下几点。

(1)性质不同

肝硬化是一种良性的疾病,肝癌是一种恶性的疾病。肝硬化是由长期肝细胞损伤引起的,这将导致肝纤维化和肝质地硬化。患者病程一般较长,进展较慢,治疗效果相对较好。肝癌是由肝细胞恶性转化形成实体瘤而引

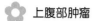

起的,实体瘤对患者有消耗作用,疾病发展迅速,可能会发生转移。

(2)症状不同

肝硬化患者通常会出现身体疲惫、消化不良、内分泌紊乱及贫血等症状。肝癌患者通常会出现不明原因的低热、腹痛、腹泻、消瘦及乏力等情况。

(3)B超检查的结果不同

肝硬化患者在进行 B 超检查后,会发现肝脏增大、肝表面凹凸不平等现象。肝癌患者在进行 B 超检查后,会发现肝脏有大小不同的结节或者巨块。

(4)治疗方法不同

肝硬化患者需要在医生的指导下,使用抗纤维药物进行治疗等;同时还可以通过手术进行治疗。肝癌的治疗方法包括手术、肝移植、射频消融术等治疗方法。

(5)预后不同

肝硬化患者经过规范的治疗,预后一般较好。但是肝癌患者即使经过规范的治疗,预后一般也比较差。

9.如何防治肝癌?

(1)预防肝癌易感因素

早在 20 世纪 70 年代,我国科学家就提出"改水、防霉、防肝炎"方针。在一些肝癌高发地区,采取以上预防措施,肝癌发病率和死亡率均出现明显下降。尤其乙肝疫苗接种预防乙型肝炎病毒感染,已成为预防肝癌最有希望的途径之一。中国台湾地区在 20 世纪 80 年代开始推行乙肝疫苗接种,目前在人群中已经观察到肝癌发病率显著下降。不仅小孩生下来注射乙肝疫苗,成年人没有得过乙型肝炎或者有感染乙型肝炎病毒的风险,也可以注射乙肝疫苗。对有乙型肝炎的孕产妇,进行联合免疫可以阻断95%以上的母婴垂直传播,极大减少新生儿乙型肝炎病毒感染。此外,防止食用霉变食物,尽量避免腌制的食物,防止饮用水污染,健康生活方式,戒烟、戒酒等可以减少肝癌发生。

(2)肝癌的早期发现

我国超过80%的肝癌患者有乙型肝炎病史,很多患者经历了"肝炎—肝硬化—肝癌"发病过程。我国大约有1/10的人携带有乙型肝炎病毒,其中20%~30%发展成肝硬化,而这些肝硬化的患者中每年又有1%~5%随后发展为肝癌。有乙型肝炎感染人群,应该积极治疗,以延缓肝炎向肝硬化、肝癌转变。干扰素或者核苷类似物等药物,能有效抑制乙型肝炎病毒复制,减少肝炎活动,保护肝功能,同时减少肝癌的发生。但是,抗乙型肝炎病毒药物很难彻底清除病毒,它的基因组DNA仍会保存在肝细胞内,在适当时机发生复制,造成肝损伤,形成肝硬化,甚至肝癌。有相当多的人,感染了乙型肝炎病毒却从来没有肝炎病史,出现症状后,经医生检查才发现已经出现肝硬化和肝癌。所以,乙型肝炎病毒携带者虽无症状也应定期检查肝功能、乙型肝炎病毒DNA了解病毒复制情况,以及进行B超和甲胎蛋白的肝癌筛查;特别是那些转氨酶反复异常、乙型肝炎病毒DNA水平高、甲胎蛋白异常的肝炎、肝硬化患者或者既往有肝癌家族史,更应注意肝癌的定期筛查,以期早期发现肝癌。

(3)肝癌综合治疗

早期肝癌经过手术切除、射频消融术等根治性治疗,5年生存率可达到50%~80%。临床上多数患者发现时,肝癌已处于中晚期;针对这些患者主张综合治疗,包括手术、介入、消融、放疗、分子靶向治疗、生物免疫治疗等手段。现在,很多医院建立了多学科诊疗模式,召集肝内外科、消化科、肿瘤科、影像科等临床相关科室的医生,共同讨论肝癌患者的诊治,实现最优化的治疗方案。

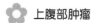

总之,乙肝疫苗接种、抗乙型肝炎病毒治疗、肝癌筛查、早诊早治、综合治疗已经明显提高了肝癌防治效果。

10.肝癌能够治愈吗?

部分肝癌患者是可以治愈的。特别是早期发现的肝癌患者,通过手术切除、射频消融术等根治性治疗,可以达到治愈的效果,也有很多长期生存病例。乙型肝炎病毒携带者、肝炎或肝硬化患者,应该增强健康意识,不喝酒、不吸烟、少熬夜,养成健康生活方式,积极抗肝炎治疗,定期进行肝癌筛查。如果早期发现肝癌,早诊早治,可以取得好的疗效。

11.肝癌患者能够生存多久? 如何延长生存时间?

部分肝癌患者可以长期健康或带瘤生存。肝癌长期生存,除了与早期发现肝癌、早期接受根治性治疗、积极配合治疗、定期复查有关外,还与患者平和心态、性格开朗乐观、生活起居有规律、饮食合理、坚持适量活动等有密切关系。即使是中晚期肝癌,除了手术、消融、介入、索拉非尼等综合治疗以外,近年来出现的新的分子靶向治疗药物(瑞戈非尼、仑伐替尼)、热门免疫治疗(程序性死亡受体 1 及其抗体),以及未来嵌合抗原受体 T(CAR-T)免疫疗法等,给肝癌治疗带来新的曙光,将进一步提高肝癌疗效,延长肝癌患者生存时间。所以,对于早期肝癌患者,应该尽力争取根治治疗,获得长期生存;中晚期肝癌,积极转变对待疾病的态度,相信科学,积极配合治疗,依靠综合治疗,以及新的肝癌治疗药物和疗法,争取长期带瘤生存。

12.乙型肝炎与肝癌有
什么关系?

临床上注意到,肝癌高发区人群中肝炎比例高,肝癌患者中乙型肝炎表面抗原(HBsAg)阳性者显著高于 HBsAg 阴性者。慢性肝炎还可不经过肝硬化阶段直接导致肝癌的发生。

医学统计表明,我国原发性肝癌90%以上都是 HBsAg 阳性的乙肝患者,也就是说,乙型肝炎病毒的持续感染是我国原发性肝癌的最主要原因。认真回顾一下原发性肝癌的病史,我们不难发现,近一半患者都是所谓的"健康的"乙型肝炎病毒携带者。这类患者最明显的特征:化验检查是"大三阳(乙型肝炎表面抗原、乙型肝炎 e 抗原、乙型肝炎核心抗体阳性)"或"小三阳(乙型肝炎表面抗原、乙型肝炎 e 抗体、乙型肝炎核心抗体阳性)",肝功能基本正常,发现肝癌前病情隐匿,无明显症状,甚至没有肝区不适等任何征兆。

这一表现给医患双方都敲了警钟:乙型肝炎患者如不及时规范治疗,距离肝癌可能只是一步之遥!只有进行科学、规范的治疗,才能有效预防乙型肝炎转化为肝癌。否则,听之任之,乙型肝炎病毒的持续感染复制、炎症促使的纤维化病变将不可避免地导致向肝硬化,甚至肝癌的方向发展。

在临床中,肝硬化患者发病的平均年龄是 35 岁,肝硬化患者中 6%～15% 在 5 年后会发展为肝癌。在我国的肝硬化和肝癌患者中,80%～90% 是乙型肝炎病毒携带者。当然也不是所有感染了乙型肝炎病毒的人都最终会发展为肝硬化和肝癌,关键是要及时控制乙型肝炎。

13. 黄曲霉毒素与肝癌有关吗？

黄曲霉毒素（主要是黄曲霉毒素 B_1）是具有强烈毒性的致癌物质，被定义为 1 类致癌物质，其毒性是目前最强的。据统计，黄曲霉毒素毒性是氰化钾的 10 倍，砒霜的 60 倍。1 毫克的黄曲霉毒素比 1 毫克 N-亚硝基二甲胺诱发肝癌的能力大 75 倍。黄曲霉毒素在温度 28～33 摄氏度、湿度 80%～90% 的环境中形成，很难杀灭；就算沸水中 20 小时，也很难杀灭黄曲霉毒素。

黄曲霉毒素与亚硝胺还有协同致癌作用。当食物发霉后，二级胺、亚硝酸盐、硝酸盐的含量就明显地增加。

专家指出，黄曲霉毒素进入人体后，导致肝脏代谢异常，短时间内杀死大量的肝细胞导致肝脏损害，肝脏损害到了一定程度就会发展为肝硬化继而形成肝癌。依据是，流行病学发现在食品受黄曲霉毒素污染严重的地区，肝癌的发病率高；动物实验发现黄曲霉毒素会使多种动物急性和慢性中毒，急性中毒主要表现为肝坏死、出血、肾炎和肺充血，慢性中毒主要致突变、致畸和致癌作用。

黄曲霉毒素诱发肝癌的过程有以下几个时期：肝细胞出现水样变性；出现增生性嗜碱性粒细胞，此性状可以单独存在，也可与水样变性并存；有实质性细胞的结节再生；出现转变细胞，形成肝细胞癌。

14. 肝癌会传染吗？

传染，就是一种疾病从一个人身上通过某种途径传播到另外一个人身上。传染具备 3 个必要条件：传染源、传播途径还有易感人群，这三者缺一不可。根据临床资料证明，癌症本身不会传染。

肝癌本身并不会传染，但引发肝癌的一些致病因素会传染，常见的是病毒性肝炎，如乙型肝炎和丙型肝炎。家里有人得了肝癌，除了精神打击、就医压力和经济压力之外,很多人还会担心,自己会不会也被厄运敲门?

大家可以放心的是,肝癌不会传染。但是,肝癌具有家族聚集性,所以如果你有肝癌家族史,也要注意自我保护与筛查。

什么是家族聚集性? 家族聚集性是指一个家族中的亲属都呈现某种共同的特性,比如家族聚集性乙型肝炎。由于家族聚集性的存在,肝癌患者的亲属们患肝癌的概率也较高,而且亲缘关系越近,患肝癌的风险越高。所以,如果家族里有肝癌患者,自己一定要提高警惕。而且有肝癌家族史的同时,有乙型肝炎病毒或丙型肝炎病毒感染者患肝癌的风险比无肝癌家族史者概率更大,就更要当心了。

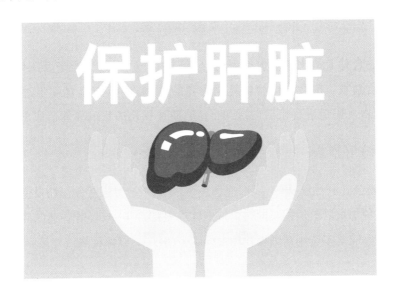

■——— 15.肝癌患者应该怎么吃? ———■

(1)非特殊患者的饮食

一般手术后需要禁食2~3天,之后逐渐过渡到流食,以后再根据情况逐渐改为半流食和普通饮食。少食多餐,每顿少吃一点,每天多吃几顿饭,可

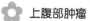

以一天吃4~6顿,有利于食物的消化。保证营养均衡,多吃富含优质蛋白、热量、维生素和膳食纤维的食物,如鱼肉、鸡肉、鸡蛋、豆类、坚果、水果、蔬菜等。饮食以清淡为主,避免辛辣刺激食物,避免食用油炸或脂肪含量过高的食物。戒烟、戒酒。

(2)合并糖尿病患者的饮食

肝癌合并糖尿病的患者,在饮食上更要特殊注意。以清淡、细软的食物为主,多补充蛋白质和维生素。要选择清淡、低糖、低钠的食物。要控制血糖,同时也要防止低血糖的发生。

(3)合并上消化道出血患者的饮食

肝癌合并上消化道出血的患者,应该注意以下两点:严格卧床休息,必要时禁食禁水。出血停止后恢复期患者的饮食,应该由流食逐步过渡到半流食、软食。避免进食粗糙、过硬的食物,防止损伤曲张的血管造成出血。

(4)肝性脑病患者的饮食

肝癌合并肝性脑病的患者,应该注意以下饮食管理:控制脂肪及蛋白质的摄入,以免加重肝脏负担。同时要减少体内氨的产生,减轻肝昏迷的症状。尚能进食者,应该多选用精细粮食和含纤维少的水果,以保证热量充足。

16. 肝癌患者需要运动吗?

(1)运动的重要性

运动是肝癌患者治疗和康复的重要环节。根据自己的身体状况,量力而行,适度的低、中强度的运动,可以帮助改善因为癌症带来的疲劳,减轻和化解因为癌症治疗带来的副作用。运动还可以帮助控制体重、调节情绪和减轻心理压力。

（2）运动的方式与强度

运动建议以有氧运动为主,配合一定的力量练习。有肝硬化病史的患者,如果肝功能处于代偿期,则完全可以从事低强度(如慢走、做家务)和中等强度(快走、打太极拳、瑜伽和跳广场舞等)的运动。如果肝功能处于失代偿期,则应该做低强度的运动,配合卧床休息。建议至少保持每周5天,每天至少30分钟(可以用3个10分钟来完成)的运动。力量训练以低、中强度为主,每周2~3次,隔天进行。每次训练保证练习到下肢(如下蹲、站桩等)、核心(平板支撑)、上肢(俯卧撑)的大肌肉群。每个肌群2~3组,每组重复8~12次。

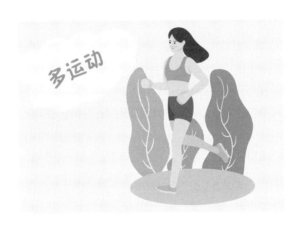

（3）注意事项

💧 安全第一:循序渐进,量力而行,先慢慢增加训练时间,然后增加强度。

💧 目标合理:设定目标时,一定不要好高骛远,不切实际。

💧 特殊处理:运动中如果出现头晕、心悸、恶性、呕吐、疼痛等症状,建议马上减少运动量或停止运动,原地休息。如果症状没有减轻,应该及时就医。

💧 贵在坚持:通过家人的鼓励和监督,通过结伴锻炼的互相鼓励,以保

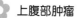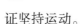

证坚持运动。

💧 不要攀比:每个患者的身体状况都不一样,如果参加团队练习,务必注意选择和自己体能水平相近的团队,以免强度过大带来的运动伤害。

17. 肝癌所致压疮与疼痛的护理措施有哪些?

肝癌患者长期卧床、消瘦、全身乏力,易导致压疮的发生。造成压疮发生的原因有:①局部的压力摩擦及侧移;②局部组织缺血性坏死;③局部潮湿,受排泄物刺激;④摄入营养不足。压疮的出现按时间先后主要表现为淤血红润、红疹、水疱、破溃、局部组织坏死,甚至溃烂,最后侵袭肌膜、肌肉、骨骼等深层组织。一旦发生压疮,不仅给患者增加痛苦,加重病情,延长病程,严重时可因继发感染引起败血症而危及生命。因此,必须加强基础护理,杜绝压疮的发生。压疮的有无是判断护理质量好坏的重要标准之一。

(1)护理目标

预防压疮的发生或恶化;促使压疮伤口愈合。

(2)护理措施

促使患者活动或移动。不能移动的患者,协助其翻身,每2小时1次;稍能活动的患者鼓励在床上活动,或在家属帮助下进行肢体锻炼。指导患者正确的翻身方法,勿拖动,以免摩擦使皮肤破损。久卧或久坐时,应在骨隆突处置软垫,以防局部受压,可用纱布垫架空脚跟。每天用红花酒精按摩骨隆突处,预防压疮的发生。保护皮肤清洁,每天用温水拭净皮肤,对被排泄物和汗液弄脏的衣服应及时更换,皮肤干燥者可用滋润霜涂擦,必要时可用水垫或气垫床,给予充足的营养(如给予高蛋白、高热量饮食),不能进食者可用鼻饲法或静脉外营养。

Ⅰ期压疮:用红花酒精按摩局部皮肤,每天2次。应用气垫架空淤血部位,避免局部再受压,指导患者在床上进行肢体锻炼。Ⅱ期压疮:用红汞涂抹破溃处,以收敛皮肤,促进局部皮肤愈合,或用鸡蛋膜覆盖破溃处。有水疱者用无菌针筒抽吸水疱内液体,消毒针眼处并用无菌纱布覆盖。Ⅲ、Ⅳ期压疮:应伤口换药。选择合适的敷料盖住伤口,在伤口处直接加压。以免患者出血不止(肝癌患者凝血功能差)。每日用油性抗生素伤口换药,并观察伤口愈合情况,如一星期内无好转可做伤口细菌培养,以寻找敏感抗生素。

晚期癌症患者,会由于疼痛而身心俱疲,生活质量严重下降,因此,需要严格按照疼痛情况,使用镇痛药物,以实现预期的镇痛效果。常见的镇痛药包括口服药物、透皮贴、皮下注射剂及静脉注射剂等,考虑到使用的便利性,一般优先使用口服药物或透皮贴。在使用镇痛药物时,一定要遵照医嘱,切不可随意加量,以免造成不必要的危险。若出现严重的不适,建议及时就诊。除用药之外,也可以给患者肢体按摩和抚触,放松患者肌肉。恰当的按摩能够缓解疼痛感,同时也可缓解患者疲劳,预防肌肉萎缩。特别提醒:不建议按摩肝脏或肿瘤部位。

18.肝癌患者的心理有哪些?

肝癌患者的心理及护理措施如下。

(1)怀疑心理

患者一旦得知自己罹患肝癌,可能会坐立不安,多方求证,心情紧张,猜疑不定。因此,医务人员应言行谨慎,要探明患者询问的目的,进行肝癌心理治疗,科学而委婉地回答患者所提的问题,不可直言,减轻患者受打击的程度,以免患者对治疗失去信心。

(2)悲观心理

患者证实自己患癌症时,会产生悲观、失望情绪,表现为失望多于期待,

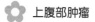

郁郁寡欢。此时医务人员应给予关怀,说明疾病正在得到治疗,同时强调心情舒畅有利于疾病预后。

(3)恐惧心理

患者确切知道自己患有肝癌时,经常表现为害怕、绝望,失去生存的希望,牵挂亲人。护士应同情患者,给予安慰,鼓励患者积极接受治疗,以免耽误病情,并强调心理对病情的作用,鼓励患者以积极的心态接受治疗。

(4)失望或乐观心理

医务人员应亲切耐心,关怀和体谅,语气温和,交谈时要认真倾听,不随意打断,并注意观察病情,了解思想,接受合理建议。在交谈过程中,要注意使用保护性语言,对患者的诊断、治疗及预后,要严谨,有科学依据,切不可主观武断,胡乱猜想。因为每个个体的体质和适应程度不一样,治疗效果也不尽相同,有的患者病情得到控制,善于调适自己的心情,同时生活在和谐的环境中,患者长期处于一种乐观状态。有的逐渐恶化,治疗反应大,经济负担重,体力难支,精神萎靡,消极地等待死亡。医务人员对待消极的患者要分析原因,做好心理安慰,及时调整患者的心态,做好生活指导;对于乐观的患者,要做好康复指导,留心观察心理变化,以便及时发现问题并解决。另外,医务人员也要有娴熟的护理技术和良好的心理品质,使患者感到心理满足,情绪愉快。

(5)认可心理

患者经过一段时间后,开始接受肝癌心理治疗,心情逐渐平稳,愿意接受治疗,并寄希望于治疗。作为医务人员应及时应用暗示疗法,宣传治疗的意义,排除对治疗的不利因素,如社会因素、家庭因素等。

19. 肝癌"三部曲"是什么?

病毒性肝炎是全球共同面对的卫生挑战,具有传染性强、传播途径复杂、流行广泛等特点。根据国家卫生健康委员会发布的《2019年全国法定传染病疫情概况》,病毒性肝炎是我国法定传染病中报告病例数排第一的乙类传染病。

目前,已明确的病毒性肝炎包括甲型、乙型、丙型、丁型、戊型等5个类型。其中,乙型肝炎和丙型肝炎的危害较大,持续感染可能导致慢性炎症,反复的炎症可能导致肝硬化,甚至演变成肝癌。

肝癌"三部曲":肝炎—肝硬化—肝癌。

在我国,慢性病毒性肝炎是原发性肝癌最主要的病因,超过80%的肝癌可由乙型肝炎和丙型肝炎发展而来。肝炎—肝硬化—肝癌,构成肝癌发生的"三部曲"。据专家介绍,10%~30%的慢性乙型肝炎患者经过5~10年可发展为肝硬化,肝硬化中又有6%~15%经过5~10年可转变为肝癌,也有部分患者是肝硬化与肝癌同步发生发展。

由于肝脏是人体内唯一没有痛感神经的器官,"有痛不喊、有病不哭",很多肝癌患者早期通常没有任何感觉,到了中晚期才会出现一些明显症状。我国的原发性肝癌患者数约占全球患者总数的55%,发病率居恶性肿瘤第3位,死亡率居恶性肿瘤第2位,严重威胁人们的身体健康。

20. 肝癌筛查知多少?

《中国肝癌早筛策略专家共识》针对慢性肝病或有肝癌家族遗传史者,尤其是40~75岁的男性,提出推荐的筛查方法。

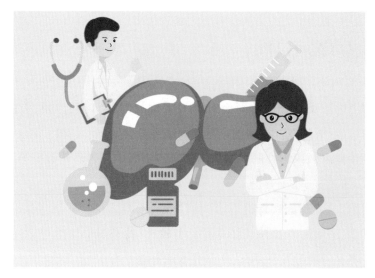

肝癌筛查

（1）初筛

对肝癌筛查目标人群的肝癌发生风险进行分层，从中识别出中高风险人群，即初筛。

初筛采用的方法可为影像学（超声检查）、血清标志物（甲胎蛋白/异常酶原）、肝癌风险评估模型（aMAP 等），以及 cfDNA 全基因组测序等液体活组织检查。对于社区人群推荐利用肝癌风险评估模型进行初筛，根据评分把目标人群分为高危组、中危组和低危组。

低危组肝癌发生风险与健康人群无差异，可每年 1 次超声检查与血清甲胎蛋白检查，从而优化资源配置，提高筛查率；中危组建议每 6 个月 1 次超声检查与血清甲胎蛋白常规筛查，以及进一步筛查；高危组建议每 3 ~ 6 个月 1 次超声检查与血清甲胎蛋白常规筛查，以及进一步筛查，或每 6 个月 1 次磁共振增强筛查。

对于有意愿的个体，可与患者充分沟通后，充分评估肝癌发生风险后，选择 cfDNA 全基因组测序等液体活组织检查完成初筛。cfDNA 全基因组测序结果为低风险的筛查对象，后续推荐每 6 ~ 12 个月 1 次超声检查与血清甲胎蛋白常规筛查，以及进一步筛查；检测结果为高风险的筛查对象则按极高危人群进行管理和监测。

（2）精筛

对于初筛的中高危人群，其肝癌或癌前病变的发生风险明显升高，因此建议对这部分人群进一步筛查以识别出极高危人群，即精筛。精筛可采用超声/磁共振、甲胎蛋白/异常凝血酶原或 cfDNA 全基因组测序等液体活组织检查方法。

根据《原发性肝癌二级预防共识（2021 年版）》，如果超声检查发现≤2 厘米结节或不典型占位性病变，则肝癌发生风险等级升为极高危；如果 AFP 阳性（≥20 纳克/毫升），或伴有异常凝血酶原≥40 纳克/毫升或甲胎蛋白异质体（AFP-L3）≥15%，则肝癌发生风险也升为极高危；如果 cfDNA 全基因组测序结果为高风险，则提示肝癌发生风险升级为极高危。

（3）早诊

根据《原发性肝癌二级预防共识（2021 年版）》，极高危人群实施最严密的分层管理和监测时间间隔，推荐每 3 个月 1 次超声检查与血清甲胎蛋白常规筛查，6 个月 1 次磁共振增强筛查。

对超声检查检出≤1 厘米结节的患者，需观察结节大小的变化和影像学检查特征的改变，因此，每 3 个月需超声检查复查，如结节增长或结节在 1~2 厘米且 AFP>20 纳克/毫升应启动肝癌加强筛查流程，优选采用肝胆特异性对比剂的增强磁共振以鉴别结节性质。如果影像学检查不能确定结节或病变性质者，可考虑在影像引导下行诊断性肝穿刺活组织学检查。

（4）评估

每一个筛查周期，需要对筛查对象进行风险评估，如果评估结果无变化，则维持原定监测方法和周期；如果风险增加，需相应提高分层等级并执行新层级的监测方案。最终通过初筛、精筛、早诊逐级浓缩的金字塔模式，提高早期肝癌检出率。

21. 如何看肝癌标志物？

血清甲胎蛋白是诊断肝癌和疗效监测常用且重要的指标。AFP ≥ 400 纳克/毫升，且排除慢性或活动性肝炎、肝硬化、睾丸或卵巢胚胎源性肿瘤及妊娠等，高度怀疑肝癌。AFP 轻度升高：应进行动态观察，并与肝功能变化对比分析。近 30% 的肝癌患者 AFP 水平不升高，应检测 AFP-L3，还可联合 α-L-岩藻苷酶（AFU）、异常凝血酶原和微小核糖核酸（microRNA）等。

CA19-9 是一种糖蛋白抗原，胚胎时期在体内有广泛表达。成年人主要生成于胰腺和胆管，对于肝内胆管癌的诊断具有一定临床意义。肝内胆管癌 CA19-9 可有明显升高。

22. 肝功能检查指标的正常值及临床意义有哪些？

(1)丙氨酸转氨酶(ALT)

ALT 是最常见的肝功能检查项目之一，参考值为小于 40 单位/升，是诊断肝细胞实质损害的主要项目，其高低往往与病情轻重相平行。

💧临床意义：急性与慢性乙型肝炎患者的肝硬化发展过程中，在肝细胞膜通透性的改变下，这个时候 ALT 就会从身体的细胞内溢出转移到血液中去，这样抽检结果就会偏高，而 ALT 反映的是肝细胞的损伤程度。但 ALT 缺乏特异性，有多种原因能造成肝细胞膜通透性的改变，如疲劳、饮酒、感冒，甚至情绪等。上述原因造成的 ALT 增高一般不会高于 60 单位/升，ALT 高于 80 单位/升就有诊断价值，需到医院就诊。另外需要注意，ALT 活性变化与肝脏病理组织改变缺乏一致性，有的严重肝损伤患者 ALT 并不升高。因此，肝功能损害需要综合其他情况来判断。

（2）天冬氨酸转氨酶（AST）

AST 的正常值为 0~40 单位/升，当 ALT 明显升高，AST/ALT 比值>1 时，就提示有肝实质的损害。

💧临床意义：AST 在身体的肝细胞内与心肌细胞内均存在，而心肌细胞的含量是高于肝细胞的，但是当肝脏受到损害时血清 AST 浓度也可升高，在临床上可以作为心肌梗死、心肌炎的辅助检查。

（3）碱性磷酸酶（ALP）

ALP 的正常值为 30~90 单位/升。

💧临床意义：ALP 主要用于阻塞性黄疸、原发性肝癌、继发性肝癌、胆汁淤积性肝炎等疾病的检查。患这些疾病时，肝细胞过度制造 ALP，经淋巴道和肝窦进入血液，同时由于肝内胆道胆汁排泄障碍，反流入血而引起血清 ALP 明显升高。但由于骨组织中此酶亦很活跃。因此，孕妇、骨折愈合期、骨软化症、佝偻病、骨细胞癌、骨质疏松、肝脓肿、肝结核、肝硬化、白血病、甲状腺功能亢进时，血清 ALP 亦可升高，应加以鉴别。

（4）γ-谷氨酰转移酶（GGT）

健康人血清中 GGT 水平小于 40 单位/升。

💧临床意义：主要来自肝脏，少许由肾、胰、小肠产生。GGT 在反映肝细胞坏死损害方面不及 ALT，但在黄疸鉴别方面有一定意义。急性乙型肝炎时，GGT 呈中等度升高；慢性乙型肝炎、肝硬化的非活动期，酶活性正常，若 GGT 持续升高，提示病变活动或病情恶化。急、慢性酒精性肝炎及药物性肝炎中 GGT 可呈明显或中度以上升高（300~1 000 单位/升），ALT 和 AST 仅轻度增高，甚至正常。酗酒者当其戒酒后 GGT 可随之下降。其他如中毒性肝病、脂肪肝、肝脏肿瘤 GGT 均可升高。

（5）血清总蛋白（TP）、白蛋白（A）、球蛋白（G）

血清总蛋白（TP）正常值为 60~80 克/升，白蛋白（A）为 40~55 克/升，球蛋白(G)为 20 ~ 30 克/升,白蛋白(A)/球蛋白(G)为(1.5 ~ 2.5):1。

💧 临床意义:慢性乙型肝炎、肝硬化时常出现白蛋白减少而球蛋白增加,使 A/G 比例倒置。白蛋白主要在肝脏中制造,一般白蛋白量越多,人体越健康。球蛋白大部分在肝细胞外生成,球蛋白与人体的免疫力有关系,球蛋白要保持一定的量,球蛋白值偏高说明体内存在免疫系统的亢进,偏低说明免疫力不足。

(6)血清总胆红素、直接胆红素和间接胆红素

总胆红素的正常值为 1.71 ~ 17.1 微摩尔/升。直接胆红素的正常值为 1.71 ~ 7.0 微摩尔/升。间接胆红素的正常值为 1.7 ~ 13.7 微摩尔/升。血清中的胆红素大部分来源于衰老红细胞被破坏后产生出来的血红蛋白衍化而成,在肝内经过葡萄糖醛酸化的叫作直接胆红素,未在肝内经过葡萄糖醛酸化的叫作间接胆红素,二者之和就是总胆红素。

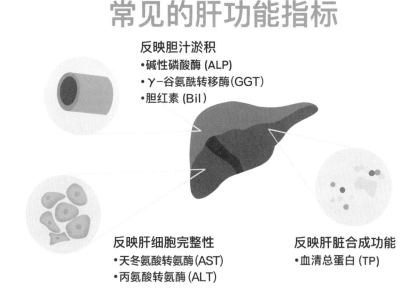

常见的肝功能指标

反映胆汁淤积
• 碱性磷酸酶 (ALP)
• γ-谷氨酰转移酶(GGT)
• 胆红素 (Bil)

反映肝细胞完整性
• 天冬氨酸转氨酶(AST)
• 丙氨酸转氨酶(ALT)

反映肝脏合成功能
• 血清总蛋白 (TP)

💧 临床意义:临床上主要用于诊断肝脏疾病和胆道梗阻,当血清总胆红素有很大增高时,人的皮肤、眼睛巩膜、尿液和血清呈现黄色,故称黄疸。当

肝脏发生炎症、坏死、中毒等损害时均可以引起黄疸,胆道疾病及溶血性疾病也可以引起黄疸。以直接胆红素升高为主常见于原发性胆汁型肝硬化、胆道梗阻等。以间接胆红素升高为主常见于溶血性疾病、新生儿黄疸或者输血错误等。肝炎与肝硬化患者的直接胆红素与间接胆红素都可以升高。

(7)甲胎蛋白(AFP)

主要在胎儿肝中合成,胎儿 13 周 AFP 占血浆蛋白总量的 1/3。在妊娠30 周达最高峰,以后逐渐下降,在周岁时接近成人水平(低于 30 微克/升)。

💧 临床意义:是诊断原发性肝癌的特异性肿瘤标志物,具有确立诊断、早期诊断、鉴别诊断的作用。在成人 AFP 可以在大约 80% 的肝癌患者血清中升高,其对肝癌的诊断价值,取决于四个前提,一个结合。前提一:AFP>500 微克/升持续 4 周以上。前提二:AFP 在 200 微克/升以上的中等水平持续 8 周以上。前提三:AFP 由低浓度逐渐升高不降。前提四:排除肝病活动期、怀孕、生殖系统胚胎癌等。一个结合:结合医学影像学检查。

23. 肝功能检查的意义是什么?

截至目前,反映肝功能的化验项目已达 700 多种,新的化验项目还在不断地发展和建立,但主要包括 4 类:反映肝细胞损伤的化验、反映肝脏排泄功能的化验、反映肝脏储备功能的化验、反映肝脏间质变化的化验。

(1)肝细胞损伤的化验

主要有血 ALT、AST、ALP、GGT、乳酸脱氢酶等。其中,ALT 和 AST 能敏感地提示肝细胞损伤及损伤程度。反映急性肝细胞损伤以 ALT 最敏感,反映急性肝细胞损伤程度则以 AST 较敏感。在急性肝炎恢复期,ALT 虽然正常,但 GGT 持续升高,提示患者已处于肝炎的慢性期。慢性肝炎患者的 GGT若持续不降,则提示有病变活动。

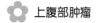

（2）反映肝脏排泄功能的化验

主要有总胆红素、直接胆红素和间接胆红素等。

（3）反映肝脏储备功能的化验

主要有血浆白蛋白、血清白蛋白和凝血酶原活动度（PTA）。通过检测肝脏合成功能来反映肝脏储备能力。血浆白蛋白下降提示肝脏合成蛋白的能力减弱，PTA延长提示各种凝血因子的合成能力降低。

（4）反映肝脏间质变化的化验

❀ 血清蛋白电泳化验：血清蛋白电泳化验现已取代絮状沉淀反应。

❀ γ-球蛋白化验：γ-球蛋白升高的程度可以反映慢性肝病的演变及预后的情况，但不能说明是否清除了血液循环中内源性或肠源性的抗原物质。

❀ 透明质酸酶（HA）、层粘连蛋白（LN）、Ⅲ型前胶原肽和Ⅳ胶原化验：它们在血清中的含量可以反映肝内皮细胞、贮脂细胞和成纤维细胞的变化，是检测肝纤维化和肝硬化的重要指标。

■── 24. 肝硬化患者饮食常识有哪些？──■

肝硬化患者的饮食既需保证饮食营养又要遵守必要的饮食限制，如此可以改善肝功能、延缓病情进展。

有食管胃底静脉曲张者应食菜泥、肉末、软食，进餐时细嚼慢咽，咽下的食团宜小且外表光滑。切勿混入糠皮、鱼刺、甲壳等坚硬、粗糙的食物，以防损伤曲张的静脉。

饮食推荐：①蛋白质，是肝细胞修复和维持血浆清蛋白正常水平的重要物质基础，应保证蛋白质摄入。以豆制品、牛奶、鸡蛋、鱼、鸡肉、瘦猪肉为主。血氨升高时应限制或禁食蛋白质，待病情好转后再逐渐增加摄入量，并选择植物蛋白,如豆制品。②维生素,新鲜蔬菜和水果含有丰富的维生素,如西红柿、柑橘等富含维生素 C,日常食用以保证维生素的摄取。

饮食禁忌:①限制饮酒,无论肝硬化是否为酒精性肝硬化,都应避免饮酒,因为饮酒可能会导致进一步肝损伤。②低钠饮食,肝硬化患者应该以低钠饮食为主。过量的钠会导致体液潴留,进一步加重腹水和下肢水肿症状。含钠较少的食物有粮谷类、瓜茄类、水果等。高钠饮食包括咸肉、酱菜、酱油、罐头食品、含钠味精等,应尽量少食用。

肝硬化患者更容易发生感染,因此,患者应该注意养成良好的个人生活习惯。应该避免接触病菌,经常洗手。可以接种甲肝疫苗、乙肝疫苗、流感疫苗和肺炎疫苗。

25. 肝癌患者入院后的检查有哪些?

入院后由主管医生开具术前检查,包括两个部分:必须完成的检查和必要的检查。

(1)必须的检查

如果术前没有完成,请及时告诉您的医生。抽血:包括血常规、肝肾功能、凝血、免疫、肿瘤标志物等检查(入院后第 2 天早晨,空腹)。心电图:评估心脏功能。肺功能检查:评估肺功能。上腹部 B 超:检查病灶情况,确定手术方案。上腹部 CT 平扫或增强:评估病灶的位置及手术方式。

(2)必要的检查

根据患者的年龄、全身情况、肿块的大小、位置决定相应检查内容。心脏彩超:评估心脏功能,排除器质性病变。平板运动试验:评估心脏功能,排除冠心病等。其他部位 B 超:明确病灶有没有转移到其他部位器官或淋巴结。骨骼发射计算机断层显像:检查肿瘤有没有转移到骨骼(非所有患者必须)。头颅 CT 或 MRI:检查肿瘤是否转移到脑部,用于老年患者排除缺血及出血性脑疾病(非所有患者必须)。PET/CT:全身性肿瘤检查,排除肿瘤远处转移,可替代骨扫描和腹部 B 超。

如果以上的检查发现新的问题,还需要根据具体的情况,采取进一步的检查处理。如发现肝功能明显异常,必须治疗至肝功能基本正常后才能手术。如果有外院的检查结果,请出示给医生。

近期刚做完手术的患者,家属应密切观察患者生命体征、引流管变化。尽量避免患者出现血压剧烈波动,因为其会诱发意外出血,难以控制;如患者有疼痛等不适,应及时向医生、护士反映。除此以外,还应观察引流管颜色、量的变化,如果出现异常,也应及时跟医生和护士反映。如果一切顺利,就要帮助患者做康复性运动。如专业医护人员判断患者可进行活动,要帮患者翻身、拍背、排痰,适当做下肢运动,预防下肢静脉血栓的形成。尤其要注意保护好引流管,避免因为意外活动导致引流管被意外拔出。患者排气,可以进食后,应给患者补充清淡、容易消化的食物。

对于远期而言,患者出院以后应注意复查,谨遵医生安排,按时到医院复查,按时吃药,避免擅自停药、改变药物剂量等,保持乐观心态。

26. 肝癌药物治疗有哪些?

药物治疗是面向全身的治疗,又称为系统治疗或全身治疗。肝癌的药物治疗主要包括化疗、靶向药物及免疫治疗等,这些治疗方法可单用,也可联合使用。对于晚期肝癌患者,有效的系统治疗可以减轻肿瘤负荷,改善肿瘤相关症状,提高生活质量,延长生存时间。肝癌药物治疗详见二维码内容。

肝癌药物治疗

27. 肝癌放射治疗有哪些?

　　肿瘤放射治疗(简称放疗)是局部治疗手段,可用于消灭和根治局部原发肿瘤或转移病灶,可以单独治疗肿瘤。放疗大致可以分为外放疗和内放疗。

　　外放疗是利用放疗设备产生的射线(光子或粒子),从体外对肿瘤照射。小肝癌:不愿接受有创治疗的小肝癌患者,可考虑立体定向放射治疗(SBRT)。据报道,该方法可达到与手术切除或局部消融治疗类似的效果。中晚期肝癌:放疗大多属于姑息性放疗,其目的是缓解或者减轻症状,提高生活质量,以及延长带瘤生存期。大肝癌:对局限于肝内的大肝癌患者,有一部分可以通过局部放疗转化为可手术切除,从而可能达到根治目的。外放疗通常又称作"烤电""照光",首先每个人都要做一套高分子体膜,模具热熔后,附在身上能够起固定作用,且固定的体板也有刻度。体膜做完后再做CT定位,在CT图像上画出肿瘤所在的地方,医生把肿瘤用不同颜色勾画出来后,物理师设计一个针对患者的治疗计划,最后再返回机器,验证设计的合理性,最后技师开始每日1次的放疗。放疗整个流程非常复杂,原因主要是为了保证精准性。

　　内放疗是利用放射性核素,经人体管道或通过针道植入肿瘤内。放射性粒子植入是局部治疗肝癌的一种方法,包括^{90}Y微球疗法、^{131}I单克隆抗体、放射性碘化油、^{125}I粒子植入等。放射性粒子能够持续产生γ射线或β射线,在肿瘤组织内或在受肿瘤侵犯的管腔(门静脉、下腔静脉或胆道等)内植入放射性粒子,可以通过持续低剂量辐射,杀伤肿瘤细胞。

28. 肝癌其他治疗有哪些？

（1）介入治疗

肿瘤介入治疗是借助影像技术（血管造影、超声、CT、磁共振、腔镜等）引导，将物理能量（射频、微波、超声等）或化学物质聚集到肿瘤部位来杀灭肿瘤的一种治疗方法。

经肝动脉介入治疗主要包括肝动脉栓塞（TAE）、经导管动脉化疗栓塞术（TACE）和肝动脉灌注化疗（HAIC）。其中经导管动脉化疗栓塞术（TACE）目前被公认为是肝癌非外科手术的最常用方法之一。目前提倡TACE联合局部消融、外科手术、分子靶向药物等综合治疗，以进一步提高TACE疗效。

TACE的适用人群：分期为CNLC Ⅱ b、Ⅲ a和部分Ⅲ b期肝癌患者，肝功能蔡尔德-皮尤改良评分（Child-Pugh score）A级或B级，一般健康状态评分（PS评分）0~2分；可以手术切除，但由于其他原因（如高龄、严重肝硬化等）不能或不愿接受手术治疗的CNLC Ⅰ b、Ⅱ a期肝癌患者；门静脉主干未完全阻塞，或虽完全阻塞但门静脉代偿性侧支血管丰富，或通过门静脉支架植入可以复通门静脉血流的肝癌患者；肝动脉-门静脉分流造成门静脉高压出血的肝癌患者；肝癌切除术后，数字减影血管造影可以早期发现残癌或复发灶者。

介入治疗术后的不良反应通常持续5~7天，经支持对症治疗后大多数患者可以完全恢复。TACE术后常见不良反应中栓塞后综合征最常见，主要表现为发热、肝区疼痛、恶心和呕吐等；其他如穿刺部位出血，白细胞下降，一过性肝功能异常、肾功能损害，排尿困难等。

第1次TACE治疗后，医生可能建议3~6周时，复查CT和/或MRI、血清肿瘤相关标志物、肝功能、肾功能和血常规等；后续TACE治疗的频率需要根据随诊结果而定，主要包括患者对前次治疗的反应、肝功能、肾功能和体能状况的变化。

（2）局部消融治疗

局部消融治疗,具有对肝功能影响少、创伤小、疗效确切的特点,使一些不适合手术切除的肝癌患者亦可获得根治机会。

局部消融治疗是借助医学影像技术的引导对肿瘤进行靶向定位,局部采用物理或化学的方法直接杀灭肿瘤组织的一类治疗手段。分类:主要包括射频消融术(RFA)、微波消融术(MWA)、无水乙醇注射治疗(PEI)、冷冻治疗、高强度超声聚焦消融(HIFU)、激光消融、不可逆性电穿孔(IRE)等。路径:消融的路径有经皮、腹腔镜和开腹 3 种方式。局部消融治疗适用于以下情况:CNLC Ⅰa 期及部分Ⅰb 期肝癌(单个肿瘤、直径≤5 厘米,或 2～3 个肿瘤、最大径≤3 厘米);无血管、胆管和邻近器官侵犯,以及远处转移;肝功能分级 Child-Pugh A/B 级者。

射频消融术(RFA)是肝癌微创治疗常用消融方式。主要优点:操作方便,住院时间短,疗效确切,消融范围可控性好。适用人群:特别适用于高龄、合并其他疾病、严重肝硬化、肿瘤位于肝脏深部,或中央型肝癌的患者。微波消融术(MWA)是常用的热消融方法,在改善局部疗效、降低并发症发生率,以及延长远期生存方面,与 RFA 相比都无显著差异。主要优点:消融效率高,所需消融时间短,且不受体内金属物质影响。适用人群:特别适用于高龄、支架、起搏器植入术后的肝癌患者。无水乙醇注射治疗(PEI)适用于直径≤3 厘米肝癌的治疗,局部复发率高于射频消融,但 PEI 对直径≤2 厘米的肝癌消融效果确切,远期疗效类似于射频消融术。主要优点:安全。但需要多次、多点穿刺,以实现药物在瘤内弥散。适用人群:特别适用于癌灶贴近肝门、胆囊及胃肠道组织等高危部位的肝癌患者。

消融治疗后评估局部疗效的规范方法,是在术后 1 个月左右,复查肝脏动态增强 CT/MRI,或者进行超声造影。消融效果可分为不完全消融与完全消融。不完全消融时,可以进行再次消融治疗;若 2 次消融后仍有肿瘤残留,则可能放弃消融疗法,改用其他疗法。完全消融时,定期随诊,通常每隔 2～3 个月复查,以便及时发现可能的局部复发病灶或肝内新发病灶。

三、胰腺癌

1. 胰腺的位置在哪里？

说到胃部,大家大多能准确指出它在哪里,但是说到胰腺,大家可能丈二和尚摸不着头脑。胰腺,这个器官确实不如它的街坊邻里肝、胆、脾、胃等有名。虽不出名,但是它在身体中可起着"挑大梁"的作用。

正常胰腺长 10 ~ 20 厘米,宽 3 ~ 5 厘米,厚度 2.5 厘米,平均重量是 75 ~ 125 克。位于胃的正后方,十二指肠包绕胰头,肠道位于它的下方,左边是脾,脾门在其尾部,与其他器官关系密切。胰腺虽小,但必不可少。胰腺是人体重要的消化器官,主要的生理功能是帮助人体消化脂肪、蛋白质和葡萄糖,分为外分泌功能和内分泌功能两大类。

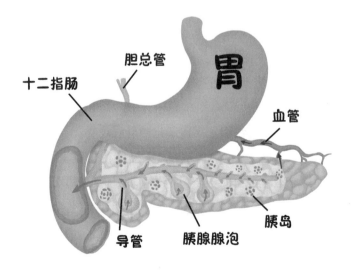

2. 胰腺有哪些功能？

（1）外分泌功能

主要是胰泡和胰管分泌人体消化所需要的胰淀粉酶、蛋白酶等,分泌的胰腺消化酶,帮助我们消化食物。人体吃下去的食物必须经过胰腺的加工,才能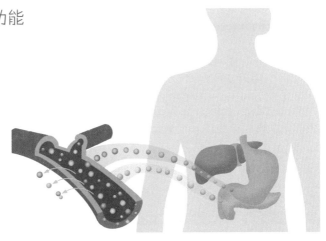被人体吸收。比如把一块肉类变成可以吸收的小分子营养物质,就要依靠胰液的帮助。胰液中的消化酶就好比加工厂的燃料,如果胰液不足,就会造成燃料不足,严重影响食物消化,造成代谢紊乱,最终导致营养不良。

（2）内分泌功能

主要分泌人体所需要的胰高血糖素、胰岛素来控制血糖降低和升高。只有胰腺能够分泌人体唯一能降血糖的胰岛素,而胰岛素负责调节糖代谢,一旦胰岛素缺乏就会引起糖尿病。

根据最新流行病学数据显示,截至 2021 年,全国 20 ~ 79 岁人群中,约有 1.41 亿名糖尿病患者。如果胰腺不工作,胰岛不产出胰岛素,人的细胞就要试图燃烧身体内的其他燃料。脂肪被燃烧利用,人会变得憔悴不堪、饥饿、多食多饮、瘦骨如柴、体重减少。由于没有胰岛素,葡萄糖得不到燃烧,随尿排到体外,每天排尿会达 3 800 毫升左右。

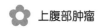
3. "癌中之王"究竟有多可怕?

　　胰腺癌(pancreatic cancer)是常见的消化系统恶性肿瘤,是一种恶性程度很高,诊断和治疗都很困难的消化系统恶性肿瘤,约90%起源于腺管上皮的导管腺癌。发生在胰腺的肿瘤有两种,最常见的是起源于胰腺导管的胰腺腺癌,即通常所说的"胰腺癌";另一种是起源于胰腺有分泌激素功能的细胞,即胰腺神经内分泌肿瘤。胰腺癌由于早期无特殊症状,通常到晚期才有表现,早期诊断存在很大困难,并且手术切除率低,术后复发率高,化疗效果不佳,被称为"癌中之王"。

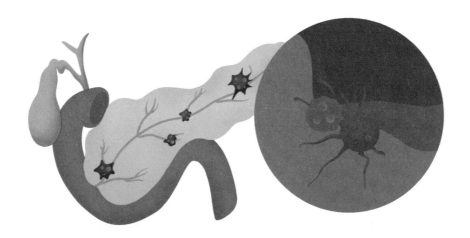

　　数十年来,胰腺癌的发病率在全球范围内呈逐渐上升趋势,已成为国内外医学界面临的重大诊疗难题。胰腺癌发病的男女性别比例为(1.5~2.0):1,男性较绝经前女性多见,女性绝经后发病率与男性相仿。据美国肿瘤学会最新资料显示,其发病率与死亡率几乎持平,发病率位居恶性肿瘤第10位,死亡率在女性恶性肿瘤中居于第5位,在男性恶性肿瘤中居于第4位。胰腺癌早期的确诊率不高,手术死亡率较高,而治愈率很低。虽然胰腺癌的基础临床研究已取得一定进展,但预后仍很差,5年生存率不足5%,为预后最差的恶性肿瘤之一。

首先,正是因为"地理位置"特殊,不像食管、胃肠道那样可以通过胃肠镜直观地发现最早期的癌灶,以及癌前病变,早期无特异性症状,如上腹饱胀、隐痛、胀痛不适等,因此,常常会被当成普通的"胃病"或"消化不良"而延误治疗,导致确诊胰腺癌时,大部分患者已处于晚期。

其次,胰腺不像肝脏、肾脏、脾脏等其他器官,它质地软、没有明显的包膜,外周仅有脂肪包裹。因此,胰腺癌极易侵袭周边组织和出现远处转移。手术切除是胰腺癌综合治疗中的关键环节,但胰腺周围的重要血管很多,肿瘤一旦侵犯了这些血管就意味着手术切除率大幅度降低。这些血管还为胰腺癌远处转移提供了多条途径,而转移则意味着失去手术机会。

最后,胰腺癌对化疗不敏感,也是它被称为"癌中之王"的重要原因。在显微镜下,胰腺癌组织中,间质成分占比大,它们像一个个堡垒,将胰腺癌细胞圈在其中,阻挡了化疗药物的进入,使得胰腺癌对化疗不敏感。

综上所述,胰腺癌不仅恶性程度高,还容易被误诊为其他疾病。它起病隐匿,早期症状不典型,往往经过对症治疗后症状出现缓解,容易和其他消化系统疾病相混淆,延误早期诊断与治疗。等到患者出现乏力、体重下降、黄疸等症状时,大多已处于中晚期。而且胰腺癌的发病原因尚不清楚,可能与多种因素相关:遗传、吸烟、酗酒、慢性胰腺炎、糖尿病等。

4. 如何在早期及时识别胰腺癌?

(1)检查家族史

胰腺癌有一定的家族遗传性,如果您的直系亲属或近亲中有人患有胰腺癌,您的患病风险会增加。因此,对于家族史阳性的人,建议进行密切的监测和筛查,如胰腺超声、CT、MRI 等检查。

（2）注意身体症状

胰腺癌在早期往往无明显症状，但随着病情的发展，会出现多种症状。如果您经常感觉腹部胀痛、黄疸、食欲减退、消瘦等症状，应该及时就医，尤其是这些症状持续数周或数月。此外，如果您发现自己出现糖尿病或者突然失去食欲，也需要及时就医。

（3）检查体重

如果您的体重突然下降，尤其是在没有明显原因的情况下，需要及时就医。胰腺癌患者往往在短时间内体重下降明显，这是由于肿瘤导致的食欲减退和消瘦。

（4）定期体检

定期体检是发现胰腺癌的重要方法之一。体检可以包括体格检查、血液检查、超声、CT、MRI等检查。这些检查可以帮助医生及早发现胰腺癌，尤其是对于那些有高风险因素的人群。

（5）确定风险因素

了解和识别胰腺癌的风险因素也非常重要。除了家族史之外，还包括年龄、肥胖、吸烟、胰腺炎等。如果您有以上任何一个或多个风险因素，应该考虑进行定期体检或者其他筛查方法。

（6）注意生活习惯

遵循健康的生活方式。一些研究表明，保持健康的生活方式可以降低患胰腺癌的风险，包括戒烟、控制体重、定期锻炼、饮食健康等。

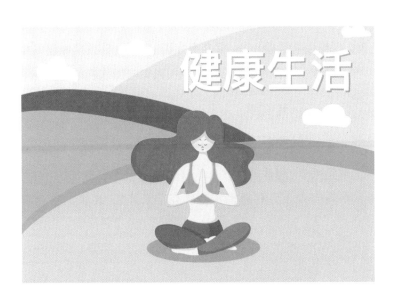

总之,及早发现胰腺癌可以帮助提高治愈率和生存率。

■————5. 不良饮食习惯会诱导胰腺癌吗?————■

中国汉字是一门博大精深的学问,比如说"癌"这个字。它的部首表示癌症是一种疾病。"癌"这个字里面有 3 个"口",这就说明癌症在很大程度上都和"吃"有关。老话说得好,祸从口出,病从口入。这种说法也从一定程度上告诉我们,很多癌症都和我们不健康的饮食习惯有很大的关系。癌症的发生虽然是一个长期的渐变过程,但是如果长时间饮食不健康合理,必定会引发癌症,那么容易诱发胰腺癌的食物有哪些呢?

(1)高糖食物、含糖饮料

有研究文献指出,含糖饮料的日摄入总量每增加 100 毫升,癌症整体发生风险就会增加 1.18 倍。其原因包括以下几个方面:第一,糖类摄入导致体重增加,而肥胖能够增加癌症的发病风险;第二,与体重增加无关的内脏肥胖及内脏肥胖所导致的脂肪因子分泌及信号通路改变,从而导致相关癌症的发生;第三,含糖饮料属于高血糖指数食物,能够在摄入后迅速增加血糖水平,导致 2 型糖尿病风险增加,提高炎症因子水平,导致胰腺癌发生风险增加。所以推荐健康群体限制糖类摄入总量、减少含糖饮料的摄入。

(2)高脂肪油炸食物

经大量考察发现,长期进食高脂肪食物会诱发胰腺癌。首先,高脂饮食是胰腺癌的危险因素,而且高脂饮食能够增加超重及肥胖的风险,而超重则是胰腺癌的危险因素。另有动物实验研究结果证实,高脂饮食能够增加胰腺癌的风险。

(3)常食海鲜

海鲜味道鲜美并且富含营养,但也是重金属汞、砷的最大来源,要是持久食用海鲜会导致重金属等有害物质在体内堆集而危害健康。营养专家建议:吃海鲜每天不要超过一种,数量不要超过 100 克;避免食用体型较大处于食物链顶端的鱼类,其体内富集的污染物较多;不吃或少吃鱼头、鱼皮、油脂、内脏、鱼卵、鱼翅。

(4)动物内脏

动物内脏尽管有着独特的营养成分,一旦不安全的食物被动物食用后,比如动物所吃的饲料,喝的水被重金属镉污染了,都要靠内脏来代谢。肿瘤科医生建议:每周最多吃 1~2 次动物内脏便可,并且每次食用量不要超过 50 克,此外,吃动物内脏时,最适宜多搭配一些粗粮和蔬菜,以增补膳食纤维。

这么多不好的食物,这时候有些人会想到,那我们只吃素,不吃脂肪和肉类,是不是就不会得胰腺癌了?我们也不应对脂肪和肉类谈虎色变,也不可盲目吃素。长期吃素的话,饮食结构就会有比较大的偏离和倾向。长期吃素的人,蛋白质摄入可能不足。一些人爱吃的豆制品当中虽含有蛋白质,但缺乏一种人体必需氨基酸。而且很多素食的 B 族维生素含量较低,长期盲目吃素的话容易导致身体出现糖代谢/脂肪代谢异常的情况,很容易出现肝内胆管结晶的情况,长此以往,胆结石的风险也会有所增高。胆结石长时间淤堵,同样容易引发胰腺炎,促进胰腺癌的发生。

胰腺癌患者认为自己靠吃素就能抗癌,这个想法有点过于理想化,而且可能性真的不大。不仅如此,盲目吃素的话,健康风险可能更高,甚至能诱发动脉硬化。为什么会如此呢?

因为癌症是一种对身体消耗极大的疾病。肿瘤患者常由于手术、放射治疗、化学治疗等,导致身体对营养的需求大大增加,而长期素食,体内会缺乏一些营养物质,比如蛋白质、维生素、不饱和脂肪酸、钙、铁等。而这些营养物质的缺失,会导致身体的抵抗能力下降,也就无法抵抗癌症和癌症治疗带来的不良反应。所以,我们不提倡肿瘤患者只吃素食,因为素食提供的营养物质不够全面。缺乏蛋白质可能会导致白细胞低下、免疫力下降、伤口愈合延迟或感染等异常情况。缺乏维生素 B_{12} 可能会导致神经系统异常,出现反应迟缓、食欲减退等情况。素食含的热量较低,而肿瘤患者的消耗量大、抵抗力差,需要大量的营养物质才能满足机体需求,这就离不开肉类食物。当然,素食中的豆制品可以作为蛋白质的来源之一,而且它还含有各种矿物质、维生素等营养元素。但是在抗击癌细胞的过程中,动物蛋白的作用是植物蛋白所不能替代的,因为优质动物蛋白可以被人体更好地吸收利用。素食中的植物蛋白最好的是大豆蛋白,但植物蛋白和动物蛋白还有很大的差异,植物蛋白中缺乏人体需要的免疫球蛋白而谷类蛋白中缺乏赖氨酸(人体不能合成的 8 种必需氨基酸之一),且这种蛋白质在人体中的利用率较低,单纯素食满足不了人体对蛋白质的需求。研究显示,提高饮食中蛋白质的比例,可以明显提高肿瘤患者的身体素质和生活质量,延长生存时间,而鱼、肉、蛋类恰恰是优质蛋白的主要来源。癌症患者的身体需要脂肪和蛋白质来维持正常的饮食结构。

目前而言,国内外没有任何正规指南把"低蛋白饮食"或"素食"作为癌症的治疗或辅助治疗方案。相反,肿瘤科医生考虑更多的是,如何保证患者获得足够的营养,以"扛住"治疗带来的不良反应。"吃素抗癌"的忠实追随者的主要观点:肉类吃多了会摄入很多蛋白质,这些蛋白质会成为癌细胞的"养料库",帮助癌细胞生长。但是,豆制品等食物也富含蛋白质,这不是自相矛盾吗?

6. 胰腺癌有哪些常见症状？

胰腺癌的主要症状包括腹痛、体重减轻、黄疸等。由于它起病隐匿，早期没有特殊的表现，可出现上腹部不适、食欲减退、乏力等症状，等数月后出现明显症状时，病程多已进入晚期。因此，以下症状我们一定要引起重视。

（1）腹痛

疼痛是胰腺癌的主要症状，不管癌位于胰腺头部或体尾部均有疼痛。典型胰腺癌的腹痛部位是在中上腹部深处，根据肿瘤位置的不同，可偏左或偏右。这种疼痛常表现为持续性、进行性加剧的钝痛或钻痛，餐后会加剧，在夜间、仰卧和向后伸腰时疼痛也会加剧；俯卧、弯腰、蹲踞时可减轻。腹痛剧烈者常伴有腰背部剧痛，同时有食欲减退、消瘦、乏力等症状。一开始，痛感是间断性的。之后，痛感持续时间加长。而且当胆汁、胰液进不了十二指肠的时候，可能会导致消化道异常症状，非常容易混淆患者的判断。当癌累及内脏包膜、腹膜或腹膜后组织时，在相应部位可有压痛。多数患者以腹痛为首发症状，在疾病早期，腹痛的症状较轻、腹痛部位定位不清，随着病情的逐渐加重，腹痛部位会相对固定。

疼痛改善：可以通过药物治疗和其他方法缓解疼痛。常用的药物包括镇痛剂、消炎药、抗癌药等。其他方法包括放松疗法、物理疗法、针灸、按摩等。

（2）黄疸

黄疸是胰腺癌的重要症状。约90%的患者有黄疸出现，且呈持续性、进行性加重，但黄疸并非胰腺癌的首发症状。黄疸属于梗阻性，一部分患者的胆道出口梗阻之后，胆红素代谢异常，从而导致眼睛发黄、皮肤瘙痒又变黄、尿色深如浓茶、粪便呈陶土色等症状，是由于胆总管下端受侵犯或被压所致。黄疸为进行性，虽可以有轻微波动，但不可能完全消退。黄疸的暂时减轻，在早期与壶腹周围的炎症消退有关，晚期则由于侵入胆总管下端的肿瘤溃疡腐烂。壶腹肿瘤所产生的黄疸比较容易出现波动。胰体尾癌在波及胰头时才出现黄疸。有些胰腺癌患者晚期出现黄疸是由于肝转移所致。约1/4 的患者合并顽固性的皮肤瘙痒,往往为进行性。

黄疸改善:黄疸是由于胆道受阻而导致的胆红素代谢障碍,可以通过清除胆道阻塞、减少胆红素生成等方法改善。常用的治疗方法包括胆道支架、胆汁引流、放疗、手术等。

(3)消化道症状

最多见的为食欲减退,其次有恶心、呕吐,可有腹泻或便秘,甚至黑便,腹泻常常为脂肪泻。食欲减退和胆总管下端及胰腺导管被肿瘤阻塞,胆汁和胰液不能进入十二指肠有关。梗阻性、慢性胰腺炎导致胰腺外分泌功能不良,也必然会影响食欲。少数患者出现梗阻性呕吐。约 10% 患者有严重便秘。由于胰腺外分泌功能不良而致腹泻:脂肪泻为晚期的表现,但较罕见。胰腺癌也可发生上消化道出血,表现为呕血、黑便。脾静脉或门静脉因肿瘤侵犯而栓塞,继发门静脉高压症,也偶见食管胃底静脉曲张破裂大出血。

(4)消瘦、乏力

胰腺癌和其他癌不同,常在初期即有消瘦、乏力,是因为癌细胞可能会跟正常细胞争夺营养,此时人体内部的营养供应不足,就会消耗大量脂肪。一开始只是感觉没力气,之后便会快速消瘦。

营养改善:肿瘤患者常伴随营养不良,应该通过调整饮食和营养支持来改善。建议患者适量增加蛋白质、维生素和矿物质等营养素的摄入,同时限制脂肪、糖分和盐的摄入。如有需要,可以通过营养支持,如口服营养剂、静脉营养等方式提供营养。

(5)腹部包块

胰腺在身体部位较深,于后腹部难摸到,腹部包块系癌肿本身发展的结果,位于病变所在处,如已摸到肿块,多属于进行期或晚期。慢性胰腺炎也可摸到包块,与胰腺癌不易鉴别。

（6）血糖升高

由于胰腺是身体比较重要的一个内分泌腺,它能够帮助分泌胰岛素,从而让身体的葡萄糖被身体肌肉有效吸收利用,让身体的血糖稳定在正常范围内,而一

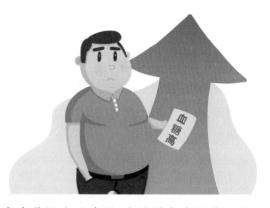

旦出现胰腺癌就会让身体的胰岛素分泌出现障碍,会让胰岛素的分泌量下降,这样所摄取到身体内的葡萄糖就不能够被有效吸收利用,就会导致血糖上升,所以一旦发现自己的血糖上升或者是已经患有糖尿病的患者在短时间内发现自己的血糖失去控制时就要注意。少数患者起病的最初表现为糖尿病的症状,即在胰腺癌的主要症状如腹痛、黄疸等出现以前,先患糖尿病,以致伴随的消瘦和体重下降被误以为是糖尿病的表现,而不去考虑胰腺癌的可能。长期患糖尿病的患者近来病情加重,或原来长期能控制病情的治疗措施变为无效,说明有可能在原有糖尿病的基础上又发生了胰腺癌。

（7）血栓性静脉炎

游走性血栓性静脉炎或动脉血栓多见于晚期胰腺癌患者,这也是胰腺癌晚期并发症中最常见的一种表现。

（8）腹水

一般出现在胰腺癌的晚期,多为癌的腹膜浸润、扩散所致。腹水可能为血性或浆液性。晚期恶病质的低蛋白血症也可引起腹水。

7. 警惕胰腺癌的高危因素有哪些?

尽管目前胰腺癌的确切病因尚不明确,但研究显示,与饮食、生活、环境等诸多因素密切相关。

(1)饮食因素

高蛋白饮食、高脂饮食、红肉类饮食的摄入等,会增加胰腺癌的可能性。高蛋白和高脂肪饮食可增加胰腺细胞的更新率,因而增加了胰腺对致癌物质的敏感性。

常吃熏烤煎炸食品及腌制食品的人患胰腺癌的概率也会增加;食用油、高盐食物食用增加,不但会引发高血压、心血管疾病,还会引起大肠癌、胰腺癌。日本最近的研究发现,摄取大量的加工肉类、猪肉和红肉与胰腺癌有着明显的联系,吃香肠和罐头猪肉这类加工过的肉类较多的人与那些吃较少肉类的人相比,其患胰腺癌概率增加。

进食水果和新鲜蔬菜少。水果和新鲜蔬菜中含有保护人体免患胰腺癌的蛋白酶抑制因子,这些因子可阻止氧基的合成,防止蛋白质被降解成快速分裂癌细胞所需的氨基酸,或抑制聚腺苷二磷酸-核糖多聚酶——核糖核酸的合成,因而减少对 DNA 的损伤。因此,吃水果和新鲜蔬菜少可增加胰腺癌的发病率。患者疏忽科学合理的饮食规律,特别是暴饮暴食会导致胰腺癌,暴饮暴食能促使胰液大量分泌,于是没有"出路"的胰液便会对胰腺进行"自我消化",在临床上,急性胰腺炎患者绝大多数有暴饮暴食的经历。

(2)环境因素

长期接触某些化合物,如联苯胺、烃化物等,对胰腺有致癌作用。长期接触汽油类物质也可诱发胰腺癌。在制造萘胺和苯胺的化工厂中工作的工人,胰腺癌的发病率较一般工人高 5 倍。另据调查,在油化工和珠宝制作处工作的工人胰腺癌的发病率也较高。

(3)疾病因素

糖尿病、慢性胰腺炎、肝硬化、胃病等疾病会使胰腺癌的发生风险增高。某些疾病与胰腺癌的发病率增高有关,如慢性胰腺炎,也是胰腺癌的癌前病变之一,尤其是慢性钙化性胰腺炎,要特别注意。胰腺炎的发作可以是胰腺癌的首发症状。有钙化灶的慢性胰腺炎患者胰腺癌的发病率较一般人群高出百倍。糖尿病患者胰腺癌的发病率为正常人群的数倍。胃大部切除后20年发生胰腺癌的危险性比一般人群高 5~7 倍,这是由于丧失了胃对胰腺的调节功能,使之不能对有害物质做出反应;小肠对代谢的解毒作用亦因胃切除而受影响,致使胰腺与致癌物质接触的机会增多。

虽然人们一直认为糖尿病和胰腺癌之间有一定关系,但确切的关系仍有待阐明。有些研究表明糖尿病是胰腺癌的早期症状,无征兆新发糖尿病可能是胰腺癌的早期症状,存在于约 1/3 的胰腺癌患者中。约有 1% 的年龄在 50 岁及以上的糖尿病患者,首次达到糖尿病诊断标准后 3 年内会确诊为胰腺癌。另一些研究则认为糖尿病是胰腺癌的危险因素之一,高达 5% 的胰腺癌患者有长期糖尿病病史(>10 年)。糖尿病的类型是另一种需要考虑的因素,上述研究与以往其他研究一致认为,胰腺癌发病率升高仅限于胰岛素非依赖型 2 型糖尿病患者。另还有研究表明降糖药二甲双胍能降低胰腺癌的发病风险。

(4)生活方式因素

吸烟、饮酒、肥胖、缺乏体力活动等不良生活习惯,也会增加胰腺癌的发生概率。根据文献研究,胰腺癌的发生与下列因素有关。

尽管目前的流行病学研究还不支持饮酒是胰腺癌的病因,但酗酒可导致胰腺癌发病危险性升高是不争的事实。酒精可直接刺激胰液分泌,这是因为酒精进入十二指肠后会引起乳头水肿和奥迪括约肌痉挛。瑞典卡罗林斯卡研究院的专家对因酒精中毒、慢性酒精性胰腺炎、慢性非酒精性胰腺炎、酒精性肝硬化和非酒精性肝硬化而住院的患者的胰腺癌危险性进行了分析后发现,饮酒可使胰腺癌的危险性增加40%。研究人员指出,酒精性肝硬化患者的胰腺癌危险性明显升高。

吸烟是已知的导致胰腺癌最重要的生活方式因素。烟中的亚硝胺是致癌物质,吸入后经血液运至肝脏被激活,排入胆汁后逆流入胰管。此外,吸烟可提高血脂水平,间接增加致癌危险。吸烟与胰腺癌的关系几乎被1966年以来发表的所有文献所论证,与非吸烟者相比,吸烟者患胰腺癌的危险增加约2倍。吸烟会使胰腺癌的发病年龄大幅提前,可能是因为基因—环境交互作用。已有证据表明在家族性的胰腺癌中存在吸烟与遗传的交互作用。

肥胖会导致显著的代谢异常诸如胰岛素抵抗、糖耐量异常、糖尿病等。基于多项研究,世界癌症研究基金会得出了肥胖使胰腺癌有"令人信服的风险增加",而腹部肥胖使胰腺癌发病风险"有可能增加"。此外,有研究表明成年早期的肥胖与胰腺癌的早发相关,老年期的肥胖与胰腺癌生存期减少相关。虽然肥胖导致胰腺癌的机制一直存在争议,但胰岛素抵抗与炎症反应是最可能的原因。

■ —— 8. 胰腺癌的八类高危人群有哪些? —— ■

研究发现以下八类高危人群易患胰腺癌。

💧 家族性腺瘤性息肉病合并有胰腺炎者。

💧 年龄大于40岁,有上腹部非特异性症状的患者。

💧 有胰腺癌家族史者。有人认为遗传因素在胰腺癌病因中占5%~10%。

💧 有吸烟习惯者。经常吸烟,不仅是会诱发肺癌等呼吸道疾病,还会导致急性和慢性胰腺炎发病率的升高。

💧 进行过消化道手术的人。胆囊切除20年以上的患者,患胰腺癌的危险性可增加70%,做过胃溃疡手术,特别是术后20年以上者,患病的危险也较大。

💧 肥胖且喜好饮酒者。肥胖的人通常喜欢进食高脂、高胆固醇的食物,这类食物会导致大量油脂进入血液循环,让胰腺本身的微循环受到一定影响。

💧 慢性胰腺炎患者。目前认为慢性胰腺炎在一部分患者中是一个重要的癌前病变,特别是慢性家族性胰腺炎和慢性钙化性胰腺炎。

💧 突发糖尿病患者。特别是不典型糖尿病,年龄在 60 岁以上,缺乏家族史,无肥胖,很快形成胰岛素抵抗者。

■ 9. 胰腺癌与胰腺炎有什么区别？ ■

胰腺癌和胰腺炎是 2 种不同的疾病,它们的主要区别在于病因、症状、治疗方法和预后等方面。

（1）病因

胰腺癌是由胰腺细胞中的 DNA 异常增生引起的肿瘤,可能与遗传因素、吸烟、饮食习惯、肥胖等因素有关。而胰腺炎通常是由胰腺内分泌和消化功能异常引起的炎症,常见的病因包括饮食、饮酒过量、胆石症等。

（2）症状

胰腺癌早期通常无症状,晚期可能出现腹痛、黄疸、消瘦、食欲减退等症状。而胰腺炎症状多种多样,主要表现为腹痛、发热、恶心、呕吐、腹泻等。

（3）治疗方法

胰腺癌治疗方法包括手术切除、放疗、化疗、靶向治疗等,治疗效果取决于肿瘤的大小、位置、转移情况,以及患者的整体健康状况。而胰腺炎的治疗则主要是控制炎症的进展,通常采用休息、禁食、液体营养、药物治疗等措施。

（4）预后

胰腺癌是一种高度恶性的肿瘤,晚期患者预后较差,5 年生存率低。而胰腺炎多数情况下可以得到治愈,但在重症胰腺炎、坏死性胰腺炎等严重情况下,患者病情恶化,预后也较差。

因此,胰腺癌和胰腺炎是 2 种不同的疾病,如果出现类似症状,需要及时就医并进行相关检查以确定疾病类型。

10. 哪些体检项目可以尽早发现胰腺癌？

如今,胰腺癌发病率逐年升高,而死亡率居高不下,位列恶性肿瘤致死第 6 位。据预测,到 2030 年胰腺癌死亡率将上升至第 2 位。而且,80% 以上患者发现时已发生转移,失去手术机会;仅有 5%~15% 患者有手术切除机会,是名副其实的"癌中之王"。由于胰腺位置较深,早期无症状,普通的检查如胰腺 B 超通常不能发现胰腺肿瘤,所以早期发现困难。那么胰腺癌怎样才能被检查出来呢?

胰腺癌患者的主要症状包括上腹部不适、体重减轻、恶心、黄疸、脂肪泻及疼痛等,均无特异性。如果怀疑自己得了胰腺癌,或为胰腺癌的高危人群,应及时到医院进行检查,检查方式有多种,需要由医生根据患者的具体病情进行选择。首选无创性检查,如血清学肿瘤标志物检测、超声检查、超声内镜检查、胰腺 CT 检查、磁共振检查等。其中,胰腺 CT 或磁共振检查对发现胰腺癌有较高的敏感性,诊断准确率在 90% 以上。

目前早期筛查的主要手段有。

（1）肿瘤标志物

肿瘤标志物常用的有糖类抗原 19-9(CA19-9)、癌胚抗原(CEA)、糖类抗原 125(CA125)等,胰腺癌患者绝大多数会出现 CEA、CA19-9 这两项指标

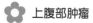

的升高,有些患者还会有其他肿瘤标志物的升高。由于肿瘤标志物缺乏诊断特异性,肿瘤标志物升高对胰腺癌的诊断起提示作用,需进一步影像学检查明确。

(2)增强 CT

增强 CT 是目前检查胰腺最佳的无创性影像检查方法,增强扫描能够较好地显示胰腺肿物的大小、部位、形态、内部结构及与周围结构的关系。CT 还能够较准确地判断有无肝转移及是否存在肿大淋巴结,能清晰显示肿瘤大小、位置、密度及血供情况,是诊断胰腺癌最常用的方法。

(3)上腹部增强 MRI

磁共振与腹部增强 CT 效果相仿,而磁共振胰胆管成像(MRCP)可以观察十二指肠和壶腹部有无癌肿浸润,还可以查看胰胆管是否受压,显示肿瘤的代谢活性和代谢负荷,有助于早期发现胰腺癌和评价全身肿瘤负荷,且具有无创伤性、无辐射等优点。

(4)有创性检查

有创性检查包括经内镜逆行胆胰管成像(ERCP)及经皮穿刺肝胆道成像(PTC)可以显示胆道系统是否有梗阻。ERCP 不仅能直接观察十二指肠和壶腹有无癌肿浸润情况,还可以查看胰胆管是否受压,与 MRCP 作用相似。当然,对于无法行手术切除的伴有梗阻性黄疸的患者,ERCP 可以做姑息性支架引流。

(5)超声内镜

超声内镜是一种可在胃或十二指肠内以最近距离对胰腺进行个体化、实时扫查,可提供胰腺实质的高分辨率声像图,甚至检出直径小至 5 毫米的胰腺异常回声,超声内镜引导下细针穿刺活组织检查,已成为胰腺癌定位和定性诊断最准确的方法。

(6)组织细胞学检查

当 CT 或者 MRI 确定胰腺有肿瘤时,可考虑在 CT 定位及引导下,或在剖腹探查中用细针穿刺做多处细胞学或活体组织检查,可得到病理学资料,这是确诊胰腺癌的金标准。但属于非常规检查,有肿瘤播散风险。

早期发现和诊断是胰腺癌治疗的关键,早期患者手术治疗后可显著延长生存期。我们要明确胰腺癌的高危因素,在我国,满足以下任何一项,即可认为存在胰腺癌患病风险:年龄超过 40 岁,且出现非特异性腹部症状;胰腺癌家族史;新发糖尿病,尤其是 60 岁以上患有非典型糖尿病或快速发展的胰岛素抵抗,且无家族史或肥胖症;慢性胰腺炎,特别是伴有癌前病变;胰腺导管内乳头状黏液性肿瘤;家族性腺瘤性息肉病;良性疾病远端胃大部切除术,尤其是切除术后 20 年;有吸烟史、饮酒史或长期接触有害化学物质。

11. 如何预防胰腺癌?

胰腺癌无法完全预防,但可通过生活方式的调整,尽可能降低发病的风险。具体应做到以下几点。

(1)管住嘴巴,预防癌症

预防胰腺癌的关键是改变不良生活习惯,尤其要调整膳食结构,如不吃烧焦和烤糊的食品,尽量少吃高脂、高油、多盐的食物;日常饮食需注意以谷类、豆类、甘薯等粗粮作为膳食的主体,每天新鲜蔬菜和水果必不可少,在饮食中增加纤维类、胡萝卜素、维生素 E 和必要的矿物质;膳食要合理搭配,多食用易消化的蛋白质,如瘦肉、鸡蛋和鱼;要采用合理的烹调方法,如煮、炖、熬、蒸、溜、氽等,不要用油煎、炸、爆炒等方法。另外,要减少应酬,不能过度饮酒,严格控制肉类等动物性食物和油脂的摄入,并坚持参加适当的体力活动,避免超重和肥胖。多摄入膳食纤维,膳食纤维是一种不能提供能量的多糖,但膳食纤维被认为是有益于健康的物质。关于膳食纤维的摄入对于胰

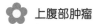

腺癌的影响,有研究认为,增加膳食纤维的摄入能够降低胰腺癌的风险,其可能是通过调节与胰腺癌相关的激素通路来影响胰岛素代谢。

(2)蛛丝马迹,别轻易忽视

虽然胰腺癌早期没有什么特异性的症状,但细心分析还是能发现一些蛛丝马迹。例如,在胰腺癌的初期,患者常会出现不明原因的进行性阻塞性黄疸、无法解释的厌食及消瘦,体重下降超过10%;不能解释的上腹或腰背部疼痛;还有不能解释的消化不良而钡餐检查消化道正常;近期突发糖尿病而又没有使之发病的因素;突发无法解释的腹泻;自发性的胰腺炎的发作(如果患者是嗜烟者应加倍注意)和不明原因的下肢血栓性静脉炎等症状。

(3)定期体检,生活规律

40岁以上人群每年做1次腹部彩超、肿瘤标志物等检查。临床上还没有针对胰腺癌的特异性的预防措施,只能针对可能的病因和危险因素进行预防,同时注意提高机体健康素质。健康的生活方式可以减少胰腺癌发生的概率。戒酒、戒烟,提倡低脂肪、低蛋白质、高纤维素和高维生素饮食,多吃新鲜水果和蔬菜,同时,生活要有规律,注意劳逸结合,加强体育锻炼,提高机体的抵抗力。

12. 胰腺癌的四大异常信号是什么?

由于胰腺位置很深,前面紧贴胃,胰腺癌极易漏诊或误诊,发现时大多已属晚期。很多胰腺癌患者在患病早期,对身体的不适反应不太注意,错过了最佳的治疗时机。

(1)信号一:厌食、消化不良和体重下降

临床发现,约10%的胰腺癌患者早期症状表现为厌食、消化不良和体重下降。还有一些专家认为,食欲减退、恶心呕吐、大便习惯改变、消瘦,是胰

体癌、胰尾癌的四大早期症状,可以作为胰腺癌早期的诊断依据。

(2)信号二:上腹不适和疼痛

具体表现为上腹疼痛和说不清的不适感、闷堵感,时轻时重,时有时无,一般在夜间更为明显。其不适感的部位较深,范围较广,性质较模糊,患者说不清楚疼痛位置和性质,且疼痛有进行性加重的趋势,并逐步转为隐痛、胀痛和腰背痛。其中胰头癌的腹痛偏于右上腹,胰体癌、胰尾癌偏于左上腹;少数人可有脐周痛,后期可出现腹背痛。而且疼痛常与体位有关,在仰卧时加剧,坐立、弯腰、侧卧、屈膝时可减轻。

(3)信号三:不明原因的黄疸

胰头癌多以阻塞性黄疸为最突出的症状,而早期胰体癌、胰尾癌可无黄疸。黄疸通常为全身性,呈持续性且进行性加深。多数患者可因阻塞性黄疸而出现皮肤剧烈瘙痒,以致遍体抓痕。上述症状在肝炎或胆道疾病时也可以出现,所以早期胰腺癌被误诊为肝炎、胆囊炎或胆石症的情况并不少见。

(4)信号四:血糖波动

糖尿病患者突然出现不明原因的血糖波动,且药物控制不理想,应警惕胰腺癌。

此外,胰腺癌患者常诉发热、明显乏力。可有高热甚至有寒颤等类似胆管炎的症状,故易与胆石症、胆管炎相混淆。有胆道梗阻合并感染时,亦可有寒战、高热。部分患者尚可有小关节红、肿、痛、热,关节周围皮下脂肪坏死及原因不明的睾丸痛等。锁骨上、腋下或腹股沟淋巴结也可因胰腺癌转移而肿大发硬。早期患者可表现消瘦、乏力,晚期患者可有腹水。

13. 胰腺癌会遗传吗？

现在医学普遍观点认为,胰腺癌的发生发展是一个多步骤、多阶段、多基因参与的过程,是外在环境因素与内在遗传因素相互作用的过程。5%~10%的胰腺癌为遗传性恶性肿瘤,与之相关的一些高外显性的胚系突变已被鉴定。然而大部分胰腺癌为散发性的,一些功能性的遗传多态可能是胰腺癌发生的遗传学基础。基因时代发现代谢酶、DNA修复,以及叶酸代谢相关基因多态性可能与胰腺癌发生风险相关。根据遗传及全基因组扫描研究,中外学者已经鉴定出多个胰腺癌遗传易感性位点。

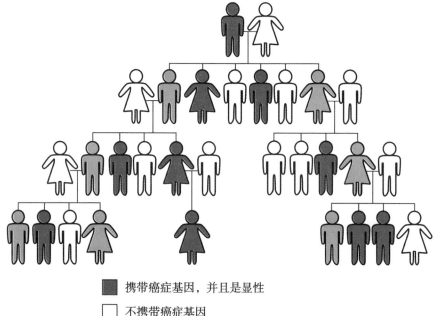

■ 携带癌症基因,并且是显性

□ 不携带癌症基因

▨ 携带癌症基因,但不是显性

基因遗传图谱

在临床上,胰腺癌可根据遗传背景分为2种,一种是家族聚集性,另一种是散发性。而家族性胰腺癌是已经确定的遗传肿瘤综合征,约占所有胰腺癌的3%,由于其发生存在垂直关系,一般认为是常染色显性遗传。对于家族性胰腺癌的临床诊断标准一直存在争议,大多数专家将其定义为在1个家族不存在其他恶性遗传性肿瘤的情况下,出现2个或者2个以上的家族成员发生有病理依据的胰腺癌。家族性胰腺癌最早在1973年由麦克德莫特(Mac Dermott)等首次报道;1991年国外学者与国际癌症研究机构合作研究发现7.8%的胰腺癌患者具有家族史,是对照组的13倍。胰腺癌家族史阳性,同吸烟一样,是胰腺癌发病的高危因素之一。

在胰腺癌家系中,发病风险随着一级亲属中胰腺癌患者个数的增加而明显增加。例如,1个一级亲属患胰腺癌,其发病风险是一般人群的4.6倍,2个一级亲属患胰腺癌,其发病风险将达到一般人群的6.4倍,而如果有3个或者以上的一级亲属患胰腺癌,其发病风险将达到32倍。另外,一级亲属中有胰腺癌家族史阳性的患者,其他部位的恶性肿瘤(如卵巢癌、乳腺癌、淋巴瘤和结肠癌等)的发病风险也将增加。而且家族性胰腺癌还存在遗传早现现象,即越是年轻的一代,其发病年龄越早,症状越重,预后越差。家族性胰腺癌的发病原因和机制至今仍不完全清楚,目前认为家族性胰腺癌的发生主要是由于基因突变和遗传的结果,与散发性胰腺癌前病变相比较,其在生活习惯、饮食、年龄、性别和职业等方面没有明显的差别。随着分子遗传学和CT技术的发展,许多与家族性胰腺癌相关的基因被发现。

家族性胰腺癌的家族成员是胰腺癌的高危人群,家族成员在有亲属确诊为胰腺癌后,不要过于紧张,做好定期的随访监测即可。一般来说,筛查的开始年龄在50岁左右,但是对于有家族成员患胰腺癌发病年龄小于50岁的,应在低于最年轻的胰腺癌发病年龄10岁(例如,最年轻患者为45岁,家族其他成员应该在35岁左右)时开始筛查。

14. 目前治疗胰腺癌的主流方法有哪些？

胰腺癌是一种恶性肿瘤，其治疗方法需要结合患者的具体情况和病情等因素来确定。常见的治疗方法包括手术、化疗、放疗、靶向治疗，以及免疫治疗等。比如早期胰腺癌的最有效的治疗措施是手术切除，但是因为早期诊断比较困难，手术切除率一般也不会太高，所以胰腺癌的临床治疗是往往采用综合的治疗方法。对于ⅡA期的胰腺癌患者来说，实行根治性手术，并要注意手术之后的随诊，对于有高危倾向的患者，则考虑行术后辅助化疗。对ⅡB～Ⅲ期患者，术后辅助化放疗或手术联合新辅助化疗。对于不存在手术指征的Ⅳ期患者，即可选择应用化学药物、放射、中药、生物等综合治疗方法。以下将详细介绍每种治疗方法的原理、适应证、优缺点以及注意事项。

（1）手术治疗

手术是胰腺癌治疗中最常见的方法，主要包括胰腺切除、淋巴结清扫等手术方式。根据癌肿部位不同，手术方式也不同。对于早期胰腺癌患者，切除部分或全部胰腺是最常见的治疗方式。

手术治疗的优点是能够彻底切除肿瘤，降低癌症复发率，同时还可以确定肿瘤的病理类型和分级，为后续的治疗提供指导。然而手术治疗的同时也存在一些缺点，例如，手术对身体的创伤较大，恢复较慢，同时手术治疗的费用也相对较高。因此，手术治疗适用于早期胰腺癌患者和手术条件允许的患者。

◊ 根治性术

①胰头十二指肠切除术。目前该术式仍是胰头癌患者的标准根治性手术方式。适用于胰头处肿瘤，且无远处转移、侵犯或只是局部侵及门静脉者。随着临床对根治性手术的重新定义，以及腹腔淋巴结划分，现多在传统手术切除范围的基础上，行完整肿瘤周围组织器官等处淋巴结清扫术。

②保留幽门的胰头十二指肠切除术。该术式不切除胃幽门,而是将十二指肠的断端与空肠直接吻合,行消化道重建。此术式多应用于胰头、壶腹癌,需要十二指肠球部和胃幽门没有肿瘤浸润、胃周围不存在淋巴结的转移。因没有影响胃的储存和其消化功能,所以有利于改善营养状态、预防倾倒综合征。③胰体尾联合脾脏切除术。此术式作为临床上胰体尾癌的典型标准切除术式。由于脾脏与胰体尾部之间血管联结密切,故对无转移的患者,除将胰体尾部、瘤体及其周围淋巴结切除外,脾脏亦应连带切除。④全胰切除术。病灶侵及全胰而无转移者为全胰切除术的绝对适应证。该术式既保证了完整地切除肿瘤,还避免了术后发生胰瘘的可能。其缺点是可能引起糖尿病等多种营养代谢并发症,结果造成患者术后的生活质量变差,要终生应用胰岛素、服用消化酶。⑤扩大胰十二指肠切除术。本术式主要适用于腹腔重要血管受侵犯或腹腔多组淋巴结转移的情况。

◦ 姑息性手术

姑息性手术主要的目的是解除由肿瘤压迫所导致的胆道、胰管和十二指肠的梗阻。主要方法有胆管支架植入术、肝管空肠吻合术、胆管引流术、腹腔镜腹腔干神经阻断术等。姑息性手术虽然没有从根本上消除肿瘤,对延长其生存期也不是很有意义,但是可以减轻肿瘤负担,提高生存质量。在施行姑息性手术前,应严格遵循手术适应证,综合考虑患者的一般状况、病变范围,以及并发症等情况。

(2)化学治疗

化疗是通过化学药物抑制癌细胞的生长和繁殖。化疗可以用于手术前、手术后,以及晚期胰腺癌患者的治疗。常用的化疗药物有紫杉醇、顺铂等。化疗的优点是能够杀灭肿瘤细胞,可以缓解患者的疼痛和减轻病情。然而,化疗药物的毒副作用比较明显,包括恶心、呕吐、脱发、口腔炎等,严重的副作用还可能引起骨髓抑制、肝功能损害等,因此,需要注意患者的身体反应并及时调整治疗方案。

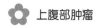

（3）放射治疗

放疗是利用高能射线杀灭癌细胞，通过破坏癌细胞的 DNA 来抑制其生长和繁殖。放疗可以用于手术前、手术后以及晚期胰腺癌患者的治疗。放射治疗是胰腺癌的重要治疗手段，特别是放化疗结合，是局部晚期胰腺癌的首选治疗方式。

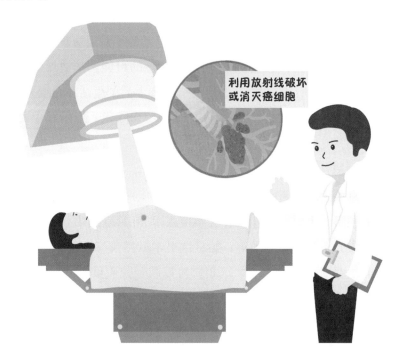

利用放射线破坏或消灭癌细胞

术前放疗可使肿瘤局限化，提高胰腺癌切除的成功率，对无手术条件者以高剂量局部照射及放射性核素局部植入照射等方法联合化疗，一定程度上可延长患者生存期。

现阶段主要的放疗技术有伽玛刀、射波刀、调强放疗、放射性粒子、三维适形放射治疗等，可在术前、术中及术后放疗时根据病情选用。随着近年来放疗技术不断地改进与突破，胰腺癌放疗效果也随之提升，在改善预后、缓解疼痛及消化不良症状等方面有了很大的进步。因为放疗治疗对于人体的正常组织、器官会有不同程度的危害作用，所以在放疗治疗时一定要严格地控制放疗的用量、疗程。

（4）介入治疗

目前区域灌注化疗和放射性粒子植入是主要的介入治疗手段，其他介入方法还有瘤内注射（材料有无水乙醇、化疗药物等）、动脉内插管栓塞、光动力、物理消融和介入导向生物等。根据治疗目的的不同，有针对相关并发症的介入治疗，如疼痛介入治疗、梗阻介入治疗等。

经动脉导管灌注化疗是晚期胰腺癌患者主要的介入治疗方法。目前，国内常用的灌注化疗药物：吉西他滨、氟尿嘧啶、奥沙利铂、顺铂，以及四氢叶酸等，常单药使用或者联合用药，分为持续性灌注化疗或者单次冲击灌注化疗这两种给药方式。这种化疗方法不仅能够提高肿瘤周围的药物浓度，同时还能够克服肿瘤细胞的耐药性，是一种合理而积极的方法。

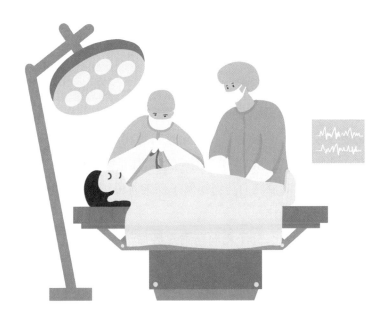

瘤内直接注射化疗药物的给药方法提高了实体性肿瘤内药物的浓度，减少全身用药的不良反应，对于一些不能进行手术切除的胰腺肿瘤患者来说是一种较为理想的治疗方法，比如：瘤内无水乙醇注射就可以抑制肿瘤发展，这种方法不仅安全而且简便，对于原发肿瘤较小却不能耐受大手术的癌症患者来说，是一种不错的治疗选择。动脉内插管栓塞治疗，在肿瘤供血动

脉内插管栓塞阻断癌肿的血供,使其缺血、坏死。

（5）靶向治疗

靶向治疗是通过特异性靶向抑制癌细胞的生长和繁殖。针对胰腺癌的特定靶点,如表皮生长因子受体(EGFR)、胰岛素样生长因子-1受体(IGF-1R)等,靶向药物可用于治疗晚期胰腺癌。

胰腺癌靶向药物治疗的疗效并没有试验数据支持,但是已经有初期试验认为,靶向药物对胰腺癌的治疗存在一定帮助。比较常用的胰腺癌靶向药物包括厄洛替尼、尼妥珠单抗,以及相关免疫

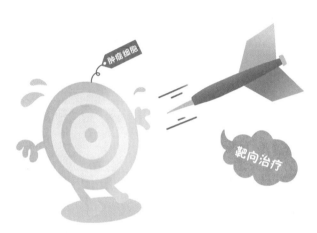

治疗的PD-1、PD-L1等药物,但上述药物的疗效研究不十分明确。由于分子靶向药物治疗较局限,一般需与其他化疗药物相配合,比如吉西他滨等,临床发现靶向药物与吉西他滨联合应用可以增加治疗的效果,但还需要进一步的试验。因此,胰腺癌靶向药物还属于探索阶段,而对于胰腺癌本身的治疗则提倡早发现、早治疗。

与传统化疗药物相比,分子靶向药物对肿瘤细胞针对性强、精准度高,可调节并稳定肿瘤细胞,具有靶向性及非细胞毒性的特点,近年来分子靶向治疗在临床上得到广泛应用,几乎涵盖了各种肿瘤的治疗。

目前,针对胰腺癌的分子靶向治疗药物主要有:①表皮生长因子受体靶向治疗,此类药物只针对肿瘤细胞进行攻击,对正常细胞影响较小,主要药物有西妥昔单抗、曲妥珠单抗、埃罗替尼。②血管内皮生长因子受体抑制剂,主要有贝伐单抗、阿西替尼。③生长因子受体结合蛋白抑制剂。④基质金属蛋白酶抑制剂。⑤法尼基转移酶抑制剂。⑥环氧化酶抑制剂。⑦抗叶酸药培美曲塞等。

（6）免疫治疗

免疫治疗是利用人体免疫系统对抗肿瘤。通过调节和增强免疫系统的反应能力来消灭肿瘤细胞。免疫治疗目前在临床试验阶段，尚未广泛应用于胰腺癌的治疗中。目前生物免疫治疗主要指应用各类免疫细胞、免疫因子进行抗肿瘤治疗，分主动、被动免疫治疗两类，免疫活性细胞包括树突状细胞、自然杀伤细胞、细胞因子诱导的杀伤细胞等，免疫活性因子包括白介素、干扰素、肿瘤坏死因子、转化生长因子，以及集落刺激因子等。

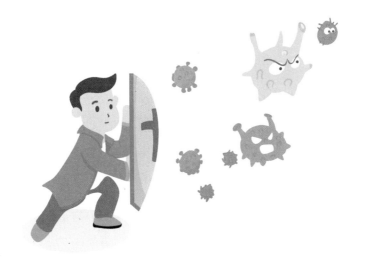

（7）中医治疗

中医在胰腺癌治疗中也有着一定的作用，可以通过调整身体的整体状态来增强体质，缓解症状，提高治疗效果。

💧 中医诊断与治疗

中医对于胰腺癌的诊断和治疗都有着独特的理论和方法。中医通常会通过四诊（望、闻、问、切）来判断疾病的性质和病情，以便制订针对性的治疗方案。

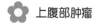

中药治疗

中药是中医治疗胰腺癌的重要组成部分,中药对于治疗胰腺癌的效果已经有了一定的研究成果。中药可以通过清热解毒、扶正祛邪、化痰止咳等方法来治疗胰腺癌,缓解症状,提高免疫力,从而增强患者的治疗效果和生活质量。

饮食调理

中医强调饮食对于疾病的治疗和预防有着至关重要的作用。对于胰腺癌患者,中医建议饮食应以清淡为主,避免油腻、辛辣、刺激性食物的摄入,多吃新鲜蔬菜、水果和粗粮等。此外,中医还会根据患者的身体状况制订个性化的饮食方案,以达到调理身体的目的。

针灸治疗

针灸作为中医常用的一种治疗方法,对于胰腺癌患者也有一定的辅助治疗作用。但是针灸的治疗方法需要根据患者的具体情况进行调整。

此外,在治疗上,中医还会采用艾灸、拔罐等方法来调理身体的整体状态,缓解症状,提高免疫力,从而增强患者的治疗效果和生活质量。需要注意的是,不同治疗方法的选择取决于患者的具体情况和疾病分期,因此,患者需要在专业医生的指导下进行治疗。

15. 胰腺癌患者的护理措施有哪些?

人们总是"谈癌色变",在患有癌症后认为自己已被"宣判死刑",于是陷入极度的恐慌、紧张、焦虑当中。癌症患者对健康教育与情感支持的需求往往较高,护理人员在配合医师对患者展开治疗期间,也应注意患者情绪方面的干预,注重与患者、家属之间的沟通,这是增进患者信任度、获取有效信息、构建和谐护患关系的有力手段,在此基础上也可以利用音乐疗法、肌肉放松疗法来对患者大脑皮质起到良性调节作用,使其感到轻松、安定。在健康教育方面,护理人员也应根据不同患者的情况开展工作,如发放胰腺癌知识手册、举办健康教育讲座、建立微信群等实施线上宣教并解答问题等均可,但应注重患者之间的个体差异性。癌痛是癌症晚期患者的主要症状,也是降低其生活质量的重要因素,癌痛发作后患者会难以入睡,无法正常饮食,也会加重自身的焦虑、抑郁情绪,使其治疗依从性进一步下降。针对患者伴随的癌痛症状,护理人员和患者家属应就该方面加以宣教,使其能正确理解癌痛,懂得癌痛基本信息,也能正确表达自身的疼痛情况。

(1)心理护理

胰腺癌患者存在严重的焦虑、抑郁等负性情绪,患者心理压力过大,应

及时给予心理安慰,告知患者化疗药物可能会引起的恶心、呕吐、脱发等症状,但只是暂时性的,随着药物作用消失,症状可自行缓解。避免负性情绪对疾病康复及治疗效果的影响。由专业心理

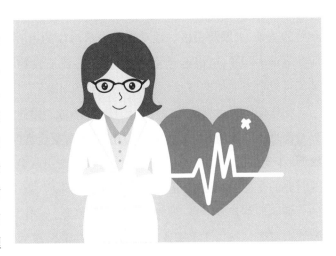

治疗师、有工作经验的护士组成心理支持小组,从各自专业角度对患者进行评估和干预,把患者的负性情绪降到最低。因此,护理人员在控制患者躯体症状的基础上也不能忽略患者的情感支持,只有患者本人心理状态得以改善,家属才能受到良性刺激,且护理人员也应向家属传授正确的观念与简单的护理技巧,重视患者及家属的身心健康干预。

(2)饮食指导

饮食是否合理与病情的控制也有密切相关性,很多人对医学知识了解程度不足,导致其在饮食方面存在误区,如肉类会对癌细胞的增长起到促进作用,应该吃素;癌症患者体重持续下降为正常现象,无须太过在意,应使劲

吃有营养的补品等。在对患者展开饮食指导之前,护理人员务必要纠正其对饮食方面的错误认知,使其充分了解合理饮食的重要性。对于胰腺癌患者而言,其在日常生活中要尽量减少油腻刺激性食物的摄入,比如肥肉、煎炸食品、辣椒、葱、姜、蒜,也应严格戒烟戒酒,禁止暴饮暴食。癌症患者都会伴随程度不一的营养缺失现象,使其身体较为虚弱,所以在饮食方面也应注重营养物质的补充,但也应告知患者正确的热量计算方式,保持饮食的合理性。

在患病后,患者的胃口会受到直接影响,胰腺癌患者也不例外,但倘若长期胃口不佳,也容易导致营养不良等情况发生,针对此类情况,家属可以为患者准备一些流质食物或半流质食物,像肉汤、碎面条、粥等均可,其间可以加入一些具备开胃功效的食物,确保患者能满足每日机体营养所需,多吃新鲜的蔬菜、水果及粗粮。针对接受手术治疗的患者,其在术后饮食方面也应注意诸多问题,可以选择蛋汤、稀藕粉等流质食物食用,家属在准备三餐期间可以适当增加橄榄、绿豆、绿豆芽、鲈鱼、山药等食材。

化疗期间患者胃肠道反应比较剧烈,不能正常进食,胰腺肿瘤及糖代谢异常使患者消耗增加,化疗期间易出现睡眠及饮食问题、恶心、呕吐、腹胀、腹泻、味觉减退、黏膜溃疡等,过分控制饮食会引起营养不良,化疗创伤更需要营养的支持,如果缺乏足够的外源性能量供应,就会使机体增加自身蛋白的分解而加重营养不良,致抵抗力下降,因此,应根据患者的血糖波动情况及饮食习惯、爱好,注重碳水化合物、脂肪、蛋白质的比例,合理安排用餐的时间和量,做到清淡易消化、维生素丰富,避免过甜、油腻及辛辣的食物,多喝水,少吃豆类等可产气的食物。注意患者消化道反应的情况,评估患者进食情况。

(3)药物指导

掌握正确的服用时间,磺脲类宜在饭前服用;双胍类是盐酸盐制剂,可对胃肠道产生刺激,宜在饭后服用;α-葡萄糖苷酶抑制剂则只有与第一口饭同服才能产生降糖效果,适合餐后血糖升高的患者。化疗期间患者胃肠道反应比较剧烈,不能正常进食,如果仍按化疗前患者状况给予降糖治疗,就有出现低血糖的危险。

(4)积极加强血糖监测

胰腺癌可以有糖代谢异常。使用化疗药物可引起胰岛 B 细胞及肝细胞损害,而影响葡萄糖的利用及糖易生,加重糖代谢紊乱。化疗的毒性反应使机体处于应激状态,致葡萄糖耐量进一步减低。一些化疗方案或化疗期间处理要用糖皮质激素,也会引起血糖升高。化疗后 5 天内尤其是化疗后即刻最易发生糖代谢紊乱,应注意监测血糖,以防发生糖尿病酮症酸中毒等严重并发症。

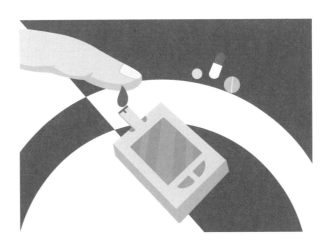

而化疗前未发现糖尿病但有潜在糖耐量异常的患者,化疗中使用较多的葡萄糖制剂,且饮食规律打乱,也是血糖波动的重要因素。为了保证化疗的顺利进行,应尽量控制空腹血糖,餐后血糖<9 毫摩/升,糖化血红蛋白(HbA1c)<6.5%,但要防止低血糖的发生,及时报告医生,调查降糖的品种及剂量。

(5)预防感染

恶性肿瘤和糖尿病均是消耗性疾病,易出现低蛋白血症、白细胞吞噬功能减退、免疫力低下。感染菌群常为混合性,不易控制,应注意预防感染,需特别注意隔离、消毒,经常检查,多翻身。呼吸道插管、引流管、导尿管等要保持通畅,定时冲洗、更换。要避免医院感染和二重感染的发生。限制探视人数,不宜出入人群集中场所,少会客。注意个人卫生,保持皮肤清洁,防止皮肤感染配合,温水洗漱。应注意口腔卫生,每天吃饭前后都刷牙,注意保持口腔清洁。保持外阴清洁卫生,防止泌尿系统感染。使用化疗药物时首选中央静脉置管,以防化疗药外渗,皮肤感染,形成溃疡,难以愈合。注意保暖,防止感冒。

综上所述,我们认为胰腺癌合并糖尿病患者化疗期间必须密切监测血糖、尿量、尿酮体的变化,通过合理使用降糖治疗,包括调整饮食,胰岛素使用、降糖药的调整,使癌症患者能够安全地进行化疗。尤其在化疗前通过全面检查,对患者糖尿病病情进行全面评估,在化疗剂量上进行适当调整,绝大部分伴糖尿病的胰腺癌患者会从中受益。

附录 肝癌患者就诊"一二三"

1.材料准确

户口本或身份证、医保卡、病历、检查单和影像片等资料。初诊时患者应将症状描述清楚,最好提供家族的遗传病史等情况。如果之前在其他的医院治疗过,需带齐之前的就诊记录、医院的病历明细和影像学检查资料。最好把资料提前整理好,方便及时找出重要的内容,让医生了解之前的治疗情况,对当下的病情做出更准确的判断。

2.医保信息

本地医保:携带医保卡先在医院门诊挂号后医生安排住院。出院结算时直接使用医保卡清算医保和自付部分费用。异地医保:住院前或者住院期间到当地医保局办理转诊手续,然后在医院住院处做好登记,出院时可以联网报销,报销比例由当地医保水平决定。

3.生活用品

住院需要自备:牙刷、牙膏、毛巾、浴巾、卫生纸、防滑拖鞋、水杯、换洗衣服及口罩等。

4. 住院手续办理

挂号(肿瘤外科专家或普通号);找医生开出住院申请,并问清楚住院病区;办理入院手续;到医生所告诉的病区护士站联系床位等相关事宜。

5. 入院后问诊

入院手续完成后当日在医生办公室找主管医生记录病史并重点提供:疾病相关资料,如上腹部 CT、磁共振、PET/CT、病理等检查结果;联系方式(患者及家属至少 3 个);主要合并症的情况,如高血压、糖尿病、冠心病、脑血管病变、慢性阻塞性肺疾病、哮喘、结核等;手术史;当前用药情况等。

肿瘤防治，医患同行

下腹部肿瘤

刘宗文 刘剑波 李 楠 总主编
侯 歌 闫慧芳 分册主编

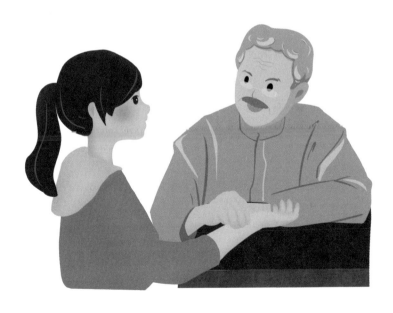

郑州大学出版社

图书在版编目(CIP)数据

下腹部肿瘤／侯歌,闫慧芳主编. -- 郑州:郑州大学出版社,2023.12
(肿瘤防治,医患同行／刘宗文,刘剑波,李楠总主编)
ISBN 978-7-5645-9936-2

Ⅰ. ①下… Ⅱ. ①侯… ②闫… Ⅲ. ①腹腔疾病-肿瘤-防治
Ⅳ. ①R735.5

中国国家版本馆 CIP 数据核字(2023)第 185381 号

下腹部肿瘤
XIA FUBU ZHONGLIU

策划编辑	陈文静		封面设计	陈 青
责任编辑	吕笑娟		版式设计	陈 青
责任校对	张 楠　胡文斌		责任监制	李瑞卿

出版发行	郑州大学出版社有限公司		地　址	郑州市大学路40号(450052)
出 版 人	孙保营		网　址	http://www.zzup.cn
经　销	全国新华书店		发行电话	0371-66966070
印　刷	辉县市伟业印务有限公司			
开　本	710 mm×1 010 mm　1／16			
本册印张	7.75		本册字数	124 千字
版　次	2023 年 12 月第 1 版		印　次	2023 年 12 月第 1 次印刷

书　号	ISBN 978-7-5645-9936-2		总 定 价	380.00 元(全六册)

本书如有印装质量问题,请与本社联系调换。

主编简介

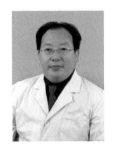

刘宗文,医学博士,教授、主任医师,硕士研究生导师。郑州大学第二附属医院大内科副主任,肿瘤放疗科科主任。中国医疗器械行业协会放射治疗专业委员会常委、中国康复技术转化及发展促进会精准医学与肿瘤康复专业委员会委员、河南省抗癌协会近距离放射治疗专业委员会第一届副主任委员、河南省医学会放射肿瘤治疗学分会第六届委员会委员。主编、副主编学术专著4部,发表SCI和核心期刊论文30多篇。承担国家级、省部级等项目13项。

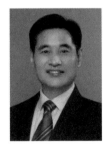

刘剑波,医学博士,二级教授、主任医师,博士研究生导师。郑州大学第二附属医院院长。河南省医学会呼吸病学分会副主任委员、河南省抗癌协会理事及肿瘤精准医学专业委员会名誉主任委员、中国毒理学会中毒与救治专业委员会副主任委员、欧洲呼吸学会(ESR)会员、河南省政府特殊津贴专家。被评为河南省抗击新冠肺炎疫情先进个人、2019年度全国医院信息化杰出领导力人物、河南省教育厅学术技术带头人等,荣获河南优秀医师奖等。《中华结核与呼吸杂志》编委、《郑州大学学报(医学版)》审稿专家。

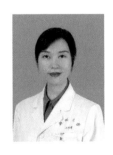

李楠,医学博士,主任医师,硕士研究生导师。郑州大学第二附属医院院长助理,医疗管理中心主任。河南省医学重点学科临床营养科学科带头人、河南省临床营养质量控制中心副主任委员、河南卒中学会卒中重症分会副主任委员、河南省卫生健康委员会等级医院评审专家、中国医师协会神经内科医师分会青年委员会委员、中国毒理学会中毒与救治专业委员会青年委员。主持并完成国家自然科学基金青年科学基金项目1项、省厅级项目4项。获河南省教育厅科技成果奖二等奖1项、河南省医学科技奖二等奖3项。

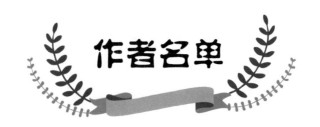

作者名单

总主编　刘宗文　刘剑波　李　楠

主　编　侯　歌　闫慧芳

副主编　韩　斌　赵　虎　王利君

　　　　　褚校涵　秦　宁

编　委　张胜威（郑州大学第二附属医院 泌尿外科）

　　　　　高　飞（郑州大学第二附属医院 普外科）

　　　　　赵浩永（郑州大学第二附属医院 普外科）

　　　　　贾　丛（郑州大学第二附属医院 妇科）

　　　　　谭超月（郑州大学第二附属医院 妇科）

　　　　　祁　凯（郑州大学第二附属医院 肿瘤内科）

　　　　　孙志刚（郑州市中医院 肿瘤血液科）

　　　　　李　敏（郑州大学第二附属医院 医疗质量控制办公室）

　　　　　刘星辰（信阳市中心医院 妇科）

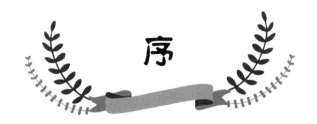

序

当下,肿瘤已经成为了无论是肿瘤专业人员还是大众群体最为敏感和担忧的话题之一。在过去,民众普遍认为恶性肿瘤大多是不治之症,得了癌症,就好像是"被判了死刑"。近年来,随着医疗技术水平的不断提高,肿瘤专业人员对肿瘤的认识较过去有了很大改变,肿瘤的治疗手段和方式也有了很大进步。一些恶性肿瘤能够通过先进的医疗技术和设备得到较好的治疗,肿瘤的治愈率也大幅度提高。

对于广大公众而言,网络信息化时代看似获得信息的途径越来越多,越来越快捷,但面对庞大数据应如何鉴别、筛选从而获得真实、可靠的信息又成为了一大难题。尤其是患者通过网络寻医问药,对于肿瘤的认识有时是片面的、狭隘的,只能通过网络上支离破碎的知识来了解,很难获得系统的、全面的认识和了解,常常容易被虚假信息误导。《肿瘤防治,医患同行》丛书可让公众更加全面、系统地认识肿瘤和了解肿瘤,正确客观地看待疾病,不要被肿瘤所吓倒,使患者既对肿瘤产生敬重之心,又不惧怕肿瘤,能够有信心和希望战胜肿瘤。

本丛书共6个分册,分别是《认识肿瘤》《头颈部肿瘤》《胸部肿瘤》《上腹部肿瘤》《下腹部肿瘤》和《淋巴瘤、骨肿瘤及白血病》,全面、系统地讲述肿瘤的流行病学、危险因素、主要症状及诊断等。同时,为了便于读者直观体验和深入了解肿瘤的相关知识,我们还特别引入了大量丰富的病例和图片,以及专业的概念讲解和科普解析,使得读者

对于复杂的医学知识一目了然。在书中我们特别强调了肿瘤的综合治疗方式,提倡患者要积极、全面地接受肿瘤治疗,包括手术治疗、放射治疗、化学治疗等多种方式。希望借此为广大读者提供一个全方位、深度剖析肿瘤的平台。

本丛书的目标读者是广大热爱生命、关注健康的群体,尤其是肿瘤科研人员、临床医生、护士、患者及其家属。同时,我们也希望本书的推广,让更多人关注肿瘤防治的话题,掌握更多的专业知识,提高健康素养,为推动我国医疗卫生事业发展作出有益贡献。最后,再次感谢各位专家、作者、编辑对本书付出的辛勤劳动,在这里致以诚挚的敬意!由于编者水平有限,书中不足之处在所难免,殷切期望各位广大读者给予批评指正。

刘宗文　刘剑波　李　楠
2023 年 11 月

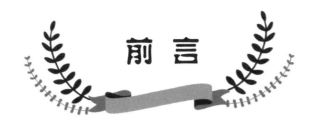

前言

　　肿瘤是指机体在各种致瘤因子的作用下，局部组织细胞增生所形成的一种新生物质。肿瘤分为良性肿瘤和恶性肿瘤，恶性肿瘤就是我们常常说的"癌症"。早期恶性肿瘤的症状常常比较隐匿，待症状发展至需住院治疗时肿瘤也常已发展至中期甚至晚期。不只是普通群众，甚至是部分医务工作者，在肿瘤的预防、诊断及治疗方面知识仍较匮乏或不够全面。考虑到广大群众及医务工作者的需求，本书的内容注重实用性，将肿瘤从预防、诊断、治疗、后期护理等各方面进行全面总结，以期为肿瘤医务工作者和对肿瘤感兴趣的群众提供专业的知识。

　　本书围绕下腹部肿瘤，从基础出发，通过全面的介绍及生动形象的图片将专业的肿瘤医学知识传达给读者。下腹部肿瘤包括结直肠癌、肾癌、前列腺癌、宫颈癌、子宫内膜癌、阴道癌等多个癌种。本书共分三个部分，分别对妇科肿瘤、肠道肿瘤及泌尿系统肿瘤进行介绍，内容方面包含了肿瘤的流行病学、危险因素、主要症状、病理诊断及鉴别诊断、不同分期情况的不同治疗方式、不良反应的处理及护理等，力求深入全面，让读者对下腹部肿瘤知己知彼，更好地防癌、控癌、抗癌，百战不殆！

本书与临床实践相结合,力争做到内容全面而系统、新颖又实用、重点突出。因肿瘤的研究发展迅速,限于编者学识和时间的限制,本书难免有不足之处,敬请各位读者批评指正。

编者

2023 年 11 月

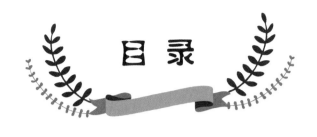

目录

一、妇科肿瘤

1

二、肠道肿瘤

三、泌尿系统肿瘤

一、妇科肿瘤

妇科肿瘤分为良性肿瘤和恶性肿瘤,妇科恶性肿瘤是威胁中国乃至全世界女性生命和健康的首要敌人,其中以宫颈癌、子宫内膜癌和卵巢癌最为常见。很多女性由于对妇科恶性肿瘤的认知不足,缺乏妇科常见恶性肿瘤提前预防、早期筛查、早期诊治的意识,就诊时往往处于中晚期,导致中国女性的妇科恶性肿瘤死亡率较高。

对于广大女性朋友而言,如果我们注意掌握威胁生命的妇科恶性肿瘤有关知识,了解疾病的一些情况,便可帮助自己有效预防、科学普查,提前防病治病,这对于降低妇科恶性肿瘤发病率、提高治愈率,提升我国健康水平具有极其重要的意义。本部分我们将围绕妇科恶性肿瘤的常见症状、预防及筛普查要点,科学系统地向广大女性朋友介绍妇科恶性肿瘤防治科普知识。

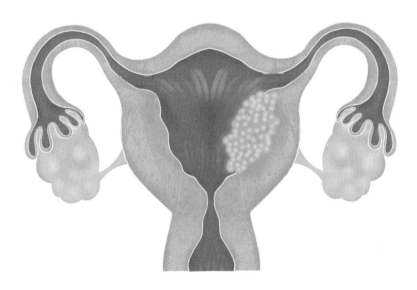

1. 什么是宫颈癌？

　　子宫是女性妊娠时胎儿生长发育的地方，分为宫体和宫颈两部分，宫颈上端与宫体相连，下端伸入阴道。宫颈癌是发生于宫颈部上皮组织的恶性肿瘤，也是最容易通过常规筛查与随访预防的妇科恶性肿瘤，并且发现后可治愈性较高。高危型人乳头瘤病毒（HPV）持续感染，是导致宫颈癌的主要原因。宫颈癌的早期症状一般不太明显，需要日常多注意自身变化，多数患者有如下表现：①性交、两次月经间、绝经期后阴道出血；②异常白带如水样、血性阴道分泌物；③性交时、日常生活中盆骨疼痛；④阴道分泌物多，且有恶臭。晚期患者因为肿瘤压迫或侵犯可表现为尿频、尿急、便秘、下肢肿痛及贫血等全身症状。如果发现以上异常症状，就应该引起警惕并及时就医，接受必要的检查和治疗。

2. 如何预防宫颈癌？

　　那么宫颈癌该如何预防呢？目前宫颈癌分为三级预防。

（1）一级预防

　　一级预防是指健康教育及预防性 HPV 疫苗接种，主要是提高大众对宫颈癌疾病的认知、正确认识预防性 HPV 疫苗接种。我们知道宫颈癌发病的一个主要原因是 HPV 感染，因而我们可以通过疫苗接种阻断 HPV 感染，从而预防宫颈癌的发生。

（2）二级预防

　　二级预防是指对所有适龄妇女定期开展宫颈癌的筛查，包括 HPV 检测、宫颈细胞学检查。对确定为宫颈癌前病变的患者及早进行治疗。需要注意的是,对于已经接种 HPV 疫苗的女性,如已到了筛查年龄(我国建议宫颈癌筛查的起始年龄为 25 ~ 30 岁),仍然需要定期进行筛查。

(3)三级预防

三级预防是指对于确诊宫颈癌的患者,根据临床分期开展适宜的手术、放疗、化疗及姑息疗法。

总体来说,目前 HPV 疫苗接种和宫颈癌筛查相结合是防控宫颈癌最有效的手段,除此之外,其他预防宫颈癌的措施包括戒烟、性生活时使用安全套、限制性伴侣数量等。

3. 什么是子宫内膜癌?

子宫的上部被称为子宫体,子宫体主要有两层,外层是子宫肌层,这层肌肉在分娩时将婴儿推出来;内层是子宫内膜,子宫内膜是月经的原产地。每次子宫内膜的规律脱落,表现为月经来潮。顾名思义,子宫内膜癌是发生在子宫内膜的恶性肿瘤,好发于围绝经期和绝经后女性。一旦子宫内膜发生癌变,最先表现出来的症状,往往就是月经的改变,如"大姨妈"时间长、量多、淋漓不尽,或者表现为绝经后阴道出血,民间俗称"倒开花"。另外,也有部分女性患者表现为阴道异常流液、下腹疼痛等症状。

4. 哪些人容易患子宫内膜癌?

那么问题来了,哪些人容易患子宫内膜癌呢? 目前,导致子宫内膜癌的确切病因尚不清楚,通常主要发生于以下几类人群:①代谢异常者(糖尿病、肥胖症);②长期雌激素暴露者(如卵巢排卵功能障碍、分泌雌激素的卵巢肿瘤、无孕激素保护的雌激素替代治疗、使用他莫昔芬等);③初潮早、未育、绝经延迟者;④携带子宫内膜癌遗传易感基因者如林奇综合征患者等。

5. 出现哪些症状提示可能是子宫内膜癌？

近些年来,妇科肿瘤发病率逐年提升,增长最明显的是卵巢癌、宫颈癌,以及子宫内膜癌。且随着大家体检意识的不断提高,越来越多的妇科肿瘤能在早期即被发现,从而可以尽早完成系统的治疗,大大改善了妇科肿瘤患者的预后。那么,广大女性朋友们在日常生活中出现哪些妇科相关症状时要多加留心、尽早就医呢? 如果不幸发生了癌症,身体会不会给我们什么提示,发出什么"警报"呢? 在此,我们就子宫内膜癌常见的几种症状做出总结,当身体出现以下这些现象时,我们一定要警惕起来。

(1) 阴道异常出血

子宫、宫颈或部分功能性卵巢肿瘤可能会引起阴道的异常出血,具体症状因人而异,多数可表现为月经周期的异常、月经量异常增多或者阴道的不规则出血等。

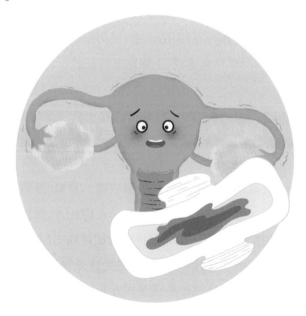

月经周期规律但经量增多及经期延长是子宫肌瘤常见的症状。若为绝经后阴道少量的流血,则应警惕子宫恶性肿瘤的发生。子宫内膜癌累及宫颈或宫颈的恶性肿瘤常表现为接触性出血,即性生活后或妇科检查后阴道流血,出血量或多或少。

(2)阴道异常排液

正常情况下,子宫内膜、宫颈内膜的分泌物及阴道渗出物形成白带,一般量不多,并随着月经周期而有性状的改变。阴道的异常排液常发生在宫颈良恶性肿瘤、子宫良恶性肿瘤或输卵管良恶性肿瘤等相关疾病中。随着肿瘤生长到一定程度后组织发生坏死、破溃或感染,常出现阴道的异常排液。子宫体恶性肿瘤多表现为血性液体或浆液性分泌物,合并感染时则有脓血性排液,伴恶臭。输卵管与宫腔相连,因此输卵管内的肿瘤组织发生坏死或感染时,亦会有异常的液体或组织自宫腔经阴道排出。

(3)下腹包块

妇科肿瘤生长在内外生殖器的任何部位。肿瘤体积较小时在腹部触摸不到肿块;阴道内肿块、宫颈肿瘤或宫腔内肿瘤脱出宫颈口时,可通过妇科检查发现;当肿块生长到一定大小时,患者自己可以在下腹部触摸到,肿块可能偏向一侧或位于下腹正中,这类肿块可能为良性的子宫肌瘤、恶性的子宫体肿瘤,也可能是卵巢肿瘤或输卵管肿瘤。当触摸到下腹部肿块,要及时就医。

(4)下腹痛

对于妇科的良恶性肿瘤来说,下腹痛症状并非常见。当肿瘤自发或继发感染时,患者可能出现腹痛、腹部压痛并伴有腹肌紧张、发热等症状。子宫体的肿瘤累及宫颈内口时可引起宫腔积脓,从而导致下腹胀痛及痉挛样疼痛;若晚期肿瘤浸润子宫周围组织或压迫神经时也可能出现下腹及腰骶部疼痛。

(5)压迫症状

无论良恶性肿瘤,当肿瘤体积增大,压迫到邻近器官、组织时,则会出现相应的压迫症状。肿瘤压迫膀胱时可引起尿频;肿瘤压迫或累及输尿管时可引起排尿困难、尿潴留、输尿管梗阻、肾盂积水,甚至尿毒症;肿瘤压迫直肠可引起便秘等症状;肿瘤压迫或侵犯膀胱和直肠可引起尿频、排尿困难、大便干燥等。患者应及时诊治,不可因症状轻、尚能忍受而消极观察以致贻误治疗。

(6)晚期症状

恶性肿瘤晚期患者多有消瘦、贫血等恶病质的表现。根据癌灶累及的范围可能出现不同的继发性症状,如尿频、尿急、便秘、下肢肿痛等。部分恶性肿瘤患者还可能出现腹胀、腹部肿块、腹水及其他消化道症状。

当出现上述症状时先莫要慌张,这些症状只是一个笼统的概括,并非诊断标准,应理智就医,结合医生的评估,进一步完成相应的血液生化检验及影像学检查,明确诊断,尽早接受系统、正规的治疗。

总之,我们一定要重视和爱护自己的身体,当出现上述某种现象时,一定要找专业的医生进行诊断,避免延误病情。

6. 子宫内膜癌能预防吗?

没有确切的方法可以预防子宫内膜癌,但可以采取一些措施来降低患病风险。

(1)保持健康的体重

超重或肥胖的女性患子宫内膜癌的可能性是正常体重女性的3倍。

（2）定期进行体育锻炼

定期进行体育锻炼，可以改变体内的激素及其激素受体的功能状态变化，也可降低患高血压和糖尿病的风险，从而有助于降低子宫内膜癌发病风险。

（3）提高对阴道异常流血的重视程度

尤其是围绝经期以及绝经后女性。阴道异常流血，往往是子宫内膜癌及癌前病变的主要表现。出现异常阴道流血，应当及时就医，如发现子宫内膜癌前病变，应当积极治疗、定期复查。因为大多数子宫内膜癌都是在子宫内膜癌前病变的基础上经过几年时间逐步发展起来的。

（4）在医师的指导下正确应用雌激素制剂

切勿自行滥用含有雌激素成分的药品及保健品，尤其是目前治疗女性更年期症状的雌激素有很多种，如果正在使用雌激素治疗更年期，应当向医生询问这会如何影响子宫内膜癌的发病风险。

（5）有家族史等高危因素的人群应坚持定期检查

主要筛查方式为超声监测子宫内膜厚度及异常情况。患有林奇综合征的女性患子宫内膜癌的风险非常高，多数专家建议患有林奇综合征的女性在生完孩子后切除子宫、卵巢和输卵管以预防子宫内膜癌。

7. 什么是卵巢癌？

卵巢是女性非常重要的生殖器官，具有分泌雌、孕激素的功能，也是产生卵子、孕育生命种子的器官。其身居在盆腔，分左右两侧，它是人体内较小的器官，却也是肿瘤的好发部位，是生成癌症种类最多的器官。由于卵巢位于盆腔深部，较小的卵巢肿块如果对周围脏器没有影响，且卵巢表面内脏神经对疼痛反应不敏感,卵巢癌早期往往无明显症状或症状不特异,所以就诊时有70%的患者已属于中晚期,因此,卵巢癌也被称为"沉默的杀手"。

卵巢癌主要症状:①腹胀或腰围变粗。腹腔内卵巢肿瘤增大及恶性肿瘤所导致的腹水均会导致腹胀及腰围增粗,不少患者同时伴有食欲减退。②下肢及外阴部水肿。增大的卵巢肿瘤压迫盆腹腔静脉,静脉回流受阻,进一步影响淋巴回流,导致人体下肢、外阴出现水肿的情况。③腰痛、腹痛。增大的卵巢肿瘤压迫周围脏器及神经,出现腰痛、腹痛等症状。④不明原因的消瘦。由于腹胀及食欲减退,且癌细胞大量消耗人体营养,使得卵巢癌患者表现为不明原因的消瘦、贫血乏力、面色无华。⑤性激素紊乱。部分卵巢癌肿瘤组织具有内分泌功能,可分泌雌激素,由于雌激素产生过多,可引起性早熟、月经失调或绝经后流血。

8. 如何预防卵巢癌?

目前卵巢癌并无明确的预防手段,但可以通过一些方法来降低卵巢癌的患病风险。

(1)保持良好的生活习惯

加强锻炼,健康饮食,规律作息,保证睡眠,及时调整生活压力等。

(2)在合适的时间生育

有相关数据显示,在26岁之前怀孕并分娩的女性比没有怀孕的女性患卵巢癌的风险低,足月妊娠、母乳喂养也可降低卵巢癌的发病风险。

(3)科学避孕

长期口服复方短效避孕药可以降低卵巢癌的发病率。

（4）定期做妇科检查

建议 25 岁之后的女性每年定期做一次妇科检查及盆腔检查，尤其是绝经后的妇女及有卵巢癌、乳腺癌家族史的女性。

（5）基因检测

家族中有直系亲属患卵巢癌、乳腺癌的女性，建议进行必要的基因检测，确定有无基因突变，明确患病风险，做到及时干预。

（6）如有异常及时就医

当发现小儿有性早熟或过早阴道流血，生育年龄妇女有闭经、月经紊乱、腹部包块、下腹痛等就应到医院检查，争取治疗时间。

9. 宫颈癌不能手术，就是姑息治疗吗？

宫颈癌是常见的妇科恶性肿瘤之一，发病率在我国女性恶性肿瘤中居第 2 位，位于乳腺癌之后。我国宫颈癌患者中位发病年龄是 51 岁，但主要好发于 2 个年龄段，以 40 ~ 50 岁为最多，60 ~ 70 岁又有一个高峰出现，20 岁以前少见。然而值得关注的是近年来宫颈癌的平均发病年龄在逐渐降低，有年轻化趋势。

确诊宫颈癌后，患者最为关心的是我该怎么治疗呢？可以手术吗？不能手术我是不是就失去治愈的机会了？一般认为，对很多肿瘤来说，不能手术就意味着失去了治愈的机会。但是对宫颈癌而言，这是不成立的。目前宫颈癌治疗手段包括手术、放疗、化疗、靶向治疗，手术的方法有好几种，根据患者有无生育的要求、肿瘤的分期、病灶的大小，可以选择根治性宫颈切除术、子宫全切术、扩大子宫切除术（宫颈癌根治术）。除了肿瘤的期别以外，患者的年龄和身体状况也是能否手术的重要参考因素，由于宫颈癌手术范围大、创伤多,需要患者有较强的手术耐受力。因此,如果患者年龄 > 60 岁,有慢性系统性疾病(如心脏病、肺病、慢性肾病等),或者其他估计难以耐受手术的情况,那么就不应该盲目去做手术。此时一味追求手术,不仅不能治病,还可能带来严重的手术并发症或意外。

随着现代医学技术的发展,放疗逐渐成为治疗肿瘤的三大手段之一,60%～70% 的肿瘤患者需要接受放疗,接近 40% 的患者可以达到临床治愈的目的。放疗又被称为"隐形的手术刀"。那些不能接受手术的宫颈癌患者,放疗同样提供了很好的治疗机会。大量研究表明,宫颈癌根治性放疗的效果和手术其实不相上下。因此,对于那些不适合手术的患者,可以选择放疗。对于初次治疗的宫颈癌而言,放疗并非姑息治疗的手段,反而和手术一样是一种具有根治效果的治疗方法。

此外,不少患者做了手术,认为肿瘤切除了就安全了,就不需要接受其他治疗。显然这种理解具有局限性。宫颈癌术后是否需要放疗,还需要医生进一步评估。对于符合条件的患者均需要行术后辅助放疗,避免肿瘤的复发及再种植。

通过以上的介绍,相信大家对于宫颈癌的治疗有了相对清晰的了解。得了宫颈癌不可怕,可怕的是对宫颈癌的一无所知,谈癌色变。随着医疗技术的飞速发展,相信在未来更多的肿瘤将会被攻克,我们大家能更加坦然地看待肿瘤,科学地接受肿瘤治疗。

10. 宫颈癌患者治疗期间该注意些什么?

在妇科肿瘤治疗期间都有哪些注意事项呢? 下面就给大家进行一个全面的讲解。

(1)心理状态

对于肿瘤患者而言,不论是处于疾病的哪个阶段,面对不同的治疗方式,比如手术、放疗、化疗等,个体都要经历身体、心理上诸多的挑战。有研究表明,积极的情绪可以影响癌症患者免疫功能,促进免疫细胞数量增加,增强其免疫力,对癌症患者免疫功能及其预后具有一定积极作用。此外,良好的情绪及心理弹性有利于癌症患者采取积极方式应对癌症症状困扰,提高长期生存质量。所以对于妇科肿瘤患者,应该勇敢面对疾病,保持积极乐观的心态。

当然,肿瘤患者永远都不是一个人在战斗。医生会制订最合适的治疗方案战胜肿瘤;家属也会在治疗期间给予全面的生活、精神层面的照护。任何时候当你出现了负面情绪,一定要第一时间寻找宣泄口,找亲朋好友倾诉,或找专业医生咨询,以缓解内心的压力。

(2)饮食调整

恶性肿瘤会通过影响食物摄入吸收和人体代谢两大方面,显著影响患者的营养状况。在妇科肿瘤治疗期间吃什么、如何吃就显得尤为重要。其中一个大原则就是要平衡膳食。平衡膳食就要满足机体所需要的各种营养素,对食物进行合理的加工烹调,然后要保证它的营养比例是均衡的,既有蛋白质,又有维生素、矿物质、脂肪等,还要有足够的热量,其中热量和蛋白质的摄入一定要充足,才能够让机体用一个比较好的状态来度过治疗期。

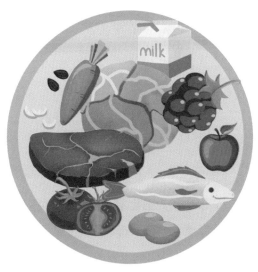

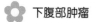

妇科肿瘤患者在治疗期间常出现食欲减退、恶心、呕吐等不适,可以将饮食进行如下调整:少量多次进食;食用少许开胃食物、饮料(如酸梅汤、果汁);适量食用偏酸味、咸味的食物以减轻症状,避免过甜或油腻辛辣的食物;餐前 1 小时适当活动,增强饥饿感;在接受放疗或化疗前 2 小时内应避免进食,以防止呕吐。若进食仍存在问题,请尽快就诊,获取更多指导。

(3)适当运动

肿瘤患者究竟应该静养还是适当运动呢? 首先,运动对于所有成年人的疾病预防是非常重要的。运动可降低几种常见的癌症发病风险,如结肠癌、乳腺癌、宫颈癌等。其次,运动可以帮助提高癌症患者存活率。已有大量研究表明,适当的运动可提高癌症患者免疫力,增加抵抗力。最后,运动可以改善癌症患者在癌症治疗中和治疗后产生的疲劳、焦虑、抑郁等情绪心理问题。

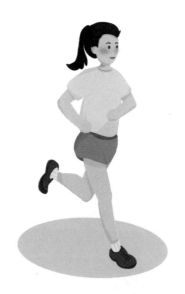

《中国恶性肿瘤患者运动治疗专家共识》中建议:①每周 3～5 天进行 150 分钟中等强度或 75 分钟较大强度有氧运动;②抗阻练习每周 2～5 天,涉及主要肌肉群(胸部、肩部、手臂、背部、腹部和腿部),至少 1 组,重复 8～12 次;③柔韧性练习每周 2～3 天。

具体实施过程中,每位患者应根据自身的情况做出相应的调整,若在运动期间出现不适症状要及时暂停,必要时及时就医。

(4)调整睡眠

睡眠障碍在恶性肿瘤患者中比较常见,相关肿瘤症状研究发现30%～75%的新诊断或于近期接受治疗的肿瘤患者存在睡眠障碍。睡眠障碍临床表现主要包括入睡困难、早醒、眠浅易醒、睡眠维持时间短等。

如果是由癌痛引起的睡眠障碍问题,一定不要忍痛,要及时求助自己的主治医生,在医生的指导下合理用药改善睡眠。根据《中国失眠症诊断和治疗指南》,我们还可以采取以下非药物疗法改善睡眠问题。

1)睡眠限制疗法:睡眠限制疗法是通过睡眠限制缩短了夜间睡眠的卧床时间,增加了睡眠的连续性,直接提高了睡眠效率,并且通过禁止日间小睡,增加夜晚的睡眠驱动力。

2)松弛疗法:放松治疗可以降低失眠患者睡眠时的紧张与过度警觉,从而促进患者入睡,减少夜间觉醒,提高睡眠质量。该疗法适合夜间频繁觉醒的失眠患者。具体方法包括冥想、正念、渐进式肌肉放松、呼吸技巧等。

3)刺激控制疗法:刺激控制疗法通过减少卧床时的觉醒时间来消除患者存在的床与觉醒、沮丧、担忧等不良后果之间的消极联系,重建床与睡眠之间积极明确的联系。简单说就是只有感到瞌睡时才上床,不要在床上醒着,不要在床上做与睡觉无关的事。

4)中医经络疗法——乐眠操:"乐眠操"以中医经络理论为指导,结合正念治疗研发而成。通过转动头部以下、腰部以上的躯干部分,达到锻炼"任脉""督脉"的作用。"乐眠操"在愉悦心情、放松助眠、强身健体等方面有很好的功效。不过需要注意的是"乐眠操"白天随时都能做,但尽量不要在睡眠前2小时内进行锻炼,临睡前练习会造成身体肌肉兴奋反而影响睡眠。

除了以上几种方案,我们还可以通过其他传统医学方法进行干预。其中主要包括:①针灸治疗。通过刺激穴位来调节全身的血液循环,使全身气血充盈,阴阳平衡,顺利实现身体由动到静的转换,进入良好的睡眠状态。②口服中药。中草药治疗基于辨证治疗的基本原则,因事、因人、因病制宜,调整脏腑气血阴阳,起安神定志、养心助眠的作用。

总之,不论是何种类型的肿瘤,不论在肿瘤治疗的何种阶段,我们都应做到顺应天时,起居有常,合理膳食,适当锻炼,保持好心情,这样,我们才能早日打败"肿瘤君"!

■—— 11. HPV 感染中医治疗有效吗？——■

人乳头瘤病毒(HPV)感染是妇科常见的生殖道感染,高危型 HPV 持续感染是宫颈癌主要病因,80％的女性一生中可能感染 1 次 HPV,依靠人体自身的免疫力,90％以上 HPV 感染可在 2 年内自然清除,仅不到 1％的患者发展为宫颈癌前病变或宫颈癌。从 HPV 感染发展到宫颈癌一般需要 5～10 年时间。因此发现 HPV 感染后,通过正确有效的治疗,很多患者 HPV 可以转阴,阻止其进一步发展为宫颈癌。

中医认为"正气存内,邪不可干",病毒的感染首先与自身免疫力不足有关。因此,通过中医治疗人体脏腑气血阴阳平衡,扶助正气,可以有效治疗 HPV 感染。

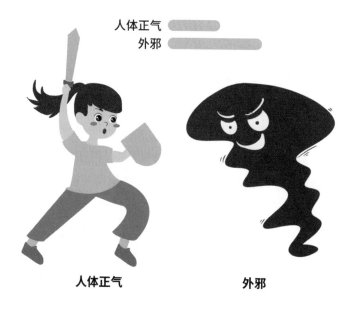

人体正气　　　　　　　　　外邪

HPV 感染多无明显症状或表现为带下量多,属于中医"带下病"的范畴。中医认为其主要病因是湿邪,如《傅青主女科》说:"夫带下俱是湿症。"湿有内外之别。外湿指外感之湿邪,内湿的产生与脏腑气血功能失调有密切的关系,脾虚运化失职,肾阳不足,气化失常,均可致水湿内停,下注任带;素体阴虚,感受湿热之邪,亦可伤及任带。总之,带下病系湿邪为患,而脾肾功能失常又是发病的内在条件。因此,通过中医治疗,可以恢复人体脏腑气血阴阳平衡,扶助正气,有效治疗 HPV 感染。

12. 中医可以治疗宫颈癌吗? 有哪些作用呢?

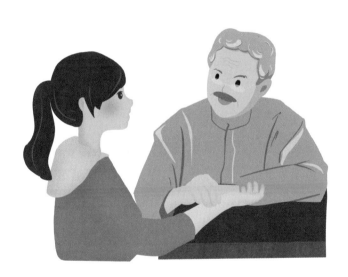

中医认为宫颈癌多因脏腑不和,气机阻滞,瘀血内停,气聚为瘕,血结为癥,以气滞、血瘀、痰湿及毒热为多见,日久形成癥瘕包块。中医治疗以疏肝解郁、活血化瘀、轻坚散结、行气化痰为主,兼调寒热,通过辨证汤药口服、中药熏洗、栓剂等内外合治,可以在宫颈癌的不同阶段发挥疗效。

中医治疗在术后康复、减轻放化疗不良反应及协同增效等方面有着重

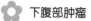

要作用,应早期介入、全程参与。中医药的应用不仅可以减轻化疗引起的恶心、呕吐等不良反应,还可以提高患者食欲、改善便秘及减轻骨髓抑制等;同时还可以改善放射性肠炎、放射性膀胱炎等放疗引起的不良反应及症状。此外,中医治疗通过辨证论治调理患者体质,改善机体内肿瘤赖以生存和发病的微环境,降低肿瘤复发和抑制肿瘤转移。对于晚期妇瘤患者,通过中医内外合治(中药口服、膏药贴敷、中药溻渍、中药熏洗、直肠滴入等)可以明显改善患者症状,提高生活质量,延长生存期。

13. 在宫颈癌术后绝经症状治疗方面中医有效吗?

宫颈癌术后易出现绝经后症状,近期症状如潮热、出汗、肌肉关节疼痛、乏力、失眠、易激动、焦虑、抑郁、阴道萎缩、性欲减退和性生活困难等,远期还可增加心血管疾病、骨质疏松、认知功能减退等疾病的发病率,会极大影响患者的生活,降低患者的生活质量,同时增加患其他病的潜在风险。

中医治疗在调理绝经症状方面是有明显优势的,术后绝经症状属于"经绝前后诸证"范畴。中医认为"肾为先天之本",又"五脏相移,穷必及肾",肾阴阳失调,易波及其他脏腑,而其他脏腑病变,久则必然累及于肾。故本病与肾阴、肾阳关系密切,同时与肝、心、脾有关,可以通过调理肾阴、肾阳等改善潮热、出汗等诸多症状。

14. 对于妇科肿瘤治疗后并发症下肢淋巴水肿,中医有方法治疗吗?

下肢淋巴水肿是由于下肢淋巴回流障碍从而引起下肢肿胀不适,多由足部、踝部开始,逐渐蔓延至小腿,进而发展到大腿;早期可出现凹陷性水肿,可伴感觉功能减退,进而出现皮肤增厚、色素沉着,俗称"大象腿"。本病与手术中淋巴清扫和放疗有关,可在术后或放疗后短时间内发作,也可以在数月或几年后发生。

此病病程长,病机复杂,多表现为虚实夹杂、寒热兼见、血水不利、痰瘀互结等,中医认为"血不利则为水",血水不利、痰瘀互结是标,脾肾阳虚为本。在治疗中结合中药口服、中药熏洗、针灸、推拿等多种手段,可以有效缓解下肢淋巴水肿症状,发挥中医药的治疗优势。

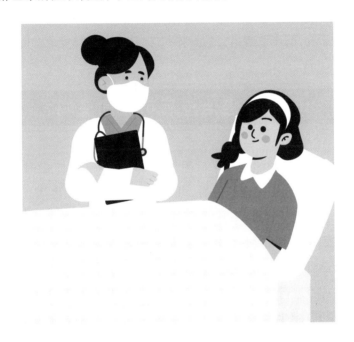

15. 切除了子宫和卵巢后,我还是女人吗?会不会很快老去?

子宫切除之后,女性的外观不会改变;如果卵巢也保留的话,更加没有问题,因为女性的雌、孕激素是卵巢产生的,不是子宫产生的;性生活也基本不会受影响。所以,子宫切除了,女性生理上依旧是女性。

正常的女性都有两个卵巢,左右各一,主要负责分泌女性所需的性激素。单侧卵巢切除后因为另一侧卵巢有代偿功能,如果另一侧卵巢功能正常,激素水平可能会有轻微降低,但是不会太明显。如果因为疾病治疗需要切除两侧卵巢,会引起激素水平的明显降低,从而出现一系列"更年期相关症状",如阴道干涩、潮热盗汗等。

对于已经绝经的女性来说,切除卵巢不会导致体内性激素的大幅波动,更年期相关症状也不明显。

激素水平对于女性的状态确实有一定影响,但是并不是唯一的因素。我们可以通过心态的调整、健康的饮食、合理的作息,以及必要时在医生指导下进行激素补充,来改善自己的身体状态,让衰老的脚步走得更慢一点。

■— 16. 宫颈癌治疗后可以同房吗? —■

可以,但要注意时机。手术后阴道残端愈合需要一定的时间,一般在3~6个月,待阴道残端完全长好后,可考虑进行正常的性生活。同时,术后的性生活要注意动作轻柔,不宜过于频繁。

部分宫颈癌患者术后体内雌激素水平下降,导致阴道干涩,接受过放射治疗的患者还可能有一定程度的阴道挛缩,此时可以先由主治医师进行妇科检查评估能否进行性生活。如果可以,应注意以下几点:①适当使用阴道润肤霜、润滑剂、维生素E栓剂或胶囊;②首选非激素性润肤霜、保湿剂,经医生评估后,如无雌激素依赖型疾病,阴道局部使用雌激素也可改善保湿效果、缓解疼痛;③外阴局部使用麻醉药品(利多卡因)凝胶也可缓解疼痛;④以上方法仍无法缓解疼痛可行盆底物理治疗,包括电刺激生物反馈。

此外,癌症不是传染性疾病,不会通过性生活传染给他人。正常、适度的性生活不仅对患者没有伤害,不影响治疗,还能促进夫妻双方情感的复原,并能巩固双方关系。但对于保留子宫、卵巢的患者,应做好避孕,如有生育要求,应在医师的指导下进行备孕。

17. 化疗后头发脱落还能重新长出来吗？有办法预防脱发吗？

脱发一般在化疗开始 2~3 周后发生，通常在化疗结束 2~3 个月后重新长出头发。

对于预防脱发的方法，一种是化疗前带上压力头套，给头皮血管施加一定的压力，减少血流量；另一种是给头皮降温，减少血流量。二者都是在尽可能降低头皮接受的化疗药物浓度，但这两种方法效果因人因药而异，所以这两种方法也没有大规模在治疗中应用，还需要进一步的研究支持。因此，目前还没有完全预防脱发的办法。对于患者而言，在开始化疗之前，了解脱发的可能，做好心理准备，减少化疗所致脱发给自己带来的心理上的困扰。化疗期间适量补充有利于生发的食物，比如黑芝麻、核桃等。生活中注意头皮日常护理，虽然梳头可以促进头皮的血液循环，但不要过于用力。

18. 妇科肿瘤的靶向药物是不是比较少？有必要做基因检测吗？

不同于手术刀的"切除"、化疗的"轰炸"和放疗的"照射"，靶向治疗如同一枚"导弹"可以定点攻击某个致癌靶点。这个靶点可以是肿瘤细胞的某个蛋白分子、肿瘤区域新生毛细血管内皮细胞的某个蛋白分子，也可以是一个基因片段。靶向治疗的"导弹"相对精准，对于"无辜群众"的正常体细胞伤害较小，但仍然有明确的适应证与禁忌证，应用过程中亦需要定期随访，检测相关指标。另外，相关基因检测与靶向治疗药物价格不菲，亦是靶向治疗广泛应用的限制因素。

在靶向治疗前，需行基因检测，明确靶点。指南推荐宫颈癌、子宫内膜癌、卵巢癌患者均进行 NTRK 融合基因检测，指导拉罗替尼、恩曲替尼治疗。

对于子宫浆液性癌/癌肉瘤,指南推荐 *HER2* 基因检测,指导曲妥珠单抗治疗。在卵巢癌中,指南推荐 *BRCA1/2* 基因胚系/体系检测,指导奥拉帕利等 PARP 抑制剂。同时同源重组修复缺陷(HRD)检测也写入了指南,若 *BRCA1/2* 检测结果为阴性或未知而 HRD 阳性,也可以从 PARP 抑制剂中获益。此外还推荐 *BRAF V600E* 突变和 *RET* 融合基因检测。

靶向治疗对于妇科肿瘤来说很重要,不论现在还是将来,将会有更进一步发展。目前靶向治疗的意义仍在进一步明确,不论对于妇科癌症还是其他癌症均是如此。过去的十年中,我们对于多种基因通路和靶向药物的理解越来越丰富。但是只有少数几种药物可以称得上"成功"。通过不断寻找合适的临床和分子标志物,将靶向药物给予临床获益最佳的患者,是靶向治疗未来发展的方向。

19. 怀孕后发现得了宫颈癌,该怎么办?

因为孕妇一般都比较年轻,所以妊娠期的处理原则应尽量倾向于保守治疗,且孕期真正出现浸润性宫颈癌的概率较低。制订诊疗方案应该根据宫颈癌的分期及妊娠时限,原则上早期宫颈癌选用手术治疗,中期、晚期采用放射治疗。妊娠周数:妊娠早期(≤13 周),妊娠中期(14~27^{+6}周)和妊娠晚期(>28 周)。此外,还需评估胎儿情况,主要是对中、晚期妊娠者全面评估胎儿的情况。当决定保留胎儿时,应对胎儿生长发育情况做全面评估。妊娠早、中期治疗应该以治疗母体肿瘤为主要考虑。妊娠合并宫颈癌患者选择剖宫产。从新生儿角度考虑,推荐期待至足月妊娠(≥37 周)。然而,在孕妇状况恶化或需要放疗,以及合并其他产科因素时,应尽早终止妊娠。而妊娠 24 周以后则应该综合考虑母体和胎儿两个方面的因素来制订合理的治疗方案。

20. 宫颈癌术后尿管需要放置多久？怎样提高拔尿管成功率？

一般在术后 12 ~ 14 天拔尿管。拔管后 1 ~ 3 小时排尿 1 次，如不能自解，应及时处理，必要时重新留置尿管。测残余尿 1 次，超过 100 毫升则需继续留置尿管 7 ~ 14 天后再返院尝试拔除。在膀胱充盈、尿意强烈时拔除尿管，能够借助患者已经建立的排尿反射使患者自行排尿。如果在膀胱空虚时拔除尿管，由于膀胱内压比较低，患者排尿反射没有建立，容易出现依赖心理，不能自行排尿，从而出现尿潴留。

21. 莫名其妙大肚子会是卵巢癌引起的吗？

很多女士发现自己莫名有了小肚腩，肚子变大了。女士爱美，肚子发胖时通常都会考虑减肥，多认为是因为过量饮食、缺乏运动，或者可能是肠道问题，但你们是否想过这可能是卵巢癌正悄悄向你走近？

非常热爱生活的张女士今年 48 岁，2 个月前肚子越来越大，腰围逐渐变粗，同时食欲下降，腹部胀满。她以为自己是得了肠胃炎，年纪大了导致身体发福。于是她自行服用治疗胃肠道疾病的药物，但症状没有得到缓解。后来，张女士到医院接受了医生的专业检查，诊断结果显示张女士竟然已是卵巢癌晚期，癌细胞甚至扩散到了肺部。拿到检查结果的她如遇晴天霹雳，感到十分痛苦。

其实，临床上像张女士这样的例子屡见不鲜，尤其是更年期前后及绝经后的女性。在不少人看来，女性肚子变大，特别是对于中老年女性群体，似乎是非常正常的事情。然而，需要注意的是，当你的肚子突然变大时，在排除怀孕因素后，千万不能疏忽大意，这或许是卵巢癌引起的。

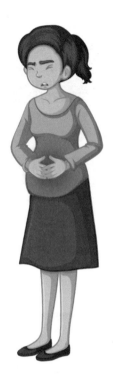

肚子胀胀的

22. 为什么卵巢癌发病早期不易被发现？

　　卵巢是女性非常重要的生殖器官，具有分泌雌、孕激素的功能，也是产生卵子、孕育生命种子的器官。其身居在盆腔，分左右两侧，成年女性卵巢大小约 4 厘米×3 厘米×1 厘米，重 5 ~ 6 克。卵巢癌是原发于卵巢的恶性肿瘤，形成的卵巢肿瘤重量可达 10 千克以上，卵巢也是人体可生成癌症种类最多的器官。一般卵巢癌患者表现为肚子变大、腰围增粗，并感觉食欲减退、腹胀、乏力等不适。

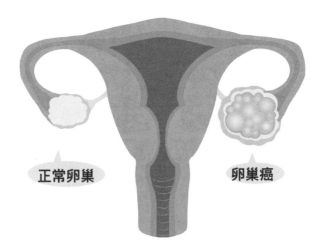

正常卵巢　　　　卵巢癌

由于卵巢癌引起的恶性肿瘤生长迅速，一旦出现比较明显的病情症状时，其病变已大概率到达晚期。卵巢癌在妇科恶性肿瘤中发病率占第 2 位，死亡率是所有妇科肿瘤中最高的。那么卵巢癌发病早期为什么不易被发现？主要有以下 3 个原因。

　卵巢位于盆腔深部，且盆腔内空间较大，不易触及或发现卵巢肿瘤，较小的卵巢肿块如果对周围脏器没有影响，不会出现不适感。

　和体表神经相比，内脏神经通常对疼痛反应不敏感。卵巢癌早期多数没有不适感或疼痛感，常规的检查也经常不容易发现卵巢肿瘤。

　卵巢肿瘤有良性、交界性及恶性之分。恶性卵巢肿瘤也有高危和低危两种。高危卵巢癌短期内迅速发展，以腹水为主，容易误诊。

23. 女性出现哪些症状 需要警惕卵巢癌？

虽然卵巢癌发病早期症状不易被发现，但留心观察的话还是能发现一些蛛丝马迹，如能及时发现并及时治疗，则能大大提高治愈率，改善患者预后。根据临床观察，卵巢癌早期主要有以下症状。

（1）腹胀或腰围增大

卵巢肿瘤增大时,有可能会由于压迫腹部,出现腹水引起腰围增大,临床上,不少卵巢恶性肿瘤患者都有腰围改变、腹部胀痛的症状。因此,有不明原因腹胀的妇女(尤其在更年期),应及时做妇科检查。

（2）下肢及外阴部水肿

卵巢癌初期,卵巢肿瘤会逐渐增大,渐渐地会压迫到盆腔静脉,血液也会不畅通,进一步阻碍淋巴的回流。由于淋巴回流的不畅,则会导致人体下肢、外阴出现水肿的情况。

（3）性激素紊乱

卵巢癌的病理类型复杂多变,有些肿瘤可分泌雌激素,由于雌激素产生过多,可引起性早熟、月经失调或绝经后流血。如为睾丸母细胞癌,可产生过多雄激素,使女性出现男性化征象。

（4）月经过少或闭经

多数卵巢癌患者没有月经的变化。若卵巢正常组织均被癌细胞破坏,患者身体状态欠佳,可能出现月经过少或闭经。

（5）腹痛、腰痛

卵巢癌早期因为肿瘤的增大,卵巢周围的组织结构会发生粘连的现象,压迫神经可引起腹痛、腰痛,其疼痛程度由隐隐作痛到钝痛,甚至较剧烈的疼痛感。

（6）不明原因的消瘦

由于卵巢肿瘤不断吸收人体的营养进而增大、形成腹部积水,挤压胃肠道,致使患者食欲减退、消化不良,进而患者日益消瘦、贫血、乏力。

24. 与卵巢癌发病 相关的因素有哪些？

目前研究表明,卵巢癌的发病与以下因素有关。

💧 卵巢癌具有明显的家族遗传聚集倾向,说明遗传因素是卵巢癌发病的一个重要因素。

💧 从未生育过孩子的女性患卵巢癌的概率比生育过孩子的女性高1.7倍,妊娠可降低卵巢癌发生的概率,孕产次数及累积妊娠月越多,发生卵巢癌的概率就越低。第一次妊娠的保护作用最强,可将患卵巢癌的风险降低40%左右。另外应用促排卵药物可增加排卵,会增加卵巢癌发生的可能性。

💧 不良的生活环境及生活习惯会提高卵巢癌的发病率。电离辐射及石棉、滑石粉能增加诱发卵巢癌的概率。吸烟,高脂肪、高蛋白、高热量饮食可增加卵巢癌的危险性。

💧 50 岁以上妇女卵巢癌的发生率明显上升。

💧 每个月经周期中,排卵后卵巢上皮增生迅速,排卵点周围组织分裂活跃,因此女性的排卵周期越多,发生卵巢癌的危险性就越大,所以说初潮早、绝经晚是卵巢癌发生的危险因素之一。

25. 卵巢癌如何进行手术治疗？

(1)针对早期卵巢癌的手术治疗——肿瘤分期手术

2021 年国际妇产科联盟(FIGO)指南指出,对于新发现卵巢癌初始治疗,剖腹探查术是重要选择。对于早期卵巢癌,特别是临床Ⅰ期的卵巢癌,如果未发现其他部位的转移肿瘤,应行肿瘤分期术。分期术主要包括:盆腔

下腹部肿瘤

及腹腔腹膜的仔细检查、腹腔冲洗液细胞学检查、结肠下网膜切除、选择性盆腔及腹主动脉旁淋巴结切除（至少为肿瘤生长侧盆腔淋巴结切除）、可疑病灶切除或活检、腹膜多点活检。

（2）针对晚期卵巢癌的手术治疗——肿瘤减灭术

约2/3的卵巢癌病例发现时已为晚期，即Ⅲ期或Ⅳ期。因术后肿瘤残留情况是决定预后的最重要因素，晚期卵巢癌的情况将影响初次手术的结局。临床上经常行剖腹探查和肿瘤细胞减灭术，切除肉眼所见的肿瘤，并在允许的情况下切除部分或全部的肿瘤浸润脏器，以期达到无肿瘤残留（R0）的标准。

（3）针对复发性卵巢癌的手术治疗——二次肿瘤细胞减灭术

该种手术方式仅适用于在初次手术和化疗后完全缓解的患者，在随访过程中发现确定的局部可切除的复发病灶。其中美国国立综合癌症网络（NCCN）指南明确指出，患者选择二次肿瘤细胞减灭术的指征为：①初次化疗结束后>6个月复发；②术后状态良好；③无腹水；④病灶孤立或局限可完全切除。

26. 卵巢癌的其他治疗方法有哪些？

（1）系统化疗

针对不同类型、不同期别的卵巢癌患者，化疗方案也有所不同。对于早期的卵巢癌患者，ⅠA或ⅠB期高中分化（低级别）卵巢上皮性肿瘤预后较好，如果已经实施了完整的肿瘤分期术，可不进行化疗。而对于晚期卵巢癌患者，满意的肿瘤细胞减灭术后系统、及时、足量、规范的化疗尤为重要。仍然推荐6个疗程标准的紫杉类（紫杉醇或多烯紫杉醇）+铂类（卡铂或顺铂）

的静脉化疗。在制订具体化疗方案时,还需因人、因病个体化治疗。

(2)新辅助化疗

新辅助化疗作为一种先期化疗方案,成为近年来临床研究的热点内容。广义上卵巢癌新辅助化疗的概念包括以下两种:①通过诊断性腹腔镜手术、腹腔穿刺活检术,以及腹水细胞学等检查手段确诊为晚期卵巢癌后,综合考虑不适合行初次肿瘤细胞减灭术,而先行以铂类药物为基础的化疗后再行肿瘤细胞减灭术的治疗方式。②初次肿瘤细胞减灭术未能达到理想的标准,术后予以化疗后再次行手术治疗。目前临床得以应用的新辅助化疗多为第一种情况。

(3)靶向治疗

1)聚腺苷二磷酸核糖聚合酶抑制剂维持治疗:多腺苷二磷酸核糖聚合酶[poly(ADP-ribose)polymerase,PARP]是一类影响各种细胞过程的蛋白质超家族,它们在维持基因组稳定性和调节信号通路等方面发挥着不可替代的作用。自1963年Chambon首先发现了PARP,后经证实其参与单链DNA损伤后的修复过程。因此,针对DNA损伤修复缺陷的肿瘤细胞,PARP抑制剂应运而生。PARP抑制剂经历了3次更新换代,第3代PARP抑制剂以复合物单晶结构为基础,具有活性高、选择性好等优点。多项研究表明晚期卵巢上皮性癌患者应用PARP抑制剂进行维持治疗获益显著。越来越多的证据支持PARP抑制剂作为铂敏感化疗后维持治疗的首选方案。

2)抗血管生成治疗:肿瘤是一种具有高代谢性的组织,其增殖、转移依赖于丰富的血液和能量供应。贝伐单抗是抗血管生成药物中最具潜力、应用最为广泛的。血管内皮生长因子是贝伐单抗的作用位点,通过位点结合阻断了它与受体的交互作用,抑制这一信号通路的激活,从而发挥抗血管生成作用。

(4)免疫治疗

肿瘤是机体局部细胞异常增生形成的新生物,人体具有清除突变细胞的免疫反应。在大多数实体瘤中,肿瘤微环境会导致特定免疫细胞功能障碍,从而使肿瘤细胞逃脱机体免疫攻击。卵巢癌的免疫治疗包括过继免疫细胞疗法、癌症疫苗、免疫检查点抑制剂、溶瘤病毒等,但多数均处于临床试验阶段。

(5)内分泌治疗

卵巢癌的发病过程是复杂的,目前有研究认为激素水平与卵巢癌进展具有相关性,雌激素、雄激素和促性腺激素对卵巢癌疾病的发展具有一定促进作用,反之孕酮和促性腺激素释放激素扮演的是保护者的角色。内分泌治疗也称为激素治疗,通常用于不适合进一步全身化疗的复发性卵巢癌患者。多数研究显示卵巢癌的内分泌治疗可使病情缓解或维持不进展状态,但是目前没有大规模试验来支持。

(6)腹腔热灌注化疗

腹腔热灌注化疗是一种治疗腹腔、腹膜恶性肿瘤的治疗手段,尤其是在治疗肿瘤残留病灶、控制恶性腹水方面具有显著的优势。该治疗方式是通过预先在患者体内植入管道或腹腔穿刺的方法将恒温的化疗液体灌入腹腔内,使化疗液体均匀分布,从而达到治疗的目的。腹腔热灌注化疗对于卵巢恶性肿瘤患者的无进展生存期和总生存期的影响,目前并没有相关非劣性结果支持,尚需更多研究来探讨。

卵巢癌恶性程度高,过去的几十年里在延长生存期方面尚未能取得有效突破。该癌症的治疗总原则是要争取早期诊断、提高治愈率,晚期最大限度控制疾病进展、减少复发,延长患者生命和提高生活质量。通过全球科学家的共同努力,相信卵巢癌终将被战胜。

27. 阴道出血的原因有哪些？

（1）与妊娠有关的子宫出血

常见的有流产、异位妊娠、葡萄胎、产后胎盘部分残留和子宫复旧不全等。

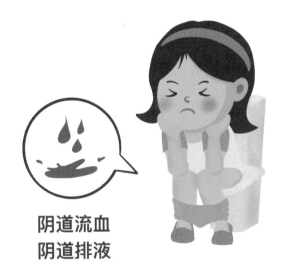

阴道流血
阴道排液

（2）生殖器炎症

如阴道炎、急性子宫颈炎、宫颈息肉和子宫内膜炎等。

（3）生殖器良性病变

如子宫内膜息肉、子宫腺肌病、子宫内膜异位症等。

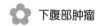

（4）生殖器肿瘤

子宫肌瘤是引起阴道出血的常见良性肿瘤,分泌雌激素的卵巢肿瘤也可引起阴道流血。其他几乎均为恶性肿瘤,包括阴道癌、宫颈癌、子宫内膜癌、子宫肉瘤、滋养细胞肿瘤、输卵管癌等。

（5）损伤、异物和外源性性激素

生殖道创伤如阴道骑跨伤、同房所致处女膜或阴道损伤、放置宫内节育器、幼女阴道内放入异物均可引起出血。雌激素或孕激素(包括含性激素的保健品)使用不当也可引起阴道出血。

（6）与全身疾病有关的阴道流血

如部分血液系统疾病、肝功能损害等均可致子宫出血。

（7）卵巢内分泌功能失调

在排除妊娠及所有器质性疾病后,可考虑由卵巢内分泌功能失调引起的异常子宫出血。

（8）激素水平短暂改变

子宫内膜局部异常、月经期间卵泡破裂、附件手术(如卵巢肿瘤剥除或切除手术)造成的激素水平短暂改变可致子宫出血。

28. 阴道排液的原因有哪些?

（1）输卵管癌

有90%以上的输卵管癌患者,都有输卵管慢性炎症病史,并且有水一样的阴道分泌物。

（2）子宫内膜癌

子宫内膜癌除表现不规则阴道出血之外，还有阴道排液现象，如果晚期癌症合并感染时，排液会有恶臭味。

（3）宫颈癌

宫颈癌在晚期的时候，阴道会有大量的液体排出，并且有恶臭味。

（4）妇科炎症

比如阴道炎、盆腔炎等。

■ 29. 阴道出血有哪些表现形式呢？ ■

（1）月经量增多

月经量增多或经期延长，月经周期基本正常，为子宫肌瘤的典型症状。其他如子宫腺肌病、排卵性异常子宫出血、放置宫内节育器，均可有月经量增多。

（2）周期不规则的阴道流血

多为无排卵性异常子宫出血，但围绝经期（俗称更年期）妇女应及时就医，注意排除早期子宫内膜癌。使用性激素（包含含有性激素的保健品）或避孕药也表现为不规则阴道流血。

（3）无任何周期可辨的长期持续阴道流血

多为生殖道恶性肿瘤所致，如子宫内膜癌或宫颈癌。

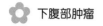

（4）停经后阴道流血

发生于生育期妇女，首先考虑与妊娠相关的疾病，如流产、异位妊娠、葡萄胎等，但上述疾病也可无明显停经史。发生于围绝经期妇女，多为无排卵性异常子宫出血，但首先需排除生殖道恶性肿瘤。

（5）阴道流血伴白带增多

常见于子宫黏膜下肌瘤伴感染、子宫内膜癌、晚期宫颈癌。

（6）接触性出血

同房后或阴道检查后，立即有出血，需考虑急性子宫颈炎、宫颈息肉、宫颈癌或子宫黏膜下肌瘤可能。

（7）经间出血

若发生在下次月经来潮前 14~15 天，历时 3~4 天，且血量少，偶可伴有下腹疼痛和不适，多为排卵期出血。

（8）经前期或经后点滴出血

月经来潮前数日或来潮后数日，持续极少量阴道褐红色分泌物，可见于排卵性异常子宫出血或为放置宫内节育器副作用。此外，子宫内膜异位症亦可能出现类似情况。

（9）绝经多年后阴道流血

若流血量极少，历时 2~3 天，多为绝经后子宫内膜脱落引起的出血或萎缩性阴道炎；若流血量较多、持续不净或反复阴道流血，需考虑子宫内膜癌可能。

（10）间歇性阴道排出血性液体

需警惕输卵管癌。

（11）外伤后阴道流血

多见于骑跨伤后。

30. 发现阴道出血可以做哪些检查呢？

（1）全血细胞计数

确定有无贫血及血小板减少。

（2）凝血功能检查

凝血酶原时间、部分促凝血酶原激酶时间、血小板计数、出凝血时间等，判断是否为凝血和出血功能障碍性疾病。

（3）妇科彩超

通过彩超检查可以明确有无宫腔占位性病变及其他生殖道器质性病变，还能了解子宫内膜厚度及回声，判断是否为宫内节育器或者异物引起的子宫不规则出血。

（4）尿妊娠试验或人绒毛膜促性腺激素检测

适用于有性生活者，可以判断是否为妊娠或妊娠相关疾病，如流产。

（5）基础体温测定

可以有助于判断有无排卵，提示是否为黄体功能不足（体温升高日数少于 11 天）、子宫内膜不规则脱落（高相期体温下降缓慢伴经前出血）。还可以了解出血是发生在卵泡期、排卵期或黄体期。

（6）血清性激素测定

测定血睾酮、催乳素水平，以及甲状腺功能可以判断是否为相关的内分泌疾病。

（7）诊断性刮宫

诊断性刮宫可以止血并且明确子宫内膜病理诊断。年龄大于35岁，药物治疗无效或存在子宫内膜癌高危因素的异常子宫出血患者，应行诊断性刮宫明确子宫内膜病变。为确定卵巢排卵和黄体功能，应在月经前期或月经来潮6小时内刮宫。不规则阴道流血或大量出血时，可随时刮宫。诊刮时必须搔刮整个宫腔，尤其是两宫角，并注意宫腔大小、形态，宫壁是否光滑，刮出物性质和数量。疑有子宫内膜癌时，应行分段诊刮。

（8）子宫内膜活组织检查

优点是创伤小，能够获得足够组织标本用于诊断，可以判断是否为子宫内膜病变。

（9）宫腔镜检查

在宫腔镜直视下，选择病变区进行活检，可诊断各种宫腔内病变，如子宫内膜息肉、子宫黏膜下肌瘤、子宫内膜癌等。

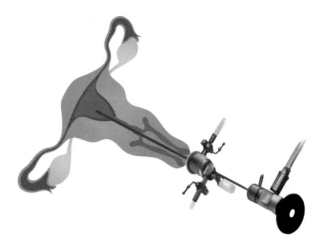

（10）阴道视诊

检查时需要将阴道窥器从阴道穹隆慢慢退出并进行旋转，以保证全面观察整个阴道黏膜，尤其是后壁，保证不遗漏病灶。

（11）体格检查

双合诊、三合诊、浅表淋巴结的触诊。

发现阴道出血不用怕，及时就医，鉴别阴道出血原因，早发现、早治疗，将恶性肿瘤扼杀在摇篮。日常观察很重要，对异常出血绝不疏忽，来院就诊后医生会根据病情、相关检查结果等给出明确诊断，给予针对性治疗即可。希望广大女性可以摆脱阴道出血的困扰。

31. 阴道镜下宫颈活检病理结果显示宫颈癌，我该怎么办？

不少女性朋友进行宫颈癌筛查时发现宫颈病变，妇科医生通常会建议进行阴道镜检查及活检。阴道镜检查不能直接诊断癌症，但可在阴道镜下对宫颈采用特殊的化学物质染色，宫颈病变部位与宫颈正常组织染色存在一定差异，可协助阴道镜检查医师选择可能病变的部位进行宫颈活检。如果阴道镜下宫颈活检病理结果显示宫颈癌，那么您需要先住院治疗，医生会给您做全面的检查，进行临床诊断，再制订治疗方案。

一般情况下，临床医生会根据宫颈癌患者的临床分期、患者年龄、生育情况、医疗技术水平及设备条件等综合考虑制订适当的个体化治疗方案。一般对于早期（Ⅰ期~Ⅱa期）的患者采用以手术为主的治疗方式；对于中晚期（Ⅱb~Ⅳa期）的患者采用以放疗为主的综合治疗，且同步放化疗较单纯放疗具有更好的疗效，是中晚期宫颈癌的标准治疗推荐；对于晚期（Ⅳb期）转移性宫颈癌，因为已经有全身远处转移，通常采用全身性的药物治疗（化疗，视情况可考虑加用靶向药物），有时也可配合姑息性局部放疗。

32. 微创也能做宫颈癌手术？ 能做干净吗？

老百姓都觉得腹腔镜看不清楚，这是人们对微创治疗的认识误区。目前腹腔镜技术已经是一项成熟的技术。事实上，相比开腹手术，腹腔镜手术甚至可以帮助医生更清楚地看到腹腔解剖结构，在给患者带来最小伤害的同时，还能有效控制病情的恶化。但早期宫颈癌是否可以全部应用微创手术治疗呢？实则不然，目前仅推荐病灶小于2厘米的早期宫颈癌应用微创手术治疗。那么，病灶大于2厘米的早期宫颈癌为什么不建议微创手术治疗呢？近几年来国内外一些最新研究表明，对于病灶大于2厘米的早期宫颈癌，不建议行腹腔镜手术，因为对于病灶大于2厘米的宫颈癌，腹腔镜手术中肿瘤细胞可能会脱落到盆腹腔中，从而发生肿瘤的种植，容易造成日后肿瘤的复发和转移。而选择开腹手术，可在术中更好地做到"无瘤原则"，也就是防止肿瘤细胞脱落并种植到盆腹腔中。

那么应用微创手术治疗早期宫颈癌，能不能做干净呢？答案是肯定的。宫颈癌的标准手术方式为广泛子宫切除及盆腹腔淋巴结清扫术，无论是微创还是开腹，均可完成上述手术方式。因此，对于可行手术治疗的早期宫颈癌患者，在选择手术入路时，我们需要考虑的主要是病灶大小问题。

33. 宫颈癌治疗过程中的不良 反应有哪些？该如何处理呢？

宫颈癌的治疗主要包括手术、化疗、放疗等措施。宫颈癌手术治疗技术已经相当成熟，但由于广泛性子宫切除术及盆腔淋巴结清扫术手术范围较大，如果伤及盆腔自主神经纤维，宫颈癌患者术后可出现不同程度的膀胱逼尿肌功能性障碍，以致排尿困难，形成尿潴留，这类问题可通过延长留置尿管时间来解决。此外，由于进行盆腔淋巴结清扫术，下肢及会阴部的淋巴回流不畅，术后复查盆腔彩超时会发现淋巴液引流不畅形成的腹膜后淋巴囊肿。囊肿大者有下腹不适感，也可有同侧下肢水肿及腰腿疼痛。如果囊肿较大引起症状，可以行彩超引导下囊肿穿刺引流术，如果没有相应的症状，可以观察。

宫颈癌化疗后最常见的不良反应是食欲减退，部分宫颈癌患者在化疗期间及化疗结束之后出现食欲减退或者恶心、呕吐的症状，但如果长时间饮食得不到保证，机体营养状况变差，更不利于身体恢复，这时候可以适当调整饮食习惯，清淡饮食，少食多餐，注意营养均衡。另外，多半接受化疗的宫颈癌患者会出现脱发的情况，很多患者担心脱发对自己的形象造成很大的影响，希望患者一定要及时调整自己的心态，在化疗结束后，头发是可以重新长出来的。也有部分患者化疗后出现身体不舒服或全身疼痛的症状，这类情况可以应用一些镇痛药对症处理，或者应用中药进行调理。

宫颈癌放疗过程中，患者最先出现的不适感是食欲减退，在这期间，必须保证热量和蛋白质的摄入，必要时加营养粉辅助补充营养。也有部分患者在放射治疗进行 12～15 次以后出现腹泻，需要找医生复诊排查胃肠道感染，注重水分和电解质的补充。同时，放射治疗也会对膀胱、尿道黏膜造成一定的损伤，表现为尿痛或者血尿。为避免上述情况发展为泌尿系统感染，放疗期间应多喝水，保持每天 2 000 毫升的尿量，达到预防感染的作用。

其实宫颈癌并不如人们想象中那么可怕，只要加强预防和及时治疗宫颈病变是可以避免到癌这一步的，即使不幸发展为宫颈癌，医院也能为我们提供规范系统的治疗方案。

34. 宫颈癌放疗有什么不一样？

在我们传统的思维中，谈到癌症，立马蹦出来的是"手术"两个字，对放疗了解甚微，这篇文章就是重点介绍宫颈癌的放疗，使大家对放疗有一个崭新的认识。

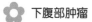

放疗适用于各期宫颈癌。根治性同步放化疗可以达到和手术同样的治疗效果,所以放疗又有另外一个名字,即"隐形的手术刀"。那么宫颈癌放疗包括哪些呢?众所周知的放疗更多的指的是外照射,其实宫颈癌的放疗还包含后装放疗,后装放疗又称内照射、近距离放疗。在宫颈癌的放疗中,包括外照射、后装放疗及两者的结合。

什么是外照射,什么是后装放疗呢?外照射,也称为远距离放疗,放射线从人体外一定距离的机器中发出照射肿瘤。后装放疗,也称为近距离放疗,是现代近距离照射治疗中的主要方法之一,通常作为外照射的补充手段,指先把施源器放置在肿瘤治疗位置,通过控制装置,再将放射源送到安装在体内的施源器内进行的放射治疗,由于这种前后顺序,因此,被称为"后装"。

后装放疗包括以下 3 种。腔内后装放疗:利用人体自然腔道置管的治疗,如鼻咽、食管、阴道、宫颈、直肠等。组织间插植后装放疗:用于不同部位的肿瘤插植,如肺癌、宫颈癌、乳腺、软组织肉瘤等。敷贴后装放疗:用于局部皮肤浅表组织的照射,如瘢痕疙瘩、浅表肿瘤等。在宫颈癌后装放疗中常用的则是腔内后装放疗和组织间插植后装放疗。

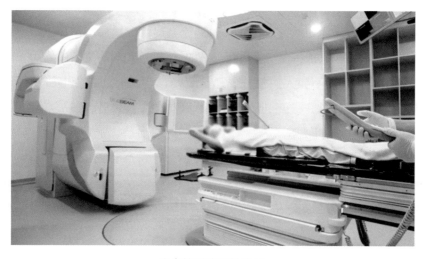

患者接受外照射治疗

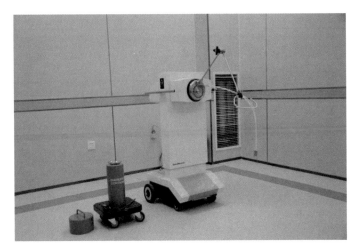

腔内后装治疗仪器

外照射和后装放疗优势是什么呢？外照射可采用常规放疗、适形放疗和调强适形放疗等方式。在 CT 定位基础上的三维适形放疗，实现了对肿瘤高精度、高剂量、高疗效的照射，而肿瘤周围正常组织和器官受到了最佳的保护。后装放疗所用的放射源射线射程短、穿透力低，优点是肿瘤可以得到较高的放射剂量，远处正常组织受量低而得到保护，缺点是剂量分布不均匀，容易造成热点和冷点，增加肿瘤残留和复发危险。所以除宫颈癌外，目前后装放疗只作为外照射的补充应用，不单独应用。在宫颈癌治疗中，通过外照射控制盆腔淋巴结转移，达到治愈宫颈癌的目的，通过后装放疗给予肿瘤很高的放射剂量，杀灭宫颈及局部侵犯的肿瘤，两者可完美地结合。

综上所述，宫颈癌放疗已然常态化，无痛后装治疗正在逐渐普及，相信将来宫颈癌患者治疗接受度将普遍提高，治疗有效率将大大提高。

35. 宫颈癌患者为什么要进行阴道冲洗？

宫颈癌是全球女性常见的妇科恶性肿瘤之一，其发病率仅次于乳腺癌，在一些发展中国家其发病率居首位。阴道冲洗是患者放化疗过程中必备的重要的治疗环节之一，不但影响患者的近期放化疗效果，还影响患者的远期预后和生活质量，不容忽视。有不少专家指出，宫颈癌确诊时，患者理应开始进行阴道冲洗。

阴道冲洗的必要性，相信不少人对此持有怀疑态度。好多人因缺乏这方面的了解，把医生对阴道冲洗的一再强调不当回事，等真正出现问题的时候才想起这个小小习惯的重要性，却为时已晚。接下来我们将从以下几个方面重点阐述，使广大群众对阴道冲洗有一个全面的认识。

宫颈癌放化疗司空见惯，放化疗的目的是杀死肿瘤细胞，使肿瘤组织坏死脱落，脱落的肿瘤组织聚集在阴道内，若不及时行阴道冲洗，则造成大量坏死组织积聚，引发或加重感染，造成宫腔积液、积脓，致使肿瘤细胞对放射的敏感性下降，进而导致肿瘤复发率升高。放疗在杀死肿瘤细胞的同时也会引起急性放射性阴道黏膜损伤，它不仅可以使患者阴道黏膜水肿、充血、疼痛及排出物增多，引起严重感染而影响放射治疗效果，还可以导致阴道纤维化、挛缩狭窄，导致患者治疗后同房疼痛、性生活困难，进而影响夫妻关系的和睦。更为严重的是放疗可致溃疡性阴道炎，阴道较易粘连，严重时可导致阴道闭锁，将会增加治疗结束后患者复查的难度，如若复发，治疗也相当困难。

因此，通过阴道冲洗，可以及时清理脱落的肿瘤细胞及坏死组织，防止感染，促进愈合；提高放射线对肿瘤组织的敏感性及放疗的效果。而且，阴道冲洗可以清洁阴道、扩张宫颈管、清除纤维化组织，达到防止粘连的目的，还可以及时留取阴道分泌物。除此之外，冲洗后阴道再给药可以提高治疗效果。

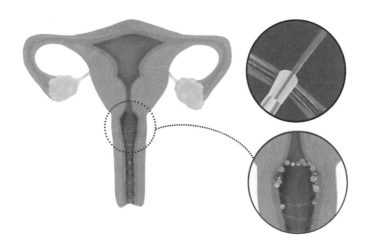

36. 阴道冲洗应该什么时候做呢？

需要进行阴道冲洗的有以下几种患者：各种阴道炎、宫颈炎的患者；需要子宫切除或进行阴道手术的患者；宫颈癌放疗期间的患者；宫颈癌放疗后1～2年内的患者；宫颈癌术后1年内的患者。

正常情况下，外照射及后装放疗期间，每日冲洗1次，若分泌物增多、异味浓的患者，每日冲洗2次。治疗结束后，由于放射线的持续作用，可能导致阴道黏膜变薄，若不及时进行阴道冲洗，可能导致阴道粘连，甚至宫腔积脓等，所以建议治疗结束后半年内每天坚持冲洗1次，半年后2～3天1次，持续1～2年。

一般阴道冲洗分为2种，一种是在院期间由医护人员进行冲洗，另一种则是出院后患者自行冲洗。医护人员进行冲洗时会借助阴道窥器，在直视下对阴道进行全方位冲洗，这种冲洗还可以起到阴道扩张的作用。而患者自行冲洗，则是借助阴道冲洗器将冲洗液体挤入阴道内，冲洗往往不够彻底，无阴道扩张作用。现在重点介绍患者如何居家正确地进行阴道冲洗。

患者自行进行阴道冲洗时，动作需缓慢轻柔，特别是放射治疗结束以后阴道发生挛缩或阴道狭小者，可选用大小适宜的阴道冲洗器头，左右手交叉进行冲洗,避免动作粗暴导致阴道黏膜发生人为的机械性损伤。

在遇到以下几种情况时不能进行阴道冲洗。

💧 月经期。在月经期间有阴道出血,进行阴道冲洗容易造成经血逆流导致妇科疾病。

💧 妊娠期。怀孕期间最好是不要做阴道冲洗,避免刺激宫颈引起宫缩,导致流产或者早产。

💧 产后或人工流产术后子宫颈内口未闭、阴道流血者。此时身体抵抗力下降,不应进行阴道冲洗,以免造成产后感染。

💧 妇科术后。如阴道手术、宫颈锥切术,为防止阴道大出血,禁止阴道冲洗。

💧 活动性出血者。为防止大出血,禁止冲洗。

💧 白细胞低于 2.0×10^9/L 或中性粒细胞低于 2.0×10^9/L,血小板低于 4×10^{12}/L 时。

💧 宫颈活检后 2 天内,取宫内节育器后 3 天内。

37. 阴道冲洗具体怎么操作呢?

考虑到治疗的安全性和冲洗的简便性,我们建议选择具有独立包装、冲洗头表面光滑呈柱状、后接冲洗袋可持续冲洗的多喷头阴道冲洗器。此类冲洗头具有多个出水口,便于阴道穹隆全面冲洗,且后接冲洗袋,方便进行持续冲洗,冲洗液借重力作用自然流出,压力适中,不易进入宫腔造成逆行感染。另外,此类冲洗器还具备阴道扩张功能,患者可根据个人情况,自行调整扩张力度。我们不建议选用可替换冲洗头或活塞挤压式冲洗器,前者易导致交叉感染,后者由于压力不易掌握,极易造成宫腔逆行性感染。另外,考虑到卫生问题,我们不建议重复使用阴道冲洗器。同时需要注意尽量选取冲洗液利用重力自然流出的阴道冲洗器,顶端冲洗头尽量不要正对着宫颈,而是对着阴道穹隆,绕圈冲洗。一般冲洗液选择温开水(温度控制在

38～42 ℃为宜）或生理盐水,当阴道脓液或是特殊细菌感染时请及时咨询医生使用专业的冲洗液,切忌不要用自行勾兑的盐水冲洗。

（1）冲洗步骤

💧 拆开冲洗器包装,将冲洗头放置于床头清洁且易拿取位置,将温开水或生理盐水500毫升灌入冲洗壶中;冲洗时患者两腿分开,先冲洗外阴,再将冲洗头缓慢插入阴道,插入深度以患者舒适为宜,然后缓慢冲洗。

💧 冲洗时由里向外,缓慢冲洗阴道前、后、左、右及穹隆处,然后冲洗宫颈,避免直接冲洗宫颈口,以免冲洗液进入宫腔引起宫腔积液或感染。

💧 边冲洗边退,使坏死组织及陈旧性血凝块全部排出。同法再冲洗多次,直到阴道冲洗干净。

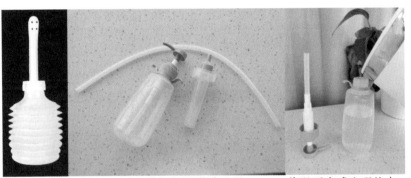

一次性阴道　　可反复使用的阴道冲洗器　　将温开水或生理盐水
冲洗器　　　　　　　　　　　　　　　　　　装入冲洗壶中

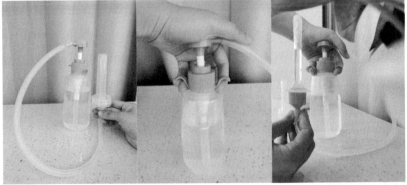

连接硅胶冲洗软管及　　两手指钩住冲洗壶泵口　　下压冲洗泵排出管内空气
冲洗头　　　　　　　　处把手

（2）扩张步骤

阴道冲洗结束后，可根据自己情况进行阴道扩张，具体流程如下。

💧 手持冲洗器后端手柄，适度用力使冲洗头在阴道内张开至个人可接受程度，维持3~5分钟。

💧 旋转冲洗头，使冲洗头在阴道内多个方向张开，扩张阴道，每个方向维持3~5分钟。

💧 如感到阴道干涩、疼痛，可用适量清水润滑，必要时可采用石蜡油润滑。

💧 冲洗后用毛巾擦干外阴，冲洗器包好后弃置处理。

现在大家应该对阴道冲洗有了清晰的认识，正确的阴道冲洗不仅有利于疾病的治疗，还可以规避各种并发症。同时坚持阴道冲洗，严格按照医嘱执行，医患同行，共同促进疾病的治愈及身体的恢复。

38. HPV 的分型和传播方式有哪些？

HPV 即人乳头瘤病毒，是一种嗜皮性病毒，有高度的特异性，像乙肝病毒一样，HPV 也是一种 DNA 病毒。它原是多瘤空泡病毒科的一员，是球形 DNA 病毒，能引起人体皮肤黏膜的鳞状上皮增殖。简单地说，持续的 HPV 感染，HPV 将会通过携带的两种致癌基因表达的 E6、E7 蛋白让人体的两种抑癌基因表达的 P53 和 PRb 蛋白失活，然后入侵人体细胞，释放病毒 DNA 颗粒或者与正常细胞结合，从而导致病变。

（1）分型

目前已发现的 HPV 有 200 多种，根据组织侵犯的不同部位，可分为皮肤高危型、皮肤低危型、黏膜高危型、黏膜低危型。

1）皮肤低危型：包括 HPV 1、2、3、4、7、10、12、15 型等，与寻常疣、扁平疣、跖疣等相关。

2）皮肤高危型：包括 HPV 5、8、14、17、20、36、38 型，与疣状表皮发育不良有关，其他可能与 HPV 感染有关的恶性肿瘤包括外阴癌、阴茎癌、肛门癌、前列腺癌、膀胱癌。

3）黏膜低危型：如 HPV 6、11、13、32、34、40、42、43、44、54 型等，与感染生殖器、肛门、口咽部、食管黏膜相关。

4）黏膜高危型：HPV 16、18、30、31、33、35、39、53 型，与宫颈癌、直肠癌、口腔癌、扁桃体癌等相关。

HPV 抵抗力强，能耐受干燥并长期存活，加热或经福尔马林处理可灭活，所以高温消毒和 2% 戊二醛消毒可灭活。

（2）传播方式

一般情况下 HPV 的传播方式包括直接接触传播、间接接触传播、垂直接触传播和医源性传播 4 种方式。

1）直接接触传播：即通过性接触传播，是 HPV 感染的主要方式。HPV 感染是一种性传播疾病，大多数的高危型 HPV 感染与性行为因素有关。HPV 病毒一旦感染人体生殖系统，就会在私处黏膜和皮肤定植，具备高度传染性。

2）间接接触传播：日常生活中接触 HPV 感染者用过的毛巾、内衣裤、床单、坐便器、浴盆等都会导致 HPV 的传播。因此，私人物品一定要注意区分，并做好卫生工作。

3）垂直接触传播：即母婴传播途径。HPV 感染孕妇正常阴道分娩可能会使新生儿口腔鼻黏膜、生殖道感染 HPV，为避免这种情况可以选择剖宫产。

4）医源性传播：医务人员在对 HPV 感染者治疗护理时防护不好，造成自身感染或传染给其他患者。

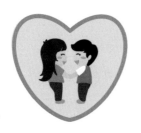

性传播

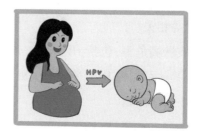

母婴传播

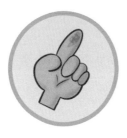

感染部位皮肤的密切接触

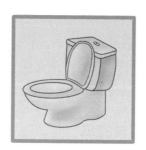

间接接触传播

39. 感染 HPV 会有哪些症状呢？

（1）低危型 HPV 感染

1）良性皮肤表现

💧 寻常疣：米粒大小的丘疹，表面角化明显，粗糙不平，顶端呈刺状，质地坚硬，皮损可单个，也可多个，可自身接种而逐渐增多。多发生在手、足等部位。

💧 特殊部位表现疾病。

甲周疣：发生在指、趾甲周围，表现为甲下增厚、角化。

跖疣：发生在足跖部位，皮损表面因受压可见出血点和黑点。

丝状疣：发生在颈部、眼睑的呈柔软丝状的多个细小疣。

扁平疣:多发生在面部,躯干部位也常见,多为 2 ~ 5 毫米大小的扁平丘疹,肤色或淡褐色,表面光滑,圆形或类圆形,偶有因瘙痒而搔抓导致自身接种,或在皮肤损伤表面种植。

2)外生殖器疾病良性表现

💧 典型表现:肉眼可见的典型皮损,形态上为乳头瘤状、菜花状、颗粒状、鸡冠状等。

💧 亚临床表现:肉眼不易辨认,借助放大镜、醋酸白试验才能观察到,组织学和细胞学检测有典型 HPV 的病理改变。

💧 潜伏感染:指 HPV 进入皮肤黏膜的细胞内,不引起任何临床表现和组织细胞学的异常,而通过分子生物学方法、核酸杂交等可在皮肤黏膜的细胞中检测出。

3)发病部位

💧 易发部位:女性外阴、阴道、宫颈和肛门周围、肛管内、尿道口;男性的外阴、阴茎、睾丸表面、尿道口、肛门周围、肛管内等。

💧 少见部位:腋窝、脐窝、趾间、乳房下等。

💧 特殊部位:口腔黏膜表面的疣状损害、复发性呼吸道乳头瘤病等。

(2)高危型 HPV 感染

高危型 HPV 感染一般没有任何症状和体征,大多数患者在体检时偶然发现。如果感染持续性存在,可能在临床上表现为阴道分泌物异常增多、月经不规律、腰酸困、同房后的接触性出血等情况;宫颈癌中晚期可见尿频、尿急、便秘、输尿管梗阻、肾盂积水以及尿毒症、贫血、恶病质等全身衰竭症状。一般情况下,高危型 HPV 感染主要引起皮肤和黏膜上的两类表现。

1)皮肤表现:有资料表明皮肤的鲍恩病、基底细胞癌、佩吉特病、鳞状细胞癌等上皮肿瘤与此类病毒感染有关。

2)黏膜表现:主要相关的肿瘤有宫颈癌、肛门肛管癌、扁桃体癌、口腔癌、喉癌、鼻腔内癌、食管癌等。

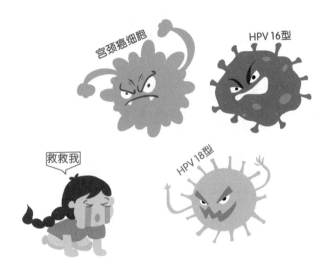

40. 如何预防 HPV 感染呢？

（1）保持良好生活习惯

如果暂时不考虑要孩子,可以进行避孕套避孕,减少被感染的机会。另外,固定性伴侣及保持良好生活习惯很重要。性传播是 HPV 传播的重要途径,女性性行为过早、性伴侣过多、性生活过频、性生活不卫生等,都有可能诱发 HPV 感染。因此,要洁身自好,保持卫生。当然在公共场合也要注意,不过在公共场合不是那么容易被传染的。

（2）内衣内裤充分消毒

内衣内裤可以用热水消毒,因为 HPV 耐寒不耐热。内裤充分清洗之后要在阳光下好好暴晒。另外,不建议女性穿太紧身、不透气的内裤,保持外生殖器的清洁干燥,也是预防病毒感染的重要途径。

（3）生活用品

如毛巾、床单、浴巾、牙刷、剃须刀、马桶、浴盆可以定期用次氯酸钠消毒液清洗,再经阳光彻底的暴晒。尽量不要和他人共用私人生活用品。

(4)加强锻炼

锻炼身体,提高免疫力也是预防 HPV 的有效手段。

(5)注射 HPV 疫苗

HPV 疫苗即我们日常所称的宫颈癌预防疫苗,是临床上广泛使用的预防宫颈癌的疫苗。目前市面上常见的疫苗主要分为以下 3 类:第 1 类二价疫苗,适合 9 ~ 45 岁的女性,可以有效预防 HPV 16、18 型感染;第 2 类四价疫苗,适用于 20 ~ 45 岁的女性,能够预防 70% 以上的宫颈癌和 90% 左右的尖锐湿疣;第 3 类九价疫苗,适用于 9 ~ 45 岁的女性,能预防 HPV 6、11、16、18、31、33、45、52、58 型共 9 种病毒,涵盖 90% 以上的宫颈癌。建议要及早进行 HPV 疫苗接种,特别是没有性生活的人群。

(6)定期检查才是王道

HPV 感染后可能无症状,需要女性定期进行 HPV 筛查,一旦发现要及时治疗。

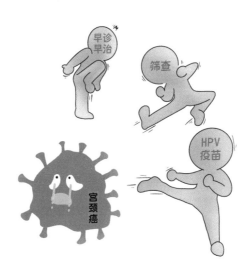

41. 感染了 HPV 有哪些治疗手段呢？

一般情况下，单纯的 HPV 感染，未引起皮肤或生殖器病变，无须治疗，靠自身免疫系统可将 HPV 清除。治疗主要是针对 HPV 感染所致的肉眼病变（如生殖疣）和病理性癌前病变进行。治疗方法主要有观察等待治疗、药物治疗、物理治疗、手术治疗。观察等待治疗即如果单纯检测出 HPV 感染，没有其他异常的表现，可以观察，定期复查，加强锻炼，通过自身的免疫力的提高，有可能会自行清除 HPV。若已形成外阴扁平疣、尖锐湿疣等，可给予干扰素凝胶和益生菌凝胶外涂，结合口服胸肽腺胶囊等药物治疗。比较大的外阴扁平疣、尖锐湿疣，也可以考虑采取激光、液态冷冻、电灼等方式去除疣体。但是如果 HPV 感染导致宫颈病变，比如宫颈上皮内瘤变，这种情况可以考虑手术切除治疗。

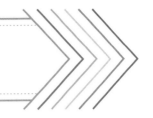

二、肠道肿瘤

■—— 1.结直肠癌的早期症状有哪些？ ——■

早期结直肠癌患者常无症状,随着癌肿的增大与并发症的发生才出现症状。据国内资料显示,结直肠癌患者首诊主诉症状以便血最多(占48.6%),尤其是直肠癌患者,其次为腹痛(占21.8%),尤以结肠癌患者为多。

(1)便血

便血是结肠癌最早和最常见的表现。轻者仅表现为偶尔有少量出血,须经过实验室检查才知道有出血,重者可表现有黏液血便、黏液脓血便或鲜血便,常被误诊为痢疾或痔疮出血而贻误了确诊时机。由于癌肿所在的部位的不同,出血量和性状各不相同,长期出血可致继发性贫血。

(2)腹痛

部分患者以定位不确切的持续隐痛为首发或突出症状,部分患者仅有腹部不适或腹胀感。当结直肠癌合并糜烂、梗阻或继发感染时,由于相应的肠段蠕动增加和痉挛,可出现明显腹部绞痛。有些患者表现为典型的不完全性肠梗阻性腹痛,即疼痛为阵发性绞痛,持续数分钟,自觉有气体窜过,接着有排气,然后疼痛突然消失。当老年人出现这种症状时,应首先考虑结直肠癌。

（3）排便习惯改变

多为排便次数或大便性状改变,比如原来大便每天 1 次,最近不知道什么原因每天大便 3~4 次,或是腹泻和便秘交替出现,以及大便性状发生改变,本来大便是软的、成形的,最近突然像水一样,而且里边似乎有血或是脓液,多提示肠道里面可能出现了问题,应该到医院进行检查(应当指出,这些症状在其他疾病中也很常见,因此如果你有上述症状应进行全面体格检查)。如果没有其他原因(包括旅行、生活环境变化及服用土霉素等)而常常发生便秘、腹泻等肠功能紊乱,且正规治疗 2 周以上仍无效时,应当引起注意,可能是结直肠癌的早期征兆。

（4）贫血

男性患者,尤其是无其他原因的贫血,亦无肠寄生虫病的人,如发现进行性缺铁性贫血,应想到有胃癌或结直肠癌的可能性。

2. 结直肠癌的晚期症状特点是什么?

癌症的发生并不是一朝一夕的事情,通常情况下,结直肠癌早期患者并不会出现较为明显的症状,而在出现较为明显的症状时,再去医院检查,可能此时病程已经进入了中晚期。现在给大家介绍一下结直肠癌晚期症状及表现,平时在生活中多注意自己身体上的变化,及时发现问题,及时就诊和干预。结直肠癌一旦进入晚期,可出现较明显的症状,但有些症状并不特异,且与所在的部位有关。

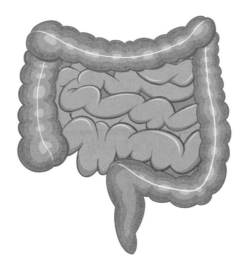

（1）右侧结肠癌

右侧结肠癌主要表现为消化不良、乏力、食欲减退、腹泻、便秘,或便秘与腹泻交替出现,以及腹胀、腹痛、腹部压痛、腹部包块、进行性贫血。包块位置随病变位置而异。盲肠癌包块位于右下腹,升结肠癌包块位于右侧腹部,结肠右曲癌包块位于右上腹,横结肠癌包块位于脐部附近。此外可有发热、消瘦,并有穿孔及局限性脓肿等并发症,此时病变已进入晚期。

（2）左侧结肠癌

由于乙状结肠肠腔狭小,且与直肠成锐角,因而易发生狭窄和进行性肠梗阻,多有顽固性便秘,也可排便次数增多。由于梗阻多在乙状结肠下段,所以呕吐较轻或缺如,而腹胀、腹痛、肠鸣及肠型明显。癌肿破溃时,可使大便外染有鲜血或黏液。梗阻近端肠管可因持久性膨胀、缺血、缺氧而形成溃疡,甚至引起穿孔,也可发生大量出血及腹腔脓肿。

（3）直肠癌

直肠癌主要表现为大便次数增多,粪便变细,带有血液或黏液,伴有里急后重。由于癌肿可侵犯骶丛神经,可出现剧痛。如果累及膀胱可出现尿频、尿痛、尿急、尿血等症状。癌肿侵犯膀胱,可形成膀胱直肠瘘管。直肠癌也可引起肠梗阻。

(4)肛管癌

肛管癌主要表现为便血及疼痛。疼痛于排便时加剧。当癌肿侵犯肛门括约肌时,可有大便失禁。肛管癌可转移至腹股沟淋巴结,故可于腹股沟触及肿大而坚硬的淋巴结。

3. 引起结直肠癌的发病因素有哪些呢?

结直肠癌是胃肠外科很常见的消化道肿瘤,近年来随着人们生活水平的不断提高,饮食结构和饮食习惯也发生了变化,结直肠癌的发病率和死亡率也逐渐呈上升趋势。据数据统计显示,在过去的十几年中,从结直肠癌发病的情况来看,在男性中居所有恶性肿瘤的第 5 位,女性居第 4 位;从整体的发患者群来说,男女比大概为 2∶1,因此,结直肠癌的发病因素需要引起足够的重视。

(1)遗传因素

如一级亲属中有得结直肠癌的,患此病的危险性就要比常人高 8 倍,大约有 1/4 的新发患者有结肠癌家族史。家族性结肠息肉病是一种常染色体显性遗传病,家族中患病率可达 50%,如不采取治疗,10 岁以后均有患结直肠癌的可能性。

(2)环境因素

经研究证明,在各种环境因素中,饮食因素最重要,结直肠癌的发病率与食物中的高脂肪消耗量呈正相关。

（3）生活过度紧张

不良生活习惯可能导致严重的焦虑症及抑郁症,这些会造成肾上腺素和肾上腺皮质激素分泌增加,引起肠道蠕动减慢,造成食物残渣在肠腔停留时间延长,使得更多的致癌物被吸收,从而导致结直肠癌。另外,也可能与抽烟及酗酒、缺乏运动等有关。

（4）年龄因素

年龄与结直肠癌的患病成正比,据临床统计资料显示,60～65岁的人群患病率较高。

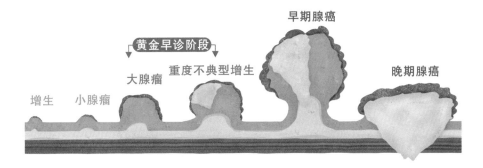

4. 如何早期发现和 预防结直肠癌？

结直肠癌发病具有隐匿性,早期没有较为明显的症状,因此,养成良好的生活习惯,定期检查对于结直肠癌的预防和发现尤为重要。

我国40～74岁的人群中,约有1.2亿人需要做肠镜。值得注意的是,在40岁左右做一次肠镜检查,如果发现良性的息肉或者早期的结直肠癌,都是很好处理的。发现息肉,切掉就能有效预防它继续变坏;发现早期结直肠癌,也可以在内镜下根治,不需要手术、化疗,治疗费用相对低廉,5 年生存率超过90%,所以肠镜筛查本身就是最好的预防手段。建议以下人群做肠镜筛查:①一级亲属有结直肠癌病史者;②有癌症、肠道腺瘤性息肉、炎症性肠病病史者;③大便隐血试验阳性者;④以下 5 种表现具有 2 项及 2 项以上者:黏液血便、慢性腹泻、慢性便秘、慢性阑尾炎、精神创伤史。

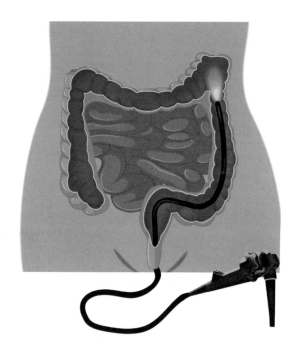

目前大多数肠镜都是无痛的,如果实在不愿意做,可以先行大便隐血试验和大便 DNA 试验检查,阳性者则必须行肠镜检查。

肠癌在早期没有任何症状,常规检查比如 CT、磁共振、彩超很难识别,能发现的金标准只有肠镜,别无替代!

据统计,目前我国每年新发的近 40 万结直肠癌患者中,超过 85% 是进展期,只有 10% ~15% 是可以彻底治愈的早期结直肠癌。

在所有结直肠癌当中,直肠癌和乙状结肠癌占了一多半。直肠癌一旦是中晚期,即便治疗后能保住命,但保留肛门十分困难,费用也十分高昂。然而在早期,不但可以保肛,而且能完全治愈。但令人们痛心的是,我国绝大多数的结直肠癌发现时候都是中晚期了,而且超过 80% 的直肠癌在前期被误认为是痔疮,延误了治疗的最佳时机。

结直肠癌近年来发病率逐年上升,且病因尚未明确,但其相关的高危因素逐渐被认识,发病与环境、饮食、生活习惯、生活方式及膳食结构密切相关。正因如此,如何早期发现和预防结直肠癌也成了人们备受关注的话题。那如何预防呢?

(1)合理调整饮食结构

饮食要多样化,要多吃低脂肪、高纤维素的饮食;精米精面和粗粮杂粮搭配起来吃;多吃植物蛋白,少吃含反式脂肪酸和饱和脂肪的食物(如奶油、肥肉等),少食用刺激性食物;保持大便通畅,防止大便秘结。

(2)改变生活习惯,戒掉烟酒

吸烟与结直肠癌的关系还不是十分肯定,但吸烟是结直肠腺瘤的危险因素已经得到证实。酒精也是结直肠腺瘤的危险因素,减少酒精摄入量有利于预防结直肠癌。

(3)积极治疗便秘

便秘使粪便在大肠中停留时间延长,增加了致癌物质的吸收,提高了患癌的风险。日常生活中应多饮水,多吃蔬菜、水果,必要时口服通便药物。

(4)积极治疗与癌相关的疾病

积极治疗与癌相关的疾病,如结直肠息肉、溃疡性结肠炎、克罗恩病、肛瘘等。

(5)远离污染的环境

很多化学物质如化肥、农药、甲醛、汽车尾气等都有致癌性,所以要尽量远离有害环境,如化工厂或新装修的房间等。

5. 结直肠癌先做手术还是先放化疗，要如何选择？

结肠癌病情较重、手术切除困难时，需先化疗降低术前分期，再进行手术治疗。较早期的肿瘤，可直接进行手术切除。

结肠癌常见的升结肠癌、横结肠癌、降结肠癌、乙状结肠癌，可先手术后化疗，肿瘤已侵犯周围器官或者肿瘤周围淋巴结转移较重，先行术前化疗降期再手术。

直肠癌是否手术还要根据 TNM 分期情况。T 为原发灶浸润深度，N 为区域淋巴结转移情况，M 为有无肝脏、肺脏、腹膜等远处转移。将 T、N、M 3 种因素综合在一起对直肠癌进行分期，共有 4 期，分别为 Ⅰ、Ⅱ、Ⅲ、Ⅳ期。

直肠癌术前怎么判断分期呢？需要用到增强磁共振检查，可明确肿瘤浸润深度，以及周围淋巴结情况，加上肝脏、肺脏的检查基本就可以分期了。

Ⅰ期者，可直接手术，术后一般不需要辅助治疗。

Ⅱ期、Ⅲ期，是肿瘤局部进展期，这种情况的直肠癌所占比例很大。需要新辅助放化疗后再评估手术的可能性。

中低位直肠癌位于骨盆之内，限制了手术的范围，不能像高位直肠癌或结肠癌那样切除很大范围。还有一些患者经过新辅助治疗后可以保肛了，这就大大改善了患者的生活质量。直肠癌术前新辅助放化疗后肿瘤降期，手术难度降低，也减少术后复发的情况。

Ⅳ期直肠癌在治疗上分为可切除、不可切除两种情况，可切除的情况术前也要考虑放化疗，不可切除者放化疗后可再评估是否能手术。若没有完全梗阻尽量避免直接手术，梗阻确实是手术指征，但大多是因完全梗阻为解决排便问题而采取急诊手术。

许多癌症患者都会有这样的误区，认为只要将恶性肿瘤组织"一刀切除"，自己就能够恢复健康。殊不知，急于外科手术并不一定是治疗结直肠癌的理智选择。

对于一些可能出现病灶转移的结直肠癌患者,直接手术可能面临着较高的局部复发和转移风险。因此,对某些中期肿瘤患者或直接手术难度大、肿瘤病灶难以切除的患者,临床医生多推荐进行术前新辅助放化疗。

新辅助放化疗是恶性肿瘤治疗中常用的一种化疗手段,可以降低肿瘤局部复发率、减少淋巴结转移、缩小肿瘤病灶,使部分失去手术机会的病灶在缩小后获得手术机会。对初诊的结直肠癌患者来说,在术前使用新辅助放化疗对局部肿瘤和转移淋巴结癌细胞能够起到减灭作用,有概率降低肿瘤分期,增加手术切除机会或缩小手术切除范围,减小手术中转移概率和术后并发症的发生率,还可以提高保肛率,改善结直肠癌患者的预后。

但是,新辅助放化疗也有一定风险,部分患者接受新辅助放化疗的效果不好,可能会使病情加重或体质下降,也可能失去根治肿瘤的机会。因此,在选择进行新辅助放化疗前,医生会根据患者的肿瘤分期和身体状况进行系统评估,在综合患者的个人意愿、家庭条件等因素后,制订详细的个性化治疗方案。

6. 什么是转移性肝癌?为什么结直肠癌容易肝转移?有什么临床表现?

随着城市现代化程度提高,人们生活水平的提高,生活方式及饮食结构的改变,以及人口老龄化进程,结直肠癌已是我国最常见的恶性肿瘤之一,而肝脏是结直肠癌最易发生转移的器官。大多数人可能认为,结直肠癌一旦发生肝转移,已经属于晚期,患者生存时间不多,已经没有手术意义了。真的是这样吗?

转移性肝癌,又称为继发性肝癌,是指人体全身各部位发生的恶性肿瘤,通过血液或淋巴系统转移至肝脏,邻近器官的肿瘤更可以直接浸润肝脏,形成继发性肝癌。而结直肠癌肝转移,癌灶虽然是在肝脏,但却是结直肠癌细胞长成的,这是因为肠道的血液大部分回流至肝脏,而肝脏血供丰富。

大部分结直肠癌肝转移患者早期是没有什么特殊症状。其实大部分患者是因为肠道的相关症状进行就诊的,如因便血及便秘、腹泻交替等肠道的症状就诊,在检查肝脏的时候发现合并有肝转移的现象。还有一部分患者是在结直肠癌手术后定期复查随访过程中发现了肝转移病灶。晚期肝转移常常会合并有肝区的疼痛、肿块、黄疸等相关的症状。

结直肠癌肝转移属于Ⅳ期结直肠癌,也就是我们常说的晚期结直肠癌,患者生存率会显著下降。

但是,对比其他恶性肿瘤(如胰腺癌等)转移至肝脏,总的来讲,结直肠癌肝转移的预后要好得多,大约20%的患者可以通过转化治疗使肝转移癌获得手术机会,达到治愈目的。这部分患者经积极治疗,甚至可以达到与未转移患者相似的生存时间。因此,临床上,对于结直肠癌肝转移患者,我们的治疗是比较积极的。

一旦诊断为晚期结直肠癌,要完善胸部 CT、腹部增强 CT 或肝脏 MRI 检查,经济条件好的可以做 PET-CT,用以明确病变部位及数量、大小,残余肝脏的情况。根据检查将患者分为以下 3 类:初始可切除结直肠癌肝转移、潜在可切除结直肠癌肝转移、完全不可切除结直肠癌肝转移。

初始可切除一般指的是肝转移病灶≤5 个,经外科评估后可直接切除。潜在可切除指的是一开始因肿瘤太大或数量较多切不了,但是通过化疗等全身治疗方法缩小肿瘤后,就可以切除,比如肝上有个 20 厘米转移灶,把它缩成 5 厘米就能切除了。这种情况要尽可能依据病情选择最强有力的治疗方案,尽可能缩小肿瘤后行手术治疗。完全不可切除指的是诊断时肿瘤已经弥漫性转移,到处都是,即使缩小肿瘤也不可能达到手术根治,这种情况只能通过药物治疗,尽可能抑制肿瘤生长。

7. 结直肠癌肝转移如何规范合理有效治疗？手术切除有意义吗？术后有哪些注意事项？

如前所言,因为晚期结直肠癌有治愈机会及诊治的复杂性,目前,MDT(多学科诊疗)是国际公认的肿瘤治疗模式,该治疗模式整合了医院的各个学科优势,对每一位结直肠癌肝转移患者都应进行多学科讨论,综合应用手术切除、射频消融术、介入治疗、化疗、靶向治疗、放疗、免疫治疗等综合治疗手段,使患者能够获得整体化、综合性的治疗方案,得到最佳的治疗效果。

目前,手术切除是国际公认的能治愈结直肠癌肝转移的标准方法。如果单纯姑息化疗或对症支持治疗,大部分患者存活不会超过 1 年,但如果可以通过手术切除肝转移病灶,配合化疗等综合治疗,大约有接近一半的患者能存活 5 年以上,而在肿瘤治疗中,我们认为存活 5 年就算达到了治愈标准。因此,碰到结直肠癌肝转移,务必要找外科大夫看看,如果能手术完整切除所有病灶的话,即有可以获得治愈的可能。

对于潜在可切除的结直肠癌肝转移,应通过多学科诊疗团队对结直肠癌肝转移患者进行全面评估,个性化制订治疗方案。应用有效的化疗,以及分子靶向药物等综合治疗方式,最大程度地缩小瘤体或增加残肝体积,使不可切除的肝转移灶转变为可以手术切除,从而使患者获得手术治愈的可能。

患者要经专业医生全程管理,良好的依从性是影响治疗效果的重要因素。患者术后应该定期回医院规律随访复查,不可长期失访,否则肿瘤进展过快可能会导致错失治疗机会。

饮食也是患者术后最关心的问题。要进食易消化的食物,不建议吃辛辣刺激、高脂肪的食物。建议适当多吃一些新鲜的蔬菜水果,适当补充优质蛋白,像鱼肉、虾、鸡蛋类食物。同时,要进行适当的运动,提高机体免疫力。保持积极乐观的心理状态,也有助于疾病的康复。

如果患者的心理素质好一些,建议还是如实告知患者病情,也许他的情绪会马上跌入谷底,变得非常低落,很难接受现实,常需要几个小时甚至很长的时间来接受自己的情绪变化,面对这个现实。整个抗癌过程中,家人、亲朋好友和病友的帮助非常重要。患者也可以寻找心理科医生进行心理咨询,尽快调整好心态,配合医生的安排,进入下一步对肿瘤的全面诊断和治疗,迈出万里长征的第一步。

8. 为什么有些直肠癌手术 需要切除肛门?

在我国,直肠癌发生率略高于结肠癌,且多数为靠近肛门的低位直肠癌,年轻人比例高。同时,由于往往被"便血是痔疮"等观念所误导,大部分患者确诊时已是中晚期。

特别需要注意的是,由于很多患者没有接受合理规范的治疗,导致术后早期复发。另外一部分直肠癌患者由于没有得到精准合理的外科手术治疗,导致肛门改道,造成了永久性生理和心理创伤,非常令人惋惜。

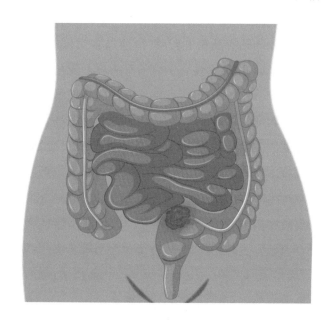

所谓"挖肛门",是指直肠癌经腹会阴联合切除术。直肠癌诊疗指南推荐,低位直肠癌患者需行经腹会阴联合切除术或慎重选择保肛手术。简而言之,因为肿瘤有"无限增殖"的特性及远处转移的风险,需要"宁可错杀,不能放过",尽可能清除所有肿瘤细胞而不是仅仅切除肿瘤瘤体。而齿状线附近是人体重要的排便感受器,一旦肿瘤位置过低,切除时需要切除齿状线以保证足够的切缘,那么肛门便"保不住了"。如果强行"保肛"则可能会带来控便能力下降,甚至大便失禁风险,更有导致短期内肿瘤复发的风险。此时便需要"挖肛门"来挽救患者的生命。

1884 年,Czerny 首次描述了直肠癌经腹会阴联合切除术。1908 年,Miles 对直肠癌经腹会阴联合切除术加以改进。手术包括完整切除肿瘤、周围淋巴结清扫、切除肛门括约肌及乙状结肠永久造口。手术强调血管高位结扎、广泛切除系膜的重要性。这种手术方式称为 Miles 术。伴随着腹腔镜技术在结直肠肿瘤领域的广泛应用,腹腔镜直肠癌 Miles 术的优点逐渐体现。腹腔镜直肠癌 Miles 术无腹部切口,术后疼痛明显降低,无腹部切口感染、裂开等并发症。但这种手术需要行乙状结肠永久性造口,就是在肚子上造"人工肛门",术后佩戴造口袋收集大便。从此,大便不是从肛门出来,而是从肚子上挖好的孔里出来,这将给生活带来很大的改变,很多患者无法接受。

9."保肛与否"是怎么确定的?

在门诊,有很多患者都会问一个问题:"医生,我这个直肠癌切了之后还可以保住肛门吗?"保肛,对于大多数低位直肠癌的患者而言,是相当重要的一件事情,因为这与患者未来的生活息息相关。切除了肛门,身上挂着造口袋,会使术后生活质量严重下降,这是很多患者难以接受的。因此,在和患者进行术前谈话的时候,患者往往都会在保肛问题上非常纠结痛苦。那么,保还是不保,应该如何选择呢?

在临床上,是否保肛我们主要考虑以下 3 个方面。①肿瘤本身的临床分期:通过CT、磁共振成像等一系列检查来判断肿瘤的大小、侵犯深度、有无转移等,即肿瘤本身的临床分期是否适合进行保肛手术。②通过生物学特点评估:近年来,随着精准医学的发展,我们可以有目的地通过了解肿瘤的基因特点,精准地选择治疗方案从而个体化地制订保肛策略。③患者自身情况:还需要考虑患者自身的肛门功能情况。根据这些因素,准确分期,全程管理,制订一个精准科学的保肛策略,才能够真的以患者为中心,让患者获益。

微创手术技术给保肛带来更多可能。近年来,包括腹腔镜、机器人等微创手术成为结直肠癌外科治疗的重要方式。微创手术能够在放大视野下操作,精细程度高,可以很好地保护神经功能,出血少、损伤小、恢复快。同时,在腹腔镜下进行直肠癌根治术可以更微创地把保肛手术的技术优势发挥出来。比如近些年来开展的内括约肌切除手术,是一种极限保肛手术术式,通过把内括约肌切除——把直肠肛管内最远端的一段肠管切掉,就能够使远端切缘延长1~2厘米,从而使肿瘤距肛门2~5厘米的患者能够实现保肛。在腹腔镜放大视野下,能够在盆腔狭小的空间里进行这些精细操作,提高了保肛手术成功的把握和质量。当看到患者在保肛手术后迅速康复,欢欣鼓舞地重返生活和工作岗位,每一个医生心里都是感同身受的。

随着医学的进步与发展,癌症早已不是不治之症,很多患者在进行治疗后十几年,甚至终生没有复发,过上了跟正常人一样的生活。

肠癌也是一样。随着新的药物和肿瘤研究的发展,我们已经可以通过精准的基因分型,对一些特殊类型的患者术前采用放化疗等综合治疗就可能取得肿瘤的完全退缩,甚至达到不手术的效果。比如一小部分患者通过单纯免疫治疗就可以达到临床完全病灶消失,另外还有一部分患者通过放疗联合免疫治疗等综合治疗也可以达到很高的病灶缓解率。

当然,这些需要在专业的医学中心和医生精准的选择和评估下才能实现。

总之,得了直肠癌并不可怕。通过有效的诊断和治疗,相信绝大多数患者都能重新获得良好的功能和预后。保肛和保命,一定可以两全其美。我们医生和患者携手,大家一起向未来。

10. 结直肠癌做了手术,还有肠道吗? 还能吃东西吗?

结直肠又名大肠,分为盲肠、阑尾、结肠、直肠和肛管,是人体消化系统的重要组成部分,为消化道的下段。成人大肠长度约为 1.5 米,居于腹中,其上端接小肠,下端连接肛门。全程形似方框,围绕在空肠、回肠的周围。大肠在外形上与小肠有明显的不同,一般大肠口径较粗,肠壁较薄。正常情况下,机体的结直肠从右下腹部开始,经过右上腹、左上腹、左下腹部,最终与肛门连接。大肠在腹腔内盘成一个环状,因此而被命名为升结肠、横结肠、降结肠、乙状结肠和直肠。

根据癌变病灶的部位不同,所采取的手术方式也不同。对于结肠癌来说,医生沿着血管切掉相应的肠管,再将两端正常的肠管吻合即可。如果是直肠癌,若癌变离肛门较近,必须将直肠、肛门等周围组织一并切除,永久性地缝合会阴部,在腹部制作永久性人工肛门(如 Miles术);若离肛门较远,则可以像结肠癌手术一样,将切口两端吻合,保留肛门(如 Dixon 术)。

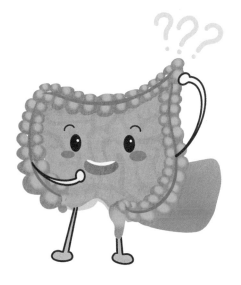

结直肠癌手术切除的是病变区域的肠管,保留的肠管长度仍然比较长,但对消化道功能仍有一定的影响,所以需要注意术后的饮食。关于结直肠癌术后的饮食一直是患者及家属比较关心的问题。那么结直肠癌术后患者到底应该怎么吃,吃什么呢? 下面我们就为大家解答一下。

一般情况下,当患者肛门自主排气或者人造肛门有气体溢出后方可进食流质,选择的食物应易消化且富有营养。最好是少食多餐,每 2 ~ 3 小时进食一次,每日 6~7 餐。避免进食牛奶、豆浆等产气的食物。

进食流质后需密切观察患者有无腹痛、腹胀、恶心、呕吐等症状,若无胃肠道不适,次日可进食半流质,选择含有较多蛋白质、低纤维素的食物,也应少食多餐。通常 1 周左右可进软食,如烂饭、馒头等,2 周后可进食易消化的少渣食物,禁食粗粮及高纤维的蔬菜,如芹菜、韭菜、豆角等,以减轻肠道负担。尽量不要吃带馅的食物,如饺子、包子、韭菜合子等,此类食物易导致肠道梗阻。

出院后的饮食指导如下。

💧 少吃或不吃富含饱和脂肪酸和胆固醇的食物,包括猪油、牛油、鸡油、羊油、肥肉、动物内脏、鱼子、鱿鱼、墨鱼、鸡蛋黄,以及棕榈油和椰子油等。

💧 植物油(花生油、豆油、芝麻油、菜籽油等)限制于每人每日 20~30 克(合 2~3 汤匙)。

💧 不吃或少吃油炸食品;适量食用含单不饱和脂肪酸的食物,如橄榄油、金枪鱼等。

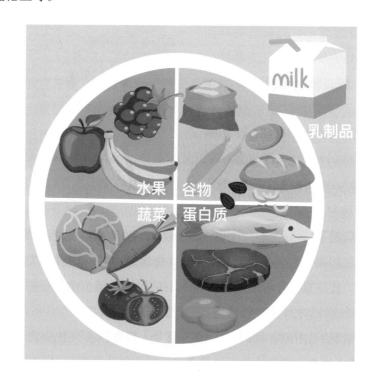

💧 在烹调过程中,避免将动物性食品和植物油过度加热。

💧 每日补充膳食纤维 30 克以上。多吃富含膳食纤维的食物,如魔芋、大豆及豆制品、藻类等。

💧 多吃新鲜蔬菜和水果,以补充胡萝卜素和维生素 C。

💧 适量食用核桃、花生、奶制品、海产品等,以补充维生素 E。

💧 注意摄取麦芽、鱼类、蘑菇等富含微量元素硒的食物。

💧 不必过分强调高营养饮食(如海参等),但适当的摄入是可以的。

💧 如果是接受肠管吻合的患者(未改道),注意不要将水果的籽吃掉,以免对吻合口生长造成影响。

饮食是结直肠癌术后极为讲究的一个环节,总的原则就是循序渐进、均衡饮食。同时还要注意饮食卫生,禁忌烟、酒,养成定时排便的良好习惯。只有这样,才最有利于术后的康复。

11. 肠造口后,应该怎么护理?

为治疗疾病需要,将肠道一部分外置于腹部表面,以排泄大便,就是肠造口,俗称"人工肛门"。

(1)清洗造口及周围皮肤

用纱布、湿纸巾、棉球均可,蘸取温水进行擦拭,由内向外擦,再彻底擦干。不需要用碱性肥皂或任何消毒剂,它们会使皮肤干燥,容易损伤,而且会影响粘胶的粘贴力。

(2)造口周围皮肤红肿的原因及护理措施

💧 大便长时间浸渍、刺激皮肤引起刺激性皮炎,又称粪水性皮炎。在粘贴造口袋时,底盘裁剪一定要大小合适,裁剪过大,造口与底盘之间会存留粪便,对皮肤造成刺激;裁剪过小,会摩擦肠黏膜甚至引起出血。最佳裁剪尺寸是底盘直径比造口大 1～2 毫米即可。

💧 频繁更换造口袋,或强行剥离造口袋所致。更换时应动作轻柔,慢慢剥离粘胶,避免频繁更换造口产品。一般两件式造口底盘使用时间为 5～7 天,一件式使用时间为 1～3 天。

💧 造口周围体毛过密,或多汗造成毛囊炎或湿疹。应在粘贴之前将体毛剔除。

💧 皮肤对粘胶成分过敏,造成过敏性皮炎。可选用抗过敏药膏涂抹,同时更换造口袋种类或使用皮肤保护膜,但要注意粘贴新的造口袋之前要将抗过敏药膏擦干净,否则会影响造口袋的粘贴。

(3)造口表面出血的原因及护理措施

造口黏膜有丰富的毛细血管,在更换造口袋或清洁造口时,有时会使血管受损造成少量渗血,只需要用清洁纸巾或棉球稍加压迫止血即可。但渗血不断或颜色不正常,或有血从造口内部流出则应看医生或至造口门诊咨询。

(4)造口周围皮肤鼓起的原因及护理措施

造口术后,因腹部肌肉薄弱或持续性腹压增加可能会导致造口部位的腹部膨出,称为"造口疝"。轻度造口疝可使用两件式造口袋并配合腹带,缓解腹部压力。重度造口疝选用一件式造口袋,以增加粘胶的牢固性。同时请咨询造口门诊或手术医生。在日常生活中避免腹压增加的动作,如提重物、持续性咳嗽等。

(5)造口袋如何选择?

目前,市场上出售的造口袋总的来说分为两大类:一件式造口袋、两件式造口袋。一件式造口袋的袋体和底盘粘连在一起不可分离,底盘薄、柔软,与皮肤的相容性和顺应性强,适合造口水肿及术后早期的患者使用。两件式造口袋的袋体和底盘可以分离,底盘粘贴于腹壁后再套上造口袋,可随意变换造口袋袋口的方向,且造口袋可随时撤下进行清洗和更换,可重复使用。患者可以根据自己的皮肤情况、经济情况、生活环境、使用是否方便等综合考虑,选择一款适合自己的造口袋。造口袋的保存以室内保存为宜,避免阳光直射。

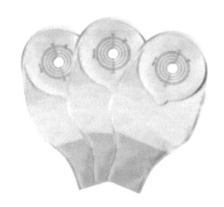

一件式造口袋

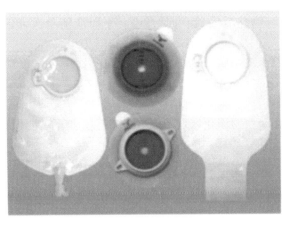

两件式造口袋

12. 肠造口后,日常注意事项有什么?

(1)保护好造口周围皮肤

造口周围皮肤受大便的刺激会出现红肿、疼痛,甚至溃疡。因此,应保持其清洁和干燥,一旦出现溃疡,应根据皮肤状况选择皮肤护理用品,如保护膜、保护粉等。

(2)造口袋粘贴牢固

应经常检查造口袋粘贴是否牢靠,特别是外出上下班、运动、入睡前应排空造口袋,避免袋内容物在活动、翻身时外溢。平时应随身携带备用袋,特别是大便稀薄时。

(3)均衡饮食

肠造口手术不会对食物的消化吸收有影响,患者饮食不需要做特别改变,均衡饮食即可。

肠造口者在接受手术后初期,应食用高碳水化合物、高蛋白食物,保证优质蛋白的摄取,适当补充矿物质和维生素,尤其注意对水溶维生素的补充。

恢复期和康复期的肠造口患者完全可以像正常人一样,按正常习惯用餐,充分咀嚼,细嚼慢咽。

肠造口患者应平衡膳食,即饮食合理营养,摄入适量的膳食纤维、避免高脂肪餐、补充充足水分、规律进餐、定时定量,原则上不需要忌口,只需要均衡饮食即可。多食新鲜水果蔬菜,保持大便通畅。膳食纤维是存在于植物性食物中的一类多糖,不被人体消化和吸收,其生理作用为降低餐后血糖和血胆固醇,控制体重,非常适合康复期的肠造口患者。

不宜食用的食物：①对肠道刺激性强的食物，如咖喱、牛奶、冷饮、辛辣食品、各种酒类、生的或者未完全煮熟的食物等；②易产气的食物，如豆类、洋葱、地瓜、萝卜、椰菜及碳酸饮料等；③易产生臭味的食物，如芝士、洋葱、过量的肉食等，不良气味的产生将使肠造口患者在社交场所出现尴尬局面；④易造成阻塞的食物，如高纤维食物（芹菜、韭菜、玉米）、种子类食物、柿子、葡萄干及干果皮等。

（4）洗澡或游泳

当手术的切口缝线已拆除，切口完全愈合后，可以洗澡或游泳。造口似口腔黏膜一样，不怕水，水也不会从造口进入身体内，中性肥皂对它也无刺激，盆浴或淋浴都可选择。

游泳时，可用迷你便袋覆盖，造口袋粘贴件周围以防水纸胶保护，泳衣以一件连身式为宜。

（5）衣着

不需穿特制衣服，造口用品既轻便平坦又不显眼，只需穿柔软、宽松、富于弹性的服装即可。所用腰带不宜太紧，弹性腰带不应压迫造口，背带裤可使用。

（6）锻炼

每个人每天都要运动，以保持健康的身体，造口患者也不例外。根据术前的爱好与身体的耐受力选择一些力所能及的运动，但剧烈的运动，如打拳、举重则要避免。

（7）工作

造口并不是一种疾病，因此不会影响您的工作。当您的体力已恢复，便可以恢复以前的工作，但需避免重体力劳动，如举重或提重物。

（8）社交

人们的正常生活离不开社交，只要您学会使用造口用品，掌握排便的规律，穿上舒适美观的衣着，保持潇洒动人的姿态，即可出现在人们面前。日常工作、结交朋友、参加会议和进出娱乐场所，都将毫无拘束。

13. 中医能治疗结直肠肿瘤吗？中医治疗方法有哪些？

答案是肯定的。中医古籍对一些肿瘤的临床表现、致病原因、治疗方法早有记载，如"噎膈、积聚、癥瘕、锁肛痔"等。结直肠肿瘤的基本病机是本虚标实，中医认为"正气存内，邪不可干"，正气可以理解为免疫力，邪气可以理解为疾病及其致病因素，中医治疗可以扶助人体正气，提高免疫力，祛除邪气以达到治疗肿瘤的目的。

中医认为结直肠肿瘤的发生与情志不畅、饮食失调、生活方式等密切相关，心情郁闷、暴饮暴食、饥饱失常、喜欢吃肥肉及辛辣烧烤食物、蔬菜水果摄入不足、嗜好烟酒、久坐少动等，可引起胃肠功能失调，引起气滞、痰结、湿聚、血瘀、热毒等，这些因素日久瘀积致脏腑功能紊乱、气血阴阳失调，逐渐形成肿瘤。

中医治疗可以调节脏腑气血阴阳平衡协调，通过疏肝理气、化痰散结、祛湿、活血化瘀、清热解毒等达到治疗肿瘤的目的。

中医治疗包括辨证论治中草药、中成药、中药注射剂的使用，中药外治（中药直肠滴入、中药药膏贴敷、中药熏洗、中药足浴等），还包括中医非药物治疗方法（针灸、音乐疗法、食疗、导引术等）。

14. 发现结直肠肿瘤后,什么时间采取中医治疗合适呢?

(1)确诊时

发现肿瘤后,中医应该及时尽早地进行干预,以改善患者身体功能状况。特别对于身体虚弱的患者,中医治疗不仅可以提高机体状态,还可以达到抗癌缩瘤的效果。在直肠癌手术治疗方面,临床研究表明中药联合针灸治疗可以提高缩瘤保肛的概率。

(2)术后、放化疗期间

对于术后患者,由于手术失血,人的身体虚弱,需要卧床,中医治疗可以补益气血,提高免疫力,改善肠道功能,促进胃肠功能恢复。

1)消化道反应:放化疗期间大部分患者会有恶心、呕吐、纳差、便秘等,中医治疗(中药口服、针灸、中药药膏外用等方法)可以通过健脾和胃等有效缓解这些症状。

2)骨髓抑制:部分患者会出现化疗引起的骨髓抑制,出现造血功能低下,白细胞减少、贫血、血小板减少等情况,可以通过中医治疗健脾益肾、填精生髓,提高造血功能。

3)神经毒性:部分患者出现手足麻木等神经毒性症状,也可以进行中医药治疗(包括汤药口服、中药足浴、中药熏洗等)改善症状。

4)放射性肠炎、膀胱炎:部分患者需要放疗,特别是直肠癌患者放疗后易出现放射性肠炎,可表现为腹泻、腹痛甚至便血等;部分患者可出现放射性膀胱炎,可表现为尿频、尿急,甚至尿血等。中医治疗可以在放疗前、放疗期间及放疗后预防、减轻和治疗上述不良反应。

总之,中医治疗可以减轻放化疗的毒副作用,改善患者的不适症状,帮助患者顺利完成治疗,同时中药还可以协同提高抗肿瘤疗效。

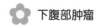

（3）随访期间

目前的临床研究表明，对于Ⅰ~Ⅲ期患者，西医常规治疗后，长期服用中药（包括辨证使用中药汤剂及中成药）1年以上，可以降低肿瘤5年复发转移率，并且2年内口服中药18个月以上的患者，复发转移率明显低于18个月以下的患者；中药还可以改善患者生活质量。因此，中药尽早使用及长时间的干预对患者来说是获益的，疗效是肯定的。

（4）肿瘤晚期

对于晚期患者，中医治疗可以有效改善患者纳差、乏力、疼痛等症状，提高患者生活质量，延长生存期。

15. 不做手术、不愿意行化放疗等西医治疗，单纯中医药治疗可以吗？

随着医学的不断进步，新的治疗方法和药物不断涌现，结直肠癌的治疗手段越来越多，作为患者，不应该排斥任何一种科学的治疗方法。结直肠癌是一个复杂疑难的疾病，要根据肿瘤分期、患者身体状况等综合因素选择最佳的治疗方式，这样会达到更好的治疗效果，从而获得更长的生存期。中医的干预治疗与其他治疗方法可以相互补充，达到1+1>2的效果。

16. 对结直肠肿瘤有效的药食同源中药有哪些？

《黄帝内经》中有云："五谷为养，五果为助，五畜为益，五蔬为充。"在辨证论治指导下，术后与化疗后骨髓抑制，饮食调理中可加入黄芪、人参、党参、黄精、女贞子、枸杞子、菟丝子、芡实、山萸肉、当归、大枣、龙眼肉、阿胶、龟胶、黑大豆等；化疗期间有恶心、呕吐等消化道反应的可选用党参、山药、莲子、薏苡仁、白扁豆、柿饼、五指毛桃、阿胶、大枣、生姜等；放疗期间饮食调理中，适量加入人参、黄芪、枸杞子、女贞子、龙眼肉、大枣、荸荠、北沙参、生地黄、麦冬、西洋参等。

17. 结肠息肉、腺瘤等癌前病变，中医可以干预吗？

长期不良的饮食习惯和生活方式会引起结直肠息肉、腺瘤，部分患者在体检时发现病变，肠镜下可以做治疗性切除，但部分患者半年或一年之后复查仍然会有新的息肉或腺瘤。如何改变这种状况？首先，要改变不良的饮食习惯和生活方式；其次，要调理体质。中医在这方面是有优势的，通过中医治疗是可以有效改变这种状况的。

18. 对于直肠癌，术前和术后放疗有什么区别吗？

直肠是人体消化道终末段的一段大肠，长15～17厘米，通过肛门向外排出粪便。什么是直肠癌？直肠癌是原发于直肠的恶性肿瘤，是指从齿状线至直肠乙状结肠交界处之间的癌，是消化道常见的恶性肿瘤之一。最常见的是腺癌。直肠癌分为早期、中期（进展期、局部晚期）和晚期。美国及欧洲、大洋洲地区直肠癌发病率较高，我国近年来直肠癌发病率亦有上升趋势。手术治疗一直是直肠癌的主要治疗手段。为了提高生存率、减少复发率及远处转移率，提高患者的生存质量，以手术、放化疗为主的综合治疗日益受到重视。不少直肠癌患者对术前、术后放疗缺乏理解，接下来将从这两个方面进行详细阐述。

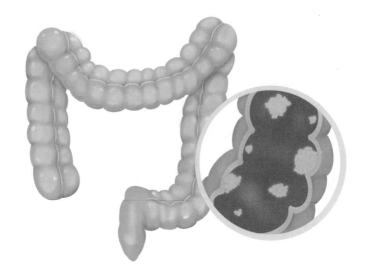

　　什么是直肠癌术前放疗？什么是术后放疗？顾名思义，所谓术前放疗，是在患者确诊直肠癌后，对癌症进行分期，根据分期情况建议患者在手术前进行放疗达到降期目的，也就是所谓的新辅助放疗。术后放疗即手术结束后，如果发现患者存在复发高危因素，则建议患者术后行放疗进行巩固性治疗，提高患者无瘤生存时间，降低复发概率。

　　已有多项研究显示，与术后放疗相比，术前放疗可更有效地降低直肠癌术后的局部复发率，具有诸多优点。

　　目前国际上更为推荐术前放疗。术前放疗与手术的时间间隔需合理，对于术前放疗而言，放疗后盆腔处于充血、水肿状态，过早手术可能会增加手术的并发症，但若时间拖得过久，放射区域的纤维化可能增加手术的难度。目前，推荐放疗结束后 4～6 周复查进行疗效评估，6～8 周手术治疗。如若患者未行术前放疗，可行术后放疗进行补救，有术后放疗指征的患者建议在手术恢复后及早开始放疗，一般大便成形、规律后可开始治疗（术后 4～8 周）。

　　介绍到这儿，不少患者开始有疑问，是不是所有的直肠癌患者都需要行术前放疗呢？我做了手术，手术后医生也没说要放疗，不放疗可以吗？关于这一系列疑问，主要是源于大家对术前与术后放疗的适用人群没有一个清晰的认识。

术前放疗的适应证主要针对Ⅱ/Ⅲ期中低位直肠癌,包括以下几种情况:体积较大的中下段直肠癌,影像学显示 $T_3 \sim T_4$ 期;肿瘤侵犯膀胱、前列腺、宫颈、阴道后壁、肛管;影像学显示肿瘤有肠系膜、盆腔淋巴结转移,且不伴远处转移。

术后放疗主要推荐用于未行新辅助放疗,术后病理分期为Ⅱ/Ⅲ期,具有高危复发风险的直肠癌患者。

对于以上患者均需要行放疗,我们可以对照自己的疾病分期,对自己的治疗有一个明确的认识,真正地做到患癌不慌,心中有数。

19. 直肠癌放疗需要多长时间呢？

放疗时间的长短,取决于放疗技术的选择。直肠癌放疗主要是针对盆腔的外照射治疗。术前放疗包括短程和长程两种模式,短程放疗一直是欧洲各国术前放疗的标准模式,治疗剂量25戈瑞(Gy),总共治疗次数5次,一周即可结束。但目前长程放疗使用更为广泛,治疗剂量45.0 ~ 50.4戈瑞,总共治疗次数25 ~ 28次,在长疗程术前放疗时通常联合氟尿嘧啶类化疗药物作为增敏治疗。短疗程放疗推荐用于 $T_1 \sim T_3$,可切除病变的患者。短疗程放疗有一个非常大的优势,就是缩短了放疗时间,因此,更多推荐用于Ⅳa期、寡转移患者缩短放疗疗程,更多给予患者全身化疗。长疗程同步放化疗则可应用于 T_4 或环周切缘阳性,为了更好地达到降期的患者。每次根据治疗的技术不同,需要照射5 ~ 10分钟。

综上所述,术前放化疗明显降低了局部进展期直肠癌患者的复发风险,同时也为患者增加了保肛的机会。目前在规范化治疗的基础上学者们也有越来越多的探索,尤其是随着影像学及分子生物学的发展,为患者的精准治疗带来了曙光,期待更多临床试验的开展为患者带来更大获益。与此同时,术后放化疗巩固手术治疗效果,降低局部复发风险。虽说目前力推术前放疗,但对于未及时行术前放疗的患者来说,术后放疗也不失为一种及时的补救手段。

20. 结直肠癌患者放化疗期间没有食欲、呕吐怎么办？

大多数结直肠癌患者在确诊后或者手术后,谈及接下来可能会接受放射治疗或者全身化疗时,都会在心中泛起种种焦虑,脑海中出现的是呕吐直至吐出胆汁、脱发脱到一根不剩、全身上下各种难受等画面。其实每个人的体质不同、所用化疗药物不同,出现的副作用也不同。针对出现的不良反应,我们要在护理上下功夫,促进疾病的进一步恢复,保证放化疗的顺利完成。

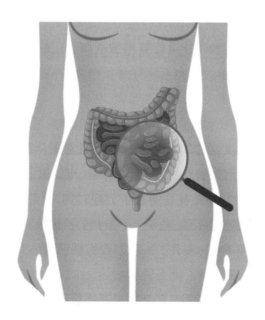

(1)没有食欲的应对方法

许多患者在化疗期间都是没有什么胃口的,但是不吃东西肯定是不行的,没有食欲的时候可以试试以下方法缓解。

1)餐前适当运动:在进餐前可让患者做一些适当的运动,进食一些少量的开胃食品,如山楂、丹皮等。适当的运动会促进新陈代谢,促进肠道蠕动,提高食欲。

2)有胃口的时候尽量多吃:选用自己喜欢的食物来刺激食欲。试着改变烹调方法使食物具有不同的色、香、味来增加食欲。

3)进食高热量食物:少食多餐,化疗前不宜进食过饱,避免油腻食品,多食蔬菜、水果,多吃高热量的食品,如牛奶、豆腐、鱼等。

4)不要用勉强吃、勉强喝的办法来压住恶心和呕吐:远离有油烟或异味的地方,避免吃太甜或太油腻的食物,可饮用清淡、温凉的饮料,食用酸味、咸味较强的食物来减轻症状。

(2)呕吐的应对方法

恶心、呕吐是胃肠道反应中最为常见的表现,绝大多数抗癌药服用后都会造成恶心、呕吐。调查显示,在应用联合化疗的癌症患者中,有75%的患者都会出现这一不良反应,轻则影响生活质量,重则导致化疗失败。

严重的呕吐不但可致患者食欲减退,水、电解质酸碱平衡失调,免疫力降低,而且可造成患者精神极度紧张、焦虑,甚至因为严重的恶心、呕吐推迟或拒绝化疗。发生严重的呕吐时应去医院就诊,及时给予镇吐药缓解,但是镇吐药不能随随便便使用,也不能持续使用,只有在恶心、呕吐十分严重的情况下才能使用。

卧床出现呕吐,应该选择侧卧姿势,以免呕吐物误吸入气管。呕吐后漱口,并注意呕吐的量及性质,必要时留少量呕吐物化验检查。注意口腔卫生,多次呕吐会造成口腔恶臭,患者需要正确清洁口腔。

在呕吐较重时,宜从食用新鲜米汤、藕汁等和胃食物开始,使胃肠道在吸收营养的同时得以充分休养;继而,随着食欲恢复,逐渐过渡到蛋羹、肉末粥、挂面汤等半流质食物,尽可能少量多餐,然后再逐渐恢复正常饮食。

21. 化疗为什么会出现便秘？应该怎么办？

便秘是指排便次数减少，每 2~3 天或更长时间 1 次，无规律性，大便干结，常伴排便困难。

化疗药物大多对消化道有毒性作用，主要表现为恶心、呕吐、腹泻、便秘、腹痛，其产生原因为大剂量化疗药物对消化道黏膜的直接刺激作用、对中枢化学感受器的作用和对自主神经系统的作用等。

大剂量化疗或应用毒性强的化疗药物时，患者大多出现恶心、呕吐等消化道反应，临床上尝试用昂丹司琼、格拉司琼、甲氧氯普胺等镇吐药对症治疗。镇吐药可以抑制化疗后的恶心和呕吐，但是镇吐药本身也有不良反应，就是便秘和腹胀等。

此外，化疗患者由于体质虚弱，活动减少，进食减少，因此肠管缺乏机械性的刺激也会导致便秘。治疗过程中便秘怎么办？

（1）非药物治疗

化疗极易引起便秘，所以化疗期间要注意饮食调节和生活方式的改变。饮食应清淡易消化，尽量不要挑食，进食种类丰富，同时增加食物中的膳食纤维及饮水量，有利于维持正常胃肠运动功能和胃结肠反射。蜂蜜、核桃等润肠食物可以适当进食。

尽量养成按时排便的习惯，一般选在某餐之后，即使无便意也定时去厕所尝试排便。排便时，不要看报纸或做其他事情，要集中精力，养成良好排便习惯。

此外还包括肠道益生菌的应用、生物反馈治疗、电刺激治疗及针灸按摩等治疗。

（2）药物治疗

如果 1~2 天未排便，应告知医生，医生会给予导泻或软化大便的药物。

常见的治疗便秘的药主要分为以下几种。

1）容积性泻药：可使肠道内容积增加，反射性刺激肠道运动，包括甲基纤维素、琼脂、果胶等。

2）渗透性泻药：通过渗透作用，使肠管内液体增多，促进胃肠运动增强，主要包括盐类、高渗性糖醇类。

3）刺激性泻药：刺激肠黏膜上皮细胞，促进肠液分泌及胃肠蠕动，缩短胃排空的时间，如蓖麻油、番泻叶、芦荟等。

4）润滑性泻药：矿物油脂类在体内不发生生化反应，主要作用为软化大便、润滑肠腔，代表药物有开塞露、液体石蜡、多库酯钠等。

目前对于大多数结直肠癌患者都需要采用化疗的方式进行治疗，胃肠道反应是化疗常见的不良反应之一。这些症状不仅让患者感觉不适和衰弱，也可能严重到患者无法完成化疗的全过程。因此，对化疗中患者的全方位护理是完成化疗计划的保证，一定要重视起来，在护理上下功夫，这样才保证化疗效果。

22. 放射性肠炎是什么？

接下来说说放射治疗最常见、令患者最痛苦的并发症——放射性肠炎。放射性肠炎是盆腔、腹腔、腹膜后恶性肿瘤经放射治疗引起的肠道并发症。可分别累及小肠、结肠和直肠，故又称为放射性小肠、结肠、直肠炎。

腹腔内放疗总量越大，越容易发病。症状可出现在治疗早期、疗程结束后不久或治疗后数月至数年。

放射性肠炎有早期症状和晚期症状之分，放疗开始后 1～2 周内可能出现的症状，包括恶心、呕吐、腹泻、排出黏液或血样便等，属于早期症状。而晚期症状是指急性期的症状迁延不愈或直至放疗结束 6 个月至数年后始有显著症状者，均提示病变延续，终将发展引起纤维化或狭窄。此期内的症状，早的可在放疗后半年出现，晚的可在 10 年后甚至 30 年后才发生，多与肠壁血管炎以及后续病变有关。

放射性肠炎的诊断手段包括直肠指诊、内镜检查、X射线检查等,因为其专业性较强,在此不再一一赘述。本病的诊断一般不困难。有放疗史结合临床表现和有关检查,可以确定病变的性质和部位,即可明确诊断。

放射性肠炎的一般治疗,急性期应卧床休息。饮食以无刺激、易消化、营养丰富、多次少餐为原则,限制纤维素摄入。腹泻严重者可采用静脉高营养疗法。有继发性感染时,需用抗生素。肠狭窄、梗阻、瘘管等后期病变多需外科手术治疗。

中医学认为,早期的胃肠反应是放射线照射后致津液耗损,胃肠蕴热。症见恶心、呕吐、食纳减少。治宜养阴和胃,药用旋覆花、代赭石降逆止呕;沙参、玉竹、芦根养阴清热;橘皮、竹茹、薏苡仁化痰和胃。另外还可配合针刺内关、足三里等穴位。

在患者进行放射治疗过程中,应避免进食纤维素多或对肠壁有刺激的食物,宜食用少渣、低脂及产气少的食物,如胡萝卜、菠菜等,既润肠又补充维生素。还应注意保持肛门及会阴部清洁,穿宽松内裤。症状严重者,可暂停放疗,并大剂量应用维生素、输液补充各种静脉营养,以及应用肾上腺皮质激素、抗生素,以减轻局部炎症反应,促进恢复。

三、泌尿系统肿瘤

1.泌尿系统疾病可能出现的临床表现有哪些？

　　泌尿系统包括肾脏、输尿管、膀胱、尿道等，都可发生疾病，并波及整个系统。泌尿系统的疾病既可由身体其他系统病变引起，又可影响其他系统甚至全身。上述各个器官如果出现病变，可能会出现一系列临床表现，那哪些疾病信号需要我们引起重视呢？接下来我给大家逐一介绍。

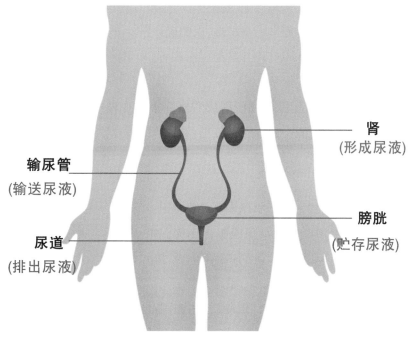

输尿管
(输送尿液)

尿道
(排出尿液)

肾
(形成尿液)

膀胱
(贮存尿液)

人体泌尿系统的组成示意图

（1）肾脏疾病

1）水肿：肾脏疾病水肿的特点是晨起眼睑或颜面水肿，午后多消退，劳累后加重，休息后减轻。严重水肿可出现于身体低垂部位，如双脚踝内侧、双下肢、腰骶部等。

2）肾性高血压：肾脏疾病引起的高血压与其他高血压一样，也会出现头痛、头昏、眼花、耳鸣等症状，但有些患者由于长期血压较高，对高血压症状已经耐受，故可以没有任何不适。所以，单凭有无症状来判断血压是否升高是不可取的，经常测量血压十分必要。

3）腰痛：肾区酸痛不适、隐隐作痛或持续性钝痛，应做进一步检查，以明确诊断。

4）尿量过多、过少：正常人的尿量为 1 000 ~ 2 000 毫升/天，平均为 1 500 毫升/天左右。无论尿量增多还是减少，都可能是肾脏疾病的表现，特别是夜间多尿往往是肾脏疾病的信号。

5）尿化验异常：如果尿常规检查发现有蛋白、隐血、红细胞、白细胞、管型、酮体、尿糖等，都应做进一步检查，以明确诊断。

6）尿里有泡沫：尿里有泡沫的原因有多种，如果蛋白质通过肾脏漏到了尿里，尿中就会有许多泡沫。

7）痛风、高尿酸血症：痛风、高尿酸血症都是血液中尿酸过多造成的。血液尿酸高的人，尿酸会沉积在肾脏里，导致肾结石及肾损害。

（2）输尿管疾病

1）尿路结石：最常见的临床表现是疼痛和血尿，极少数患者可长期无自觉症状。大部分患者出现腰痛或腹部疼痛。结石较大者，多为患侧腰部钝痛或隐痛，常在活动后加重；较小的结石，多引起平滑肌痉挛而出现绞痛，这种绞痛常突然发生，疼痛剧烈，如刀割样，向下腹部、外阴部和大腿内侧放射。有时患者出现面色苍白、出冷汗、恶心、呕吐，严重者出现脉弱而快、血压下降等症状。疼痛常阵发性发作，或可因某个动作疼痛突然终止或缓解，可有腰、腹部隐痛。由于结石直接损伤肾和输尿管的黏膜，患者常在剧痛后出现镜下血尿或肉眼血尿,血尿的严重程度与损伤程度有关。肾和输尿管结石并发感染时尿中出现脓细胞,临床可出现高热、腰痛。结石梗阻可引起肾积水、肾功能不全,有的患者尚可出现胃肠道症状,贫血等。

2)肿瘤性病变:输尿管肿瘤好发年龄为 40 ~ 70 岁,占 80% ,平均55 岁。血尿为最常见的初发症状,肉眼血尿、腰痛及腹部包块是输尿管癌常见的三大症状,但均为非特异性表现,极易同肾肿瘤、膀胱肿瘤、输尿管结石、肾积水等疾患相混淆。

(3)膀胱疾病

1)膀胱炎:尿频、尿急、尿痛、排尿不适、下腹部疼痛,终末血尿常见,部分患者迅速出现排尿困难。膀胱炎是一种常见的尿路感染性疾病,约占尿路感染的60% ,分为急性单纯性膀胱炎和反复发作性膀胱炎。其致病菌多数为大肠埃希菌,约占75% ,通常多发生于女性,因为女性的尿道比男性的尿道短,又接近肛门,大肠埃希菌易侵入。

2)膀胱结核:尿频逐渐加重并伴有尿急、尿痛、血尿。膀胱结核继发于肾结核,少数由前列腺结核蔓延而来。膀胱结核多与泌尿生殖系统结核同时存在。早期病变为炎症、水肿、充血和溃疡,晚期可发生膀胱挛缩。病变累及输尿管口发生狭窄或闭锁不全,致肾、输尿管积水,肾功能减退。结核性膀胱炎多数患者的最初症状为尿频,以后尿频逐渐加重并伴有尿急、尿痛、血尿。排尿从 3 ~ 5 次/天逐渐增加到 10 ~ 20 次/天,如果膀胱症状加重,黏膜有广泛溃疡或膀胱挛缩,容量缩小,则排尿每天达数十次,甚至尿失禁,患者十分痛苦。

3)膀胱癌:膀胱癌是指发生在膀胱黏膜上的恶性肿瘤,是泌尿系统最常见的恶性肿瘤,也是全身十大常见肿瘤之一。临床常见的征兆如排尿习惯改变、尿的性状改变、局部可扪及肿块、疼痛等,如果出现上述症状,建议及时就医。

(4)尿道疾病

尿道急性炎症时,尿道外口红肿、边缘外翻,黏膜表面常被浆液性或脓性分泌物所覆盖,有时有浅溃疡。镜下可见黏膜水肿,其中有白细胞、浆细胞和淋巴细胞浸润,毛细血管扩张,尿道旁腺体充血或被成堆脓细胞所填塞。慢性尿道炎病变主要在后尿道、膀胱颈和膀胱三角区,有时蔓延整个尿道。尿道黏膜表面粗糙呈暗红色颗粒状,因有瘢痕收缩,尿道外口较正常小。镜下可见淋巴细胞、浆细胞和少量白细胞、成纤维细胞。

2. 关于血尿,您知道多少?

血尿是泌尿系统疾病常见的症状之一,常常引起患者的恐惧及焦虑。然而,当血尿呈间歇性出现时,患者往往疏忽大意,延误诊治,因此需要我们对血尿有科学的认识。

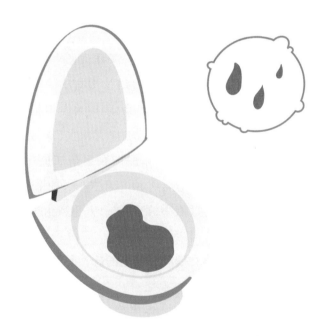

（1）什么是血尿?

血尿是指尿中红细胞排泄异常增多,在医学上其定义是离心沉淀尿液中每高倍镜视野≥3个红细胞。非离心沉淀尿液中红细胞超过1个则提示尿液中红细胞异常增多。轻者仅表现为镜下红细胞增多,称为镜下血尿;重者尿液呈洗肉水样或含有血凝块,称为肉眼血尿。通常每升尿液中有1毫升血液时即肉眼可见,呈红色或洗肉水样。

(2)尿隐血阳性等于血尿吗?

尿隐血测定是基于氧化还原反应原理。尿液试纸上有一种特定酶,如果尿液中血红蛋白或肌红蛋白成分增多,二者接触会产生氧化还原反应,使得尿液试纸出现变色,即尿隐血阳性。从以上的定义我们可以知道,尿隐血阳性不等同于血尿。血尿的患者肯定尿隐血阳性;而尿隐血阳性的患者不一定有血尿,需要借助尿常规的尿沉渣计数来进一步分析。

(3)尿红等于血尿吗?

除了血尿,可导致尿红的还有其他因素:①食物因素,甜菜、番茄、火龙果;②药物因素,利福平、苯妥英钠、氯喹、奎宁、酚酞等;③血液混入,月经污染、痔疮出血。因此尿红不完全等于血尿。

(4)为什么会出现血尿?

出现血尿的原因相当复杂,主要包括外科疾病和内科疾病。外科常见疾病包括泌尿系统肿瘤、肾囊肿、泌尿系统结石、前列腺增生、泌尿系统感染等。内科疾病主要是肾小球疾病,如急性肾炎、急进性肾炎、膜增殖性肾炎、系膜增生性肾炎、局灶性肾小球硬化症等。除了以上的病因外,还有一些特殊情况。①运动性血尿:这是剧烈运动后所致。②肾静脉受压综合征:这主要见于体形消瘦的青少年,也可出现在各种年龄人群中,是腹主动脉和肠系膜上动脉的夹角过小,左肾静脉被压迫所致,这两种血尿一般不需要特殊治疗。

(5)血尿怎样进行定位诊断?

1)根据血尿与排尿阶段的关系判断:利用尿三杯试验,可较准确地判断血尿是初始血尿,终末血尿、还是全程血尿,从而推断病变所在部位。①初始血尿表明病变在尿道、膀胱颈部。如尿道炎症、结石、狭窄、肿瘤、息肉、异物,以及前列腺炎、前列腺增生等;②终末血尿见于膀胱颈部、三角区病变,如膀胱颈部或三角区的肿瘤、炎症及膀胱结石;③全程血尿见于膀胱及其以上的尿路病变,如非特异性感染、结核、结石、肿瘤,以及泌尿系统邻近器官的病变。

2)根据血尿特征推断:新鲜血尿多表明下尿路出血,陈旧性血尿多表明上尿路出血。长条形或"蚯蚓状"血块表明出血来自肾脏或输尿管,血经输尿管而塑形。大量血尿常来自肾脏或膀胱,而排出较大的血块多来源于膀胱。

3. 反复血尿,可能与哪些泌尿系统肿瘤有关?

对于反复发生的血尿,尤其需要引起我们的重视,因为很多泌尿系统肿瘤的早期表现即为血尿。特别是对于老年患者,更应警惕泌尿系统肿瘤。接下来我们就来认识一下不同泌尿系统肿瘤的血尿特点。

(1)膀胱癌

早期膀胱癌典型的临床表现即为间歇无痛性肉眼血尿。它是指排尿时肉眼可见尿血,但尿血时没有腰痛、发热、尿频、尿急、疼痛等症状。临床上很多患者自行口服抗生素后血尿消失,患者会误以为是尿路感染,常常导致延误就诊。但血尿常常会反复出现,对于此类血尿,特别是中老年患者,要警惕膀胱癌。晚期膀胱癌通常血尿较重,出血时间长,患者甚至出现严重贫血,除此之外,通常还伴有尿频、尿急、下腹部疼痛等。一旦怀疑为膀胱肿瘤,我们需要至医院行泌尿系统彩超检查及尿脱落细胞检查。若存在膀胱肿瘤,彩超可以发现膀胱内占位。如果彩超未发现肿瘤,但血尿仍反复出现,需要进行膀胱镜检查,排除膀胱原位癌。

（2）肾盂癌或输尿管癌

肾盂癌或输尿管癌同样可表现为肉眼血尿，但血尿有时呈条状，可伴有腰部酸胀不适，很少表现为剧烈的腰痛，同样无尿频、尿急、尿痛等症状。由于此疾病早期症状轻，一般病情较重时才能引起相关症状，常常导致疾病延误诊治。因此一旦怀疑为肾盂癌或输尿管癌，需要进一步至医院行泌尿系统彩超检查、泌尿系统 CT 检查及尿脱落细胞检查，必要时可进一步行输尿管镜检查。

（3）肾癌

肾癌早期很少出现血尿，一般为体检发现。但是当肾癌发现较晚，肿瘤较大，甚至侵犯集合系统时可表现为肉眼血尿。其血尿特点是排尿时常伴有腰部不适，无尿频、尿急、尿痛等膀胱刺激症状，也无发热等表现。若怀疑为肾癌，需行泌尿系统彩超检查。若彩超检查发现肾脏占位，则行泌尿系统 CT 平扫加增强检查，基本可以明确诊断。

（4）前列腺癌

前列腺癌可能出现肉眼血尿、排尿困难、尿频、尿急等症状，其症状多不典型，常和前列腺增生、慢性前列腺炎、膀胱炎等相混淆。老年患者出现血尿症状，如果不排除前列腺癌，需要进一步完善尿常规、前列腺特异性抗原（PSA）、前列腺彩超、前列腺指诊等来明确诊断。

综上所述，只要出现血尿，不管量多或量少，即使不痛，很久才 1 次，也要引起高度警惕，及早至医院的专科进行检查。因为根据临床资料发现，10%～20% 的无痛血尿与恶性肿瘤有关。如果忽略它，就会贻误病情，错过最佳的治疗时机，甚至危及生命。

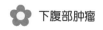
4. 肾癌是什么？
得了肾癌怎么办？

　　肾癌，顾名思义，即肾脏恶性肿瘤。肾癌在我国并不是高发肿瘤，根据最新的中国肿瘤登记数据显示，男女发病率均位于 10 名之后。男性较女性多发，男女之比为 2：1。

　　当我们不幸罹患肾癌的时候，可能会莫名恐惧。对一个疾病的恐惧，主要来源于我们对疾病的无知。当我们对它有一定了解时，我们反而会有所释然。接下来我们就从几个方面简单谈一谈肾癌。

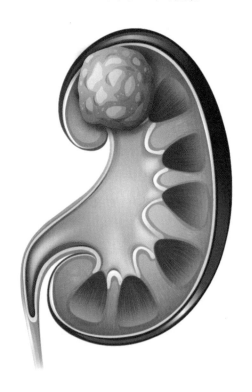

（1）病因

肾癌的病因尚不明确，目前可以确定吸烟、肥胖、高血压是肾癌的危险因素，也就是说此类人群相对来说患肾癌的可能性大，但并不是一定会得肾癌。

绝大部分的肾癌为散发性，不会遗传。但 3% ~ 5% 肾癌具有遗传性，它们多为基因异常导致的肾癌，包括最常见的 VHL 病肾癌，以及其他类型遗传性肾癌，如遗传性平滑肌瘤病肾癌、结节性硬化症、BHD 综合征和遗传性乳头状肾细胞癌等。

（2）临床表现

随着非侵袭性影像学技术的广泛应用，以及人们体检意识的提高，目前约 60% 的肾细胞癌是因为体检、其他疾病或非特异性症状进行 B 超或 CT 等检查而被发现的，而无临床表现，在临床上称之为肾偶发癌。无症状的偶发癌是目前肾癌最重要的特征。

当然，如果就诊不及时，肾肿瘤长大时，也可出现血尿、疼痛和包块三联征。肾癌引起的血尿常为间歇性、无痛、全程肉眼血尿，可为茶色或酱油色。肾癌引起的疼痛，多为肋腹部钝痛，因肿瘤增大牵扯肾包膜引起，肿瘤内部出血时也可引起剧烈腰痛和腹痛。当肿物长到相当大体积时方可于腰腹部触及包块，表面多光滑，质地较硬，无明显压痛。

因此，我们要养成体检的习惯，特别是出现上述症状时及时至医院就诊，以免肿瘤进展，导致疾病治疗的延误。

（3）相关检查

目前大多数肾癌为偶发癌，并无典型的血尿、腹痛及腹部包块等症状，因此肾癌的诊断主要依靠各种影像学检查方法，包括超声、CT 和 MRI 等。

1）超声：具有无创、快速、便宜等优势，是目前我国临床诊断肾癌最常用的方法。超声发现肾脏肿瘤的准确度较高，对于 1 厘米以上的肾癌诊断准确率可达 90% 以上。但超声是一种主观性的检查，和超声医生的经验非常相关。它一般作为筛查的手段，当发现肾脏肿瘤时，需行 CT 或 MRI 进一步明确诊断。

2）计算机断层扫描（computed tomography，CT）：相对来说，CT 可以测定肾癌的数目、大小、位置，可以发现肾内 0.5 厘米以上的病变，准确度较超声有一定的提高，是目前诊断肾癌的首选方法。CT 检查需要在平扫的基础上配合增强动态扫描，也就是检查时需要给患者注射一种造影剂，只有平扫+增强 CT 才能更准确地对肾癌进行分期、诊断和鉴别诊断。CT 可以准确地评估肾癌是否侵犯肾脏周围组织，对肾癌的分期非常重要。

3）磁共振成像（magnetic resonance imaging，MRI）：既往认为 MRI 对肾脏肿瘤的诊断能力不如 CT，但是对肾癌的分期很准确，对肾静脉和下腔静脉内癌栓能够准确诊断和分期。随着技术的进步，MRI 目前也被作为肾脏肿物的一线影像学检查方法。MRI 无放射性，一般用于如造影剂过敏、患有遗传性综合征（结节性硬化病、VHL 病）累及肾脏以及肾衰竭时，可以作为 CT 的替代检查。对于 CT 不能直接明确性质的病变，MRI 也能够提供额外的信息，通过二者结合能够更好地评估肾脏肿瘤性质，增加术前诊断的准确性。

4）活检：由于目前 CT 和 MRI 等无创检查对肾癌的诊断准确度比较高，肾癌手术治疗前并不需要常规进行肾肿物穿刺活检。穿刺活检一般用于转移性肾癌采用靶向和免疫治疗之前明确病理诊断，并有助于选择合理的治疗方案，达到个体化治疗的目的。此外，穿刺活检还用于除外一些非手术适应证的肾疾病如肾脓肿、转移性肾肿瘤及淋巴瘤等。

（4）治疗方式

肾癌的最佳治疗方式和分期密切相关，早期或晚期肾癌治疗方式差异较大。对于早中期肾癌，肿瘤并没有出现肺、肝、骨等远处转移，最好的治疗方式是手术切除肿瘤，这样可以达到根治的效果。手术方式包括开放手术和微创手术。目前一般采用微创腹腔镜手术，该手术仅在患者体表穿刺 3～4 个穿刺通道，创伤小，恢复快，也更美观，但对于较大肿瘤或者微创手术难度较大时也可采用开放手术。无论开放手术还是微创手术，手术效果都是非常确切的，效果也基本相当。当然，对于一些老年体弱患者，如果肿瘤较小,预估患者生存期不长,也可以选择观察、肿瘤消融等治疗。

得了肾癌,并不一定需要切除肾脏。目前对于较小的、位置较好的早期肿瘤可以行保留肾单位肾部分切除术,即仅切除肾肿瘤,而保留正常肾组织。肾部分切除术,手术治疗效果同肾脏全切效果基本一致,但可以更好地保护肾功能,同时可以降低患者远期血管事件发生风险,如高血压、冠状动脉疾病、脑血管疾病等。是否施行保留肾单位手术要综合考虑肿瘤大小、解剖位置、患者一般状态和医师的临床经验等因素。

对于晚期肾癌,一般需要靶向和(或)免疫药物治疗。如果患者身体条件好,转移灶少,也可行减瘤性肾切除术。肾癌对放疗和化疗不敏感,一般不采取上述两种治疗方式。目前国内常用的靶向药物包括舒尼替尼、培唑帕尼、索拉非尼等,靶向药物不良反应较大,且每种靶向药物不良反应有各自特点,需要根据患者情况,个体化选择靶向药物,以达到最佳治疗效果及最小的不良反应。免疫药物的出现,给晚期肾癌的治疗带来了新的突破。目前根据不同的患者情况可选择不同的免疫药物治疗或者免疫联合靶向的治疗。

(5)预后

肾癌的预后和患者一般状况、肿瘤相关因素以及各种实验室指标等密切相关。其中最重要的是病理分期,不同分期患者预后显著不同。早期肾癌患者生存期远远高于晚期肾癌患者,因此发现肾癌之后,提倡早诊、早治。

当我们对肾癌的基本知识有了了解之后,相信大家对肾癌就少了一份恐惧。目前临床上肾癌大多以早期为主,即使不幸得了肾癌,也可以得到很好的治疗。

5.得了膀胱癌,治疗方式怎么选?

膀胱癌是泌尿系统常见的恶性肿瘤之一,也是全身十大常见肿瘤之一。膀胱癌可发生于任何年龄,其发病率随年龄增长而增加,高发年龄为50～

70 岁。膀胱癌多发于男性,男性发病率为女性的 3～4 倍,某种程度上与吸烟率及职业暴露有关,也可能与性激素和类固醇受体有关。我国膀胱癌发病率按性别统计,2015 年膀胱癌男、女性发病率分别为 8.82/10 万、2.75/10 万,男性约为女性的 3.2 倍。

如果得了膀胱癌,我们到底该如何选择治疗方式呢? 回答这个问题之前,我们需要补充两个知识——膀胱癌的病理类型和分期。因为膀胱癌的治疗方式的选择和这两个因素息息相关。

膀胱癌病理类型可分为尿路上皮组织来源和非尿路上皮组织(即间叶组织)来源两大类。尿路上皮源性恶性肿瘤主要包括尿路上皮癌、鳞状细胞癌和腺癌,其他还有较少见的小细胞癌、混合型癌、未分化癌及癌肉瘤等。其中膀胱尿路上皮癌占所有膀胱癌组织类型的 90% 以上;膀胱鳞状细胞癌和膀胱腺癌均较少见,分别占膀胱癌的 5% 和 2% 以下。而非尿路上皮源性肿瘤极少见,占膀胱肿瘤的 1%～5%,多数为肉瘤如血管肉瘤、平滑肌肉瘤、横纹肌肉瘤等。

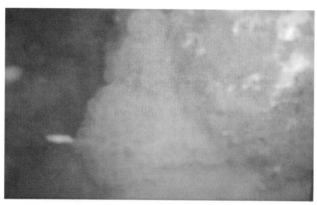

膀胱肿瘤在膀胱镜下表现为乳头样或菜花样肿物

膀胱癌的分期指肿瘤浸润深度及转移情况,是判断膀胱肿瘤预后的重要指标之一。根据膀胱癌的局部浸润深度,可将膀胱癌分为非肌层浸润性膀胱癌和肌层浸润性膀胱癌。非肌层浸润性膀胱癌约占 80%,而肌层浸润性膀胱癌约占 20%,主要是指肿瘤浸润膀胱肌层及以外。

膀胱癌的复发及进展倾向与肿瘤分期、肿瘤分级、肿瘤多发病灶、肿瘤大小等有关。肿瘤分期分级高、多发、体积大和术后早期复发的患者,肿瘤复发和浸润进展的可能性大,因此,需要根据肿瘤复发或进展的风险制订治疗方案。一般将膀胱肿瘤按肿瘤浸润深度分为非肌层浸润性膀胱癌和肌层浸润性膀胱癌。不同肿瘤的生物学行为有较大差异,因此,治疗上应该区别对待。

(1)非肌层浸润性膀胱癌的治疗方式

非肌层浸润性膀胱癌的治疗方式包括经尿道膀胱肿瘤切除术和其他治疗方式。其中首选经尿道膀胱肿瘤切除术,主要包括经尿道膀胱肿瘤电切术和经尿道膀胱肿瘤激光切除术。电切术有两个目的:一是切除全部肉眼可见的肿瘤,二是将切除标本送检以明确病理诊断,并行病理分级和分期。

1)经尿道膀胱肿瘤电切术:它是经人体自然腔道进入膀胱而施行的微创手术,通过电切刀将肿瘤进行切除并止血,最后通过冲洗的方法将肿瘤取出。此种手术方式,患者身体无切口,创伤小,患者恢复快。

2)经尿道膀胱肿瘤激光切除术:同样是经人体自然腔道进入膀胱而施行的微创手术,但切割和止血的工具更换为了激光,主要包括钬激光、铥激光等。激光具有很好的切割能力和组织凝固能力,手术过程中解剖层次较为精确,出血少,无闭孔反射,并发症少,恢复快。

3)其他治疗方式:除了以上治疗方式,对于一些特殊情况也可选择其他治疗方式。主要包括光动力学治疗、膀胱部分切除术、根治性膀胱全切术等。

光动力学治疗:主要适用于肿瘤多次复发、不能耐受手术治疗、膀胱原位癌、控制膀胱肿瘤出血和免疫治疗失败等情况。

膀胱部分切除术:是指切除肿瘤所在的部分膀胱,主要适用于内镜下无法安全切除的大块肿瘤,孤立的、低级别的膀胱憩室内肿瘤等。

根治性膀胱切除术:是指切除全部膀胱,主要适用于严重、弥漫性、难以切除的乳头状肿瘤或者原位癌,或者膀胱内化疗药物灌注或免疫治疗无效时。

（2）肌层浸润性膀胱癌的治疗方式

20%～30%的膀胱癌患者在初诊时诊断为肌层浸润性膀胱癌,即使通过积极的治疗,也有相当多的肌层浸润性膀胱癌患者会经历复发,并最终死于该疾病。因此,对于肌层浸润性膀胱癌患者通常需要多学科治疗模式来提高生存率,主要包括手术、化疗和放射治疗等。

1）根治性膀胱切除术:目前根治性膀胱切除术的方式可以分为开放手术和腹腔镜手术两种,腹腔镜手术包括常规腹腔镜手术和机器人辅助腹腔镜手术。与开放手术相比,腹腔镜手术总体并发症发生率、术后切缘阳性率,以及淋巴结清扫效果等与开放手术相近,但其具有出血量少、术后疼痛较轻、恢复较快的优势。因此,目前多采取腹腔镜微创手术行根治性膀胱切除术。

2）化疗:肿瘤浸润深度深、盆腔淋巴结转移及远处转移的膀胱癌患者愈后较差,化疗可以延长这些患者的生存时间并改善其生活质量。化疗主要包括新辅助化疗、辅助化疗、全身系统化疗。

新辅助化疗:术前行新辅助化疗可以降低部分患者手术难度,并延长患者的生存时间。

辅助化疗:对于术后病理分期较晚期,或者淋巴结阳性、切缘阳性的患者,术后辅助化疗可以推迟疾病进展、延缓复发、延长患者生存时间。

全身系统化疗:对于转移性膀胱癌,临床评估无法切除的患者可行全身系统化疗,以延长患者的生存时间。

3）放射治疗:肌层浸润性膀胱癌患者在某些情况下,为了保留膀胱不愿意接受根治性膀胱切除术,或患者全身条件不能耐受根治性膀胱切除手术,或根治性手术已不能彻底切除肿瘤及肿瘤已不能切除时,可选用膀胱放射治疗或化疗+放射治疗。

综上所述,膀胱癌的治疗非常复杂,患者需及时至医院就诊,寻求临床医生的专业治疗方案,以期获得最佳的治疗效果。

6. 前列腺癌为什么很难在早期发现？

前列腺炎可能引起尿频、尿急、尿不尽、排尿困难等，但如果家中上了年纪的男性出现排尿困难，就一定要注意了。因为这有可能不是前列腺炎，而是前列腺癌引起的。前列腺癌通常很难在早期被发现，往往发现的时候就已经是晚期了。

前列腺癌一经发现就是晚期，与其起病隐匿、发展慢的特点有关。前列腺癌在早期没有特异性的临床表现，它往往与前列腺增生的症状类似，表现为排尿困难，因此，即便早期出现症状也很难引起患者的注意。

据统计，我国前列腺癌发现时已达晚期的患者比例高达 70%，而美国只有 4%，为什么会这样呢？前列腺癌的早期发现依赖于肿瘤的早期筛查。但在我国，肿瘤的早期筛查尚未引起足够的重视。究其原因有以下 3 点：我国居民的总体健康意识、体检意识不强，没有定期体检，导致很多早期前列腺癌未被发现；我国还没有从国家层面普及前列腺癌早期筛查的认识，而早期筛查（如 PSA 测定）可以检测出很多早期前列腺癌；我国城乡的差距较大，医疗水平不均衡，且一些地方的医疗技术落后，即使进行了健康体检，也可能没有发现肿瘤。

基于以上情况，前列腺癌在早期很难被及时发现。因此，男性应提高健康意识，做到早发现、早治疗，防止前列腺癌被发现时已经进展为晚期。

7. 前列腺癌有哪些症状？

前列腺癌在发病早期一般没有特异性的临床表现，因此，很难被人们察觉，但是随着病情的不断发展，症状表现就会越来越多样。前列腺癌的常见临床表现如下。

❀ 前列腺有肿瘤生长时，增大的肿块可以压迫尿道、膀胱，从而引起尿潴留、尿频、尿急、尿痛、排尿费力、尿线变细、尿液分叉、夜尿增多等症状。

💧 部分前列腺癌患者可能会出现血尿、精液带血及勃起功能障碍等。

💧 前列腺癌疾病进展过程中浸润周围脏器引起相应器官特异性症状。例如,前列腺癌累及直肠时对直肠的压迫引起排便困难、血便等。累及输尿管引起患侧上尿路积水,双侧输尿管受累引起无尿,甚至尿毒症。

💧 晚期前列腺癌会导致骨转移的发生,而骨转移的产生会导致患者出现病理性骨折或者是神经压迫的症状,典型的表现为骨痛,但是骨痛的情况也是不同的,有些患者的疼痛是持续性的,但是有些患者的疼痛却是间歇性的。骨痛可能在身体的某个部位出现,也可能不固定,甚至在一天内的不同时间疼痛部位也会出现差异。严重者可以引起病理性骨折或截瘫。前列腺癌骨转移常发生在骨盆、轴心或者四肢骨,可侵及骨髓引起贫血或全血细胞减少。

💧 肺转移的患者可出现反复干咳、痰中带血;肝转移的患者则可出现黄疸、食欲减退、恶心、呕吐等不适。

■— 8. 怎样尽早预防前列腺癌? —■

年龄是前列腺癌的一大高危因素。随着年龄的增长,发病率会逐渐升高,多数前列腺癌患者的年龄都在 65 岁以上,所以保护前列腺健康要尽早。

(1)多饮水、少憋尿

多喝水能促进体内的代谢,避免有害代谢物在体内的积累,建议每日饮水量不得少于 1 500 毫升,还要避免憋尿的行为,以免造成前列腺的损伤。

(2)少食辛辣

嗜好辛辣的饮食习惯,可能会让前列腺长期充血,增加前列腺炎的发作风险,因此,平常要少吃一些辛辣刺激的食物。

（3）忌久坐不动

久坐不动会导致代谢物堆积，导致前列腺管的堵塞，引起前列腺充血，从而诱发前列腺炎症。

建议连续坐着不要超过2个小时，可以适当结合一些跳跃运动，来促进体内的代谢，并且让前列腺跟着动起来，还可以结合一些提肛运动来锻炼肛门附近的肌肉。

（4）不要过度吸烟

吸烟过度，可能会导致代谢性前列腺素分泌减少，甚至可能诱发前列腺炎。

我国前列腺癌高发，严重威胁我国中老年男性的身体健康和生命安全，很多患者一确诊就是中晚期。因此，日常应尽量避免不健康的行为和习惯，保护好前列腺的健康。另外定期进行前列腺癌的筛查也很有必要。

9. 如何进行前列腺癌筛查？

前列腺癌的发生及发展和患者自身的雄激素有着比较紧密的联系，而且前列腺癌可以局部，以及经过淋巴、血行发生转移，因此，我们一定要争取在前列腺癌发病的早期就对其进行有效的诊断和治疗，这样才能有效增加前列腺癌的治愈概率。另外，每一个前列腺癌患者的实际病情都存在很大的差异性，因此，我们要根据不同的情况制订不同的治疗方案，这样才能取得更好的治疗效果。

随着我国人口寿命延长、生活水平的提高，前列腺癌已经成为我国男性泌尿生殖系统常见的恶性肿瘤之一，而早期发现、早期治疗是前列腺癌治愈的关键。因此，定期筛查、保持良好的生活习惯对于预防和早期发现前列腺癌至关重要，我们应该提高防癌、抗癌意识，既不能谈癌色变、杞人忧天，也不能马虎大意、贻误病情。

（1）筛查人群

💧 对身体状况良好,且预期寿命 10 年以上的男性开展基于前列腺特异性抗原(PSA)检测的前列腺癌筛查。血清 PSA 检测每 2 年进行 1 次,根据患者的年龄和身体状况决定 PSA 检测的终止时间。

💧 对前列腺癌高危人群要尽早开展血清 PSA 检测,高危人群包括年龄>50 岁的男性、年龄>45 岁且有前列腺癌家族史的男性、年龄>40 岁且基线 PSA>1 微克/升的男性。

（2）筛查项目

早期诊断前列腺癌的方法主要有体格检查、化验检查和影像学检查。

1)体格检查:主要是直肠指诊,可以触摸前列腺的大小、质地、表面光滑与否、有无结节及局部有无压痛,是最常用、最简单的前列腺检查方法。

2)化验检查:包括两个部分,第一、前列腺液常规检查,是诊断慢性前列腺炎的主要方法。第二,PSA 的化验检查,是前列腺癌的筛查检查,也是前列腺增生症和前列腺癌的鉴别检查项目。

在前列腺癌早期,多数患者几乎没有症状,疾病的早期发现主要依赖 PSA 检测。一般 50 岁以上的男性应常规检测 PSA,有家族史的男性则应将首次检测时间提前到 45 岁,之后每 1~2 年检测 1 次。

医学上常常将 PSA 小于 4 纳克/毫升视为正常,但 PSA 正常并不意味着可以完全排除前列腺癌,只是患癌的可能性比较低,可结合直肠指诊、经直肠前列腺彩超进一步明确。一般来说,PSA 数值越高,罹患前列腺癌的风险就越大,PSA 大于 10 纳克/毫升时应进行前列腺穿刺活检。

3)影像学检查:超声检查可以检查前列腺的大小、向膀胱内突出的程度,以及膀胱残余尿的测定。前列腺的 MRI 和 CT 检查,可以有效区别前列腺增生和前列腺癌。如果在体检时,通过彩超发现前列腺结节则应高度重视,需找泌尿外科专业医师就诊。

10. 得了前列腺癌该怎么办?

我们对前列腺癌要有正确的认识,不惧怕它。因为前列腺癌预后比较好,患者生存期比较长,早期前列腺癌的患者经治疗可以达到临床治愈。

前列腺癌的治疗方式,也是基于患者的临床分期来制订治疗方案。对于早期的局限性前列腺癌,治疗方式主要以下几个方面。

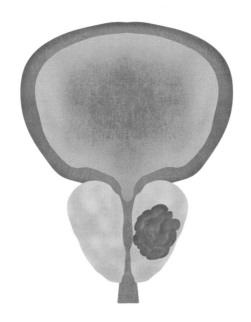

(1)观察等待

观察等待是指对于确诊的前列腺癌患者给予观察、随访等保守的处理,直到疾病出现迫切需要处理的局部或全身症状时,再进行对症或姑息性的治疗,一般适用于不适合局部治疗且体能状态较差、预期寿命较短的患者。

(2)主动监测

主动监测是指对患者进行严密的随访监测,当病变的潜在危险进展到即将影响患者的生存时,即给予治愈性的治疗。主要适合进展风险较低,且

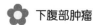

不愿接受治愈性治疗的低危前列腺癌患者。

（3）根治性前列腺切除术

根治性前列腺切除术是第一种用于治疗前列腺癌的方法,已在临床开展了100年以上。迄今为止,根治性前列腺切除术仍被认为是前列腺癌治愈性治疗的"金标准"。主要适用于预期寿命大于10年,且身体条件好,无远处转移患者。目前临床上多采用微创手术切除前列腺,包括腹腔镜前列腺根治性切除术或机器人辅助腹腔镜前列腺根治性切除术,手术创伤小、恢复快、治疗效果好,是局限性前列腺癌的首选治疗方式。

（4）根治性前列腺放疗

放射治疗是利用放射线,如放射性同位素产生的 α、β、γ 射线和各类 X 射线治疗机或加速器产生的 X 射线、电子线、质子束及其他粒子束等治疗恶性肿瘤的一种方法。前列腺放疗主要适用于早期局限性前列腺癌的根治性治疗,同时也可用于术后辅助放疗等。目前随着放疗技术的发展,已经由普通放疗发展到精确放疗。临床上多采用三维适形放疗及调强适形放疗等精准放疗模式,提高了治疗效果,也大大降低了放疗的副作用。

（5）内分泌治疗

对于晚期转移性前列腺癌,目前主要采用内分泌治疗,部分转移灶较少的患者可联合姑息性前列腺切除术或前列腺放疗。前列腺癌是雄激素依赖性的肿瘤,降低雄激素水平或者阻断雄激素受体可以抑制前列腺癌的生长,该研究获得了1966年的诺贝尔奖。在所有实体肿瘤的系统治疗中,前列腺癌内分泌治疗对于前列腺癌的疗效是最显著和持久的。

前列腺癌相较于其他类型肿瘤,为相对惰性肿瘤,治疗效果好。中低危局限性前列腺癌通过手术或放疗可以达到临床治愈。局部进展性前列腺癌通过手术联合内分泌治疗或放疗,其5年、10年总生存率也可达90%、80%以上。即使出现远处转移,经过合理的治疗,其5年总生存率也可达50%。总之,得了前列腺癌不可怕,经过合理的治疗,也会取得满意效果。

11.什么是前列腺癌的内分泌治疗？适应证有哪些？

前列腺癌是男性泌尿生殖系统常见的恶性肿瘤之一。近年来,我国的前列腺癌发病率呈显著的上升趋势。由于前列腺癌症状隐蔽,初诊时中晚期患者居多,已发生局部进展或远处转移。内分泌治疗已成为临床上早期前列腺癌和转移性前列腺癌的标准治疗的重要组成部分。

内分泌治疗是转移性前列腺癌最重要的治疗方式,内分泌治疗无手术风险、无潜在精神风险、可间歇治疗,许多转移性前列腺癌患者通过内分泌治疗获得了良好的治疗效果。

前列腺细胞和前列腺癌细胞需要依赖雄激素来繁殖和生存,因此降低体内雄激素水平和抑制雄激素的作用对于控制前列腺癌非常重要。前列腺癌的内分泌治疗就是通过降低体内雄激素浓度、抑制肾上腺来源雄激素的合成、抑制睾酮转化为双氢睾酮或阻断雄激素与其受体的结合,从而抑制前列腺癌生长的一种治疗手段。

简单来说就是,前列腺癌是一种激素依赖性疾病,肿瘤细胞的生长都依赖体内的雄激素,而内分泌治疗正是利用了这个特点,通过减少或去除体内雄激素,阻断雄激素与癌细胞结合而达到控制癌细胞生长的目的。

内分泌治疗适应证如下。

🌢 转移前列腺癌。

🌢 局限早期前列腺癌或局部进展前列腺癌,无法行根治性前列腺切除术或放射治疗。

🌢 根治性前列腺切除术或根治性放疗前的新辅助内分泌治疗。

🌢 配合放射治疗的辅助内分泌治疗。

🌢 手术或放疗后局部复发或远处转移。

🌢 雄激素非依赖期的雄激素持续抑制。

12. 内分泌治疗药物有哪些？

目前,前列腺癌相关的内分泌治疗药物主要有以下几类。

(1)促性腺激素释放激素(GnRH)激动剂

代表药物:亮丙瑞林、戈舍瑞林、曲普瑞林等。作用机制:GnRH激动剂进入人体后,将会与垂体的GnRH受体结合,在应用GnRH激动剂4周后,可减少睾丸产生雄激素,并抑制肿瘤发展。常见不良反应:用药后患者可能出现潮热、出汗、烦躁、乳房发育、体重改变、关节疼痛,以及骨质疏松,有的患者还可能出现性功能障碍、夜尿、尿频等症状。

(2)促性腺激素释放激素拮抗剂

代表药物:瑞卢戈利、阿巴瑞克、地加瑞克等。作用机制:通过与LHRH受体迅速结合,更快地降低黄体生成素与卵泡刺激素的释放,继而抑制体内残余的雄激素,使其无法与肿瘤细胞结合。常见不良反应:潮热、出汗、肌肉骨骼疼痛、腹泻及便秘,实验检查有血糖异常、血红蛋白减少等。

(3)肾上腺雄激素阻断剂

代表药物:醋酸阿比特龙。作用机制:醋酸阿比特龙可在体内转化为阿比特龙,并通过抑制CYP17(一种微粒体代谢酶),阻止肾上腺产生雄激素。常见不良反应:高血压和肝毒性,同时还可能会导致肾上腺皮质功能不全。

(4)雄激素类受体抑制剂

代表药物:第一代抗雄激素药如氟他胺、比卡鲁胺、尼鲁米特;第二代抗雄激素药如阿帕他胺、恩杂鲁胺、达洛鲁胺。作用机制:通过与雄激素受体结合,防止雄激素作用在前列腺癌细胞上,阻止肿瘤生长。常见不良反应:乳房发育、体重增加、认知缺陷、膀胱过度活动(尿频、尿急等)、代谢紊乱(糖代谢异常、高血压、血脂异常等)和骨骼相关事件(骨痛、病理性骨折、脊髓压迫、高钙血症等)等。

(5)雌激素类药

代表药物:己烯雌酚。作用机制:可抑制促性腺激素产生,进而抑制雄激素生成,减缓前列腺癌的发展。常见不良反应:恶心、呕吐、食欲减退、尿频或小便疼痛及性功能降低等,同时有较高的心血管毒性与血栓风险。

13. 内分泌治疗常见的 不良反应及处理措施有哪些?

(1)潮热

潮热为最常见的不良反应,药物和手术去势后50%～75%的患者会发生潮热。典型的表现为开始于颜面部的一阵暖热发作,向下扩散到颈部和躯体,紧接着伴随着出汗,持续30秒到5分钟,一天可发作10余次。潮热是由血清睾酮水平下降引起,同时可伴随恶心和皮肤发红。紧张、接触热源、进食热的食物或饮品等因素可诱发或加重潮热症状。处理:①多饮水,每天至少饮用1.5～2.0升;减少刺激性食物如烟酒和含咖啡因饮品的摄入;②保持室温凉爽,可以用稍低温度的水淋浴;③穿着宽松的棉布衣物,使用轻薄的棉布床单;④可随身携带一条棉布毛巾擦拭汗液,以免受凉;⑤严重可遵医嘱进行药物治疗;⑥饮食注意清淡、可口、易消化,营养结构丰富多样。

(2)性功能障碍

睾酮缺乏可导致性欲减退和勃起功能障碍等性功能方面的副作用,患者还可能会因为出现抑郁、焦虑、疲乏等不良情绪,加重性欲减退。处理:①治疗期间出现性欲降低、性功能障碍以及第二性征明显等情况时,不必过于担心,一般由药物引起,停药后可自行消失;②多与值得信赖的人进行沟通,患者伴侣应该多关注患者性格的改变,多关心体贴患者,了解其顾虑,营造夫妻间宽松和谐的气氛;③如果您对性方面有疑问,可通过医生获得专业帮助;④药物辅助;⑤可使用阴茎康复仪、体内注射疗法或放置阴茎假体等。

(3)骨骼并发症

骨密度在患者持续使用去势治疗后6个月之内即会发生下降,年龄的增加也会加重骨质丢失,骨密度降低会增加患者的骨折风险。用药期间出现腰背痛及关节痛症状的患者应警惕骨质疏松发生的可能性。处理:①每1~2年进行1次骨密度扫描;②饮食上应多食用优质蛋白食物如鸡肉、鸭肉、鱼肉、牛肉、牛奶、鸡蛋等;③注重维生素 D 的补充,平时在耐受的情况下多晒晒阳光,促进钙质吸收;④建议每天15~60分钟的户外活动;⑤戒烟,减少酒精摄入;⑥坚持运动锻炼,保持健康的体重;⑦必要时可以服用相关药物预防骨量丢失。

(4)疲乏

约有43%长期接受内分泌治疗的患者会出现疲乏症状。肌肉力量减退、情绪变化、贫血等因素也会加重疲乏症状。疲乏可能会使您缺乏进行日常活动的兴趣或精力,甚至影响日常生活。处理:①坚持规律运动锻炼,保持积极的生活方式;②保持规律的睡眠和休息时间,不要久坐或久躺,休息太久反而会加重您的疲乏。

(5)代谢和心血管不良反应

前列腺癌的内分泌治疗会引起体内糖脂代谢异常,可导致心血管系统疾病、糖尿病和代谢综合征(如甘油三酯升高、胰岛素敏感性降低、空腹血糖水平升高、腹型肥胖等)等不良事件发病率的升高。处理:①定期评估和筛查心血管危险因素,常规监测血压、血脂和血糖;②调节饮食,减少饱和脂肪及胆固醇的摄入;③适当运动,维持正常的体重。

（6）乳房发育

患者在内分泌治疗后可出现乳房变化，主要表现为乳房发育、增大、胀痛。处理：①轻度乳房增大无须处理，温暖的按压可能会帮助缓解疲劳和肿胀；②乳房胀痛严重时可通过药物缓解症状，控制雌激素水平以防止乳房发育。

（7）贫血

睾酮通过下丘脑-垂体反馈系统促进促红细胞生成素的释放，并激活造血干细胞促进骨髓造血，而内分泌治疗使血清睾酮水平降低，从而导致血红蛋白的降低。处理：①多数轻度贫血患者不需要治疗，饮食补充即可；②注意劳逸结合，有乏力、眩晕等症状时，活动需小心，避免跌倒；③中度以上贫血患者可考虑使用促红细胞生成素。

（8）记忆力或注意力下降

内分泌治疗，以及年龄的增长、疲乏、压力或焦虑等因素都会影响患者记忆力或集中注意力的能力。处理：①可养成记提醒笔记或列活动清单的习惯；②一心一用，专注于做一件事情；③当您需要专注于某件事时，避免让您分心的事情；④做一些益智游戏保持头脑活跃；⑤保证充足的休息。

目前，前列腺癌的总体疗效很好。前列腺癌需要依靠男性体内的雄激素来获得"营养"，如果把雄激素消除，绝大多数肿瘤细胞会因为没有激素的"营养"而凋亡。

千万不要因为内分泌治疗存在不良反应而忽视了它的治疗作用。事实上，内分泌治疗带来的获益远远大于不良反应。所以，现在国际上公认，对于转移性前列腺癌患者，去势治疗需要终身进行。

14. 前列腺癌可以放疗吗？

前列腺癌主要治疗方法为手术、放疗、内分泌治疗，因此，前列腺癌可以放疗。局限性前列腺癌患者进行根治性手术和放疗可治愈；部分年纪较大，患有心血管或脑血管疾病等不能耐受手术患者，进行根治性放疗可达到良好治疗效果。

前列腺癌术后有残留或有术后复发高危因素患者，辅助放疗可降低患者局部复发率，提高长期生存率；前列腺癌术后已出现复发患者，放射治疗可缩小肿瘤、缓解症状，达到姑息性治疗效果。

15. 哪些前列腺癌首选放射治疗？

比较早期、没有发生淋巴结或远处转移的前列腺癌患者，放疗和手术疗效相同，但是并发症少见。淋巴结转移性前列腺癌，在药物治疗的基础上联合放疗还能提高疗效。远处转移的前列腺癌，即使出现远处转移也不要怕，在药物治疗的基础上联合放疗，可以改善患者生存，更能改善症状、提高生活质量。

16. 前列腺癌放疗的效果怎么样？

临床上前列腺癌放疗常用于局部晚期患者的治疗。放疗后需结合内分泌治疗，患者预后较佳，5 年生存率可达 80%。放疗效果亦与 Gleason 评分，即前列腺癌细胞恶化程度有关。如评分为 2~6 分，5 年生存率可达 70%~80%；评分>8 分，则预后不佳，5 年生存率约 50%；评分为 8~10 分，5 年生存率 20%~30%。前列腺癌局部放疗效果较佳。如癌细胞恶性程度较高，常

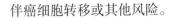

伴癌细胞转移或其他风险。

■——17. 前列腺癌手术后还需要放疗吗?——■

前列腺癌患者术后是否需要进行放疗,与病理情况相关。前列腺癌术后需要放疗的情况主要如下。①切缘阳性:表明可能有部分肿瘤残留在患者体内,一般需进行放疗。②突破前列腺包膜或精囊受侵:如果肿瘤突破前列腺包膜或侵犯直肠等其他器官,可能会有肉眼观察不到的肿瘤细胞残留于人体,需接受术后放疗。③Gleason 评分较高:一般 Gleason 评分大于 8,患者比较容易出现复发情况,建议患者术后进行放疗。④盆腔淋巴结转移:盆腔淋巴结转移的患者出现局部复发的概率较高,一般需进行术后放疗。

■——18. 前列腺癌放疗有哪些副反应?——■

前列腺癌放疗副反应主要可以分为早期副反应和晚期副反应。

前列腺癌放疗早期副反应是指从放疗开始到放疗结束后 3 个月内发生的副反应,主要包括泌尿生殖系统毒性反应和胃肠道毒性反应,其次还包括骨髓抑制。

(1)早期副反应

1)泌尿生殖系统:泌尿生殖系统早期副反应主要是膀胱炎、尿道炎,主要表现为排尿困难、尿频、尿急、尿失禁、血尿、尿等待、尿潴留及尿流变细等。这些症状通常是轻到中度,且通常在放疗结束后 2~4 周缓解。

对于<3 级的副反应予以观察或对症治疗;若出现 3 级副反应则需暂停放疗,予以积极对症支持治疗,待症状好转稳定后,可继续放疗;若出现 4 级或更严重副反应,则需终止放疗。

2)胃肠道:胃肠道早期毒性反应主要表现为急性肠炎。其发生的严重程度与小肠和大肠的受照体积有关。放疗结束后,这些症状大多可在 2 ~ 4 周内恢复。

1 级副反应可密切观察;2 级副反应建议给予抗副交感神经药物或镇痛治疗,适当口服补液;3 级副反应建议暂停放疗,积极对症治疗,静脉补液,待症状好转稳定后再行放疗。若出现 4 级或更严重副反应,则需终止放疗。

3)骨髓抑制:在前列腺癌放疗中发生骨髓抑制概率较低,但仍建议在放疗前和放疗期间监测患者血常规。骨髓抑制可表现为白细胞减少、中性粒细胞减少、贫血和(或)血小板减少。放疗期间如出现骨髓抑制,建议对症支持处理;若出现 3 度及以上骨髓抑制,建议暂停放疗并积极对症支持处理,待骨髓功能恢复正常再继续放疗。

(2)晚期副反应

1)泌尿生殖系统:主要表现为尿频、夜尿增多、血尿和尿路狭窄等。大多数经保守治疗后逐渐缓解,严重者需积极干预。一般在放疗结束后 1 ~ 2 年内逐步恢复正常。治疗上以解痉、止血、抗炎、膀胱冲洗等对症处理为主;若出现尿道梗阻、膀胱挛缩、瘘管形成,需要手术治疗。

2)勃起功能障碍:前列腺癌患者放疗后勃起功能障碍发生率约为28%。部分患者在诊断前列腺癌前就有勃起功能障碍症状,因此,放疗前的勃起功能评价是需要的。患者年龄、基础性功能、肥胖、去势治疗都是影响患者勃起功能的因素。

放疗后发生勃起功能障碍应排查放疗外的其他原因。治疗上可以选择心理疏导或药物治疗,动脉血管重建等外科手段也可作为治疗选择。

3)放射诱发癌:放射诱发癌是指发生在照射野内,与既往放疗有关,但与原发肿瘤病理类型不同的第二原发肿瘤,一般发生在放疗后 7 ~ 12 年,是第二原发癌的一部分。目前尚缺乏前列腺癌放疗后放射诱发癌的直接数据,但大多数研究认为,前列腺癌放疗一定程度上增加了第二原发癌的发生概率。

前列腺癌放疗后第二原发癌主要发生在结直肠和膀胱,发生率为 0.1% ~ 4.2%,但总体上并不影响患者的总体生存期。

19. 前列腺癌的预后怎么样？

前列腺癌的总体生存期较长，与肝癌、肺癌、胃癌等肿瘤相比较特殊。早期、中期的前列腺癌，通过手术、放疗等可达到治愈或长期生存；晚期前列腺癌的生存期主要跟患者生活方式、PSA值、自身的免疫状态、年龄等密切相关，若积极治疗，通过内分泌治疗、放疗、化疗等综合治疗手段，仍然可以获得很好的生存质量和生存率。

20. 如何预防泌尿系统肿瘤？

（1）加强体育锻炼

如果你长时间不运动，身体就会处于一个不良的状态，从而出现各种疾病的可能性就会提高许多倍。因此，进行适当的体育锻炼是防范泌尿系统肿瘤的基本措施之一。如散步、慢跑、练体操、打太极拳、游泳等。

（2）保持身心健康

这里提到的身心健康，是指在精神层面和情绪层面都能保持平和、舒适的状态，打造一个良好的身心环境来预防泌尿系统肿瘤。平时要多参加一些感兴趣的活动，保持心态开放和积极，避免长时间压抑情绪带来的不良影响。

（3）要注意饮食安排

在平时的生活中，注意健康饮食也是防范泌尿系统肿瘤的重要措施之一。大家要多吃一些新鲜蔬菜、水果、粗粮、含丰富蛋白质的食品，少量多次饮水不仅可以解除口渴，还可以增强肾脏的功能，从而保持身体的健康。

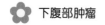

（4）定期体检

对疾病坚持以预防为主的正确态度,可以让你在身体出现不适时及时去医院检查,对泌尿系统肿瘤进行早发现、早治疗。建议每年去医院体检1次,体检项目应包括体温、血压、血糖、尿常规等方面的检查。

（5）减少吸烟和饮酒等不良行为

吸烟和饮酒等不良行为会导致人体器官的功能受损,从而导致泌尿系统肿瘤的发生。因此,减少吸烟、饮酒也是防范泌尿系统肿瘤的重要措施之一。

总之,泌尿系统肿瘤的预防措施涉及各个方面。如果我们能够从生活习惯、饮食安排、身心健康等方面入手,定期体检和避免不良行为,则大有希望从病痛中解脱出来,过上健康的生活。

肿瘤防治，医患同行

淋巴瘤、骨肿瘤及白血病

刘宗文 刘剑波 李 楠 总主编
王 成 刘耀河 分册主编

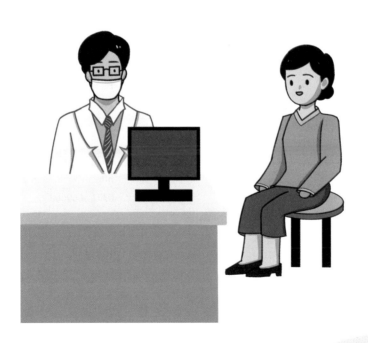

郑州大学出版社

图书在版编目(CIP)数据

淋巴瘤、骨肿瘤及白血病／王成,刘耀河主编. -- 郑州：郑州大学出版社,2023.12
(肿瘤防治,医患同行／刘宗文,刘剑波,李楠总主编)
ISBN 978-7-5645-9936-2

Ⅰ.①淋…　Ⅱ.①王…②刘…　Ⅲ.①淋巴瘤-防治②骨肿瘤-防治③白血病-防治　Ⅳ.①R73

中国国家版本馆 CIP 数据核字(2023)第 185378 号

淋巴瘤、骨肿瘤及白血病
LINBALIU、GUZHONGLIU JI BAIXUEBING

策划编辑	陈文静	封面设计	陈 青
责任编辑	吕笑娟	版式设计	陈 青
责任校对	张 楠	责任监制	李瑞卿

出版发行	郑州大学出版社	地　址	郑州市大学路40号(450052)
出版人	孙保营	网　址	http://www.zzup.cn
经　销	全国新华书店	发行电话	0371-66966070
印　刷	辉县市伟业印务有限公司印制		
开　本	710 mm×1 010 mm　1/16		
本册印张	6.75	本册字数	109 千字
版　次	2023 年 12 月第 1 版	印　次	2023 年 12 月第 1 次印刷

书　号	ISBN 978-7-5645-9936-2	总定价	380.00 元(全六册)

本书如有印装质量问题,请与本社联系调换。

主编简介

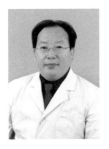

刘宗文,医学博士,教授、主任医师,硕士研究生导师。郑州大学第二附属医院大内科副主任,肿瘤放疗科科主任。中国医疗器械行业协会放射治疗专业委员会常委、中国康复技术转化及发展促进会精准医学与肿瘤康复专业委员会委员、河南省抗癌协会近距离放射治疗专业委员会第一届副主任委员、河南省医学会放射肿瘤治疗学分会第六届委员会委员。主编、副主编学术专著4部,发表SCI和核心期刊论文30多篇。承担国家级、省部级等项目13项。

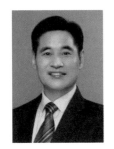

刘剑波,医学博士,二级教授、主任医师,博士研究生导师。郑州大学第二附属医院院长。河南省医学会呼吸病学分会副主任委员、河南省抗癌协会理事及肿瘤精准医学专业委员会名誉主任委员、中国毒理学会中毒与救治专业委员会副主任委员、欧洲呼吸学会(ESR)会员、河南省政府特殊津贴专家。被评为河南省抗击新冠肺炎疫情先进个人、2019年度全国医院信息化杰出领导力人物、河南省教育厅学术技术带头人等,荣获河南优秀医师奖等。《中华结核与呼吸杂志》编委、《郑州大学学报(医学版)》审稿专家。

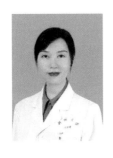

李楠,医学博士,主任医师,硕士研究生导师。郑州大学第二附属医院院长助理,医疗管理中心主任。河南省医学重点学科临床营养科学科带头人、河南省临床营养质量控制中心副主任委员、河南卒中学会卒中重症分会副主任委员、河南省卫生健康委员会等级医院评审专家、中国医师协会神经内科医师分会青年委员会委员、中国毒理学会中毒与救治专业委员会青年委员。主持并完成国家自然科学基金青年科学基金项目1项、省厅级项目4项。获河南省教育厅科技成果奖二等奖1项、河南省医学科技奖二等奖3项。

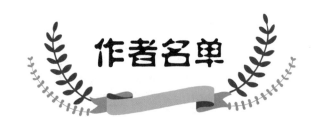

作者名单

总主编 刘宗文　刘剑波　李　楠

主　编 王　成　刘耀河

副主编 巩宏涛　肖陈虎　成　媛

　　　　　金彦斌　李梦茜　张　岚

编　委 彭智勇（息县人民医院 肿瘤内科）

　　　　　曹　鹏（许昌市人民医院 急诊医学科）

　　　　　张红梅（郑州大学第二附属医院 血液科）

　　　　　龚帅格（郑州大学第二附属医院 血液科）

　　　　　韩淑鹏（郑州人民医院 口腔科）

　　　　　王远征（河南省人民医院 皮肤科）

　　　　　高　柯（郑州大学第二附属医院 肿瘤放疗科）

　　　　　缪　玮（郑州大学第二附属医院 肿瘤放疗科）

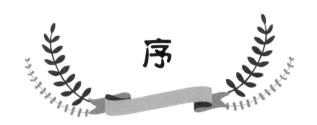

序

当下,肿瘤已经成为了无论是肿瘤专业人员还是大众群体最为敏感和担忧的话题之一。在过去,民众普遍认为恶性肿瘤大多是不治之症,得了癌症,就好像是"被判了死刑"。近年来,随着医疗技术水平的不断提高,肿瘤专业人员对肿瘤的认识较过去有了很大改变,肿瘤的治疗手段和方式也有了很大进步。一些恶性肿瘤能够通过先进的医疗技术和设备得到较好的治疗,肿瘤的治愈率也大幅度提高。

对于广大公众而言,网络信息化时代看似获得信息的途径越来越多,越来越快捷,但面对庞大数据应如何鉴别、筛选从而获得真实、可靠的信息又成为了一大难题。尤其是患者通过网络寻医问药,对于肿瘤的认识有时是片面的、狭隘的,只能通过网络上支离破碎的知识来了解,很难获得系统的、全面的认识和了解,常常容易被虚假信息误导。《肿瘤防治,医患同行》丛书可让公众更加全面、系统地认识肿瘤和了解肿瘤,正确客观地看待疾病,不要被肿瘤所吓倒,使患者既对肿瘤产生敬重之心,又不惧怕肿瘤,能够有信心和希望战胜肿瘤。

本丛书共6个分册,分别是《认识肿瘤》《头颈部肿瘤》《胸部肿瘤》《上腹部肿瘤》《下腹部肿瘤》和《淋巴瘤、骨肿瘤及白血病》,全面、系统地讲述肿瘤的流行病学、危险因素、主要症状及诊断等。同时,为了便于读者直观体验和深入了解肿瘤的相关知识,我们还特别引入了大量丰富的病例和图片,以及专业的概念讲解和科普解析,使得读者

对于复杂的医学知识一目了然。在书中我们特别强调了肿瘤的综合治疗方式，提倡患者要积极、全面地接受肿瘤治疗，包括手术治疗、放射治疗、化学治疗等多种方式。希望借此为广大读者提供一个全方位、深度剖析肿瘤的平台。

本丛书的目标读者是广大热爱生命、关注健康的群体，尤其是肿瘤科研人员、临床医生、护士、患者及其家属。同时，我们也希望本书的推广，让更多人关注肿瘤防治的话题，掌握更多的专业知识，提高健康素养，为推动我国医疗卫生事业发展作出有益贡献。最后，再次感谢各位专家、作者、编辑对本书付出的辛勤劳动，在这里致以诚挚的敬意！由于编者水平有限，书中不足之处在所难免，殷切期望各位广大读者给予批评指正。

刘宗文　刘剑波　李　楠
2023 年 11 月

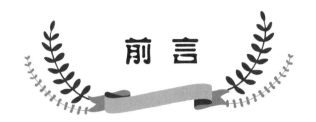

前言

　　淋巴瘤是全世界十大高发恶性肿瘤之一,严重威胁着人民群众的健康。随着现代医学诊疗技术的进步,淋巴瘤的治愈率得到大幅提高,约60%的淋巴瘤患者可获治愈,约40%的患者可获得较长期的生存和较高的生活质量。长期以来,骨肿瘤一直在医学界中被认为是一类不常见的病症,但是在全球范围内,每年仍有成千上万的患者被诊断出患有骨肿瘤。骨肿瘤的发病率相对较低,但与其他癌症相比,常常需要更加复杂的治疗方案来处理。了解骨肿瘤的类型和症状对于及时诊断和治疗至关重要。白血病对患者来说不仅是身体和精神上的双重折磨,更需要长期的治疗和护理,往往会给患者和家庭带来严重的经济负担,同时也对社会医疗资源造成了巨大压力,但实际上,只要我们对白血病有一些了解之后,我们就会更加从容、清醒地面对它。

　　为了帮助更多人了解上述的三类肿瘤,我们编写了这本通俗易懂的科普图书。本书以问答的形式,深入浅出地介绍了这三类肿瘤的定义、分类、症状、诊断方法、治疗方法、预后分析及预防措施等。我们希望本书能够帮助您更加深入地了解这些肿瘤,从而及早地预防和治疗。通过了解这些知识,您还将更好地保护自己的身体和维持健康。因为我们知道,早期预防和发现可以大大提高肿瘤治疗的成功率。本书同时也是一本富有趣味性、实用性的科普读物。不论您是一名医护工作者、一位病患还是一名想深入了解肿瘤的普通读者,都能够从中获得相关的知识。

最后,特别感谢各位专家学者的指导和支持,也感谢广大读者的关注和反馈。我们将更加努力,为提高公众健康意识和防范肿瘤做出贡献。

编者

2023 年 11 月

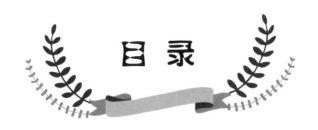

目 录

一、淋巴瘤

1

二、骨肿瘤

三、白血病

一、淋巴瘤

1.什么是淋巴瘤？淋巴瘤是不是癌症？

　　实际上这个问题有好多人都不清楚,比如说白血病,有人说是血癌;淋巴瘤,有人说是淋巴癌,我在工作中也经常遇到患者咨询这个问题。为什么会有这个概念呢？因为在老百姓的心目中,癌是恶性疾病的一个统称。说淋巴瘤就是淋巴癌,这个在一定程度上也是对的,因为淋巴瘤确实是恶性肿瘤。但是我们在医学上不这么说,因为医学上要分上皮来源的肿瘤和非上皮来源的肿瘤,凡是上皮来源的肿瘤我们叫作癌,比如说胃癌、肺癌。那么像淋巴瘤,是我们的淋巴组织(非上皮)发生的恶性肿瘤,严格上来讲,应该叫淋巴肉瘤。但现在我们一般把它简称为淋巴瘤,所以从规范角度来讲,它不能叫作淋巴癌,而应该叫淋巴肉瘤,或者淋巴瘤。

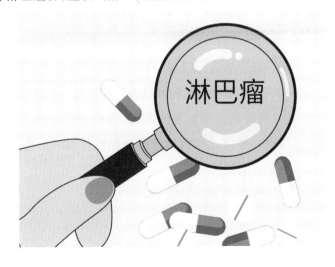

淋巴瘤是来自淋巴细胞的肿瘤,比如 B 细胞、T 细胞,或者 NK 细胞,它们是我们体内最重要的免疫细胞,它们保护我们。但凡有任何的"风吹草动",导致人体免疫系统出现问题,都有可能发生恶变(如淋巴瘤)。淋巴瘤是由于我们淋巴系统的细胞发生了恶性病变导致的疾病,换句话说,它也是一种血液系统疾病,这个恶变的细胞是淋巴细胞,或者淋巴来源的细胞。

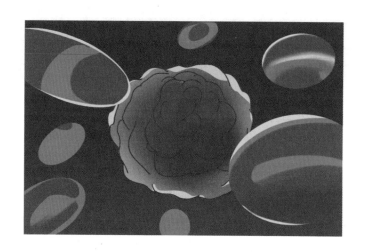

2. 淋巴瘤和淋巴结转移性癌一样吗?

淋巴瘤是一类疾病的统称,可以分为 B 细胞或 T 细胞来源的淋巴瘤,这两类疾病加起来一共有 70 多种。每种淋巴瘤类型都是一个独立的疾病。

我们所说的独立的疾病是指肿瘤的病因、病理、临床表现、预后和治疗都是不一样的,所以说每种淋巴瘤的病理类型都要作为一个独立的类型来对待和治疗,或者判断它的预后。

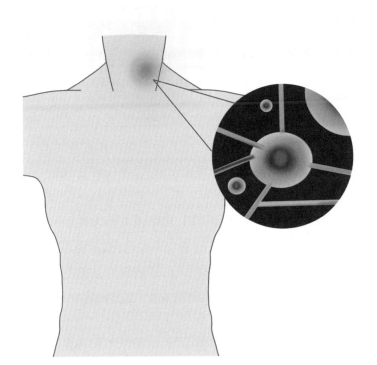

　　我们所说的淋巴瘤和癌症是不一样的概念,它是根据不同的细胞的发生来源,把它分成不同的类型的肿瘤。而淋巴结转移性癌是指上皮来源的恶性肿瘤转移到了淋巴结,所以说是淋巴结转移癌。

　　诊断为淋巴结的转移性腺癌或者癌的这些患者,若出现了锁骨上淋巴结转移,有时候需要对淋巴结穿刺活检,就可以诊断它是淋巴结转移来源的还是原发的淋巴瘤,所以这是两个完全不同的概念。

3. 淋巴瘤的发病原因是什么？发病率高吗？

淋巴瘤的发生,包括内因和外因。内因是我们自己身体的因素,指基因突变。就是我们在后天生长的过程中,会受到各种各样的打击,包括内源性或者外源性的打击,那么这些就会造成基因突变。其实基因突变每个人都会发生的,但是如果我们机体不能够把它消灭,基因突变到达一定程度,那么它就会成为我们潜在的疾病的导火索。当它突变到一定程度,就变成了不死的细胞,就会不断增殖。还有外因,比如说有些人接触一些放射线、病毒,或者是其他的一些毒物,还有一些免疫因素等,或者是不良环境、生活习惯、生活压力等。这些综合因素加在一起,在内因的基础上,那么就会导致林巴瘤的发生。所以说,任何一种疾病的发生,都是内因和外因综合作用的结果。

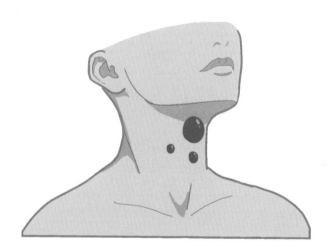

那么很多患者会问,我为什么得淋巴瘤? 病因是什么? 作为医生来讲,我会告诉您,其实我们目前还不知道。因为它太复杂了,可能是您自身的基因突变,再加上您可能受到一些不良生活习惯的影响,这些综合因素作用产

生的最终的结果,就是淋巴瘤。

哪些危险因素会诱发淋巴瘤的发生呢？一些化学因素、环境因素、物理因素、生物因素,都会导致淋巴瘤的发生。①化学因素:常见的化学制剂,比如说像装修产生的甲醛,以及其他的一些含苯的化合物,可能对我们的血液系统造成影响,所以过度装修肯定是不利的;还有一些长期密切接触化学制剂的工人,可能接触含苯,或者芳香族化合物的机会比较多,那么久而久之,一部分体质敏感的人,就会诱发一些血液系统的恶性肿瘤。②空气污染:空气中含有很多飘浮的成分,包括颗粒,可能含有对我们血液系统有害的物质。③物理因素:比较常见的是电离辐射。有一些人会因为一些特殊的工作,接触比较多的放射线;或者是放射线事故,比如核泄漏,或者向大海排放核废水。以上种种情况都会导致辐射对人体的血液系统产生很大的影响,造成后期肿瘤的发生。④生物因素:病毒感染,比如 EB 病毒、丙型肝炎病毒、HIV 等感染后可能会诱发淋巴瘤的发生;有自身免疫病或后天发生免疫抑制如服用免疫抑制药;遗传因素与恶性淋巴瘤的病因相关有许多方面的报道,有时可见明显的家族聚集性,如兄弟姐妹可先后或同时患恶性淋巴瘤。

淋巴瘤高发吗？淋巴瘤是比较常见的,无论是国外还是国内,淋巴瘤的发病率都是在前十位的。但是和肺癌、乳腺癌这些比起来的话,相对少见一点。所有年龄段的人都可以发病,最小的两三岁就可以发病,最大可到九十岁,可以说整个年龄段会有各种不同的淋巴瘤发生,影响的人群比较广。T 细胞淋巴瘤和 B 细胞淋巴瘤是淋巴母细胞性淋巴瘤,老年人比较常见;弥漫性大 B 细胞淋巴瘤、结外的黏膜相关淋巴瘤,中年人比较常见;像霍奇金淋巴瘤,还有结外的鼻型 NK/T 细胞淋巴瘤,这都在成人或者是年轻人中常见。

4.淋巴瘤都有哪些症状？

淋巴瘤是淋巴增殖性疾病，就是淋巴系统过度的增生导致的疾病，它有两大方面的表现，一方面是疾病本身所致的淋巴结肿大，或者是体内淋巴结有浸润增生，这里面包括淋巴结肿大，出现胸腔积液(俗称胸水)、腹水、皮疹，器官的肿大，淋巴器官的肿大。另一方面就是它的炎症表现，包括发热，其实它是一个常见的发热性肿瘤，还可以出现盗汗，就是晚上睡觉出汗比较多，还可以出现消耗症状，包括体重下降、乏力等非特异性的症状。

所以淋巴瘤的表现，千奇百怪，各种各样都会有，而且淋巴瘤的发生部位，也是非常广泛的。有人说，除了头发和指甲不得淋巴瘤以外，其他器官都可以长淋巴瘤，比如可以有眼的淋巴瘤，可以有耳来源的淋巴瘤，或者我们身体某一个器官，它可以有这个器官独特的淋巴瘤。也就是说器官到处都是，全身都可以有淋巴瘤。

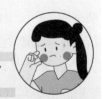

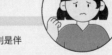

恶性淋巴瘤的一些早期信号

无明确原因的无痛性进行性淋巴结肿大，尤其是在部位、硬度、活动度方面符合恶性淋巴瘤的特点

"淋巴结结核"经正规疗程的抗结核治疗、"慢性淋巴结炎"经一般抗炎治疗无效的

淋巴结肿大和发热经治疗时好时坏，总的趋势为进展性

不明原因的长期低热或周期性发热

有这些情况出现，应考虑恶性淋巴瘤的可能性，特别是伴有皮痒、多汗、消瘦，以及浅表淋巴结映大

淋巴瘤发生的时候，全身都有可能出现肿大吗？

都有可能！当患者确诊淋巴瘤时，淋巴器官会肿大，比如淋巴结、肝、脾，包括淋巴组织比较丰富的器官也会肿大。但是如果是一些间皮组织，比如胸膜、腹膜,它通常表现为胸腔积液(俗称胸水)、腹水;上皮组织,比如皮肤,可以表现为包块、皮疹、结节、溃疡。所以,淋巴瘤并不都是以淋巴肿大为表现的,它也可以以器官的受损来表现。淋巴瘤的症状要根据病变部位来决定,因为淋巴瘤可以发生在全身,所以不同部位的淋巴瘤,可以产生不同的首发症状和体征。

在常见的情况下,淋巴瘤多表现为淋巴结的肿大,可以是浅表的淋巴结肿大,也可以是深部的淋巴结肿大。但淋巴结肿大不等于是淋巴瘤,因为其他疾病淋巴结转移以后,也可以出现淋巴结肿大。浅表淋巴结的肿大相对比较容易发现。淋巴结肿大通常在早期是没有什么症状的,只是表现为一个比较大的肿块,质地或硬,或软,很多人确诊淋巴瘤时就只是表现为无痛性的淋巴结肿大。当发生鼻咽部的淋巴瘤时,首发的表现不一定是淋巴结肿大,可能是鼻塞、鼻涕带血或者吞咽不适;又比如结外鼻型 NK/T 细胞淋巴瘤,首发的症状表现在鼻腔的话,就是鼻塞,很长一段时间可能患者都被诊断为慢性炎症,所以耽误了治疗。另外还有一些部位的淋巴瘤早期可以不出现淋巴结的肿大。

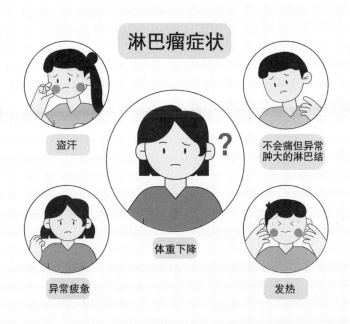

淋巴瘤症状

盗汗

不会痛但异常肿大的淋巴结

体重下降

异常疲惫

发热

5. 什么是非霍奇金淋巴瘤？ 都有哪些类型？

　　非霍奇金淋巴瘤是相对于霍奇金淋巴瘤的命名。霍奇金是一个人的名字，很多年前他第一个发现了这个疾病，这个疾病的特征是肿瘤组织里有一些特殊的细胞(R-S细胞)，后来就用他的名字来给这个疾病命名，叫作霍奇金淋巴瘤。只要知道什么叫霍奇金淋巴瘤，剩下的所有淋巴瘤类型都叫非霍奇金淋巴瘤。在我们中国，淋巴瘤每年有七八万人发病，其中90%是非霍奇金淋巴瘤。所以非霍奇金淋巴瘤是淋巴瘤里最多的了，类型也非常复杂。

　　非霍奇金淋巴瘤应该说它是一个与发病年龄相关的疾病，因幼老型特别多，比如刚出生的孩子可能会患病，甚至是上百岁的老人也有可能会得这个疾病，这跟它的类型有关系。还有非霍奇金淋巴瘤里恶性程度较高的类型，像伯基特淋巴瘤(Burkit淋巴瘤)、淋巴母细胞淋巴瘤。有的类型特别容易长在孩子身上，尤其是1岁的婴幼儿，比如弥漫大B细胞淋巴瘤，还有霍奇金淋巴瘤，也容易在这个年龄段得。另外有一些惰性淋巴瘤，往往发生在老年人里，比如滤泡性淋巴瘤、边缘区细胞淋巴瘤，还有慢性淋巴细胞白血病(简称慢淋)。

　　外周B细胞非霍奇金淋巴瘤包括侵袭性和惰性两大类，在中国，最常见的侵袭性外周B细胞淋巴瘤为弥漫大B细胞淋巴瘤和套细胞淋巴瘤，常见的惰性淋巴瘤包括结外黏膜相关淋巴组织淋巴瘤、滤泡性淋巴瘤和小淋巴细胞淋巴瘤。组织学上存在多种变异型。还有结外NK/T细胞淋巴瘤(ENKTL)是一种EB病毒相关的NK细胞或细胞毒性T细胞淋巴瘤，发生在结外部位，主要发生在鼻腔区域。伯基特淋巴瘤属于高度侵袭性非霍奇金淋巴瘤，可分为地方流行性、散发性和免疫缺陷相关性3个变异型。伯基特淋巴瘤占非霍奇金淋巴瘤的3%~5%，约占儿童非霍奇金淋巴瘤的40%。

6. 什么是霍奇金淋巴瘤？都有哪些类型？

淋巴瘤是常见的恶性肿瘤之一。其中霍奇金淋巴瘤(HL)是恶性淋巴瘤的一个独特类型，是青年人中最常见的恶性肿瘤之一，占淋巴瘤的9%~10%。

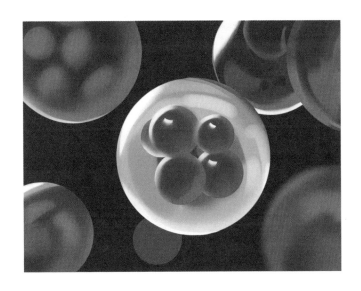

霍奇金淋巴瘤是起源于生发中心的 B 淋巴细胞肿瘤，形态学特征表现为正常组织结构破坏，在炎症细胞背景中散在异型大细胞，如里-施(Reed-Sternberg，R-S)细胞及变异型 R-S 细胞。

霍奇金淋巴瘤主要发生在淋巴结，以颈部淋巴结和锁骨上淋巴结最为常见，其次是纵隔、腹膜后、主动脉旁淋巴结。病变从一个或一组淋巴结开始，很少开始就是多发性，逐渐由邻近的淋巴结向远处扩散。晚期可以侵犯血管，累及脾、肝、骨髓和消化道等处。霍奇金淋巴瘤与其他恶性淋巴瘤不同，具有以下特点：①病变往往从一个或一组淋巴结开始，逐渐由临近的淋巴结向远处扩散；原发于淋巴结外的霍奇金淋巴瘤少见。②瘤组织成分多种多样，含有一种独特的瘤巨细胞即 Reed-Sternberg 细胞(R-S 细胞)。瘤组织中常有多种炎症细胞浸润和纤维化。

霍奇金淋巴瘤分为经典型和结节性淋巴细胞为主型的两大类型。经典型可分为 4 种组织学亚型，即结节硬化型、富于淋巴细胞型、混合细胞型和淋巴细胞消减型；结节性淋巴细胞为主型少见，约占霍奇金淋巴瘤的 10%。

7. 确诊淋巴瘤需要做哪些检查？淋巴瘤是怎么分期的？

淋巴瘤患者初诊时多无明显全身症状，20%~30% 的患者可伴有不明原因的发热、盗汗和体重减轻，还可以有皮疹、皮肤瘙痒、乏力等症状。淋巴瘤的检查和分期如下。

（1）体格检查

注意不同区域的淋巴结是否肿大。

（2）实验室检查

常规检查有血常规、血涂片、骨髓涂片，以及淋巴结活检，还有血生化检查，包括肝功能、肾功能、血糖、血脂、电解质等。淋巴瘤患者需要做的实验室检查多种多样，需要结合患者的具体情况决定。

（3）影像学检查

常用的影像检查方法有 CT、MRI、PET-CT、超声和内镜等。MRI 对于中枢神经系统、骨髓和肌肉部位的病变应首选；PET-CT 是大多数淋巴瘤分期与再分期、疗效评价和预后预测的最佳检查方法，缺点是价格昂贵；PET-CT 成像已成为 HL 患者完成治疗时初始分期和反应评估的重要工具。超声可用于浅表淋巴结和浅表器官病变的诊断和随诊，但一般不用于淋巴瘤的分期诊断。其他检查还有同位素骨扫描，以及腔镜检查。

（4）病理学检查

病理学检查是淋巴瘤诊断的主要手段。通过淋巴结活检能确诊淋巴瘤的具体病理类型,为治疗及判断预后提供必要的实验室条件。

（5）淋巴瘤的分期

淋巴瘤按照 Ann-Arbor 分期系统总共分为 4 期。Ⅰ期:侵及一个淋巴结区(Ⅰ),或侵及一个单一的淋巴结外器官或部位(ⅠE)。Ⅱ期:在横膈的一侧,侵及两个或更多的淋巴结区(Ⅱ)或外加局限侵犯一个结外器官或部位(ⅡE)。Ⅲ期:受侵犯的淋巴结区在横膈的两侧(Ⅲ)或外加局限侵犯一个结外器官或部位(ⅢE)或脾(ⅢS)或二者均有(ⅢES)。Ⅳ期:弥漫性或播散性侵犯一个或更多的结外器官,同时伴或不伴有淋巴结侵犯。

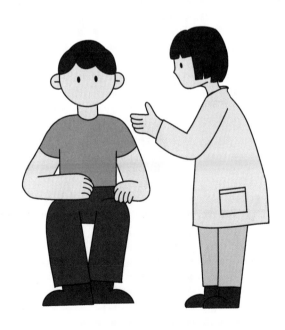

8. 淋巴瘤如何治疗？能治愈吗？治好后会复发吗？

淋巴瘤需要根据检查结果明确诊断后，根据病情决定是否开始治疗、何种治疗方案、治疗计划等。化疗是目前主要治疗手段，部分患者还可联合免疫靶向治疗，能显著提高有效率，改善生存期。部分患者可联合放疗。手术不是主要治疗手段，但在少数情况下可考虑选择。

在治疗过程中会常规对常见不良反应做预防性处理，但也不能完全避免某些不良反应的出现，如骨髓功能抑制、胃肠道反应、肝肾功能损伤等。少数患者由于消化道受侵或基础疾病等原因，还可能出现消化道穿孔、出血等并发症。化疗开始后每 2～3 个周期需进行一次评效检查以评价化疗方案的效果，如果没有达到理想效果，可能需要增加剂量或者更改治疗方案。

淋巴瘤并不可怕，是可以治愈的。比如弥漫大 B 细胞淋巴瘤有 50% 以上可以临床治愈，也有一些类型的淋巴瘤 5 年的生存率达 70%～80%，而霍奇金淋巴瘤治愈率可达 90%。所以说，淋巴瘤是可控、可治的，一旦诊断后应该到专科医院接受系统、规范的治疗。

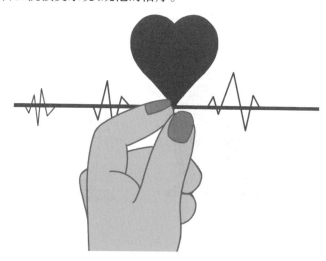

随着治疗方法的进步,很多恶性淋巴瘤患者可以长期生存且没有任何病痛,有些患者治疗后结婚、生儿育女,过着正常人美满的生活。虽然霍奇金淋巴瘤和弥漫大 B 细胞淋巴瘤初治的有效率很高,完全缓解率也很高,但仍有1/4～1/3 的病例会复发。外周 T 细胞淋巴瘤的复发率就更高了。而大多数惰性淋巴瘤用目前的治疗方法也是不可能完全治愈的,或早或晚都可能会复发。除肿瘤复发外,第二肿瘤也不容忽视,因此,治疗结束后需定期复查。通常治疗结束后前 2 年复发风险比较高,特别是开始 2～4 年内最为重要,应当2～3 个月到医院复查一次,以后可间隔6～12 个月到医院复查,以便于医生及时掌握病情变化,及早诊治。2 年后半年复查一次,5 年后可每年复查一次。康复的患者要重视复查,切不可掉以轻心。

9. 淋巴瘤的治疗方法有哪些?

恶性淋巴瘤主要治疗方法为联合化疗和放疗。医生需根据患者身体情况、疾病病理类型,再结合临床分期,选择不同的治疗方案,达到治愈目的。在此特别强调首次治疗的重要性,若处理不恰当,以后再续治疗就显得尤为棘手,疗效降低。故一旦确诊为淋巴瘤,最好找正规专科医生治疗,这也是治愈的关键所在。常用治疗方法如下。

(1)联合化疗

绝大多数淋巴瘤都需采用联合化疗。常用方案有 MOPP(氮芥、长春新碱、甲基苄肼、强的松)、ABVD(阿霉素、博来霉素、长春花碱、氮烯咪胺)、CHOP(环磷酰胺、阿霉素、长春新碱、强的松)、BACOP(博来霉素、阿霉素、环磷酰胺、长春新碱、强的松),有些需采用大剂量氨甲蝶呤、阿糖胞苷及鬼臼类药物治疗。

(2)放疗

常用直线加速器,剂量是(40～60)戈瑞/(4～6)周。对于Ⅰ～Ⅱ期的患者,目前认为主要采用局部放射治疗可使大部分患者获得长期无病生存,因此,应尽早给予放疗或放疗联合全身化疗。对于Ⅱ期伴有腹部包块和Ⅲ～Ⅳ期的患者,目前普遍认为尚不可治愈,且大部分患者病变进展缓慢,相当长时间不接受治疗亦可保持良好的生活质量,故需要根据病情在医生的建议下给予治疗。

(3)免疫治疗

第一个也是目前唯一用于 B 细胞性非霍奇金淋巴瘤治疗的单克隆抗体——利妥昔单抗,能够引导人体免疫功能像打靶一样准确攻击恶性淋巴瘤细胞,诱导肿瘤细胞凋亡,并减少对人体正常组织的伤害。利妥昔单抗常与传统化疗药物联合应用,可明显增强后者的疗效。利妥昔单抗自 1997 年上市以来,在淋巴瘤治疗中得到了广泛应用,是目前美国国家综合癌症网络(NCCN)《淋巴瘤治疗指南》推荐用于治疗 B 细胞性非霍奇金淋巴瘤的首选药物之一。最新的抗 CD20 单克隆抗体还有奥比妥珠单抗,以及来那度胺+利妥昔单抗的治疗。

(4)骨髓移植或外周血造血干细胞移植术

骨髓移植或外周血造血干细胞移植术此为目前高度恶性淋巴瘤、部分治疗后复发或首次治疗未愈患者的最佳选择。即先将患者自身骨髓或用一种仪器分离患者自身外周血管中的造血细胞,在体外进行处理、保存,然后进行超大剂量抗癌药物化疗或全身放疗,再回输所保存的自身骨髓或外周血造血细胞,达到最大限度地杀伤癌细胞,又保护造血功能,更利于患者的治疗。

(5)手术治疗

手术治疗仅限于切取组织进行病理检查以明确诊断,或切除结外器官的淋巴瘤,如骨、肠道、肺、肾、睾丸等部位病灶切除,术后仍需采用放疗或化疗。

10. 什么是淋巴瘤的放射治疗？

放射治疗(放疗)就是利用放射线治疗肿瘤的一种治疗方法,实际是淋巴瘤综合治疗的重要组成部分,就是通过采用光子、电子和质子等射线束以达到对靶区的合理涵盖及正常组织的最大保护。先进的放疗技术如适形调强放疗、屏气和呼吸门控、影像引导、质子治疗,在确保肿瘤控制的前提下,可以显著减少对正常组织的伤害。根据放疗目的和作用,淋巴瘤放射治疗的适应证可分为：①根治性治疗；②化疗后的巩固放疗；③化疗不能耐受或抗拒、残存病灶的解救治疗；④姑息放疗。

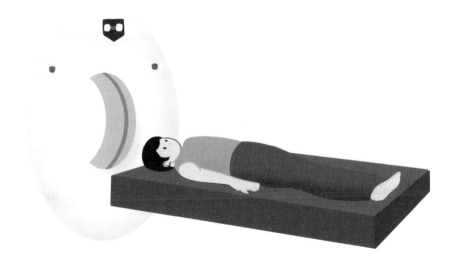

11. 淋巴瘤什么情况下需要放疗？

淋巴瘤一定要放疗吗？这是很多患者及其家属想要了解的。放疗是采用放射线照射方式杀伤肿瘤细胞或阻止其生长的治疗方法。肿瘤细胞较正常细胞生长迅速，因此更容易被放射线杀伤。所以，放疗是很有用的，接下来我们就来简单了解一下放疗。

通常情况下，放疗是一种局部治疗，适用于病变范围局限的患者。射线照射的部位称为放射野。全身放疗(TBI)是针对全身的射线治疗，在照射全身病灶的同时，会对患者正常细胞组织造成严重杀伤，必须要有干细胞支持才能顺利完成这个治疗。所以，全身放疗成为造血干细胞移植前的标准预处理方案。

淋巴瘤的治疗主要是以综合治疗为主，即化疗、放疗、免疫治疗、造血干细胞移植等多种疗法相结合。

某些情况下可以单纯放疗。对于早期肿瘤，即Ⅰ～Ⅱ期滤泡性淋巴瘤、Ⅰ期黏膜相关淋巴瘤、Ⅰ～Ⅱ期霍奇金淋巴瘤、Ⅰ～Ⅱ期鼻腔型NK/T细胞淋巴瘤和早期原发皮肤型间变性大细胞淋巴瘤，放射治疗均具有重要的根治性作用。

对于拒绝化疗或者有化疗禁忌的患者，也可以选择放射治疗。此外，放射治疗还是晚期恶性淋巴瘤患者重要的姑息治疗手段，可以缓解临床症状，如减轻疼痛和压迫等。

12. 淋巴瘤放化疗的副作用 有哪些？

（1）第二原发肿瘤

实体瘤是最常见的第二原发肿瘤，大多数在治疗完成后 10 年以上发生。当放疗作为一线治疗的一个组成部分时，第二原发肿瘤发生的风险最高。富兰克林等的荟萃分析表明，与单独使用放疗作为初始治疗相比，联合治疗发生继发性癌症的风险较低。与单独化疗作为初始治疗相比，联合治疗的风险略高。

累及野放疗（IFRT）与累及部位放疗（EFRT）发生第二原发肿瘤的风险没有显著差异，尽管扩大野放疗（EFRT）发生乳腺癌的风险明显更高，并且可能与纵隔和腋窝照射的程度有关。单独化疗后继发性肺癌、非霍奇金淋巴瘤和白血病的风险显著增加，而联合治疗与这些癌症和其他几种癌症的风险较高相关。肺癌和乳腺癌是最常见的癌症，是在接受治疗的霍奇金淋巴瘤患者中最常见的第二原发癌症。

（2）心血管疾病

纵隔照射和蒽环类化疗是发生心脏病的最高风险因素，可能无症状。放疗诱导的心脏毒性通常在治疗完成后 5～10 年以上观察到。然而，心血管症状可能出现在任何年龄。近 15% 的患者在治疗后的前 5 年内检测到冠状动脉 CT 血管造影异常，并且其发生率在治疗后 10 年显著增加。在多变量分析中，患者的治疗年龄、高胆固醇血症、高血压和冠状动脉放疗剂量被确定为独立的预后因素。

建议每年监测血压（即使在无症状个体中）并积极管理心血管危险因素。基线压力测试或超声心动图和颈动脉超声（对于接受颈部放疗的患者）应在治疗完成后每 10 年复查一次。

（3）甲状腺功能减退

接受颈部或上纵隔照射的长期生存患者中约有 50% 出现甲状腺功能异常，主要是甲状腺功能减退。患者应至少每年进行一次甲状腺功能检查以排除甲状腺功能减退，尤其是接受颈部放疗的患者。

（4）骨髓抑制

骨髓抑制是化疗最常见的副作用，并与感染风险增加有关。在完成主要治疗计划之后，骨髓抑制持续很长时间并不常见。然而，接受高剂量治疗（HDT）、自体干细胞拯救（ASCR）或异基因造血细胞移植（HCT）的患者可能存在持续感染风险。对于接受脾放疗或脾切除术的患者，建议每 5 年重新接种一次肺炎球菌、脑膜炎球菌和流感疫苗。

（5）生殖功能损害

3～6 周期 MOPP（氮芥+长春新碱+甲基苄肼+强的松）或 MOPP 类似方案化疗使 50%～100% 男性患者精子缺乏，生殖细胞增生和滤泡刺激素增高，但黄体激素和睾酮分泌正常，仅 10%～20% 的患者在治疗后的长期观察中精子能够恢复正常。MOPP/ABVD（阿霉素+博来霉素+长春新碱+氮烯唑胺）杂交方案化疗后，永久性无精为 50%。MOPP 方案足量化疗后有 50% 的妇女出现闭经，这一毒副作用和卵巢的成熟程度有关。年龄 >30 岁的女性，化疗后闭经发生率为 75%～85%；而年龄 ≤30 岁，闭经发生率约 20%。ABVD 方案对生殖系统的毒性较少，男性可产生一过性生殖细胞毒性，女性闭经少见。化疗强度和卵泡刺激素水平降低有显著相关，早期短疗程化疗后 90% 的患者月经异常，多在 1 年内恢复。6～8 周期化疗后月经正常状况和年龄相关，<30 岁为 82%，≥30 岁仅为 45%，≥30 岁患者 34% 患有严重的更年期综合征。为了避免化疗引起的生殖功能损害，化疗方案不应含有烷化剂甲基苄肼及其衍生物。男性患者在 MOPP 或 MOPP/ABVD 方案化疗前应贮存精子备用。

(6)肺毒性

博来霉素的肺毒性(BPT)在接受含博来霉素化疗方案治疗的霍奇金淋巴瘤患者中得到充分证明。危险因素包括年龄较大、博来霉素累积剂量、肺部照射和既往肺部疾病史。一些报告表明,使用生长因子会增加肺毒性的发生率。另外,BPT 显著降低了 5 年生存率,尤其是在 40 岁或以上的患者中。研究还表明,在化疗中使用生长因子会显著增加肺毒性的发生率。因此,在没有任何生长因子支持的情况下,可以安全地以全剂量强度进行 ABVD 化疗。

13. 常见的放疗不良反应与处理措施有哪些？有什么注意事项？

放射治疗在许多肿瘤治疗中都有应用,与手术、化疗等疗法一样,它也会产生不良反应。

因为每个人患的肿瘤种类、肿块所处位置、治疗的强度(剂量)、治疗的仪器,以及患者本身的身体素质不同,所以产生的不良反应也不尽相同。放射治疗是一种局部治疗,因此,这意味着它大多数只影响肿瘤所在的局部身体区域。例如,人们通常不会因放射治疗而掉头发,除非是对头部的放射治疗。

(1)不良反应与处理措施

常见的放疗全身反应多在放疗的初期和末期发生,包括恶心、呕吐、头晕、乏力,部分出现血细胞下降、脱发等。

1)恶心、呕吐:恶心、呕吐是由于放疗引起胃肠功能紊乱。出现症状时卧床休息,多饮水,少吃多餐,吃清淡、易消化的食物。也可口服维生素 B_6、甲氧氯普胺等药物。食欲减退可服用开胃药或开胃食物,如山楂等。

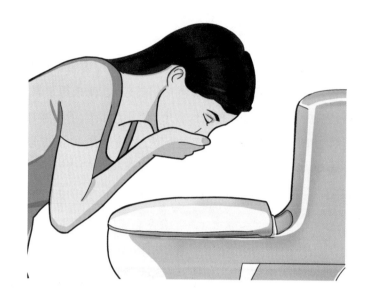

2）焦虑、恐惧：因为放射治疗的专业性非常强，大多数人不是很了解，不知道放疗时会发生什么，并且射线也是看不见摸不着的，一般人都会对看不见的东西有一种恐惧，所以有一些患者在第一次做治疗时，会有情绪紧张、恐惧、焦虑的表现。主管医生要多与患者进行沟通，告诉他们一次治疗的时间是很短的，副作用与其他治疗方式相比也是较小的，也不会有很强的疼痛感，以此来减轻患者的精神负担，并建议自我放松，自我调节情绪，去接受这个过程。如果总是恐惧放疗，可咨询专科医生适当减少放疗的次数及时间，以缓解焦虑的情绪。

3）白细胞降低：放疗时骨髓内的造血细胞的分裂繁殖受到抑制，导致白细胞、血小板下降，晚期出现贫血的症状。如果出现白细胞$<3 \times 10^9$/升，血小板$<70 \times 10^9$/升时应暂停放疗，给予升血细胞治疗后再开始治疗。放疗期间每周应检查血常规 1 次。白细胞太低时，可用升白药（如鲨肝醇、利血生、维生素 B_4）。出现严重贫血症状可考虑成分输血或输新鲜全血。

4）脱发：由于放射的高能射线穿透力较强，可以完全穿透人的头颅。只要照射区域有头发，达到一定剂量就会引起脱发。不过放疗引起的脱发只是暂时的，之后还会再长出来，并且会比之前的更加黝黑、浓密。但每个人长出头发的时间不同，在此期间，若介意脱发的患者可佩戴假发或帽子。

5）皮肤损伤：放射区皮肤损伤是放疗经常遇见的问题，多见于颈部、腋下、腹股沟等皮肤薄嫩的部位。除了与自身皮肤组织结构有关，还与照射的总剂量、分割剂量、总疗程时间、射线种类、患者的自我保护等因素有关。

6）皮肤瘙痒：放射区域出现瘙痒、红斑、刺痒时，可用手轻轻拍打局部皮肤。涂0.2%冰片淀粉，保持放射区皮肤透气、干燥。不可用凡士林软膏或湿敷，忌用手搔抓，以免加重皮肤损伤。尽量减少涂抹肥皂和用力擦洗。

7）皮肤脱皮、糜烂、渗出：发现皮肤已经出现红肿、脱皮时，可停止放疗2~3天，避免皮肤进一步损伤。若出现严重糜烂、渗液时，要暂停放疗。保持皮肤清洁，可用含抗生素和地塞米松的软膏涂抹，或用庆大霉素、康复新液湿敷后行暴露疗法，可有效缓解感染、炎症，加快皮损修复。禁用酒精擦洗。皮肤破溃合并细菌感染，症状较轻时可外用红霉素、氯霉素软膏。如果皮肤出现严重的不良症状，需要到正规医院的皮肤科进行诊疗，避免拖延太久导致皮肤损伤愈合延缓，甚至溃烂。

即将面对放疗，我们需要做好充分的准备，了解相关的注意事项，才能减少对放疗的恐惧感。

（2）注意事项

1）放疗前：①放疗前一定要保护放射区皮肤的完好性，避免受到外来伤害，损伤皮肤；衣着宜柔软、宽大、吸湿性强，可以用柔软的围巾保护颈部的皮肤。②外出时避免阳光直射，做好物理防晒。③不能在放射部位涂用含金属的药膏和氧化锌的药物，以免产生两次射线，加重皮肤反应。④保持照射区域皮肤的清洁干燥，防治溃疡、感染。

2）放疗期间：①照射时不要随意移动位置，以免照射在正常组织上。②照射的前后半小时内，尽量不进食，以免引起条件反射性呕吐。③每次放疗后静卧30分钟以上。④每日饮水2 000~4 000毫升，有利于毒素排泄。⑤放疗期间饮食主要选用高热量、高蛋白、高维生素、低脂肪的清淡食物。养成饭后漱口的习惯，有助于减轻口腔黏膜反应。

14. 霍奇金淋巴瘤治好后，会复发吗？

当不幸患上了霍奇金淋巴瘤,患者常常会担心霍奇金淋巴瘤治疗后可能会复发。其实不用过分地担心,要保持心情的愉悦,这样也有助于自己快速地康复。目前根据国内的各项研究结果来看,霍奇金淋巴瘤预后非常好,经过标准治疗以后,多数患者都会得到长期生存。但是部分患者在经过化疗、放疗等治疗以后,仍然可能出现复发情况。该病复发率相对较低,有20%~30%的患者可能会出现疾病复发的情况。

霍奇金淋巴瘤可分为结节性淋巴细胞为主型霍奇金淋巴瘤和经典型霍奇金淋巴瘤两种类型。根据疾病的进展不同,本病通常分为Ⅰ~Ⅳ期。分类、分期不同对于患者而言,可能意味着治疗方式和治疗效果的不同。如果是早期,也就是Ⅰ~Ⅱ期的淋巴瘤,治愈率非常高,通过根治性放疗可以达到治愈的目的,术后5年存活率在80%以上。如果是Ⅲ~Ⅳ期霍奇金淋巴瘤,也就是淋巴瘤出现广泛转移,这种属于晚期的霍奇金淋巴瘤,主要治疗手段是以化疗为主,配合对化疗后残留的病灶实施放疗。因此,霍奇金淋巴瘤的生存期长短,具体要看侵犯的范围、治疗方式,还有患者身体状况能不能耐受放化疗等治疗手段。如果是早期得到根治性治疗,复发率比较低。

霍奇金淋巴瘤属于复发率较低的一种疾病,应根据自己的临床症状定期复查,减少复发的概率。若患者复发,现有的治疗手段有限,主要以化疗为主,二线化疗后化疗剂量、毒副作用,以及患者耐受性都会增加,其效果相对一线化疗较差。但随着新药上市,如CD30单抗、PD-1单抗等,使复发后的霍奇金淋巴瘤也能得到较好控制。除此之外,部分霍奇金淋巴瘤复发患者还可以接受造血干细胞移植,从而长期生存。总之,对于难治复发的霍奇金淋巴瘤而言,其治疗手段比以往更多,疗效也更好。

若确诊患有霍奇金淋巴瘤,建议到正规的医院,找专业医生进行治疗,寻找更合适自己的治疗方案,针对性地进行治疗。患有霍奇金淋巴瘤的患者,建议不要有心理压力,要密切配合医生,规范治疗,多数患者预后相对较好。

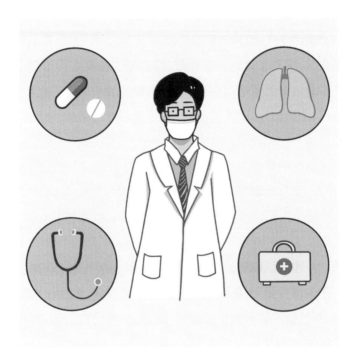

15. 非霍奇金淋巴瘤怎样算治好了？会复发吗？

确诊非霍奇金淋巴瘤后到底可以活多久,也就是疾病的预后,其实是很多因素决定的,不仅仅和淋巴瘤的病理类型和分期息息相关,也与患者本来的体质强弱有很大的关系,还有患者的心态怎么样也是非常关键的。所以一旦患者被确诊为非霍奇金淋巴瘤,就要积极去治疗,才可以有好的预后。那么到底非霍奇金淋巴瘤怎样算治好了？

如果按照非霍奇金淋巴瘤的恶性程度,可以将非霍奇金淋巴瘤分成低度恶性淋巴瘤,比如黏膜相关淋巴组织淋巴瘤、滤泡性淋巴瘤等;中度恶性淋巴瘤,比如弥漫大 B 细胞淋巴瘤等;高度恶性淋巴瘤,比如伯基特淋巴瘤等。非霍奇金淋巴瘤病变主要发生在淋巴结、脾脏、胸腺等淋巴器官,也可以发生在淋巴结外的淋巴组织和器官中。可分为淋巴细胞性淋巴瘤、B 细胞性淋巴瘤、T 细胞性淋巴瘤和 NK 细胞性淋巴瘤,大部分为 B 细胞性。它有复杂的临床症状,需要个体化分层治疗,但也是一种高度可治疗的肿瘤。高度恶性的非霍奇金淋巴瘤恶性程度较高,病程进展快,无法完全治好。目前主要通过化疗、靶向治疗、手术治疗、细胞移植等方法延缓病情发展,延长生存期。

早期低度恶性的非霍奇金淋巴瘤可以放疗治愈,但是晚期的预后比较差,只可以控制,而且晚期淋巴瘤患者几乎没办法手术,临床上常用的治疗方法是放化疗和中医药治疗。但不要因为是晚期,就拖拖拉拉不去治疗,更不要放弃治疗。

如果是弥漫性淋巴细胞分化好的患者,6 年生存率是比较高的,有 61%。但是对于一些弥漫性淋巴细胞分化差的患者来说,6 年生存率低很多。另外,非霍奇金淋巴瘤的患者如果是淋巴母细胞型淋巴瘤的话,那么患者的生存率是比较低的,4 年生存率只有 30%。

非霍奇金淋巴瘤经治疗后,如果肿瘤消失,没有发热、全身乏力等症状,并且 5 年内没有复发,说明已经治愈。但是这种治愈并不是完完全全治好,目前没有药物能够完全根治。在临床上 5 年内生存期叫作临床治愈,但仍然有复发的可能性。当患者出现体质比较差的情况,潜伏的癌细胞可能就会重新生长形成病灶,而且非霍奇金淋巴瘤复发的概率非常高,所以定期复查非常关键。

16. 饮酒后出现淋巴结瘙痒、疼痛，是霍奇金淋巴瘤吗？

　　有的肿瘤是患者在洗澡时无意中自摸发现的，也有的癌症是因为患者出现某个特殊表现到医院检查而查出来的，癌症的表现可谓是千差万别，甚至奇奇怪怪。这些表现多数并没有什么特异性，很多疾病会出现相同或类似的表现，所以不能根据这些表现来准确判断得的是什么病。但毫无疑问，身体出现的任何不适表现，都是一种警示，必须引起重视，如果完全无视，可能会错过诊治时机。

　　霍奇金淋巴瘤所致的瘙痒主要表现是饮酒以后会有明显的皮肤瘙痒，这是霍奇金淋巴瘤特征性的临床特点，有些是局部瘙痒，有些是全身瘙痒，全身性瘙痒多出现于纵隔或腹部有病变。除了饮酒后瘙痒以外，还往往有皮疹、皮肤的软组织肿块，这些皮疹或者软组织肿块久治不愈。

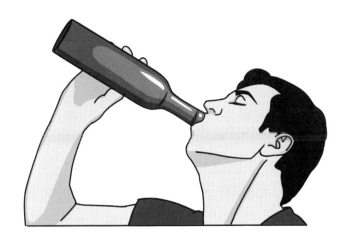

　　通过做皮肤软组织肿块的穿刺活检，找到淋巴瘤细胞或者是看到淋巴瘤细胞的浸润，是确诊淋巴癌的主要依据。这种软组织肿块可以突出皮肤的表面，伴有皮肤破溃，经久不愈。单纯瘙痒是淋巴瘤的表现之一，淋巴瘤所致皮肤瘙痒有一定的临床提示诊断作用，但不能决定诊断，决定诊断的金标准是病理检查。

酒精性疼痛是非霍奇金淋巴瘤最为突出的表现,主要是在喝完酒后淋巴结或者是骨骼有疼痛感,但不是所有患者都反复出现这个情况,即使出现,一是因为每个人的痛觉灵敏度不同,二是疾病的发展进程也不同,所以每个人表现出的疼痛感也不尽相同,有的是隐隐作痛,有的则表现为剧烈疼痛。

淋巴瘤在青年人群中发病率较高,如果在饮酒后发现某处疼痛,就要当心是淋巴瘤了。研究结果显示,约有1/4的霍奇金淋巴瘤会出现饮酒后疼痛的问题,甚至可能早于其他的临床表现或者是 X 射线等医疗相关检查,所以饮酒后身体某处疼痛具有一定的特殊性诊断意义。饮酒后 15 ~ 20 分钟出现身体某处疼痛,这个位置也通常是病灶所在处。因此,如果出现饮酒后的局部疼痛,我们一定要警惕淋巴瘤的可能性,有必要到医院进一步检查。

17. 颈部无痛性进行性淋巴结肿大,警惕霍奇金淋巴瘤!

小黄在洗澡时无意中发现自己颈部有两枚肿大的淋巴结,就像两枚蚕豆般大小,摸起来质地较韧,表面光滑并且边界清晰,但是手指却不能推动它,位置固定。当然最重要的是,这两颗肿大的淋巴结没有发热、发红、疼痛的表现。虽然我们大家只有很少的医学常识,但是如果我们颈部出现了一个无痛性的肿大"疙瘩",我们还是非常担心,常常第一步就是去网络上寻找答案。当我们搜索相关情况时,看到肿大"疙瘩"是什么的医学解释时,我们往往心头一惊,感觉到自己的生命正在慢慢流逝,某一刻会不会突然停止,充斥着对未来的迷茫。

如果淋巴结是无痛性肿大的,这时候就高度怀疑是白血病、淋巴瘤或者其他继发性转移淋巴瘤等疾病。白血病,亦称作血癌,是一类造血干细胞发生了异常,导致干细胞无限克隆的疾病。但是克隆中的白血病细胞是没有分化成熟能力的,只是停滞在细胞发育的各个阶段,所产生的白血病细胞会大量汇聚并侵犯其他器官或组织,例如,颈部的淋巴结表现出肿大,同时正常的人体的造血功能也会受到抑制,往往会表现出血、感染、贫血及各个器官浸润的症状。如果是继发性转移淋巴瘤的话,身体的其他部位往往会出现不适,并且肿瘤性淋巴结的肿块常常成圆形,摸起来有种橡皮般的韧性,多无痛感,肿大的淋巴结会不断增大,逐渐融合成团。患者可能会有头痛、胸闷、咳嗽、鼻塞、耳鸣、耳闷胀感、听力下降、涕血、回吸涕中带血等症状。最后是关于淋巴瘤的可能性了。早期淋巴瘤可能出现浅表淋巴结无痛性、进行性肿大,主要是颈部、腋下或腹股沟淋巴结出现肿大,颈部淋巴结肿大占 60%～80%,腋窝占 6%～20%,腹股沟占 6%～10%。霍奇金淋巴瘤常以不规则的发热为早期先兆,并伴有浅表淋巴结肿大。

另外一种可能就是炎性淋巴结了。我们常见的淋巴结肿大一般就是炎症性的,和淋巴瘤等恶性肿瘤所表现的肿大是不一样的,大家不需要感到慌乱。根据肿大淋巴结的触感可做出一定的判断。炎性淋巴结一般会伴随炎症出现,淋巴结摸起来较软,且感觉到疼痛并且有发红的表现,肿大到 3 厘米左右就不会再增大,一般会随着炎症的消除而逐渐消失。

在我们判断自己是否有淋巴瘤症状的时候最好注意观察全身浅表淋巴结是否肿大。最常见的可以触摸到浅表淋巴结的部位包括颈部、颌下、颏下、锁骨上窝、腋下、腹股沟等。平时可以用摊开手抚摸的方法检查这些地方是否有肿块。如果是突然出现的肿块,摸起来质地较硬,在 2 厘米以上且不断增大,我们去网络上搜寻答案求证自己是否患上了淋巴瘤,是非常不靠谱的,因为我们毕竟不是专科医生,网络上看得越多,我们反而心里会越慌,会更容易对号入座。此时我们应该做的就是快去医院就医,只有经过医生专业的各项检查之后才能够明确是不是淋巴瘤。

18. 怎么判断非霍奇金淋巴瘤的恶性程度或严重程度？

淋巴瘤是发生于淋巴结和淋巴组织的恶性肿瘤，包括霍奇金淋巴瘤和非霍奇金淋巴瘤，好发于颈部及腹股沟、腋窝等处的淋巴结，主要表现为无痛性、进行性肿大，可以根据彩超和穿刺活检的结果进行诊断。创伤性检查多是取组织细胞学标本为诊断而进行，非创伤性检查多是为寻找病变位置、评估病变范围和评估治疗疗效而进行。

在全球，非霍奇金淋巴瘤患者可以达到 90%，霍奇金淋巴瘤只占到 10%。只有符合霍奇金淋巴瘤诊断的，也就是发现特殊细胞（R-S 细胞）才叫霍奇金淋巴瘤，其余的则是非霍奇金淋巴瘤。

非霍奇金淋巴瘤属于血液系统的恶性肿瘤，患者可以出现无痛性、进行性的淋巴结肿大。如果是早期的患者，通常没有出现淋巴结外的器官浸润，此时采取治疗，多数患者能够达到临床治愈。因此，非霍奇金淋巴瘤是否严重，首先取决于细胞来源，其次是分化程度、恶性程度。

一般按照细胞起源划分，因为淋巴细胞有 B 淋巴细胞、T 淋巴细胞和 NK 细胞，这都是我们人体"好的"细胞，只有当它们发生了恶变之后，才会对应形成变异的、坏的恶性细胞，所以可以分为 B 细胞淋巴瘤、T 细胞淋巴瘤、NK 细胞淋巴瘤，不过一般临床上 T 细胞和 NK 细胞淋巴瘤往往是合并一起的，所以叫 NK/T 细胞淋巴瘤。

如果按照细胞成熟度分，起源于前体的幼稚 T 细胞、幼稚 B 细胞，当它们发生恶变时，对应就叫 T 淋巴母细胞淋巴瘤和 B 淋巴母细胞淋巴瘤；对于成熟的淋巴细胞，就叫成熟 B 细胞淋巴瘤或成熟的 NK/T 细胞淋巴瘤。

一般在实验室中，通过标记才能分出来肿瘤到底是 T 细胞还是 B 细胞来源，再或者是 NK 细胞来源。另外，到底是弥漫性的、滤泡性的，还是套细胞型的，都需要病理学专家来诊断。

我们要知道，淋巴瘤一定是恶性的，并不是说瘤就是良性。那么按照恶性程度来分,有的是惰性淋巴瘤,因为长起来很慢很慢,可能 5 年时间也就 2 厘米左右,这样的也可以叫低度侵袭性的淋巴瘤。相比之下,还有中度和高度侵袭性的,中度侵袭性的虽然长起来不"疯狂",但是也要积极治疗来控制它。而高度的侵袭性淋巴瘤长起来非常快,恶性程度最高的就是伯基特淋巴瘤和淋巴母细胞淋巴瘤。

我们常见的非霍奇金淋巴瘤中,多数都是弥漫大 B 细胞淋巴瘤,通过实验室检查,可以看到是从成熟的 B 淋巴细胞来的。细胞个体大,所以叫大 B 细胞。国内最多的就是这种类型,可以占到 70% 左右,第二常见的就是 NK/T 细胞淋巴瘤,占 25% 左右。

19. 非霍奇金淋巴瘤需要和哪些疾病区分?

非霍奇金淋巴瘤和其他疾病有何不同呢? 如何区分它们?

首先要对非霍奇金淋巴瘤有一个比较清晰的认识。非霍奇金淋巴瘤位于免疫系统的淋巴结、骨髓、脾脏和消化道的淋巴样细胞中。非霍奇金淋巴瘤的临床表现为浅表淋巴结肿大或形成结节肿块、体内深部淋巴结肿块、结外淋巴组织的增生和肿块等。单靠临床的判断很难做出明确的诊断。不少的健康人也可在颈部或腹股沟部位触及某些淋巴结,淋巴结的肿大亦可见于细菌或原虫的感染及某些病毒感染。此外,还需要与淋巴结转移癌鉴别。具体鉴别如下。

(1) 淋巴结结核

淋巴结结核为特殊性慢性淋巴结炎,肿大的淋巴结以颈部多见,多伴有肺结核,如果伴有结核性全身中毒症状,如低热、盗汗、消瘦、乏力等则与恶性淋巴瘤不易区别。淋巴结结核之淋巴结肿大,质较硬,表面不光滑,质地不均匀,或因干酪样坏死而呈囊性,或与皮肤粘连,活动度差,PPD 试验(结核菌素试验)呈阳性反应。

但要注意恶性淋巴瘤患者可以患有结核病,可能是由于较长期抗肿瘤治疗、免疫力下降,从而患上结核等病症,因此,临床应提高警惕,凡病情发生改变者,应尽可能再次取得病理或细胞学证据,以免误诊、误治。

(2)组织细胞性坏死性淋巴结炎

该病在我国多见,多见于青壮年,临床表现为持续高热,但周围血白细胞数不高,用抗生素治疗无效,酷似恶性组织细胞增生症。组织细胞性坏死性淋巴结炎的淋巴结肿大,以颈部多见,直径多在 1~2 厘米,质中或较软,不同于恶性淋巴瘤的淋巴结。确诊需行淋巴结活检,本病经过数周后退热而愈。

(3)慢性淋巴结炎

一般的慢性淋巴结炎多有感染灶。在急性期感染,如足癣感染,可致同侧腹股沟淋巴结肿大,或伴红、肿、热、痛等急性期表现,或只有淋巴结肿大伴疼痛,急性期过后,淋巴结缩小,疼痛消失。通常慢性淋巴结炎的淋巴结肿大较小,0.5~1.0 厘米,质地较软,扁平,多活动,而恶性淋巴瘤的淋巴结肿大具有较大、丰满、质韧的特点,必要时切除活检。

(4)结节病

多见于青少年及中年人,多侵及淋巴结,患者可有多处淋巴结肿大,常见肺门淋巴结对称性肿大,或有气管旁及锁骨上淋巴结受累,淋巴结直径多在 2 厘米以内,质地一般较硬,也可伴有长期低热。结节病的确诊需取活检,可找到上皮样结节,Kvein 试验在结节病中 90% 呈阳性反应,血管紧张素转化酶在结节病患者的淋巴结及血清中均升高。

(5)急性化脓性扁桃体炎

急性化脓性扁桃体炎除有不同程度的发热外,扁桃体多为双侧肿大、红、肿、痛,且其上附有脓苔,扪之质地较软,炎症控制后,扁桃体可缩小。而恶性淋巴瘤侵及扁桃体,可双侧也可单侧,也可不对称肿大,扪之质地较硬、韧,稍晚则累及周围组织,有可疑时可行扁桃体切除或活检行病理组织学检查。

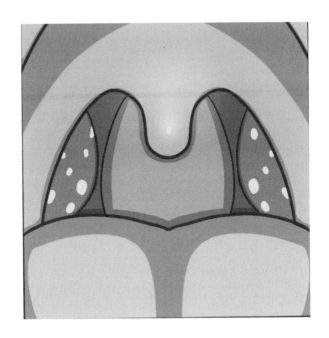

(6)霍奇金淋巴瘤

非霍奇金淋巴瘤的临床表现与霍奇金淋巴瘤十分相似。实际上,很难单从临床表现做出明确的鉴别诊断,只有组织病理学检查才能将两者明确区分。

(7)其他

还需与肺癌侵犯纵隔、胸腺肿瘤、霍奇金病反应性滤泡增生、急性和慢性白血病、传染性单核细胞增多症、猫爪病、恶性黑色素瘤,以及引起淋巴结肿大的其他疾病,包括苯妥英钠所致的假性淋巴瘤相鉴别。

20. 霍奇金淋巴瘤的治疗会影响 生育吗？

　　小王不幸患上了经典霍奇金淋巴瘤结节硬化型，目前在化疗中，医生建议化疗 8 个疗程后再放疗。她很想知道康复后是否还能生育，生育后孩子会不会有遗传病。我相信这些问题困扰了很多年轻人。首先我们要了解霍奇金淋巴瘤的特点，该疾病是一种相对少见且发病年龄较轻的恶性肿瘤，多数确诊患者的年龄在 30 岁左右。它常开始发生于一组淋巴结，然后扩散到其他淋巴结或结外器官、组织。其组织病理学特征为镜影样恶性细胞的出现。霍奇金淋巴瘤结节硬化型女性较易得。40 年来，随着临床诊治水平的提高，其治愈率已达到 90% 以上，成为可治愈性肿瘤。

　　以前对霍奇金淋巴瘤采用 MOPP 方案治疗后，因为高剂量的化疗药品严重伤害女性的生殖功能，使很多女性出现了闭经，丧失生育能力。而近 10 年来，霍奇金淋巴瘤的治疗已改为使用 ABVD 方案，相比 MOPP 方案，接受 ABVD 方案治疗的女性患者，其生育能力得到了较好的保护。ABVD 治疗结束 3 年以上的患者与健康对照组相比，其怀孕率没有任何差异。

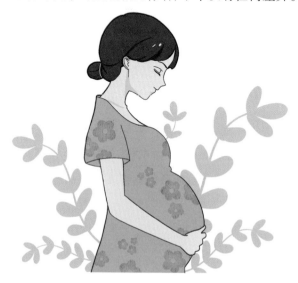

一般来说治疗霍奇金淋巴瘤的常用方案 ABVD 和非霍奇金淋巴瘤的常用方案 CHOP,以及利妥昔单抗不会影响生育。年轻的女性少有不孕的情况,年龄距离自然绝经期越近的女性,化疗越容易加速绝经期的到来。如果年轻女性治疗结束后 3~6 个月仍处于闭经状态,建议到生殖医学科或妇科咨询或就诊。

另外对于男性来说,几乎所有的霍奇金淋巴瘤患者在接受含烷化剂方案如 MOPP 方案和 BEACOPP 方案化疗后,都会发生无精子症,仅有极少数患者的精子能够恢复活力。接受 ABVD 方案治疗的患者有 1/3 会发生短期的无精子症,最后均能完全恢复。对于将要接受含烷化剂方案治疗又希望生育的男性患者,治疗前可行精子低温保存,这给有生育要求的霍奇金淋巴瘤患者带来的不仅仅是生存的希望,还有生命的延续。但也有研究发现,77% 的分化程度差的霍奇金淋巴瘤患者治疗前已经存在精子的异常。

那么放疗会影响生育能力吗? 单纯性的放疗如果卵巢或睾丸不在照射野范围内,一般不会影响生育能力。

对于怀孕的最佳时间,淋巴瘤专科医生建议最好在治疗结束 5 年之后再做生育考虑,最短时间不建议少于 3 年。有生育考虑前建议到生殖医学科进行生育能力评估。

21. 霍奇金淋巴瘤的治疗方法都有什么?

如果被医生告知得了霍奇金淋巴瘤,治疗会不会很复杂? 是否会影响生活质量呢? 这里我们简单介绍一下霍奇金淋巴瘤常见的治疗方式,供大家了解。

霍奇金淋巴瘤是一种相对少见但治愈率较高的恶性肿瘤,是第一种用化疗能治愈的恶性肿瘤,治疗方法主要是一般治疗、化疗、放疗、手术等。

(1)一般治疗

患者需要生活在安静、整洁的环境中,室内要定期消毒。同时保持高热量、高蛋白饮食,多吃新鲜的蔬菜、水果。还需调整好个人心态,避免悲观、绝望。

(2)放化疗

1)早期(Ⅰ、Ⅱ期)霍奇金淋巴瘤的治疗:给予适量全身化疗,而放疗趋向于降低放疗的总剂量,缩小照射野的范围。化疗采用 ABVD 方案。预后良好组 2~4 疗程 ABVD+受累野放疗 30~40 戈瑞;预后差组 4~6 疗程 ABVD+受累野放疗 30~40 戈瑞。

2)晚期(Ⅲ、Ⅳ期)霍奇金淋巴瘤的治疗:6~8 个周期化疗,化疗前有大肿块或化疗后肿瘤残存做放疗。ABVD 仍是首选治疗方案。化疗中进展或早期复发,应考虑挽救性高剂量化疗及造血干细胞移植(HSCT)。

3)复发性或难治性霍奇金淋巴瘤的治疗:首程放疗后复发可采取常规化疗,化疗抵抗或不能耐受化疗,再分期为临床Ⅰ、Ⅱ期行放射治疗。常规化疗缓解后复发可行二线化疗或高剂量化疗,以及自体造血干细胞移植。免疫疗法 PD-1 可用于治疗复发性或难治性经典型霍奇金淋巴瘤。

(3)手术治疗

切除淋巴瘤,适用于Ⅰ期患者。

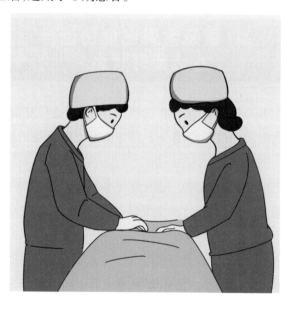

（4）其他治疗

CD30 单克隆抗体（brentuximab vedotin）是一种新型以细胞表面抗原 CD30 为靶点，引起细胞周期停滞和凋亡的抗体药物共轨连接剂，可选择性诱导霍奇金淋巴瘤和间变性大细胞淋巴瘤肿瘤细胞的凋亡。目前该药尚处于临床试验阶段，初步研究显示，在霍奇金淋巴瘤患者中耐受性较好，对复发性或难治性霍奇金淋巴瘤患者的总有效率达 75% 左右。对于原发耐药或缓解不超过 1 年的病例，可以应用大剂量化疗联合自体造血干细胞移植治疗。异体造血干细胞移植的指征：患者缺乏足够的自体造血干细胞进行移植；伴骨髓浸润；自体移植后复发。

22. 霍奇金淋巴瘤患者化疗期间，会出现什么副作用？

很多患者对化疗很恐惧，我们可以经常在悲情的影视剧或者小说中看到，患者经过化疗之后，会出现呕吐不止、大把的头发脱落的场景，让看客们潸然泪下。由于对化疗缺乏深入的认知，很多老百姓"谈化疗色变"，出现恐惧心理也是可以理解的。

如果医生简单地安慰大家说："化疗不可怕，你不要担心。"可能很多人的第一反应是"你说得真轻松！病没生在你身上吧！"但作为医生面对化疗患者要说的是，知己知彼，百战不殆。患者和家属需要知道化疗药物引起的不良反应，这也是化疗患者最担心和恐惧的事情。

接受化疗后，大多数霍奇金淋巴瘤患者肿瘤会有明显的缩小。但化疗容易引发患者局部反应，会引起患者身体免疫功能下降，导致患者精神状态受到影响，还会有全身不良反应的出现。化疗时患者可出现疼痛症状，部分患者出现乏力、发热、盗汗等症状。这是化疗对淋巴组织和神经造成了一定的损伤而导致的。化疗虽然对于全身治疗有一定的效果，但药物既能杀伤恶性细胞，也能对人体的正常细胞存在一定的杀伤力。因此，淋巴瘤化疗会

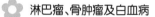

影响人体的造血系统和循环系统,同时还导致机体免疫力的下降,出现白细胞的下降、血小板的减少、贫血、恶心、呕吐,以及脱发等症状。淋巴瘤化疗会使患者出现焦躁、抑郁,失去治疗的信心,严重的患者出现摔东西的情况。

23. 淋巴瘤患者治疗后日常生活要注意什么?

淋巴瘤的治疗一般都是以放化疗为主,这两种疗法对人体损害相比于其他疗法来说,不良反应还是比较大的,所以我们日常生活中的注意事项大概包括下面几个方面。

(1)加强防护

淋巴瘤放化疗后,我们身体的免疫力一般都会下降,所以我们一定要注意避免感染,否则后果不堪设想。患者应注意饮食卫生,不吃生食及不洁净食物,忌烟酒、浓茶、咖啡等。另外,我们也要保持口腔卫生,宜保证每日3次刷牙及口腔护理。每日多次用盐开水含漱,尤其是进食前后、晨起、晚睡前,以便清除食物残渣。时刻观察口腔黏膜有无异常、牙龈有无红肿。同时,在放化疗期间应避免外出,减少人员探视,应少到人群聚集的地方活动,时刻戴口罩。自己也要养成良好的卫生习惯,注意个人卫生,外出后、餐前、便后等应注意认真洗手,预防感染。

(2)适当锻炼

我们也应该适量做些功能锻炼,可以先从床上开始,做些简单的、用力较小的动作,也可以让护理人员来进行帮忙。护理人员也可以帮助患者按摩,促进血液循环等。

(3)合理饮食

对于饮食我们也应该特别注意,不要过于油腻,要清淡,并且在治疗期间,会出现恶心、呕吐、腹泻、食欲减退等症状,应该少食多餐,注意营养均衡。以易消化吸收的高蛋白、高维生素饮食为主,也可以多吃富含维生素 C 和硒元素的食物,有研究报道称其可以提高人体免疫力,例如番茄、红枣、山楂等,都是很不错的食物。营养状况较差的,也可以静脉滴注葡萄糖、白蛋白等药物补充。

(4)保持良好的情绪

保持良好的情绪,积极克服悲伤、焦虑、痛苦、急躁的情绪,尽最大努力增加生活中的快乐,学会对外宣泄自己的情绪,保持心情愉快。

(5)局部皮肤护理

放疗的患者应避免皮肤受到冷热的刺激,减少对放射区皮肤的机械性刺激。出现皮肤发热、瘙痒等放射性皮肤损伤症状,可以及早涂擦油性软膏;局部有灼痛感,可以使用氢化可的松软膏外搽;局部有渗液或水疱,可采用氢化可的松软膏或硼酸软膏外敷后,加压包扎 1~2 天,待渗液吸收后暴露该处皮肤;局部皮肤出现溃疡坏死,应局部清创植皮并全身抗感染治疗。

每个人都是自己健康的第一责任人,我们应该自我监测,如有身体不适,比如疲乏、无力、发热、盗汗、消瘦、咳嗽、气促、腹痛、皮肤瘙痒及口腔溃疡等,或发现肿块要尽早就诊。

24. 胃淋巴瘤和淋巴瘤有什么不同?

淋巴瘤是起源于淋巴造血系统的恶性肿瘤,主要表现为无痛性淋巴结肿大、肝脾肿大,全身各组织器官均可受累,伴发热、盗汗、消瘦、瘙痒等全身症状。那么胃淋巴瘤和淋巴瘤有何不同?哪个更严重?

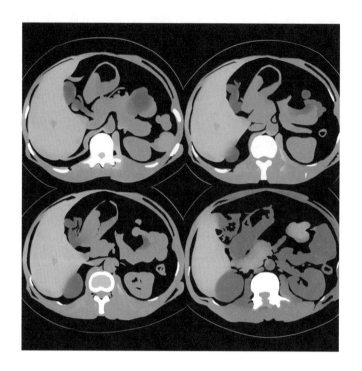

　　淋巴瘤是一个大的概念,包含有胃淋巴瘤等,所以从概念上,就能看出来这两个的区别。淋巴瘤的特点是很难能发现具体在哪一个部位生长,可能在整个血液系统里面都有生长,可以发生在全身。不同部位的淋巴瘤,可以产生不同的首发症状和体征。

　　胃淋巴瘤或者结外的淋巴瘤有一个具体的发病部位,比如胃淋巴瘤,它的病变的部位就在胃,比如小肠的淋巴瘤,它的具体的发病部位就在小肠上。胃淋巴瘤的主要症状就是胃部的钝痛,或者腹痛,长期呕血、黑便,患者出现贫血,表现为皮肤黏膜苍白、全身乏力等。

　　胃淋巴瘤起源于胃黏膜下的淋巴滤泡,向内侵及黏膜层,向外侵及肌层,亦可以类似于胃癌向黏膜下弥漫浸润,因此影像表现呈多样化、复杂化。胃镜检查是诊断该病的主要手段,钡餐检查是重要的辅助手段,对鉴别诊断有意义。

　　由于胃淋巴瘤并不是非黏膜层的病理改变,除此之外,由于常规活检组织取样少、取样表浅、活检组织易挤压变形,因此常规活检的阳性率常不高,

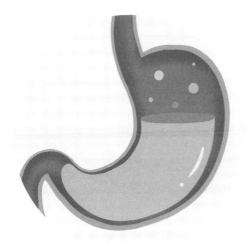

活检的阳性率不及胃癌。因此,对可疑患者进行活检时,应强调多点、多次和深凿活检。而对于仍未能取到病变的病例,可以采用特别的方法来进行取材。若仍不能证实,有学者建议应行剖腹探查,以免贻误病情。

二、骨肿瘤

1.骨的基本结构是什么？

了解骨肿瘤之前我们要先简单地介绍一下正常人体的骨组织。成人骨骼系统是由 206 块骨头组成，是我们身体的内部框架，可以支撑、保护内脏器官，更是我们自由活动的基础。

按照其形态可以分为四类。①长骨：长管状，如肱骨。分一体两端，体又称骨干，内腔称髓腔，内有黄骨髓，两端称骺。②短骨：形似立方体，如腕骨。③扁骨：板状，如顶骨。④不规则骨：形状不规则，如椎骨。坚硬的骨的外表面（称为致密骨）包裹着骨髓（海绵状红色组织），坚硬的骨外层由致密的皮质骨构成，骨内覆盖着较轻的海绵状骨。骨头的外面覆盖着一层叫骨膜的纤维组织。有些骨头是中空的，有一个叫做髓腔的空间，里面有所谓骨髓的软组织。覆盖髓腔内膜的组织称为骨内膜。骨的每一端都有一种更柔软的骨状组织，称为软骨。软骨比骨头软，但比其他大多数组织要坚固。它是由纤维组织基质和不含钙的凝胶状物质混合而成。大多数骨头起初都是软骨，然后，体内钙质沉积在软骨上形成骨骼。骨骼形成后，骨头的两端仍会保留一些软骨，在不同骨头之间起到缓冲的作用。这种软骨，连同韧带和其他连接骨头的组织形成一个关节。在成人中，软骨主要存在于某些骨头的末端，作为关节的一部分。它也出现在胸部肋骨与胸骨交汇处，以及面部的组成部分中。气管、喉部和耳朵等外部结构是含有软骨的其他结构。骨头本身非常坚硬。有些骨头，每平方厘米（指甲盖大小）能支撑约 800 千克的重量，需要 500～800 千克重量所产生的压力才能使股骨（大腿骨）骨折。

骨头通常看起来没有什么变化,但实际上骨骼是非常活跃的。在我们的整个身体中,新骨总是在老骨溶解的同时不断生成。在某些骨骼中,骨髓只有脂肪组织。其他骨骼中的骨髓是脂肪细胞和造血细胞的混合物。骨髓形成血液细胞,包括红细胞、白细胞和血小板。骨髓中的其他细胞包括浆细胞、成纤维细胞和网状内皮细胞。骨骼由胶原蛋白和磷酸钙组成,胶原蛋白是一种柔软的纤维组织,磷酸钙是一种帮助骨骼变硬和增强的矿物质。有 3 种类型的骨细胞:破骨细胞,分解和移除旧骨的细胞;成骨细胞,建立新骨的细胞;骨细胞,为骨骼输送营养的细胞。骨骼中的任何一种细胞都可能发展成癌症,无论是这 3 种骨细胞还是其他细胞,并对应着相应的肿瘤类型。

2. 骨肿瘤有哪些类型?

大多数情况下,当一个癌症患者被告知骨骼中有癌症时,医生说的是从身体其他部位扩散到骨头的癌症。这就是所谓的骨转移。骨转移在许多不同类型的晚期癌症中都可以发现,如乳腺癌、前列腺癌和肺癌。当病理医生在显微镜下观察这些骨骼中的癌细胞时,它们看起来和原发部位的癌细胞非常相似。例如,如果肺癌扩散到了骨头,骨骼中癌细胞的外观及行为方式和肺癌细胞一样。它们仍然需要接受用于治疗肺癌的药物治疗。

原发性骨肿瘤起源于骨本身。真正的(或原发的)恶性骨肿瘤被称为肉瘤。肉瘤是起源于骨骼、肌肉、纤维组织、血管、脂肪组织,以及其他组织的癌症,肉瘤可起源于身体的任何地方。骨肿瘤,它们的命名是基于骨骼所在的身体部位或受到影响的周围组织,以及形成肿瘤的细胞类型。一些原发性骨肿瘤是良性的(不是癌性的),其他的是恶性。大多数恶性骨肿瘤都是肉瘤。

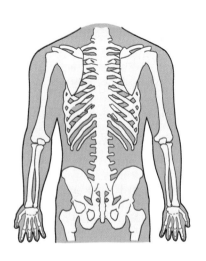

（1）良性骨肿瘤

良性肿瘤不会扩散到其他组织和器官,因此,通常不会危及生命。它们一般可以通过手术治愈。良性骨肿瘤的类型包括骨样骨瘤、成骨细胞瘤、骨软骨瘤、内生软骨瘤、软骨黏液样纤维瘤。

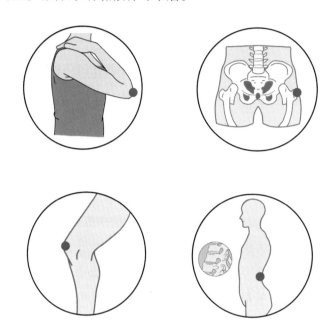

（2）恶性骨肿瘤

1）骨肉瘤:骨肉瘤(也称骨源性肉瘤)是最常见的原发性骨肿瘤。这种癌症开始于骨细胞。它最常发生在 10 ~ 30 岁的年轻人身上,但大约有 10% 的骨肉瘤病例发生在 60 ~ 70 多岁的人群中。骨肉瘤在中年人中是罕见的,男性比女性更常见。这些肿瘤最常发生在胳膊、腿或骨盆部位的骨头中。

2）软骨肉瘤:软骨肉瘤是一种软骨细胞癌。它是仅次于骨肉瘤的第二常见的原发性骨肿瘤。这种癌症在 20 岁以下的人中很少见。20 岁后,患软骨肉瘤的风险上升,直到 75 岁左右。男女患病风险一样高。软骨肉瘤可以在任何有软骨的部位发生发展,大多数起源于骨骼中,如骨盆、腿骨或肱骨。

也有少量在气管、喉部、胸壁中出现。其他部位包括肩胛骨、肋骨或头骨。软骨肉瘤是分级别的,级别代表软骨肉瘤生长的速度。分级由病理医生给出,级别越低,癌细胞生长越慢。当癌细胞生长缓慢时,其扩散的概率越低,预后越好。大多数软骨肉瘤是低级别(Ⅰ级)、中级别(Ⅱ级)的,高级别(Ⅲ级)的软骨肉瘤是最容易扩散的,但不是那么常见。一些软骨肉瘤在显微镜下有鲜明的特点,这些的变体软骨肉瘤的预后和普通软骨肉瘤不同。

    ◊ 去分化软骨肉瘤:一开始以典型软骨肉瘤形式出现,但是肿瘤的一些部分转变成类似高级别肉瘤的细胞(如高级别恶性纤维组织细胞瘤、骨肉瘤或纤维肉瘤)。这种软骨肉瘤的变体往往发生在老年患者中,比常规软骨肉瘤更具侵袭性。

    ◊ 透明细胞软骨肉瘤:是罕见的,生长缓慢。它们很少扩散到身体的其他部位,除非它们已经原位复发好几次了。

    ◊ 间叶软骨肉瘤:生长迅速,但和尤因肉瘤一样,对放疗和化疗很敏感。

    3)尤因肉瘤:尤因肉瘤在最常见的原发性骨肿瘤中排第三位,在常见的儿童、青少年和年轻人的原发性骨肿瘤中排第二位。尤因肉瘤是以1921年初首次描述这个疾病的著名的病理医生的名字 James Ewing 命名的。大多数尤因肉瘤是在骨头中发展的,但它们可以从其他组织和器官开始。这种癌症最常见的发病部位是骨盆、胸壁(如肋骨或肩胛骨)和腿部或手臂的长的骨骼。这种癌症在儿童和青少年中最常见,在30岁以上的成年人中是罕见的。尤因肉瘤多发生在白种人身上,在非洲人种和亚洲人种中相对罕见。

    4)恶性纤维组织细胞瘤:恶性纤维组织细胞瘤(MFH)更常出现于软组织中(结缔组织如韧带、肌腱、脂肪、肌肉),而不是骨头中。这种癌症也被称为多形性未分化肉瘤,尤其是它在软组织中开始形成时。当恶性纤维组织细胞瘤发生在骨中时,它通常会影响腿(通常在膝盖)或胳膊。这种癌症最常见于中老年人,在儿童中很少见。恶性纤维组织细胞瘤往往是局部生长,但它也可以向远处扩散。纤维肉瘤是另一种类型,是更常在软组织中发展而不是在骨头中发展的癌症。纤维肉瘤通常发生在中年人和老年人中。腿部、手臂和下巴的骨骼最常受到影响。

5）骨巨细胞瘤：这种类型的原发性骨肿瘤可能是良性，也可能是恶性。良性是最常见的。骨巨细胞瘤通常影响年轻人和中年人的腿部（通常靠近膝盖）或臂骨。它们通常不会远处扩散转移，但往往会在手术后原位生长起来（这叫做局部复发）。这种情况可能会发生好几次。随着每多复发一次，肿瘤就更容易扩散到身体的其他部位。但只有极少数情况下，恶性的巨细胞骨肿瘤会扩散到身体的其他部位。

6）脊索瘤：这种原发性骨肿瘤通常发生在颅底和骶骨。它最常见于30岁以上的成年人，男性患脊索瘤的概率约是女性的2倍。脊索瘤生长缓慢，通常不会扩散到身体的其他部位，但如果没有完全切除，它们经常在同一部位复发。淋巴结、肺和肝是最常见的扩散部位。此外，骨骼中还有其他癌症，非霍奇金淋巴瘤通常发生在淋巴结，但有时也起源于骨。骨的原发性非霍奇金淋巴瘤是一种广泛扩散的疾病，通常累及身体多个部位。预后和同一亚型、同一分期的其他非霍奇金淋巴瘤类似。骨的原发性淋巴瘤的治疗方式和起始于淋巴结的淋巴瘤的治疗方式是一样的，和原发性骨肉瘤治疗方法不同。

■—— 3.骨肉瘤是怎样的一种疾病？ ——■

骨肉瘤是一个罕见病！其发病率$(3 \sim 5)/10^6$，即以一个百万人口的县城估计，每年的发病人数为$3 \sim 5$人。正因为骨肉瘤罕见，大部分医生很难遇到此类病例，加之培训教育等各方面的条件限制，诊疗经常难以规范化。骨肉瘤好发于青少年！骨肉瘤的发病年龄呈典型的"双峰"分布，$10 \sim 16$岁的青少年是最常见的发病年龄，此时多为原发的骨肉瘤，而老年的发病高峰，多有Paget（佩吉特）病等继发因素。膝关节周围是骨肉瘤最常见的发病部位。除此之外，股骨近端、肱骨近端，以及下颌骨均为好发部位。疼痛和肿胀是骨肉瘤早期最常见的症状，疼痛最初多为间断性。当我们的孩子处于青春期，出现生长痛时，我们家长一定要引起重视，因为生长痛易与骨肉瘤的疼痛相混淆,而导致确诊较晚。如果我们的孩子在不活动时也就是休息时出现疼痛,或夜间疼痛时,我们需要特别警惕,最好去医院做个检查。若是恶性肿瘤,医生在进行体格检查时常常可发现好发部位质地较硬的肿块,局部皮温升高,甚至可见到怒张的血管。

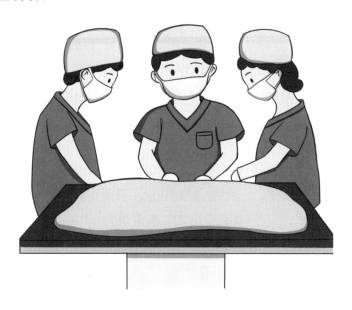

(1)诊断

如果要最终确诊骨肉瘤,我们需要以"临床-影像-病理"三联合为原则,因为疾病罕见,也因为疾病的特性,单一的证据往往难以确定,误诊、漏诊后果严重。诊断时需要结合临床、影像、病理三方面的证据,所以在做出诊断前,需要仔细地询问病史,完善体格检查、局部及全身的影像学检查,最后,再结合活检的病理结果,来综合做出诊断。

(2)治疗

骨肉瘤的治疗需要"肿瘤学"和"骨科学"的知识,大部分的骨科医生缺乏肿瘤学背景的支持体系,而大部分的肿瘤科医生亦缺乏骨科学背景的支持体系,加之骨肉瘤的发病率低,故而建议骨肉瘤的治疗需寻求"专业的骨肿瘤中心",进行综合的治疗。

规范的治疗需要以规范的诊断(包括准确的分型、分期)为基础。因诊断需要活检获得病理学证据,但不当的病理学活检会造成肿瘤播散的风险增加,并且彻底手术时需将活检通道完整切除,所以骨肉瘤活检并非一个看似简单的手术操作,具有很高的专业性,故而建议活检团队和手术团队是同一组团队。若临床+影像怀疑骨肉瘤的诊断,建议直接就诊于"专业的骨肿瘤中心",由同一团队完成诊断及治疗。

根据最新的治疗策略,良性骨肿瘤或瘤样病变,常以刮除或手术切除为主,复发率低,大多数可以治愈,预后也比较好。对于恶性骨肿瘤的治疗常需区分类型、分期等。对于低级别骨肉瘤,可直接广泛切除。对于骨膜骨肉瘤可先化疗后广泛切除。对于高级别骨肉瘤均需化疗后用各项检查评估其治疗效果,看能否切除。一般建议广泛切除。若能切除且化疗副作用小,则可继续化疗,反之,可以更换化疗方案。若未能完全切除且化疗副作用小,则可以继续化疗的同时加上手术、放疗等其他治疗形式。反之,直接可行手术、放疗等治疗。对于无法切除的骨肿瘤患者,则仅考虑放化疗。骨肿瘤的治疗一般需要广泛切除,严重时会进行截肢。我国的患者大多数来就诊时已是晚期,肿瘤侵犯了周围的神经、肌肉,很难进行保肢手术。对于就诊时已有肺转移或其他脏器的转移灶者,患者求生欲望大、年轻、有较高的康复期望,可以建议切除转移灶,并辅以其他治疗,若无法切除,可以选择放化疗。有数据统计,对于骨肉瘤,如果可以规范治疗,其 5 年生存率可以达到70%~80%,10 年生存率可以达到40%。

(3)预后

在早期,骨肉瘤的治疗以手术为主,患者的生存率低,不到20%。随着科学技术的发展,生存率提高到20 世纪 70 年代的42%。随着化疗药物的加入,新辅助化疗、辅助化疗及新药的出现,有将近2/3 的患者可以治愈,患者的保肢率达到90%以上。但是晚期患者的治疗还是以保命为主,无法保肢。随着大样本基因检测技术的进步,我们会越来越有信心战胜它。

4. 青少年出现不明原因的骨痛，要警惕骨肉瘤吗？

在临床上有很多骨肿瘤案例，因为没有早期发现，错过了治疗的好时机。早期诊断、早期治疗会大大提高治疗的效果。是否能做到早期发现与诊断，很大程度上取决于患者、家属及接诊医生对于骨肿瘤的警惕性。对于良性骨肿瘤，早期会出现良性肿块，生长非常缓慢，一般以年来计算，不痛不痒。对于恶性骨肿瘤，早期会出现骨和关节周围的疼痛或肿胀，经常在夜间加重，且不一定与运动、外伤等原因有关，肿块的生长速度快，一般以月来计算。有时还会有皮肤发热，甚至发生病理性骨折。

家长应该经常观察和询问孩子的发育情况，如果青少年关节出现了不明原因的肿痛，与运动、外伤无关时，就需要及时到专科医院做检查，排除骨肿瘤的可能。然而，很多家长会误以为孩子是生长痛，或者运动受伤引起的疼痛，不当一回事，当地的普通诊所常常是无法正确诊断出疾病的。所以，出现任何骨关节疼痛和 10 天后不能缓解的患者，应尽快到专科医院做检查，或者到不同的三甲医院就诊，避免漏诊、误诊的情况。生长痛是一种生理现象，一般不需要特殊处理或者仅需对症处理即可，关键是要准确鉴别生长痛和病理性腿痛。生长痛一般出现在孩子生长比较快的时期，人一生生长发育较快的时期有 2 个年龄段，第一个是 0～3 岁，尤其是第一年增长速度是一生中最快的。出生时身长约为 50 cm，到 1 周岁时可以增长 1.5 倍，达到 75 cm，体重出生时 3 kg 左右，1 周岁时可以增加至出生体重的 3 倍多，达到 10 kg。第二年身高增长速度减慢，增长 13 cm 左右。第三年增长 8 cm。此后每年以 5～7 cm 的速度匀速增长。第二个是青春期，身高增长再次加速，年增长速度为 8～13 cm，体重的增长也会明显增快。

生长痛的特点是多数在下午或睡觉前出现，一般不是很严重，有时就是孩子说一声"疼"就过去了，不会影响行走及参加体育活动，但是剧烈活动后会诱发生长痛发作或加重；也有一部分人会比较重，比如夜间会因腿痛而惊醒,甚至无法继续入睡,比较严重的生长痛需要专业的儿科医生鉴别确诊后再做处理。生长痛的频率一般不高,有些甚至会2~3周才有1次,或者平均一个月就2~3次。如果无法鉴别生长痛和恶性肿瘤的疼痛,建议及时到医院找专业的儿童骨科医生就诊,以防漏诊早期的恶性骨肿瘤。恶性骨肿瘤的检查实际很简单,常用的X射线片或者CT均可发现早期恶性骨肿瘤,关键是有线索时要迅速检查。

骨肉瘤通常发病隐匿,由于青少年的骨骼快速生长,所以骨肿瘤引起的疼痛很容易被人误诊为生长痛,或以为是一般的关节炎、扭伤等,错失最佳治疗时机。有统计资料显示,六成患者就诊时已为中晚期,四成患者因不能得到及时诊断和规范治疗而延误病情。

为了做到早期发现骨肿瘤,家长和孩子注意以下情况并应及时做进一步检查。

💧 当感到肢体的疼痛、肿胀不是由于创伤、炎症、风寒所引起时,绝不能掉以轻心。

💧 青少年自感肢体疼痛与肿胀的部位一致,具有固定性、持续性的特点,夜间尤甚且日渐加重,一定要引起高度警惕。

💧 疼痛是恶性肿瘤的重要症状,开始为间歇性,后来发展为持续性,夜间会较明显,影响工作、学习和休息。

💧 骨骼上原有良性肿块突然增大且伴有疼痛时,说明可能有恶性转变趋势。

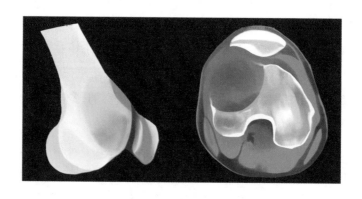

5. 骨巨细胞瘤是怎样的一种疾病?

骨巨细胞瘤是常见的原发性骨肿瘤之一,来源并不是很明确,极有可能来自骨髓内间叶组织。骨巨细胞瘤有强大的侵蚀性,对骨质的溶蚀破坏作用较大,仅仅一小部分患者会出现反应性新骨生成和自愈倾向。骨巨细胞瘤有可能穿过骨皮质生成软组织包块,及时去除后复发率也比较高。少数可出现局部恶性变或肺转移(即所谓良性转移)。骨巨细胞瘤为低度恶性或潜在恶性的肿瘤。虽然骨巨细胞瘤发病率较低,但也不容小觑,难以被诊断,而且会持续腐蚀骨头。

骨巨细胞瘤是如何"吃空"骨头的? 体积较大的细胞急剧增长,易导致肿瘤内出血和压痛感,局部皮肤温度也随之升高,肿瘤穿破皮质可侵入软组织,从而出现肿块。生长在中轴骨的肿瘤不仅仅导致疼痛,而且也会压迫或侵犯相邻结构,从而出现相应的症状。

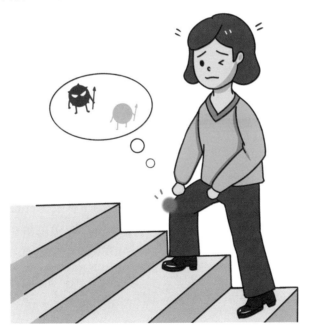

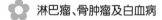

本病多在 20～50 岁发病,女性发病率高于男性。骨巨细胞瘤的原发部位多在骨骺,随病灶的扩大逐渐侵及干骺端。骨巨细胞瘤多侵犯长骨,以股骨下端及胫骨上端为最多。

(1)分度

瘤组织血供丰富,质软而脆,似肉芽组织,有纤维机化区及出血区,按良性和恶性程度分为三度:一度为良性,巨细胞很多,少有细胞分裂。二度介于良性或恶性之间,间质细胞较多,巨细胞较一度为少。三度为恶性,发生少,间质细胞多,细胞核大,形态如肉瘤,细胞分裂多,巨细胞少而小,核数目也少。一、二度可转化为三度。

(2)临床表现

骨巨细胞瘤病变范围较大者,疼痛为酸痛或钝痛,偶有剧痛及夜间痛,是促使患者就医的主要原因。部分患者有局部肿胀,可能与骨性膨胀有关。病变穿破骨皮质侵入软组织时,局部包块明显。患者常有压痛及皮温增高,皮温增高是判断术后复发的依据之一。毗邻病变的关节活动受限。躯干骨发生肿瘤,可产生相应的症状,如骶前肿块可压迫骶丛神经,引起剧痛,压迫直肠造成排便困难等。

(3)诊断要点

1)临床上有关节疼痛,肿瘤接近关节腔时,出现肿胀、疼痛和功能障碍。

2)X 射线提示为病灶位于干骺端,呈偏心性、溶骨性、膨胀性骨破坏,边界清楚,有时呈"皂泡样"改变,多有明显包壳。

3)病理检查发现肿瘤由稠密的、大小一致的单核细胞群组成,大量多核巨细胞分布于各部,基质中有梭形成纤维细胞样和圆形组织细胞样细胞分布。

(4)治疗

以手术切除为主,应用切刮术加灭活处理,植入自体或异体松质骨或骨水泥。本病复发率高,对于复发者,应做切除或节段截除术或假体植入术。

1)局部切除:骨巨细胞瘤切除后,若对功能影响不大,可完全切除,如腓骨上端、尺骨下端、桡骨上端、手骨、足骨等。

2)刮除加辅助治疗:刮除可降低肿瘤的复发概率。可用药剂涂抹刮除后的肿瘤空腔表面,可以降低局部的复发概率,也可以用冷冻式热疗,例如,骨水泥填充,所释放的热量不仅可以杀灭残存的肿瘤组织,而且可以预防复发,降低并发症。

3)切除或截肢:骨巨细胞瘤如为恶性,范围较大,有软组织浸润或术后复发,应根据具体情况考虑局部切除或截肢。有的肿瘤切除后,关节失去作用(如股骨颈),可考虑应用人工关节或关节融合术。

4)放射治疗:骨巨细胞瘤手术不易操作,或切除后对功能影响过大者(如椎体骨巨细胞瘤),可采用放射治疗,有一定疗效。少数患者骨巨细胞瘤放疗后可发生恶变。经手术或放疗的患者,应长期随诊,注意有无局部复发、恶性改变及肺部转移。

骨巨细胞瘤早期会出现关节部位疼痛,当病情发展到一定程度时,疼痛感越来越显著,有时局部出现肿胀或肿块。随着肿瘤逐渐增大,肿胀问题愈加严重,甚至关节功能发生障碍。之所以会出现此问题,是因为长骨骨端肿瘤出现浸润反应,使得关节部位塌陷或较薄弱。无论是儿童还是年轻人,一旦有以上症状应及时去医院做检查,以免错过最佳治疗时机。即使被确认为骨巨细胞瘤也不要自暴自弃,早期可通过手术方式根除,最大限度保留自身关节,促进剩余肢体功能恢复。

6. 骨肿瘤导致的骨质下降和骨质疏松是一回事吗?

骨组织有正常的钙化,钙盐与基质呈正常比例,骨质疏松症是一种以骨量低、骨组织微结构损坏,导致骨脆性增加,易发生骨折为特征的全身性骨病。它的主要特征是骨矿物质含量低下、骨结构破坏、骨强度降低、易发生

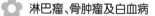

骨折。骨折常发生于股骨颈、桡骨和腰椎骨。疼痛、驼背、身高降低和脆性骨折是骨质疏松症的特征性表现,但有许多骨质疏松症患者在早期常无明显的感觉。

(1)骨质疏松症的分类

1)原发性骨质疏松症:Ⅰ型一般发生在女性绝经后 5~10 年内;Ⅱ型一般指 70 岁以后发生的骨质疏松;特发性骨质疏松症主要发生于青少年。

2)继发性骨质疏松症。

💧 服用影响骨代谢的药物:如服用糖皮质激素、噻唑烷二酮类药物、抗癫痫药物、促性腺激素释放激素类似物、质子泵抑制剂、芳香化酶抑制剂、抗病毒药物和过量甲状腺激素等,导致的骨质疏松。

💧 影响骨代谢的各种原发疾病:如甲状旁腺功能亢进症、糖尿病及慢性肾衰竭等引起的骨质疏松。

(2)骨质疏松症的表现

1)疼痛:腰背酸痛或周身酸痛,负荷增加时疼痛加重或活动受限,严重时翻身、起坐及行走均有困难。

2)身高降低和驼背:脊柱变形在骨质疏松严重者中常见。椎体压缩性骨折会导致胸廓畸形,腹部受压,影响心肺功能等。

3)脆性骨折:非外伤或轻微外伤发生的骨折,是低能量或非暴力骨折,如从站高或小于站高处跌倒或因其他日常活动而发生的骨折。常见部位为胸椎、腰椎、髋部、桡骨、尺骨远端和肱骨近端。

(3)骨肿瘤导致的骨质下降

某些抗肿瘤治疗,通过增加骨吸收,导致骨质流失。这种骨质流失可使骨质疏松的风险明显增加,降低骨强度而增加骨折的风险,影响生活质量,甚至导致死亡。肿瘤相关的治疗中,如芳香化酶抑制剂治疗、骨髓移植及继发于化疗卵巢衰竭的骨质流失,要比绝经后女性或老年男性骨质疏松进展的速度更快,可能高达正常的 10 倍以上。

7. 恶性骨肿瘤的发病相关风险因素有哪些?

骨和软组织肉瘤较其他肿瘤发病率低,原发性骨肿瘤及软组织肉瘤占成人所有恶性肿瘤的 1%,占儿童所有恶性肿瘤的 15%。最新的研究数据表明,骨肉瘤(35%)、软骨肉瘤(30%)和尤因肉瘤(16%)是常见的 3 种原发骨肿瘤。其中骨肉瘤和尤因肉瘤好发于儿童和青少年,软骨肉瘤好发于成人,虽然他们的占比比较低,但恶性程度高,易发生转移,影响患者的生存质量。

风险因素是任何影响你患癌症等疾病的机会的因素。不同的癌症有不同的风险因素。例如,在强烈的阳光下暴露皮肤是皮肤癌的风险因素。吸烟是肺、口腔、喉、膀胱、肾和其他几种器官患癌的风险因素。但是,有 1 个或几个风险因素,并不意味着你一定会患上癌。大多数患有恶性骨肿瘤的人没有任何明显的风险因素,只有极少数的骨肿瘤(尤其是骨肉瘤)似乎与遗传因素有关,可能由某些基因的缺陷(突变)所致。

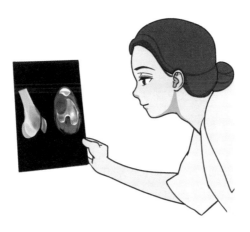

（1）基因突变

1）骨肉瘤:患有某些罕见遗传性综合征的儿童患骨肉瘤的风险增加。

Li-Fraumeni 综合征患者更易患某些类型的癌症,包括乳腺癌、脑肿瘤、骨肉瘤和其他类型的肉瘤。大多数的病例都是由 *p53* 肿瘤抑制基因的突变引起的,但有些是由基因 *CHEK2* 突变引起的。

另一个使人们更容易患某些癌症(包括骨肿瘤)的综合征是 Rothmund-Thomson 综合征。患这种综合征的儿童身材矮小,有骨骼问题和皮疹。这种综合征是由基因中的 *REQL4* 的异常变化引起的。

儿童视网膜母细胞瘤是一种罕见的遗传性癌症。视网膜母细胞瘤的遗传形式是由基因突变引起的(异常的 *RB1* 基因拷贝)。有这种突变的人患骨或软组织肉瘤的风险也增加。此外,如果用放射疗法治疗视网膜母细胞瘤,眼睛周围骨骼发生骨肉瘤风险就大为增加。

还有些家庭,有好几位家族成员患上了骨肉瘤,但没有任何已知基因的遗传性改变,原因可能是这些家族中导致癌症的基因缺陷尚未被发现。

2）软骨肉瘤:多发性骨软骨瘤综合征是一种遗传病,表现为骨骼上的很多突起。这些突起主要由软骨构成。它们可能会导致疼痛、骨骼变形和（或）骨折。这种疾病是由 3 种 *EXT1*、*EXT2*、*EXT3* 基因突变中的任何一个引起的。这种患者患软骨肉瘤的风险增加。

内生软骨瘤是一种长入骨骼的良性软骨肿瘤,如果患者长有多个这种肿瘤则被称为多发性内生软骨瘤病,他们患软骨肉瘤的风险会大大增加。

3）脊索瘤:脊索瘤似乎在一些家庭中遗传,但这些遗传基因尚未被发现,但家族性脊索瘤已发现和 7 号染色体的变化相关。

有结节性硬化症遗传综合征的患者,似乎在儿童时期患脊索瘤的风险较高,结节性硬化症遗传综合征可能由任一基因 *TSC1* 和 *TSC2* 的缺陷（突变）导致。

（2）佩吉特病

佩吉特病是一种良性的癌前病变,影响一个或多个骨骼。它导致异常骨组织的形成,是一种主要在50岁以上人群发病的疾病。受影响的骨组织变重、增厚,它们比正常骨脆弱,更容易骨折。大多数时候佩吉特病并不会危及生命。约1%患有佩吉特病的患者会患上恶性骨肿瘤(通常是骨肉瘤),这些患者通常有许多骨骼受到影响。

(3)电离辐射

暴露在电离辐射下的骨骼也可能有更高的患恶性骨肿瘤的风险。典型的骨骼X射线检查并不危险,但暴露在大剂量的辐射下确实有风险。例如,治疗癌症的放射疗法可能导致治疗部位的新发骨肿瘤形成。年轻时接受治疗,或者接受高剂量的辐射治疗(通常超过60戈瑞)会增加患恶性骨肿瘤的风险。镭和锶等放射性物质也会导致恶性骨肿瘤,因为这些物质会在骨骼中沉积。

非电离辐射,如微波、电力线、手机和家用电器的电磁场,不会增加恶性骨肿瘤发生风险。

(4)骨髓移植

据报道,一些接受骨髓移植(造血干细胞移植)的患者患上了骨肉瘤。

(5)骨损伤

人们一直怀疑骨损伤会导致癌症,但这一点从未得到证实。许多恶性骨肿瘤患者都记得他们骨头的一部分曾经受损,但大多数医生认为这并不是导致癌症的原因,而是癌症使他们想起了这件事,或是损伤使他们注意到了那块骨头。

8. 你知道是什么导致了
恶性骨肿瘤吗?

大多数恶性骨肿瘤的确切病因尚不清楚。然而,科学家发现恶性骨肿瘤的发生与许多情况有关,这一点在风险因素小节中有所描述。然而,大多数患有恶性骨肿瘤的人没有任何已知的风险因素。科学家们正在研究以进一步了解这些癌症的病因。

DNA 携带了几乎所有细胞的指令。通常我们看起来像我们的父母,是因为我们的 DNA 来源于他们。然而,DNA 不仅仅影响我们的外表,它还可能会影响我们患上某些疾病的风险,包括某些癌症。DNA 被细分成称为基因的单位。基因携带生成蛋白质的配方,这些蛋白质决定所有细胞的功能。有些基因含有控制我们细胞生长和分裂的指令。促进细胞分裂的基因称为癌基因,减慢细胞分裂或使细胞在适当时间死亡的称为抑癌基因。癌症可由激活癌基因或灭活抑癌基因的 DNA 突变(缺陷)引起。有些癌症患者有从父母那里继承的 DNA 突变,这些突变增加了他们患这种疾病的风险。导致某些遗传性骨肿瘤的 DNA 突变是已知的,在许多情况下,遗传基因检测可以用来检测某人是否有这些突变之一。

大多数恶性骨肿瘤不是由遗传性 DNA 突变引起的。它们是人一生中所有突变的结果。这些突变可能是由于暴露于辐射或致癌化学物质引起的,

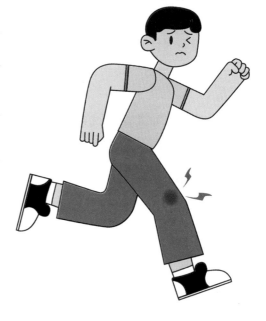

但大多数情况下都是没有明显的原因导致的。这些突变只存在于癌细胞中,因此,不会遗传给患者的孩子。

9. 哪个年龄段的人更容易 得骨肿瘤?

骨肿瘤也叫骨癌,骨癌指发生在骨与软骨的恶性肿瘤性疾病,主要包括骨肉瘤、软骨肉瘤、尤因肉瘤、骨髓瘤、转移性骨肿瘤等。不同类型的骨肿瘤好发的年龄段不同,主要如下。

(1)骨肉瘤

骨肉瘤为最常见的原发性骨肿瘤,好发于 10 ~ 20 岁。

(2)软骨肉瘤

软骨肉瘤多见于成人,30 岁以下少见,35 岁以后发病率逐渐增高。

(3)尤因肉瘤

尤因肉瘤多发生于儿童,常见部位在长骨骨干、骨盆以及肩胛骨。

(4)浆细胞骨髓瘤

浆细胞骨髓瘤多发生于 40 岁以上的男性。

(5)转移性骨癌

转移性骨癌发病年龄与原发肿瘤的发病年龄相关,一般多见于老年人。

10. 如何照顾骨肉瘤患者？

骨肉瘤病痛一直都在折磨着患者，患者因此身心受到严重的打击。为了能让患者早日恢复健康的身心，正确地照顾骨肉瘤患者是很重要的。

(1)疼痛护理

痛觉是机体自我保护的一种反射机制。疼痛能影响机体局部或整体的功能，给患者带来痛苦，甚至危及生命。骨肉瘤患者的疼痛十分强烈，影响日常生活、休息。根据患者的情况，我们把减轻疼痛放在首位，在患者口服药物止痛的同时，与患者加强交流，准确判断患者的疼痛程度及疼痛规律，教给患者对疼痛的评估方法、用药注意事项等，提高患者的自控能力，缓解疼痛，保证患者的休息。

具体可以用如下几种方法。

1)疼痛往往会给患者带来负面情绪，我们可以让患者深呼吸或转移注意力，使其精神放松，如可以让他们看电影、听音乐、看小说等。

2)注意观察患者的表情变化并结合其原发症状，将信息及时有效地反馈给医生来调整治疗方案。可以用毛巾包裹冰袋对疼痛部位进行冷敷，也可以对其疼痛部位进行按摩。

(2)心理护理

患者常对疾病感到恐惧，我们应主动与其交谈，强调良好的心理状况对疾病治疗的积极作用，训练患者使用放松法、分散注意力法，减轻患者对疾病的关注程度，基本能够保持稳定的心态，配合治疗。另外，家属应配合医生为患者营造温馨、舒适的生活环境，当患者出现焦虑不安、紧张、抑郁、恐惧等负面情绪时，家属和医生应当为患者进行正确的心理疏导和干预。

（3）饮食护理

恶性肿瘤可以造成恶病质,出现体重减轻、食欲下降、乏力等症状。家属和医生应该鼓励患者少食多餐,医生必要时也可以给予刺激食欲的药物。家属应给患者提供高热量、高蛋白、清淡、易消化的食物,可以让患者及时补充蛋白质、维生素、微量元素等。

11.骨头上摸到包块伴疼痛,可能是骨肿瘤吗?

在日常生活中很多人会无意间在自己身上摸到一个硬硬的肿块,仔细想想好像也想不起来什么时候自己长了个这小玩意儿? 一些中老年朋友也时常抱怨骨头痛,往往以一句"看样子是真的老了……"带过,却并没有放在心上。骨头上摸到包块伴疼痛其实就是身体所折射出的信号,虽然不用过度紧张,但还是应该引起重视! 引起骨头疼痛的原因很多,常见的有以下几种。

（1）生理性疼痛

生理性疼痛是在身体发育过程中会出现的一种疼痛,这也是大多数青少年骨骼疼痛的主要原因。这种生理性的疼痛是在发育的过程中,身体发育迅速,并且骨骼的结构和骨质出现了改变,但周围的软组织还不能够适应这种改变,因此,对骨骼产生了一定的束缚引起的疼痛症状。生理性的骨头疼痛并不需要在意,一般不会太过剧烈,一段时间后就会消失。

（2）关节炎

关节炎在人们生活中是时常发生的,主要以退行性改变为主,除此之外也有可能是其他疾病引起的炎症,患者需要区别这些疾病引起关节炎的具体表现。比如退行性改变引起骨关节炎的时候,会以关节活动障碍为主要

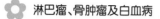

表现,并且同时伴随着骨骼的老化,而如果是疾病引起的关节炎问题,通常会出现不同程度的全身症状。

(3)骨膜炎

骨膜炎属于一种无菌性的炎症,发病可能和劳损或者创伤有关,主要是外界刺激对骨膜造成损伤之后引起的,因此和细菌感染无关。这种疾病一般在夜晚疼痛的程度比较剧烈,但是在休息之后就可以缓解,患者在发病过程中局部还会出现软组织的红肿、发热的症状。

(4)缺钙

骨骼缺钙时也会有疼痛情况出现,这是因为钙物质属于骨骼必不可少的成分,是维持骨骼结构的重要物质,而如果缺钙,就有可能会导致大量的骨质分解、转化,由此,就会引发骨质疏松。而在骨质不能够得到保障的时候,骨骼结构也会随之改变,除了更容易出现损伤之外,在日常生活之中,骨骼疼痛问题也会越来越严重。

(5)运动过度

日常生活中,有的人运动过度之后,就会出现长期的骨骼疼痛。这其实和运动强度有关系。运动虽然对身体有一定的好处,但是过度活动会导致关节磨损越来越严重,因此,就容易诱发骨关节的疼痛症状。而且在长时间活动之后,人体还会出现大量的乳酸代谢物,这些物质堆积在骨骼部位,引起骨骼的酸痛问题。这种情况的疼痛症状一般会持续数天到一周。

(6)骨肿瘤

如果以上可能性都不大,那就要警惕是骨肿瘤了。

骨骼也是会疼痛的,而在出现骨骼疼痛的时候,首先需要考虑的就是疾病问题。这是因为可能引发骨骼疼痛的各种疾病都较为严重,并且预后不佳,只有在早期的时候有效地排查各种疾病,才能够减少疾病带来的风险。如果在早期已经出现了疾病表现,就需要到医院进行检查,避免忽略引起症状的根本原因。所以,朋友们以后发现自己或者身边的亲戚朋友再说骨头痛时,千万不要大意呦!

12. 骨肿瘤都有哪些治疗方式? 该如何选择?

楼上的老王骨头痛了大半年一直没当回事,结果越来越痛,吃药、贴膏药都不管用,过年儿子回来后,拗不过儿子他就去医院检查了一下,初步诊断是"骨肿瘤"。老王吓坏了,心里一下子没了主意,不知道怎么办好,一个劲地问医生怎么治,能治好吗……骨肿瘤是一类病的统称,不同的骨肿瘤也就有着不同的治疗方式。不同病理类型有不同的治疗原则,即使同一种病理类型,也可因患者年龄、发病部位的不同而导致治疗方式不同。那么骨肿瘤都有哪些治疗方式呢?

(1)观察

对于一些无症状的良性骨肿瘤和瘤样病变可暂观察。但观察不是消极对待,应定期复查。如出现症状,及时采取相应治疗措施。

(2)手术

手术是多数骨肿瘤的基本治疗方法。根据切除缘与肿瘤的距离将手术分为4种级别:①病变内切除;②边缘性切除;③广泛性切除;④根治性切除。以上切除的范围依次扩大,具体的选择要通过全面的检查后再决定。其中对于恶性骨肿瘤来说需行广泛性或根治性切除,可采用保肢术或截肢术。保肢术顾名思义是指将肿瘤及宿主骨一起整块切除,然后行各种方法的肢体重建,包括骨与关节的重建(骨移植、骨延长、假体置换肿瘤骨灭活再植以及关节融合等)和软组织的重建(肌肉转位、皮瓣、神经血管移植等),以更好地保存患肢功能。保肢术应严格掌握其适应证,必须保证各个部位均达到广泛性或根治性的切除边界,且重建后的肢体功能应不差于假肢,即要求

"生命安全,患肢有用"。达不到这种要求时,必须果断施行截肢术。

(3)化疗

自 20 世纪 70 年代以来,恶性原发性骨肿瘤的化疗取得了很大进展。对于骨肉瘤、尤因肉瘤、恶性纤维组织细胞瘤、骨髓瘤和恶性淋巴瘤,化疗已成为重要的治疗手段,

(4)放疗

放疗对某些恶性肿瘤有较好的疗效,但放疗只对放疗区内的肿瘤有效,只能作为一种局部治疗方法与其他方法联合使用。

骨肿瘤患者是可以选择各种方案来进行治疗的,但关键在于早期发现疾病时的治疗方案。如果能够在早期进行控制,一般即便是恶性肿瘤也能够成功切除,不容易转移或复发。而且为了保证患者的活动功能,在切除手术之后,患者依然要做好治疗工作,避免疾病复发,同时逐渐恢复自己的活动能力。所以,我们在碰到像老王这样的情况时,不要硬扛,一定要及时去医院检查,早发现、早治疗。这样才能早康复,摆脱疾病的困扰。

13. 如何确诊是骨转移瘤还是骨原发肿瘤?

身边的老李在单位体检时发现骨头上有问题,初步判断是肿瘤,但是分辨不出来是骨转移瘤还是骨原发肿瘤,体检医生建议去医院做进一步检查。老李很疑惑,这两个不都是骨头上的肿瘤,还有啥区别吗? 分辨它们有啥意义吗? 分辨当然是有意义的,因为它们的治疗方法截然不同,要想有好的治疗效果,是一定要弄清楚到底是什么的,所以当我们考虑疾病是骨肿瘤时,首先要确定它是骨原发肿瘤还是骨转移瘤。骨原发肿瘤可以毫无症状,有时是因其他原因行 X 射线片检查而被偶然发现。即使是恶性骨肿瘤,疼痛也可很轻微;但是疼痛越重,肿瘤为恶性的可能性越大。夜间疼痛多提示为

恶性肿瘤。疼痛突变剧烈,很可能是发生了骨折。肿瘤邻近关节时,可以引起活动障碍,也可因累及神经、血管而引起相应症状,比如手麻、酸痛等。恶性肿瘤可有消瘦、发热。症状持续时间的长短和症状发展的快慢对于判断肿瘤的良恶性具有一定意义。而发病年龄和患病部位对于骨原发肿瘤的诊断也有很大帮助。明确诊断是合理治疗的前提,那么怎么准确判断是什么呢?下面我们就来一一解答。

对骨原发性肿瘤的诊断一般按如下程序进行:首先要判断病变是否为肿瘤,其次判断其良恶性,最后确定其具体的病理类型。对于大多数骨原发性肿瘤,诊断必须坚持临床、影像和病理三结合的原则,违背此原则,单纯依靠其中任何一项都可能导致严重的后果。

(1)影像学检查

也就是俗称的"拍片",主要有 X 射线片、CT、MRI、骨扫描等。

1)X 射线片:X 射线片不仅可发现骨肿瘤,对于判断骨肿瘤的良恶性和病理类型也有重要作用,而且还有助于决定是否采取和采取何种进一步的影像学检查,因此,X 射线片是诊断骨肿瘤的最基本和首选的影像学检查方法。对可疑为骨肿瘤,尤其是恶性骨肿瘤者,应常规拍摄正侧位胸片,以便及早发现肺转移。

2)CT 平扫及静脉增强:可准确显示骨破坏的范围和程度、软组织肿块的大小,以及肿瘤的血运与周围血管的关系。对骨盆、脊柱、不规则骨及胸部的检查有较高的准确性。

3)MRI:具有组织分辨率高、多平面成像等特点。MRI 可以准确显示骨肿瘤在骨内和软组织的范围,以及骺软骨、关节软骨的破坏情况,并可早期发现邻近的跳跃转移灶。MRI 目前已成为恶性骨肿瘤手术,尤其是保肢手术不可缺少的术前检查。对于发现脊柱、骨盆等松质骨内的早期病变,MRI 比 X 射线片和 CT 更具有优势。

4)骨扫描:用于早期发现骨转移灶,多采用^{99m}Tc-MDP 行全身骨扫描。

(2)病理学检查

也就是常说的"活检"。

活检分为两大类,一是闭合活检,二是切开活检,原发性骨肿瘤多采用套管针活检和切取式活检。一般会对标本使用 HE(苏木精-伊红)染色,必要时会行免疫组化、电子显微镜等检查,若行肿瘤切除则应对完整的标本重新病理检查,以免遗漏。

骨转移瘤一般是指继发性骨肿瘤,是通过血液循环或淋巴循环转移而来。常见的原发性肿瘤有乳腺癌、肺癌、前列腺癌等。一般病情发展到此,多见于晚期,但其不直接威胁患者生命。转移后患者的生存期也不尽相同。一般临床症状常以疼痛出现。累及关节功能区时可影响患者的肢体功能、生活质量。治疗上可以采用放疗止痛、促进骨修复等。诊断一般用骨扫描、磁共振检查来确定。

转移性骨肿瘤

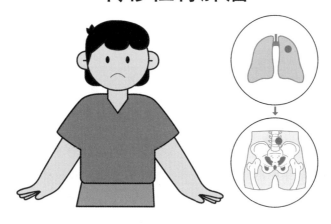

14. 如何预防骨肿瘤？

随着年龄的增长,养生是一个避不开的话题。养生的本质是延长生命,预防疾病的发生。养生不是老年人的专利,大家在日常生活中也应该多多注意自己的身体健康,随时观察自己身体的变化,这样才能在自己患上一些疾病的时候能够及时地发现并进行治疗。对于骨肿瘤这种疾病也是一样的道理。俗称骨癌的骨肿瘤预后不好,老百姓们谈"癌"色变。如果大家想要避免患上这种疾病的话,应该怎么做呢？以下我们整理了值得注意的几点。

(1)加强体育锻炼

日常生活中要多运动,运动可以增强体质,增强免疫功能,预防病毒、细菌和真菌感染。现已知许多肿瘤的发生和病毒感染关系密切,还有长期的慢性细菌感染也可使组织发生癌变,因此,发生感染后要及时到专业医院就诊,及时治疗。

(2)合理饮食

改变不良生活习惯,少吃或不吃亚硝酸盐浓度高的酸菜、咸鱼等。少吃苯并芘含量高的烘烤、熏制及油炸食品,少食带有较多黄曲霉毒素的发霉食物、发酵的食物。丰富的蛋白质饮食,可以有效地避免骨肿瘤的发生。摄取高氨基酸、高维生素、高营养食物,多食用有利于毒物排泄和解毒的食物,如绿豆、赤小豆、冬瓜、西瓜等。

(3)精神调理

不良情绪可造成身体功能紊乱,日常要保持性格开朗,心情舒畅,遇事不怒。

(4)避免和减少接触放射性辐射

X射线、镭、氢、锶、放射性同位素等电离辐射,都会诱使骨肿瘤的发生,尤其在青少年骨骼发育时期,应尽量减少和避免接触放射性物质。生活中电离辐射主要有3个方面来源:①医院内的放射科、放疗科;②火车站、飞机场的安检仪;③工厂里的某些探测仪。正常情况下这些电离辐射对我们人体危害并不大,但如果长期接触这些电离辐射势必会影响身体健康。

(5)避免接触有毒化学物质

化学致癌物种类繁多,主要有烷化剂(氯化乙烯、苯、丁二烯、致癌类烷化剂类药物、甲醛、环氧乙烷等)、亚硝胺及亚硝酰胺类化合物和某些类金属(砷剂、镍、钍等)。日常生活中的环境污染、农药、染料等都可能与之相关。因此,控制环境污染,加强对农药污染的控制和监测,避免机体和此类化学物质接触是预防重点。

(6)避免外伤

外伤是骨肿瘤的诱因之一,可能和某些骨肿瘤的发生有关。如手足部软组织肿瘤中的表皮样囊肿、腱鞘巨细胞瘤、血管球瘤、黏液囊肿、滑膜瘤、恶性黑色素瘤等都被怀疑与局部外伤有关。尤其青少年发育期,要避免长骨骺部外伤。

只要做到以上几点,不仅仅是"骨癌",患大部分癌症的概率也能大大降低。所以,你懂得怎么做了吗?

15. 治疗骨肿瘤需要把骨头切掉吗？

"大夫，我的骨头一定要切掉吗？""大夫，我能不手术吗？我不想身上少一块。"医院的骨科经常能听到这样的声音。很多患有骨肿瘤的病友需要手术治疗时都有一个类似的疑问：骨肿瘤手术是不是要截肢？一定要把骨头切掉吗？答案是否定的，随着恶性骨肿瘤新辅助化疗、放疗和靶向药物治疗的发展，保肢手术已成为恶性骨肿瘤最重要的手术方式。文献报道资料显示至少85%以上的骨肿瘤患者选择保肢手术进行治疗，而且成功率及术后疗效不断改善。自1980年以来，骨肉瘤患者总的5年生存率从20%提高到约60%以上。保肢手术包括两项关键技术，即肿瘤的根治性切除和骨缺损的有效重建。目前骨肿瘤切除术后修复重建方法有肿瘤骨灭活再植入技术、自体骨移植术、异体骨移植术、Masquelet技术、骨搬移延长术、人工假体置换术、新型生物材料重建术以及3D打印内植入物重建术等。

（1）肿瘤骨灭活再植入技术

肿瘤骨通过各种手段灭活后再植入原部位是骨肿瘤切除术后大段骨缺损可选择的重建方式。目前临床上比较常用的灭活手段包括：射线照射、液氮冷冻灭活、恒温65 ℃、10%高渗盐水灭活后30分钟等。灭活瘤骨回植与骨端能够实现稳定的骨性愈合，展现了良好术后效果，安全性较高。

（2）自体骨移植术

目前临床常用的重建方式为不带血管和带血管的腓骨移植。不带血管的腓骨移植操作简单，有文献报道指出应根据腓骨移植长度合理地选择是否使用带蒂腓骨移植，建议对骨缺损>7厘米者，选择带蒂腓骨移植。带血管腓骨瓣移植自20世纪70年代开始使用，已经逐渐广泛应用于肿瘤保肢手术的长骨缺损重建，明显提高四肢骨肿瘤的治疗效果，缩短骨愈合时间，减少术后并发症。

(3)异体骨移植术

同种异体骨移植是治疗四肢肿瘤术后骨干缺损的有效方法。同种异体骨重建后良好的骨愈合是通过稳定的内固定和供体接触面与截骨面精准匹配来实现的。有报道指出在重建后 2～3 年内,感染是同种异体骨取出最常见的原因。同种异体骨来源有限,大段骨缺损单纯同种异体骨重建有一定难度。

(4) Masquelet 技术

最初由 ACMasquelet 于 20 世纪 70 年代开发的 Masquelet 技术是一种分两阶段进行骨重建技术。第一阶段就是在骨肿瘤切除术后内固定稳定骨端,骨缺损处置入聚甲基丙烯酸甲酯(甲基丙烯酸甲酯)间隔物,后发生炎症反应,伴有炎性细胞浸润和水肿,逐步形成诱导膜。第二阶段去除间隔物,在诱导膜内植入自体松质骨修复骨缺损。

(5)骨搬移延长术

骨搬移延长术主要通过将截骨段向骨缺损方向牵拉诱导正常骨组织再生,从而填补大段骨缺损。骨搬移延长术是骨恶性肿瘤保肢治疗方式之一,通过骨搬移延长术可以实现生物重建而获得较好的远期预后。当然骨搬移延长术也存在一定问题,比如一般采用 Ilizarov 进行搬移,术后护理难度大,治疗周期长,有钉道感染风险。

(6)人工假体置换术

关节周围肿瘤保肢治疗后骨缺损重建主要采用人工肿瘤型假体置换。假体深部感染是肿瘤型假体最严重的并发症之一,深部感染可导致假体置换失败。人工肿瘤型假体可使患者获得早期稳定的关节、满意的外观和良好的关节功能活动。

(7)新型生物材料重建术

用于重建的生物材料要求强度高、成骨诱导、骨传导性好、能快速生成血管,且不引起任何免疫排斥反应或疾病传播。一些合成材料,如磷酸钙(CaP)基材料已成功应用于临床上的骨缺损治疗。

(8)3D打印内植入物重建术

3D打印制造技术能够有效适形匹配骨肿瘤切除后骨缺损的形态,并可通过假体-骨接触面的特殊制造技术促进假体-骨整合。3D打印可以制作具有多孔结构的复杂形状的植入物,多孔支架允许植入物内宿主骨的生长,以实现稳定的重建。3D打印内植入物重建的准确性提高,降低了同种异体骨、适应型假体与宿主截骨处不匹配的风险。

不同的重建策略均可用于肿瘤切除后骨缺损的修复重建,但各有其特定的适应证和禁忌证。临床上选择治疗方案时要综合考虑,选择最佳治疗方式以便取得最好治疗结果。

16. 为什么骨转移瘤患者原发病灶的治疗很重要?

很多朋友谈"癌"色变的根本原因就是发现肿瘤时往往已经到了晚期,这代表着基本上就是"九死一生"了。为什么不能早早地发现肿瘤呢? 我们知道大部分肿瘤早期是可以治愈的,但是肿瘤的早期往往没有什么特异性的表现。很多肿瘤患者都是因为别的地方出现问题去医院一检查才发现是肿瘤,比如肺癌、乳腺癌等出现骨转移的患者,往往是发现骨转移的地方出现疼痛才去就诊进而确诊。这部分患者治疗时常常发出这样的疑问:"为什么我是腰疼/腿疼/手痛,大夫却一个劲地治其他地方呢?""这个医生是不是水平不行?"原因当然不是这样的,就像河流的上下游关系一样,原发病灶是上游,转移瘤是下游,如果上游治理不好,那下游是不可能治理好的;就拿骨

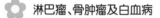

转移瘤来说,骨转移瘤患者原发病灶的治疗是很重要的。那么怎么治疗原发病灶呢?肿瘤原发病灶的治疗大致可分为三个类型。

(1)外科治疗

从人类开始发现和逐步认识肿瘤疾病起,外科治疗就是最早和最主要的治疗手段。目前外科治疗仍然是大多数实体肿瘤首选的、主要的治疗手段,甚至是一些肿瘤(大多数良性肿瘤和低度恶性肿瘤)唯一的治疗措施。其疗效远远优于单纯的放疗和化疗。它在肿瘤治疗中居主导地位,在大多数实体肿瘤的治疗中优先被选择。但外科治疗有一定的局限性,它只是一种局部治疗手段。有许多患者发现病变时,因肿瘤已累及一些重要器官而无法切除或已发生远处转移,从而失去了外科治疗的机会。外科治疗是早中期肿瘤最有效的治疗手段,同时它也是一些中晚期肿瘤综合治疗的一部分。外科治疗在肿瘤治疗中占有重要的地位。

(2)放射治疗

放射治疗是肿瘤治疗的重要手段,70%的肿瘤患者在治疗过程中需要接受放射治疗。根据放射治疗的作用可以分为根治性放射治疗(首选放射治疗)、综合治疗(术前、术后放射治疗,同步放化疗)、姑息治疗、减症治疗等。首选放射治疗的疾病有鼻咽癌、早期声门型喉癌。早期头颈部肿瘤放射治疗疗效与手术疗效相当,可以首选放射治疗。

目前,恶性肿瘤治疗后的5年生存率有所提高,生存率提高的原因,一是早期患者的比例升高,二是综合治疗的进步。综合治疗不仅是提高生存率,也是提高生存质量的主要研究课题。综合治疗不是简单的先手术,手术失败后再放射治疗,放射治疗失败后再化疗,而是目的明确、有根据、有计划且合理的综合治疗。

(3)内科治疗

在常见临床肿瘤的综合治疗中,内科治疗变得越来越重要。随着研究的不断进展,新药和新疗法的不断涌现,内科治疗已经和手术治疗、放射治疗并列,成为防治肿瘤的三个主要手段之一。内科治疗应遵循整个综合治疗的计划,有计划地、合理地在特定的阶段进行。对于早期病例,在手术治疗后辅以药物或免疫治疗,已有一些比较重要的成果。医生的任务是掌握和安排各种有效的治疗手段,提高疗效,治愈更多患者。内科治疗着眼于全身,通过药物治疗最大限度地杀伤肿瘤细胞和增进机体的免疫功能,待到肿瘤比较局限的时候应适当采用手术或放疗以进一步消灭残存的肿瘤,并积极扶正以争取治愈。近40年来,人们越来越明确综合治疗可以提高对常见实体瘤的疗效。例如,联合化疗、手术切除和局部放疗可以提高肾母细胞瘤、尤因肉瘤和神经母细胞瘤的治愈率,临床局限的乳腺癌在适当的局部治疗之后再给予内科治疗。多年来人们知道手术切除乳腺可以治愈乳腺癌,但将可见的肿瘤切除却有很多患者仍死于微小转移灶。在适当的局部切除或放射后应用内科治疗,包括细胞毒性化疗、内分泌治疗或化疗加内分泌治疗,可以提高这些患者的治愈率。辅助治疗在大肠癌、卵巢癌和淋巴瘤的治疗上也有很重要的地位。

解决问题要看根本原因,治病也是一样的道理。只有把源头治好了,我们才能有一个健康的好身体!

17. 骨肿瘤保肢术后,可能会出现哪些并发症或后遗症?应该如何进行术后锻炼?

刘大妈因为骨肿瘤做了手术,手术很成功,但因为术后没有护理好,导致又发生了感染,医生说这是术后并发症,费了九牛二虎之力才控制住感染。那么骨肿瘤保肢术后,可能会出现哪些并发症或后遗症呢?对于骨肿瘤来说,目前临床上常常采取手术治疗。而四肢恶性骨肿瘤主要以保肢手术治疗为主,手术后常见的有感染、血肿、关节僵直、肌肉萎缩、静脉血栓形成、异位骨化、伤口及骨愈合不良等并发症。那么如何防止术后并发症的发生呢?正确积极的卫生护理、合理营养的饮食、充分的睡眠等都能有效地防止并发症的发生。关于术后易发生的并发症,例如,关节僵直、肌肉萎缩、静脉血栓形成这些导致功能改变的并发症,我们可以通过术后锻炼来减轻。

在无痛条件下,手术后 1~3 天,采用被动运动方式,主要锻炼患肢肌肉的收缩运动,关节活动角度为 0~30°,每天 2 次,按照患者的情况每天增加 5°~10°;在此期间,需要避免影响骨骼肌肉稳定性的活动。手术后 4~10 天,引流管拔除后,可被动做肢体远端的关节锻炼。手术后 3 周,可进行被动手术部位远近侧关节的轻度活动,避免做肢体负重的活动。手术后 4~6 周,可进行全身的肌肉及重点关节活动,可采用肌力连续运动监测仪检测患者的运动状况,并可逐渐加大活动量及范围;根据患者具体情况采用被动运动方式,可借助一些辅助器械或在他人帮助下完成关节、肢端的活动或主动运动方式的康复训练。对上肢而言,主要活动部位包括指、肘、腕、肩关节,适当做些日常活动;对于下肢而言,我们需要逐步端正步态,依照患者的身体情况在限制速度的情况下被动、主动步行。

总之,保肢手术最重要的是保护肢体功能,确保提高患者生存质量,因此,手术后肢体功能康复训练十分重要。你现在了解了吗?

18. 骨肿瘤的放疗是怎么回事?

"医生,放疗是个什么东西?是不是跟用火烤一样?放疗有什么不好的反应?隔壁病友放疗的地方皮肤好黑呀,嘴巴也烂了,看着好痛,需要怎么做才能不发生这种情况?"我们常常能在骨肿瘤的放射治疗过程中听到这样的问题。那么哪些骨肿瘤需要放疗?需要多长时间?副作用是什么?现在就这些问题给大家一一解答。

(1)适应证

目前的统计表明,约70%的恶性肿瘤患者在疾病发展的不同阶段需要放疗控制。临床上可以放疗的骨肿瘤主要有骨肉瘤、骨巨细胞瘤、恶性纤维组织细胞瘤、横纹肌肉瘤、尤因肉瘤、脊索瘤等。

（2）放疗所需时间

根据肿瘤性质和治疗目的,放疗分为根治性放疗、术前放疗、术后放疗、姑息性放疗。不同目的的放疗完成所需时间各异,下面分别详述。

1）根治性放疗:单独用放疗手段控制,甚至治愈肿瘤。部分肿瘤,如鼻咽癌、喉癌、扁桃体癌、舌癌、恶性淋巴瘤、宫颈癌、皮肤癌等单独放疗可治愈。另外,肿瘤生长的部位无法手术,或患者不愿手术者也可单独给予根治性放疗。根治性放疗时放疗剂量一定要用够量,否则会留下复发的隐患。一般需要6～7周完成。

2）术前放疗:因肿瘤较大或与周围脏器粘连无法手术,术前先给予一部分剂量放疗,缩小肿瘤利于手术。一般需要3～4周完成,放疗后休息3～6周再手术。此放疗后休息是为了正常组织修复放疗反应,同时使肿瘤进一步退缩利于手术切除。在放疗和休息期间癌细胞在逐渐死亡,不要担忧因手术推迟癌细胞会生长。

3）术后放疗:因肿瘤生长在特殊部位,或与周围脏器粘连无法完全切除,这些残留肿瘤术后会复发和转移,所以术后应该放疗消灭残存癌细胞。放疗时间根据残存肿瘤多少而定。如果残存肿瘤较多,肉眼就能看到有肿瘤残留,则术后放疗需要几乎与根治性放疗同样的时间和剂量。如果残存肿瘤较少,只有在显微镜下才能看到有癌细胞残留,一般需要根治性放疗剂量的2/3剂量即可,一般需4～5周。

4）姑息性放疗:因肿瘤生长常引起患者痛苦,如骨转移疼痛、肿瘤堵塞或压迫气管引起呼吸困难、压迫静脉引起血液回流障碍致水肿、脑内转移引起头疼、肿瘤侵犯压迫脊髓有引起瘫痪危险等,给予一定剂量放疗可缓解症状减轻患者痛苦。放疗剂量、次数、时间根据肿瘤部位和目的而异。

（3）放疗的副作用

放疗利用放射线杀灭肿瘤,这种高能的放射线肉眼看不到。射线在杀灭肿瘤细胞的同时,对照射范围内的正常细胞也有损伤。正常组织的这种放射损伤在放疗结束后会逐渐恢复。在放疗刚开始时患者不会出现放疗所

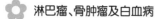

致的痛苦,但随着放疗的继续进行,癌细胞坏死程度在逐渐加大,正常组织细胞损伤程度也会增加,这时会出现相应正常组织损伤的表现,这种现象叫放疗的急性反应(如放疗性食管炎,患者会感到吞咽时食管疼痛等)。

当我们对放疗有一个初步的了解后,就能明白其实放疗就是一个普通的治疗手段,并没有大家想象的那么神秘,只要它能治好我们的病,那么我们就应该合理地使用它,而不是将它视为"洪水猛兽"。

19. 骨肉瘤保肢术后的患者应如何随访复查?

在所有的疾病治疗过程中,总有一些患者在所有的治疗结束后还是很担心自己的病情,甚至为此吃不上饭,睡不成觉,老在想着"哎呀,我的病到底好了吗?""万一我以后又有问题了怎么办?"等诸如此类的念头。而骨肉瘤作为一种恶性程度很高的肿瘤,得此病的患者更是焦虑。不过大家不用担心,治疗结束后的随访和复查就是专门解决这一问题的。

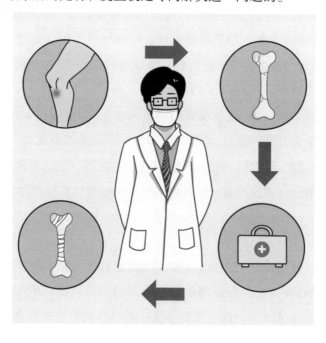

和很多疾病一样,骨肉瘤不仅需要科学合理的治疗方案,术后随访也是有很多"讲究"的。随着人们对医学知识了解水平的提高,大家对"术后随访"一词已不再陌生,并能充分认识到术后随访的重要性,但仍有少部分人自认为"久病成良医",以为随访只是随便看看有没有复发,没有遵从医生制定的随访方案,时间长了就容易出问题。那么,骨肉瘤术后为什么需要随访? 随访都检查哪些项目? 多久随访一次呢? 今天,我们就带大家好好了解下骨肉瘤术后随访那些事儿。

（1）随访的目的

　　1)骨肉瘤是一种好发于青少年的高度恶性肿瘤,高局部复发率和高远处转移率是其重要的两个肿瘤学特征。定期随访的首要目的就是通过局部和全身的检查来及时发现复发和转移病灶。

　　2)骨肉瘤手术创伤大、恢复时间长,术后往往需要长期康复锻炼。因此,定期随访的第二大目的就是对患者进行肢体功能康复锻炼的指导,如关节活动度、步态训练等,以期最快速地实现肢体功能完全恢复。

　　3)骨肉瘤术后可能会面临多种并发症,如切口感染、不愈合等近期并发症,以及假体周围骨折、假体松动等远期并发症,通过定期随访可早期发现并发症并及时治疗。

（2）随访项目

　　1)局部情况:包括病灶局部的体格检查、局部 X 射线检查。这些检查是每次随访均需要做的项目,有助于发现局部复发。如怀疑复发,则需加做局部 CT 检查。

　　2)全身情况:包括胸部薄层 CT 及化验检查(血常规、肝肾功能、碱性磷酸酶、乳酸脱氢酶等)。其中,胸部薄层 CT 是必须检查的项目,有助于早期发现远处转移。如怀疑转移,则需进行全身骨扫描,区域淋巴结彩超、磁共振、PET-CT 等检查。

　　3)肢体功能训练指导:在每次随访时,医生会评估肢体功能恢复情况,及时调整肢体功能锻炼方案,指导患者如何进行下一步功能锻炼。

（3）随访频率

术后 2 年内，每 3 个月一次；术后第 3 年，每 4 个月一次；术后第 4、第 5 年为每 6 个月一次；若 5 年内没有复发和转移，则可认为疾病基本临床治愈，可以每年随访一次，直至术后 10 年。

相信通过介绍，大家已经很清楚术后随访的重要性和相关要求了。总之，战胜骨肉瘤不仅需要医生制订合理的治疗方案，更有赖于患者对疾病的重视和警惕，别让肿瘤"有机可乘"。通过科学合理的术后随访观察，及时发现问题、面对问题、解决问题，战胜骨肉瘤是完全可能的！

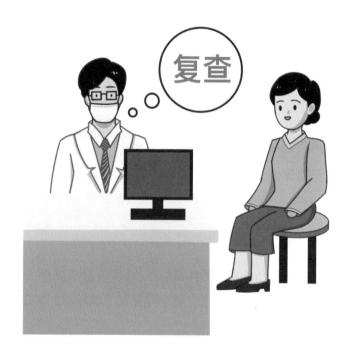

20. 面对肿瘤骨转移,我们该如何应对?

盖过房子的朋友们都知道,房子盖好不倒的原因就是水泥中的钢筋在支撑,而骨骼就像支撑高楼大厦的钢筋一样撑起了我们的身体。如果钢筋出了问题大楼会随时面临倒塌的风险,我们的身体同样如此。现在就肿瘤骨转移的发生、临床表现、诊断、预防等方面逐一阐述。

(1)肿瘤骨转移的发生机制

从定义上讲,肿瘤骨转移是指某些原发于骨组织以外的恶性肿瘤经血行转移(少部分经淋巴转移)至骨组织,定植后逐渐形成新的肿瘤病灶,破坏正常骨组织,引起以疼痛、高钙血症、病理性骨折、神经压迫为主要表现的疾病。通俗地讲,某种原发性恶性肿瘤,如肺癌,原本与骨骼并无直接关系。但随着疾病进展,部分肿瘤细胞会从肺部原发病灶脱落,进入血液循环,到达骨组织,随着血管孔径变细,血液流速变慢,肿瘤细胞会沉降下来,在骨组织表面"安家",即形成了骨转移。当肿瘤细胞继续增殖,骨细胞的正常微环境会遭到破坏,进而骨组织会逐渐被肿瘤细胞蚕食。

(2)肿瘤骨转移的发生率

从过往经验来看,肿瘤骨转移往往发生在晚期癌症患者中,因过去医疗水平限制,这类患者大多数在确认骨转移发生前就去世了。但随着现今对各类原发肿瘤的控制越来越好,反而更多的肿瘤患者被发现出现了骨转移。对于多数肿瘤类型,如能够做到对骨组织的改变早发现、早手术,那么积极的治疗对肿瘤骨转移还是有效的。对于某些分期较晚,手术难以根治的部分原发肿瘤,发生骨转移可能性比较大。甚至很多患者就是以骨转移症状为首发症状前来就诊,经过系统检查才发现原发病灶,所以也不排除某些肿瘤起病早期就会发生骨转移。经过统计分析,常见的恶性肿瘤中,乳腺癌、前列腺癌、甲状腺癌骨转移发生率最高,为60%～75%,算是第一梯队;肺癌、肾癌、肝癌、恶性黑色素瘤次之,为20%～45%;消化道肿瘤比如胃癌、结直肠癌,以及妇科肿瘤也可能发生骨转移,发生率一般在10%以内。

中轴线——脊柱是人体运动最重要的一环,理论上讲,癌症患者的每一块骨头都有可能发生转移,但统计下来,脊柱是最容易发生转移的部位,尤其是胸椎;其次才是骨盆、四肢长骨、肋骨等。

(3)肿瘤骨转移的临床表现

1)疼痛:是肿瘤骨转移最常见的临床症状,特点是持续性的钝痛,并且进行性加重,夜间疼痛尤为明显。

2)肿块或局部肿胀:多见于四肢表浅部位,严重者可能影响邻近的关节活动。

3)病理性骨折:被肿瘤侵蚀的骨组织硬度降低,轻微外伤,甚至无任何诱因就可能发生骨折,进而出现疼痛明显加重、畸形、活动障碍。

4)脊柱转移性肿瘤还有一些特殊症状:脊髓和神经根是连接大脑和肢体的"高速公路",平时在健康脊柱的保护下高效运转,但如果肿瘤转移至脊柱,椎骨遭到破坏,坍塌变形,便可能压迫到周围的脊髓或神经根,神经根受压会引起其所支配区域疼痛、麻木、无力;而脊髓受压,则会引起受压平面以下躯干、肢体感觉减退,肌力下降,大小便异常,也就是常说的瘫痪。

(4)肿瘤骨转移的诊断

诊断肿瘤骨转移是一项系统工程,要结合患者肿瘤病史、临床症状、体征,开具合适的影像学检查和实验室检验,少数难以确诊的患者,可能需要接受穿刺活检做病理检查。有恶性肿瘤病史的患者,如果出现上述某一项或几项症状,一定要及时就诊,医生经过询问病史、体检,怀疑骨转移的话,需进一步做影像学检查,根据情况可能需要做X射线平片、CT、磁共振、骨扫描、PET-CT。这些检查各有侧重:X射线平片会帮助医生做一个初步快速的判断,可以发现病理性骨折、明显的骨质破坏,但敏感性较低;CT和磁共振能够发现更早期的转移病灶,磁共振在判断脊柱转移癌是否压迫神经上具有得天独厚的优势;骨扫描能够早期筛查全身骨转移;PET-CT 则能显示全身脏器及骨转移情况,利于对患者做出全面评估。做这些检查的同时,抽血化验肿瘤标志物、血钙、碱性磷酸酶等也可以辅助诊断。经过这些检查,大多数患者都可以明确是否发生骨转移,极少数不典型病灶可能需要进一步做穿刺活检,等待病理检查确定。

(5)肿瘤骨转移的预防

如果出现上文所述肿瘤骨转移的临床表现,希望患者要警觉,要防微杜渐,及时就诊。对于前面提到的容易发生骨转移的肿瘤,即便患者没有出现骨转移相关症状,我们也建议治疗开始的 5 年内,每年做骨扫描筛查,以便能早期发现、早期治疗。

很多患者听到骨转移就非常害怕,认为是癌症晚期的表现,觉得离死亡不远了。事实真的是这样吗?

其实大可不必这么认为。一方面,宏观上讲,即便确诊了骨转移,目前针对原发肿瘤治疗的药物越来越多,治疗效果也越来越好,肿瘤患者生存期的延长都是有确切的数据统计的;另一方面,针对骨转移病灶,我们也可以综合运用药物治疗、放疗、微创介入、开放手术等治疗手段,切实提高患者的生活质量,甚至对已经瘫痪的患者,经过我们及时的手术治疗,重新恢复站立、行走能力的例子也是不胜枚举。

所以,要科学面对肿瘤骨转移,既不能满不在乎、讳疾忌医,导致延误病情,错过最佳治疗时机,也不能心灰意冷、万念俱灰,要相信医生能够给你生活的勇气和底气,让你重拾信心与尊严。

21. 肿瘤骨转移应该如何治疗？平时怎么保护骨骼？

除了针对原发病灶的放化疗、靶向治疗、免疫治疗外,药物治疗、微创介入、开放手术,这些都是肿瘤骨转移的治疗方法。治疗性药物主要包括两大类,一类是双膦酸盐,如唑来膦酸、伊班膦酸钠等;还有一类新药地舒单抗,能够抑制骨破坏进程,一旦发现骨转移,应该马上应用。另外是针对骨痛的止痛药物,我们会根据疼痛评分按照阶梯给药的原则开给患者。放疗是骨转移治疗的重要一环,早期的骨转移首选立体定向放射治疗。目前的微创介入治疗方法有很多,一类是在 CT 或 B 超引导下,将探头精准置入骨转移病灶内,通过射频、微波等物理方法杀灭肿瘤;另一类是通过微创穿刺,在肿瘤形成的骨缺损处注入骨水泥,重塑骨骼的稳定性。开放手术多用于较为严重的,出现病理性骨折、脊柱失稳、神经压迫的骨转移患者,目的是重建病灶骨的稳定性,挽救神经功能。而且手术完成并不是治疗的结束,术后要继续联合应用药物、放疗。

肿瘤患者长期处于高消耗状态,容易出现贫血、低蛋白血症、消瘦、乏力,应加强营养,补充优质蛋白,提高免疫力和对治疗的耐受力。饮食注意少食多餐,多吃蔬菜、水果,预防便秘。适量的户外活动及正常饮食已经能够提供足够的维生素 D 和钙,而保护骨头更主要的是依靠双膦酸盐或地舒单抗,补钙的保健品并不是必需的。

三、白血病

1.白血病是怎么回事？有什么类型？

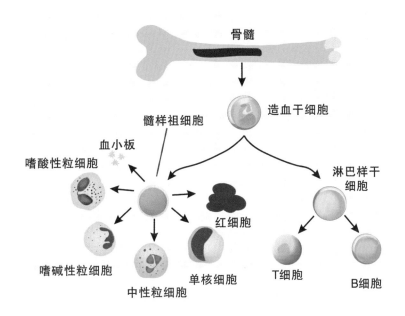

我们的身体是由数万亿个细胞组成的,细胞体积虽小,但包括了许多不同类型,我们的皮肤、头发和血液中都含有细胞。血细胞生成是一个特殊的过程,整个过程是在海绵状骨髓中进行的。骨髓就像一个生产血细胞的工厂,其中的干细胞将分化成为多种血细胞,包括白细胞、红细胞和血小板。每种细胞各司其职,白细胞发挥防御作用,红细胞将氧气从肺输送到所有组织,如有被割伤,血小板会帮助你止血。但有些细胞不能像预期的那样正常生长,干细胞在分化过程中会出问题,细胞 DNA 会出现有害突变。DNA 受损的细胞一般会凋亡,但有些受损细胞没有遵守这个规律,而是不受控制地不断复制,无法分化成熟,不能发挥正常生理功能,这些细胞就是白血病细胞。这些白血病细胞还能摧毁与它们邻近的正常细胞。

白血病是造血系统的癌症,是中国人易患的十大癌症之一,但是需要强调的是,白血病发病率位于儿童癌症之首。根据 20 世纪 80 年代我国流行病学调查统计,白血病在中国的年发病率为 3/10 万,每年新增 4 万多名白血病患者,其中儿童占 50%,以 2 ~ 7 岁的儿童居多。目前我国白血病的发病率肯定比这一数字高。一般来说,发达国家白血病发病率较欠发达国家高,城市发病率高于农村,污染地区发病率明显增高。另外,白血病的发病还呈现随着年龄增长而增多的趋势,多数白血病类型的发病高峰年龄在 50 岁以上,而急性淋巴细胞白血病发病高峰在 10 岁之前,尤其是 2 ~ 7 岁的儿童高发。

自从 1827 年白血病首次被报道以来,医学家们已经研究白血病将近 200 年,一直试图揭示白血病的本质,先后提出了各种各样的分类,这也说明白血病不是简单的一种病,而是包括许多亚类、亚型的一组异质性疾病。可以这么说,每一次新分类的提出,就是人类对白血病这种疾病本质的更进一步的深入认识。白血病根据它的自然病程和白血病细胞的分化成熟程度,可以分为急性白血病和慢性白血病,根据累及细胞的系列不同,急性白血病又分为急性髓系白血病和急性淋巴细胞白血病,慢性白血病又分为慢性髓系白血病和慢性淋巴细胞白血病。所以临床常见的是以下四种类型:急性髓系白血病、急性淋巴细胞白血病、慢性髓系白血病、慢性淋巴细胞白血病。急性白血病病情发展迅速,如果患者不经过有效治疗,存活期一般在数月,若通过化疗、靶向治疗等手段,较多患者可以达到临床缓解。慢性白血病病情发展相对缓慢,但可发展为急性白血病。

2. 白血病就是血癌吗？它的发生跟哪些因素有关呢？

白血病

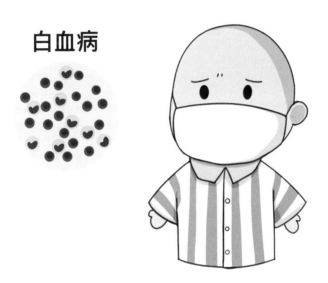

　　白血病是血液系统的恶性肿瘤之一，老百姓俗称为血癌，同人体其他器官的癌症一样，血液系统中的这个癌症也具有癌细胞的普通特性，如癌细胞进行性地、失去控制地异常增生。但和其他器官组织不同的是，血液无法切割。血液遍布全身，会将癌细胞带到人体的其他组织，损害人体各部分功能，相继出现有关的临床症状。当然了，血液系统本身的功能也会发生障碍。白血病已经困扰了人类非常久的时间。"医生，我这个病是什么引起的？"这是患者们最常问的一个问题，也是医生们最难回答的问题，更是医学家们最想弄清楚的问题。因为只要知道了导致某疾病的病因，就可以着手预防。随着现代医学的发展，人们对白血病的认识越来越深，对白血病的致病因素了解得也越来越多。虽然没有哪种原因明确说可以导致白血病，但是白血病的发生考虑和以下的因素有关。

（1）病毒感染

某些病毒可能会引起白血病的发病率升高。除了人以外，一些动物如鸡、猫、小鼠也会得白血病，在这些动物白血病组织中可以分离到导致白血病的病毒。在人类，目前已经肯定的是，一种叫作人类 T 细胞白血病病毒-1（HTLV-1）的病毒可以导致成人 T 细胞白血病（ATL）。

（2）电离辐射

电离辐射包括 α 射线、β 射线、γ 射线和 X 射线，以及中子等。大面积和大剂量照射可使骨髓抑制和机体免疫力下降，长期接触各种电离辐射的人，会增加白血病的患病概率。比如日本广岛原子弹爆炸后，当地居民的白血病发病率明显增高。有研究发现，以前防护条件差的放射科医生的白血病发病率也高。20 世纪 90 年代初英国和德国报道，在核电厂周围的儿童经常发生白血病。接受放射治疗的患者，放射治疗后白血病发生率增高。因此，上述提及的放射线被隶属于世界卫生组织（WHO）的国际癌症研究机构确定为 1 类致癌物，至于多少剂量会导致白血病，因人而异。

（3）化学因素

化学因素包括化学药物及毒物。首先是苯及其衍生物，苯被定为 1 类致癌物，也是一种有机溶剂。在煤炼焦过程中生成的轻焦油含有大量的苯，苯被用作汽油添加剂，装修材料和染发剂中含有苯，苯也存在于香烟的烟中，甚至自然界中，火山爆发和森林火险都能生成苯。可以说苯无处不在，仅仅是多少不同而已。其次是甲醛，它常被称为福尔马林。国际癌症研究机构在 2004 年将甲醛定为 1 类致癌物，可引发白血病。美国国立癌症研究所 2008 年报道，殡仪馆员工、解剖师，以及病理学家由于要长期接触福尔马林，容易患白血病。装修材料也含有甲醛，很多儿童在家庭装修后发生白血病。再次是烷化剂和细胞毒性药物，就是化疗药，比如烷化剂环磷酰胺是乳腺癌化疗的主要药物，乳腺癌患者经化疗后，白血病发病率增高。

（4）遗传因素

这里所讲的遗传因素，并不是指父母有白血病，子女一定会得白血病，而是指如果家族中有白血病病史的患者，家族中其他成员的发病率要高于其他人群，尤其是单卵双胞胎，如果一方得病，另一方得白血病的概率要远远高于普通人群。遗传性疾病患者得白血病的概率较正常人高，比如老百姓比较了解的遗传性疾病——唐氏综合征（规范称呼为21-三体综合征）。

（5）其他血液病

某些血液病最终可能发展为白血病，如骨髓增生异常综合征、淋巴瘤、多发性骨髓瘤等。

总之，白血病是综合原因造成的，具体到每一例白血病患者，很难确定导致其发病的确切原因是什么。但是，需要强调的是，随着我国工业化的进程，各种污染如食品污染、装修污染、环境污染，与目前白血病发病率增加不无关系，值得各方关注。

3. 白血病都有哪些症状?

白血病是骨髓等造血组织中的造血细胞发生了恶变，变成了白血病细胞，进行性地、不受控制地异常增生。白血病细胞首先在造血系统中聚集，随着血液循环再迅速遍布到全身各种脏器，人体的各大系统功能受损，出现有关的临床表现。首先血液系统本身，白血病细胞作为癌细胞，大肆掠夺机体的营养，具有增生的优势，从而抑制了正常血细胞的生成，血液中的三种正常血细胞数量减少。

发热是白血病中最常见的症状之一，主要是由于白细胞减少后患者的抗感染能力下降，继而发生各种感染。常见的感染有肛周感染、口腔炎、肺炎、扁桃体炎、软组织炎症等。可以是低热，但温度也可高达40℃以上，同时会有畏寒、出汗等症状。同时发热也可能是急性白血病本身的症状，即白血

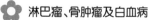

病细胞本身作为致热原引起体温升高。

红细胞的减少可导致贫血,表现为面色苍白、乏力、活动后心悸、头晕等。

血小板有止血功能,因此,血小板减少可导致患者出血。出血部位遍及全身,最常见的有皮肤瘀点、瘀斑,牙龈出血,鼻出血,甚至出现消化道、呼吸道、颅内等脏器大出血,女性月经异常也可能是首发症状。

人体的血液循环可使白血病细胞迅速遍布全身各大系统,医学上称为白血病的浸润表现。白血病细胞浸润会导致一些症状产生,如肝脾肿大、淋巴结肿大;累及中枢神经系统可引起头痛、颈项强直,甚至肢体瘫痪等;浸润骨关节系统,可出现骨痛、关节痛,易误诊为风湿病;浸润呼吸、消化、泌尿系统,可出现肺部弥散性或结节性改变,同时伴有胸腔积液、消化功能紊乱、蛋白尿、血尿;浸润生殖系统,男性可出现睾丸肿痛,女性可出现闭经或月经量过多;还可浸润皮肤和眼眶、泪腺及眼底等,患者可出现皮肤结节、肿块、斑丘疹及眼球突出、视力减退等。因此,感染、贫血、出血和浸润是白血病的四大临床表现,但具体到某个白血病患者,其临床表现千差万别。

■── 4. 做哪些检查可以确诊白血病? ──■

白血病的诊断,以及随后的治疗,需要在血液病专科,由血液科专科医生负责进行。医生根据患者的临床表现,通过询问病史、查体以后,会给患者做以下这些检查。

(1)血常规

血常规是检查血液病最基本、最重要的一项检查,简单但是很有意义。至于说查血常规能不能查到白血病,有可能,但不是绝对的,因为有些白血病白细胞特别高,比如白细胞正常值是$(4 \sim 10) \times 10^9/L$,如果没有原因的白细胞突然增高,远远超过$10 \times 10^9/L$,这种情况要警惕是不是白血病。但是不能说绝对是,因为除白血病以外,如果有感染,比如得了肺炎、急性化脓性扁

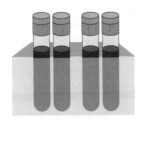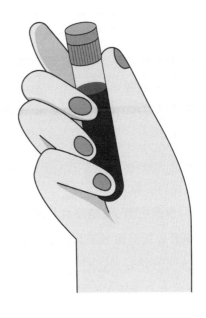

桃体炎,白细胞也可以升高,但是升高的白细胞质量不一样,所以如果查血常规白细胞增高,要做进一步检查,就是血涂片,看看升高的白细胞是正常的白细胞,还是异常的白细胞。但有些白血病可以白细胞不高,甚至低,所以不能说白细胞不升高就不是白血病,比如急性早幼粒细胞白血病往往白细胞低,少于正常的 $4 \times 10^9/$ 升,甚至只有 $1 \times 10^9/$ 升,甚至做血涂片也不一定看到白血病细胞。所以白细胞的高和低是诊断白血病必须注意鉴别诊断的一项,要进一步检查才能确定是不是白血病,不能单纯靠白细胞高和低判断是不是白血病。

(2)骨髓穿刺

骨髓穿刺术即骨穿,是诊断白血病的金标准。患者往往比较恐惧这项检查。做到以下几点以后,我们就不会那么担心。

1)术前准备:在穿刺之前,患者应注意禁食、水,以免在穿刺的过程中出现呛咳,不利于手术的进行。同样,在手术前应检验患者的血常规、肝肾功能、凝血功能,来确定手术的安全性。

2)术中配合:在穿刺时应采取平卧位,不可随意乱动。要好好配合医生。

3)术后观察:穿刺以后需要在医院留观一段时间,观察有无出血、感染。若有不适及时联系医生。同时不可以剧烈运动。要加强营养,多吃肉、蛋、奶,有助于身体的恢复。

通过骨髓穿刺我们可以取得标本,有助于我们接下来的检验。

(3)骨髓涂片

因为白血病细胞产生于骨髓,故骨髓涂片是诊断白血病的主要依据。因此,对于白血病患者,骨髓涂片检查是必不可少的。原理很简单,就是取0.1~0.2毫升骨髓液涂在玻璃片上,然后在显微镜下进行分析。需要说明的是,有的人害怕骨穿,认为抽骨髓液对身体有害。大量的医学实践证明,抽骨髓对一个人的身体没有丝毫影响,而且非常简单,在门诊就可以实施,几分钟就能完成。所以说这项检查是血液科的常规检查,对身体并无伤害。

(4)其他骨髓检查

往往血液科患者在做骨穿时,不仅要求做骨髓涂片,还会做其他骨髓检查,比如染色体、免疫分型、融合基因、突变基因等,有助于确定诊断和判断预后。如果骨髓涂片就像看到海面上的冰山一角,而染色体、融合基因等其他骨髓检查就像是深入海底,看看这个冰山到底有多大、多深,特别是对于初诊患者,这些检查可以帮助医生做出更精准的诊断,包括疾病的危险度分层,以及预后的判断,从而给患者的治疗做出更优化的方案选择。对于经过治疗的患者,这些检查也是医生判断治疗效果必不可少的。总之,白血病疾病的诊断及治疗,需要多方面、多层次的检查,这样,在治疗初期即可对疾病有一个综合分析,给日后的治疗和判断预后奠定基础。

5. 急性白血病该如何治疗?

一般来说,绝大多数人对肿瘤类疾病的治疗都有个大致的认知,那就是肿瘤的治疗有手术、化疗和放疗。比如肺癌,首先考虑手术切除,如果是早期,光靠手术就可治愈。那么白血病作为癌症的一种,其治疗是不是也这样呢?

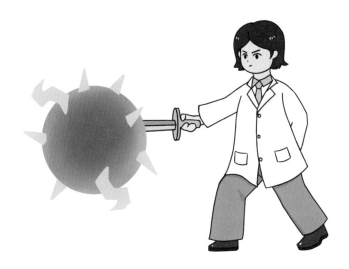

对于白血病的治疗,有其特殊的地方。由于造血系统由骨髓等造血组织和时时刻刻循环于全身的血液共同组成,造血组织中的癌细胞几乎同步地就会出现在血液循环中,再加上只有三种血细胞减少到一定程度后,患者才出现身体不适症状而就诊,这时患者身体内的白血病细胞已明显升高,因此,一般来说,白血病患者发现时均已属晚期,故而在医学上,对白血病没有早晚期之分。由上可知,白血病不能手术治疗。白血病的治疗原则是根据患者的预后危险分层,按照患方意愿、经济能力,选择并设计完整、系统的最佳治疗方案。

（1）一般治疗

一般治疗包括紧急处理高白细胞血症、防治感染、输血支持、营养支持、防治高尿酸血症肾病、心理辅导等。

（2）化学药物治疗

化疗包括诱导缓解治疗、缓解后治疗。白血病细胞对化疗药物敏感，化疗药物给药后能在全身循环，杀死白血病细胞。白血病的化疗需用多种不同药物，依照一定的规律进行给药，称为"联合化疗"。不同的白血病类型，联合化疗的方案也不一样，如急性髓系白血病一般用2~3种药物的短疗程方案，急性淋巴细胞白血病则用4~5种药物的长疗程方案。化疗的目的是尽量控制白血病细胞的增生及最大限度地杀灭白血病细胞，但化疗药物没"长眼睛"，在杀灭白血病细胞的同时，亦可杀灭正常细胞，尤其是增殖较快的细胞，因此，白血病化疗有一些副作用。同时，化疗药物可抑制骨髓正常造血干细胞的增殖，引起骨髓抑制，即引起白细胞、血红蛋白、血小板减少，而导致相应的临床并发症，如感染、严重贫血、严重出血等。

（3）放射治疗

颅脊椎照射常与鞘内注射化疗药物（甲氨蝶呤、阿糖胞苷、地塞米松）和（或）高剂量的全身化疗联合使用，适用于防治中枢神经系统白血病。但需要注意，颅脊椎照射会导致记忆力减退，引发其他肿瘤、内分泌紊乱和大脑病变。所以，目前防治中枢神经系统白血病，多先使用早期强化全身化疗和鞘内注射化疗。而颅脊椎照射，只作为中枢神经系统白血病发生时的挽救治疗。睾丸照射常与全身化疗（如甲氨蝶呤等）联合使用，用于防治睾丸白血病。即便是只有单侧睾丸发病，也要进行双侧照射和全身化疗。

（4）靶向药物治疗

酪氨酸激酶抑制剂如伊马替尼或达沙替尼，与化疗药物联合使用，适用于 Ph+急性淋巴细胞白血病诱导缓解，可使完全缓解率提高至90%~95%。

而酪氨酸激酶抑制剂与异基因造血干细胞移植联合的治疗,也可使患者生存时间及生活质量进一步提高。

（5）免疫治疗

嵌合抗原受体 T 细胞免疫疗法（CAR-T）治疗在急性淋巴细胞白血病中已取得较好效果。

（6）造血干细胞移植

造血干细胞移植技术已日臻完善,在急性白血病治疗中的地位毋庸置疑。高危、难治性急性白血病,可采用造血干细胞移植进行治疗。根据干细胞的来源可分为异体造血干细胞移植和自体造血干细胞移植。

■—— 6. 白血病能治愈吗？怎样算治愈？ ——■

白血病是血液系统的恶性肿瘤,需要根据不同的类型选择不同的治疗方法,预后也不尽相同,不能一概而论。部分类型的白血病治疗效果较好,经过化疗、靶向治疗等可以达到长期生存的效果,部分患者通过造血干细胞移植也可以实现治愈。如急性早幼粒细胞白血病 M3 型,采用全反式维甲酸联合砷剂治疗可以治愈。而慢性粒细胞白血病通过靶向药物治疗,也可以获得长期的缓解。再比如,儿童急性淋巴细胞白血病,其中比较好的类型,通过积极治疗,在不做移植的情况下,仍可达到 90% 以上的治愈率。但症状较急或者病情较重的白血病患者,则预后可能相对较差,通过积极治疗可以缓解患者症状,提高其生存周期。一般来说,如果急性白血病治疗后获得了完全缓解,那么患者在终止化疗后保持 5 年不复发或长期无病生存达 10 年者就可称为治愈。总之,不同类型的白血病治疗方案不同,治疗效果也有很大差别,所以,对于白血病来说,在诊断初期,要尽可能明确疾病的诊断,包括对具体类型、危险度分层、预后的大概判读。

7. 白血病可以预防吗？ 会遗传吗？

因为白血病的病因尚未完全明确,所以目前没有特异性的预防方法。但是做好以下工作,有利于预防白血病的发生。

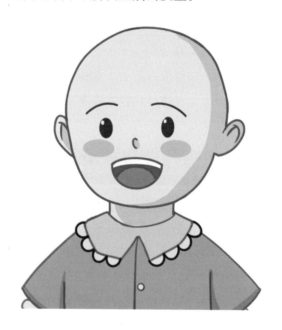

（1）尽量远离放射线

从事放射线工作的人员白血病发病率较高,故上述人群应特别注意加强个人防护。婴幼儿及孕妇对放射线较敏感,故减少接触放射线有利于降低白血病的发病率(偶尔的、医疗上的 X 射线检查,由于剂量较小,基本上不会对身体造成影响)。

（2）避免接触特殊化学物质

苯、二甲苯、甲醛可致白血病早已得到证实,所以,从事相关工作的工人一定要加强劳动防护,新房装修后应加强通风。乙双吗啉、氯霉素、细胞毒类抗癌药等均可诱发白血病,故上述药物一定要在医生指导下应用,并应经常检测血常规,以免顾此失彼,因小失大。此外,染发剂亦可引发白血病,只图美丽,不顾健康,实在是得不偿失。

(3)注意防护

保持良好卫生习惯,避免病毒感染。

(4)合理饮食

饮食上避免高脂、高糖食品,少食油炸肥腻的食物和腌菜,以及熏烤的鱼、肉等,多吃新鲜水果蔬菜,不抽烟,不喝酒。水果蔬菜一定要反复清洗,尽量将残留的各种农药洗净。

(5)坚持锻炼

长期、规律的锻炼(如跑步、游泳、打太极拳等)能显著增强人体各脏器的功能,并可改善情绪、消除烦恼,保持乐观的性格,提高机体免疫力。

(6)出现白血病早期信号,应及时检查

白血病早期信号包括:发热、疲倦、鼻出血、牙龈出血、月经过多、关节疼痛、皮肤黏膜瘀点瘀斑,以及淋巴结肿大等。一旦出现上述早期信号,最好及时进行血常规检查,如果不幸被确诊为白血病,尽快进行治疗,对降低白血病患者的死亡风险、延缓病情进展及提高生存率有益。

从目前的认知来看,白血病的确不是遗传类疾病,即不会遗传。相对于其他很多实体肿瘤来说,白血病也基本没有明显的肿瘤易感性表现。不过国内外都曾有过家族性白血病报道,即一个家族里面多人患有不同类型的白血病,目前来说原因尚不得而知。同时,对于特别人群,比如同卵双生人群,如果一个患有白血病,那么另一个患白血病或者其他恶性肿瘤的概率会远远高于一般人群。因此,具有血液病家族史及血液疾病病史人群,应定期进行体检。

8. 白血病患者在日常生活中需要注意哪些事？

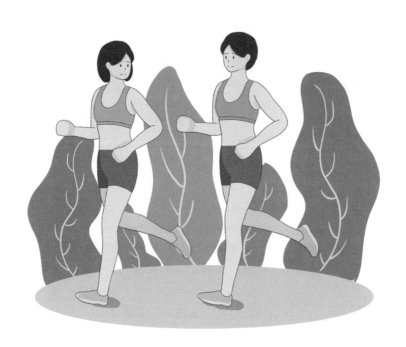

首先，患者要加强营养，增强机体抵抗力。白血病是严重的消耗性疾病，特别是化疗引起患者消化系统的不良反应时应注意补充营养，维持水、电解质平衡，建议进食高热量、高蛋白质、维生素丰富、易消化食物，如鱼肉、鸡肉、鸭肉、牛奶、瘦肉、新鲜蔬菜和水果等，饮食不宜太热、太硬，以免引起消化道出血。化疗期间鼓励患者多饮水，多食水果、蔬菜以保持排便通畅。

其次，预防感染。要求患者戴好口罩，避免去公共场所，做好个人防护，同时注意饮食卫生，保持良好卫生习惯，饭前便后要洗手，饭菜要新鲜，充分做熟后食用，避免胃肠道感染。

再次，养成良好作息习惯，保证充足睡眠，适当加强活动，以提高免疫力。轻度贫血、体乏无力者可适当活动,缓解期的患者可视体力情况,鼓励活动,以不产生疲劳感为宜。

最后,做好病情监测。听从医生安排,定期复诊,日常生活中注意有无发热、乏力、出血等表现,以及身体不适等症状,如有发生则应及时就医。另外,患者要放松心情,要与医生建立良好的医患关系,医生应多关心、关爱患者,让患者树立战胜疾病的信心。